COMENTÁRIOS AO

# CÓDIGO DE ÉTICA MÉDICA

COMENTÁRIOS AO

# CÓDIGO DE ÉTICA MÉDICA

**Genival Veloso de França**

Professor Titular de Medicina Legal
nos Cursos de Direito e de Medicina
da Universidade Federal da Paraíba.

**Sétima edição**

gen
GUANABARA KOOGAN

- **Atendimento ao cliente: (11) 5080-0751 | faleconosco@grupogen.com.br**


**EDITORA GUANABARA KOOGAN LTDA.**
*Uma editora integrante do GEN | Grupo Editorial Nacional*
Travessa do Ouvidor, 11
Rio de Janeiro – RJ – CEP 20040-040
www.grupogen.com.br



- Capa: Editora Guanabara Koogan

- Editoração eletrônica: Diretriz

- Ficha catalográfica

F881c

França, Genival Veloso
Comentários ao código de ética médica / Genival Veloso França. - 7. ed. - [Reimpr.]. - Rio de Janeiro : Guanabara Koogan, 2024.
420 p. : il. ; 28 cm.

Inclui índice
ISBN 978-85-277-3511-7

1. Medicina - Legislação - Brasil. 2. Ética médica - Brasil. I. Título.

19-54891 CDD: 340.6(81)

Leandra Felix da Cruz - Bibliotecária - CRB-7/6135

*Este livro é uma homenagem*
*aos companheiros que sustentam uma luta*
*para resgatar a dignidade de sua profissão e de*
*seu paciente, e ajudar na transformação*
*da sociedade.*

**O Autor**

# Obras Publicadas pelo Autor

- **Flagrantes Médico-Legais (I)**
  Editora Universitária — João Pessoa — 1974.
- **Noções de Jurisprudência Médica,** 3ª Edição
  Editora Universitária — João Pessoa — 1982.
- **Flagrantes Médico-Legais (II)**
  Associação Catarinense de Medicina — Florianópolis — 1983.
- **Flagrantes Médico-Legais (III)**
  Editora Universitária — João Pessoa — 1994.
- **Flagrantes Médico-Legais (IV)**
  Editora Universitária — João Pessoa — 1995.
- **Pareceres**
  Editora Guanabara Koogan — Rio de Janeiro — 1996.
- **Pareceres II**
  Editora Guanabara Koogan — Rio de Janeiro — 1999.
- **Flagrantes Médico-Legais (V)**
  Edupe — Recife — 2000.
- **Flagrantes Médico-Legais (VI)**
  Edupe — Recife — 2002.
- **Comentários ao Código de Processo Ético Profissional dos Conselhos de Medicina do Brasil,** 2ª Edição (em parceria com Genival Veloso de França Filho e Roberto L. Lana)
  Editora A União — João Pessoa — 2001.
- **Erro Médico,** 4ª Edição (em parceria com Julio Cesar M. Gomes e José Geraldo de Freitas Drumond Editora Guanabara Koogan — 2002.
- **Error Médico**
  Euros Editores — Buenos Aires — 2002.
- **Direito Médico**, 14ª Edição
  Editora Forense — Rio de Janeiro. 2017.
- **Pareceres III**
  Editora Guanabara Koogan — Rio de Janeiro — 2003.
- **Medicina Legal**, 11ª Edição
  Editora Guanabara Koogan — Rio de Janeiro — 2017.
- **Pareceres IV**
  Editora Guanabara Koogan — Rio de Janeiro — 2006.

- **Flagrantes Médico-Legais (VII)**
  Edupe — Recife — 2004.
- **Fundamentos de Medicina Legal,** 3ª Edição
  Editora Guanabara Koogan — Rio de Janeiro — 2018.
- **Comentários ao Código de Ética Médica,** 7ª Edição Editora Guanabara Koogan — Rio de Janeiro — 2018.
- **Flagrantes Médico-Legais (VIII)**
  Edupe — Recife — 2006.
- **Flagrantes Médico-Legais (IX)**
  Edupe — Recife — 2008.
- **Flagrantes Médico-Legais (X)**
  Edupe — Recife — 2010.

# Prefácio

A Ética e a Moral, no decorrer da História do Mundo Ocidental, passaram por grandes transformações. Na História das Ideias, a nosso ver, Immanuel Kant foi o grande reformador no âmbito da Ética e do uso prático da Razão, incluindo o Direito. Essa grande transformação foi deflagrada pela Cosmologia e sua influência no mundo "sublunar", no mundo em que vivemos. Estamos falando da "inversão copernicana", segundo a qual a Terra deixa de ser, comprovadamente, o centro do Universo para ser entendida como girando em torno do Sol. Esse desmentido da Cosmologia aristotélica pela teoria de Copérnico abala a Metafísica e a Religião, e daí, para que a crença e a fé num Deus pai e criador de todas as coisas deixassem de ser unânimes, foi um pulo. De um momento para o outro, a Terra não é mais o centro do Universo e o ser humano não é mais o filho de Deus. Ele está só, como diria mais tarde Werner Karl Heisenberg, o autor do "princípio da incerteza". Na época, procura-se então um fundamento para a Moral, que havia perdido a antiga legitimidade e fundamentação na medida em que deixara, no âmbito da Filosofia, de ser um "departamento" da religião, como em Blaise Pascal, ou em São Tomás de Aquino. Para Pascal, o Valor por excelência e as virtudes morais estão, necessariamente, ligados à divindade, como sabemos, e para São Tomás não é diferente. A fonte dos valores, da Justiça e das virtudes são as Escrituras Sagradas, que contêm a Verdade Revelada por Deus. Portanto, aqui a fonte da Verdade está fora de nós mesmos e é divina, absoluta, transcendente ao mundo sensível, ou seja, é de uma ordem diferente daquela do mundo dos fenômenos e que inclui o ser humano.

Assim, no final da Idade Média, para alguns, na Idade Moderna, para outros, quando as Escrituras Sagradas já não se constituem na fonte absoluta da Verdade, a questão é: Onde encontrá-la? Como demonstrar essa verdade que não conta com o privilégio da Revelação nem da transcendência metafísica? Como *argumentar* com argumentos relativos sem cair nos sofismas? Seria possível admitir a Verdade no âmbito do relativo? O psicologismo é, então, considerado o apogeu do relativismo. Nunca houve conhecimento mais relativo, mais contingente, em oposição ao conhecimento considerado absoluto da Religião e da Metafísica do que este, resultante da tentativa de tudo reduzir ao aspecto psicológico do ser humano. Mas, se já não se pode contar com a Religião, nem com a Metafísica, seria possível encontrar algo da ordem do absoluto no âmbito do puramente humano, sem apelar para o transcendente metafísico ou religioso? É esse ainda o problema de Kant, mas que fora de tantos outros antes dele.

John Locke explicitara esse problema ao falar de "certeza demonstrativa", no âmbito da moral. E aqui o sentido da palavra *demonstração* é o lógico-matemático, único campo em que, até então, pode-se falar em conhecimento necessário e universal, sem apelar para a metafísica religiosa, que tem como origem a *revelação*.

Martin Wolff falara, em sua teoria sobre o Direito Natural, de *obrigatoriedade,* base dos direitos e deveres naturais, mas, como não poderia ainda deixar de ser, trata-se de um conceito obscuro. Fala também em necessidade dos meios e dos fins, *necessitatem problematicam et necessitatem legalem*, mas, ainda aqui, é essencial o conceito de Deus como fundamentação do absoluto; conceito, na verdade, indemonstrável.

O problema de Kant é semelhante ao de Pitágoras, Demócrito, Sócrates e de Platão na Grécia Antiga, mas não é idêntico. Além de trazer a questão da moralidade para a própria consciência do indivíduo, ele tem que demonstrar a sua necessidade e universalidade, sua verdade e seus fundamentos. Daí o título de sua obra tão importante: "*Fundamentos da Metafísica dos Costumes*", no original: "*Grundlegung zur Metaphysik der Sitten*" (1785), que antecedeu a "*Crítica da Razão Prática*" (*Kritik der praktischen Vernunft*, 1788).

Kant então cria sua teoria mostrando que a lei moral não vem nem da religião, nem de qualquer outro tipo de determinação externa, mas sim do próprio ser humano, fazendo dele membro do mundo inteligível. Essa lei é a essência de sua Ética. Mas o eu humano poderia abrigar em si algo de não contingente? Ou seja, algo necessário e universal? No âmbito da razão pura, já se havia descoberto esse algo absoluto independente do espaço e do tempo: as verdades matemáticas. Seria isso possível, no âmbito da moral, ou teríamos, nesse campo, de continuar a depender da Metafísica ou de uma Religião? Daí o nascimento da *Crítica da Razão Pura Prática*, ou seja, da procura de algo que fosse pura forma, sem conteúdo, e que contivesse a essência da "eticidade", ou o "especificamente ético" válido para qualquer ser humano. Kant encontra o *imperativo categórico*, cuja ordem não tem conteúdo e pode aplicar-se a qualquer um: *procedas de tal maneira que possas querer que a máxima que te levou a agir seja transformada em princípio de legislação universal*, ou seja, que possas querer que todos, exatamente nas mesmas circunstâncias que você, procedam da mesma forma. É a máxima enquanto forma que deve poder ser transformada em princípio de legislação universal, não o conteúdo da máxima.

Enfim, Kant está preocupado em demonstrar que a Ética é formal, daí o poder ser universal. Os princípios serão sempre os mesmos, independentemente do espaço e do tempo que ditarão os novos e diferentes conteúdos sobre os quais o ser humano agirá. Kant mostra como a Ética do mundo inteligível, pura forma, passa para o mundo sensível no qual o ser humano vive e interage com o semelhante sobre os vários conteúdos psicossociais. Daí suas reflexões sobre o Direito, pouco conhecidas, mas muito significativas, nas quais ele diz que a reunião de muitos em torno de um fim comum pode encontrar-se em qualquer contrato social; mas a *associação, que é um fim em si mesma* (que cada um *deve* ter, portanto, uma relação com os homens em geral, independentemente de cada um deles), *é um dever incondicionado. O Fim que em tal relação externa é dever em si mesmo é, ao mesmo tempo, a suprema condição formal* (conditio sine qua non) *dos demais deveres exteriores, é o Direito do homem sob as leis da coação pública, mediante as quais cada um determina o seu (direito) e pode garanti-lo frente à usurpação dos demais.* E ainda: o Direito externo procede inteiramente do conceito de Liberdade na relação de um indivíduo com os outros homens, como nos mostra a primeira máxima (*Procedas de tal maneira que possas querer que a máxima que te levou a agir possa ser transformada em legislação universal*). O Direito consiste, para Kant, na limitação da liberdade de cada um, baseada na condição de que esta seja congruente com a liberdade dos outros, enquanto possível como lei universal. O Direito público, para Kant, "*seria um conjunto de leis externas que possibilitasse tal concordância permanentemente*".

Contudo, se descobrir a lei moral, dentro de nós, foi a primeira das grandes revoluções na Ética, e provocada pela Ciência Física (a inversão copernicana), a grande transformação, nesse âmbito, nos aguardava; e, dessa vez, determinada pelas Ciências Biológicas que, aliadas às novas conquistas das ciências exatas, Química, Física Nuclear etc., estão a transformar o mundo, os costumes, as relações entre as pessoas e as instituições. A Ética, que, na maioria das vezes, disse respeito à coerência do ser humano consigo mesmo, e ensaiou seus primeiros passos no âmbito da interação social, como já lemos antes nos textos de Kant e de tantos outros, aqui não citados, que dissertaram sobre o contrato social, agora se entrelaça de forma extremamente complexa com os avanços da ciência.

Assim, a Medicina, por sua própria natureza uma disciplina cujo objeto é a própria vida humana, a cada dia defronta-se com situações jamais imaginadas anteriormente. É neste momento histórico de revolução nos costumes e, portanto, na Ética e na Moral que o Brasil tem o privilégio de contar com o saber e a sabedoria de Genival Veloso de França, autor destes novos *Comentários ao Código de Ética Médica*. Médico e advogado, o grande pensador brasileiro enfrenta com galhardia os problemas de um código de Ética Médica nos dias atuais, quando essa "vai se ajustando pouco a pouco às ânsias da sociedade e não responde tanto às imposições da moralidade histórica da Medicina", como ele próprio nos diz.

O Professor Veloso de França dedicou grande parte de sua vida à questão da Ética Médica, e um de seus grandes méritos tem sido o de mostrar como têm ocorrido as transformações nessa área, a partir de Hipócrates, deixando claras algumas ideias teoricamente importantes e que poucos identificam sob o seu discurso: por exemplo, o processo dialético por intermédio do qual se dá a superação das concepções de Ética Médica. Jamais há total abandono do sistema anterior; há sempre uma superação aliada a uma conservação; encontramos sempre nessas transformações um *Aufhebung*, que significa, em alemão, exatamente, superação/elevação/conservação, que é a essência do pensamento dialético, de Platão aos nossos dias. Assim, esse profundo conhecedor da Ética nos deixa perceber, por exemplo, que a *não maleficência* da teoria dos *princípios* é uma reformulação do *primum non noscere* hipocrático. Como ele próprio explicita, o médico deve ser "competente, fiel, alegre..., que corresponde a uma virtude", fazendo alusão à Ética das virtudes... Contudo, o grande tema do Professor França é procurar avaliar a Ética Médica "quando a prática médica foi invadida por uma enorme avalanche de dilemas éticos e morais advindos do uso da biotecnologia", e também quando os não médicos, sobretudo bioeticistas, passam a discutir, enquanto filósofos e moralistas, as questões de Ética Médica. Acredita França que, "passados os primeiros instantes de euforia e de perplexão — quando filósofos e moralistas incursionaram livremente pelas questões da ética profissional dos médicos sob o manto desta nova ordem chamada Bioética", é chegada a hora de analisar e refletir sobre alguns aspectos derivados dessa experiência. A Bioética revela a preocupação da sociedade como um todo, em relação às práticas médicas; isso é legítimo, mas não pode confundir-se com a Ética Médica propriamente dita, que deve considerar em primeiro lugar a capacidade profissional do médico, a qual determina em grande parte sua capacidade de decisão e atuação em momentos críticos. A "escolha moral" (*Le* "*choix*", que tão profundamente trabalhou Jean-Paul Sartre) começa, no caso do médico, como muito bem nos faz ver Genival Veloso de França, pela *competência*, pois é ela que vai poder fazê-lo prever as tão discutidas (pelos moralistas) "consequências" de seus atos, e isso muitas vezes em minutos ou segundos. Essa escolha é muito diferente das escolhas referentes aos costumes; é uma questão de vida ou morte. Daí a nova proposta do Professor França para uma Ética Médica que estaria assentada sobre a capacidade profissional, podendo, assim, ser uma ética da qualidade moral, do cuidado solícito e da casuística. A ética do cuidado solícito, segundo ele, estaria sujeita a uma pauta confiável de tomada de decisões morais específicas. A ética casuística seria uma posição tomada a partir de casos concretos e singulares (não de meditações metafísicas do século XXI e que, certamente, não estarão ao gosto de todas as culturas), capazes de serem usados como exemplo de consenso. Esse conjunto de ideias não estaria necessariamente em conflito com os *princípios* e as reflexões da Bioética, mas apenas não aceitaria a sua "absolutização", como diz o pensador brasileiro; mesmo porque esses princípios não têm uma hierarquia, são contraditórios entre si mesmos, imersos que estão em diferentes culturas com diferentes tábuas de valores. Inútil dizer "que não há princípios morais inflexíveis e que cada um deve condicionar sua postura de acordo com as nuanças de cada caso em particular", como escreve o Professor. O campo da reflexão enquanto tal, que considera as necessidades psicossociais, é distinto do campo da ação concreta, da técnica médica aprendida nos longos anos da Faculdade de Medicina, residência, experiência com o paciente etc.

O Professor Genival Veloso de França entende que "o próximo passo será refletir sobre situações teóricas de uma medicina que apenas se projeta de forma conjetural", que não existe ainda, mas que é certa. A medicina preditiva é uma dessas formas de medicina e, para ele, o grande risco no futuro é o de que as profissões da saúde afastem-se de seu modelo de ciência e arte a serviço da vida individual e coletiva e passem a manipular substancialmente o homem. Essa Medicina terá um impacto médico da maior relevância a partir das possibilidades de tratamento e cura de determinadas doenças. Por outro lado, também poderá trazer consequências capazes de gerar implicações de ordem psíquica, social e ética; por exemplo, a discriminação do indivíduo apenas pela ameaça de risco de contrair uma doença. Neste momento, mostra o Professor, há que se evitar a precipitação, pois não se contará tão cedo com soluções precisas e eficazes, principalmente no que diz respeito ao sistema público de saúde. Isso não quer dizer que se deva, ou se possa, abrir mão dos meios que impulsionam a Medicina preventiva, mas "que se busquem mecanismos capazes de diminuir seus efeitos negativos e discriminatórios".

Fica evidente, completa o Professor, que, mesmo existindo um futuro promissor com as conquistas das ciências biomédicas, aliadas a importantes setores das ciências exatas, seria injusto não apontar relevantes conflitos de interesses os mais variados no âmago das sociedades e que poderiam vir a comprometer os direitos humanos fundamentais. Diz ele: "É preciso encontrar modelos racionais em que as coisas se equilibrem: de um lado, o interesse da ciência e, de outro, o respeito à dignidade humana."

É a partir de suas ideias, de seu saber, de sua sabedoria e de seus ideais que o grande pensador brasileiro Genival Veloso de França dedicou-se ao seu novo livro, *Comentários ao Código de Ética Médica*, que temos o privilégio e a honra de prefaciar.

**Zélia Ramozzi-Chiarottino**
Professora Titular de Filosofia da USP

# Apresentação

Pode-se imaginar que a Medicina surgiu com o homem. Quando o primeiro ser humano se queixou de dor, a mão de alguém se estendeu para trazer alívio. Ali ocorria o primeiro ato médico. O nascimento da Medicina, portanto, terá acontecido em íntima ligação com a vivência do sofrimento humano, pela inquietação ante a sua ocorrência e pelo anseio de minorá-lo. A força impulsora que originou a atividade médica foi, sem dúvida, o desejo de curar as doenças, ou, pelo menos, torná-las suportáveis. Naturalmente, a capacidade criativa da humanidade resultou no descobrimento de diversos meios, instrumentos e recursos para o alcance desse objetivo. A caminhada da construção do conhecimento médico foi-se fazendo por tentativas, experimentos, acertos e erros.

Tais fatos tornaram claro que, à primeira orientação para a conduta médica — "curar quando possível, aliviar sempre" —, era necessário fazer um importante acréscimo, que assegurasse que a ação médica não poderia se dar em prejuízo dos pacientes: "antes de tudo, não prejudicar." Dessa forma, à proporção que se acumulavam os conhecimentos médicos, à medida que, para gáudio da humanidade, os esculápios viam recompensados seus esforços pelo extraordinário desenvolvimento da ciência médica, outra vertente da reflexão ia-se corporificando: tornava-se evidente ser imprescindível a fixação de normas pelas quais se guiasse a utilização do saber médico. Delineava-se o que se tornaria o primeiro Código de Ética Médica.

Nessa história de elaboração das bases científicas da Medicina e de formulação de uma proposta ético-moral para o exercício da arte médica, surge um personagem de enorme destaque, cultuado através dos séculos e ainda hoje: Hipócrates. Em seu famoso *Juramento*, o Pai da Medicina enfatiza a importância da relação médico-paciente, valoriza o segredo profissional como expressão do respeito à privacidade, à intimidade dos pacientes, e afirma, como princípio fundamental e maior, o compromisso da Medicina com a vida. Tamanha é a força dessas proposições, que, ainda hoje, figuram nos códigos de ética médica, identificadas que são com a própria essência da Medicina.

Claro está que as regras éticas contemporâneas, não obstante manterem o espírito hipocrático, tiveram que incorporar concepções, ideias e definições resultantes de séculos e séculos de prática médica, reflexões e debates. Necessitaram acompanhar o progresso do conhecimento científico, as transformações no exercício profissional da Medicina, o surgimento dos novos métodos diagnósticos e terapêuticos, as profundas mudanças na relação médico-paciente. O próprio conceito de saúde sofreu sensíveis alterações, passando, de uma aspiração ou uma benesse individual, a um direito inerente à cidadania, motivando a mobilização das comunidades no sentido da estruturação de sistemas de saúde que garantissem o atendimento universal e igualitário a todos os cidadãos. E mesmo a Medicina, vista como uma profissão a serviço da humanidade, passou a ser mais questionada, mais cobrada, exigindo-se plena responsabilidade dos seus praticantes, os quais, não raras vezes, foram acusados de erros e omissões.

A postura clássica de achar que o médico sempre sabe o que é melhor para o paciente, estando dispensado, portanto, de dar explicações a quem quer que seja, sendo inadmissível duvidar-se de sua dedicação e competência, foi substituída por outra, em que os pacientes reivindicam o direito de saber o porquê de todos os procedimentos de que são objeto, e estão atentos a eventuais manifestações de falta de zelo profissional.

Uma outra modificação importante da prática médica foi o vigoroso crescimento da instituição prestadora de serviços médicos, frequentemente desempenhando um papel mais importante que o do médico individualmente.

Tal fato contribuiu para o surgimento de problemas e situações antes inimagináveis: o assalariamento dos médicos, as discussões acerca das condições de trabalho médico, os movimentos de reivindicação, as greves médicas, com relevantes implicações no terreno ético-moral. Tornou patente, também, que as disposições normativas de ordem ética não podiam referir-se apenas aos médicos, mas tinham que abranger as organizações de prestação de serviços médicos, obrigando-as ao cumprimento de diretrizes que expressassem a finalidade social da Medicina e impedissem a sua mercantilização.

As notáveis conquistas da ciência, por sua vez, trouxeram para o cotidiano médico possibilidades e realizações com as quais, até há pouco, os galenos sequer poderiam sonhar. Tornaram possível livrar o ser humano de doenças que o afligiram durante milênios, aumentaram significativamente a vida média das populações e abriram perspectivas, nos campos preventivo e curativo, que enobrecem aqueles que fazem do labor científico o seu mister. Os transplantes de órgãos, por exemplo, permitiram que, na feliz expressão de Giovanni Berlinguer, a própria morte pudesse tornar-se vida. Igualmente, a engenharia genética e as técnicas de reprodução assistida abrem sendas muito promissoras na luta pela saúde. Esses avanços, porém, também podem significar comércio de órgãos, aluguel do útero ou inusitadas experiências de hibridização. Semelhante compreensão dos fatos faz com que tenhamos que recolocar em discussão o tema da finalidade e dos limites da ciência, acentuando uma vez mais, como princípio axial, que o saber médico deve ser posto a serviço da saúde e da dignidade do ser humano, preservando sua integridade e sua liberdade.

Com tudo isto, alguém poderia perguntar se é realmente necessário que existam códigos de ética; se, numa atividade como a da área médica, não houve, já, suficiente sedimentação da experiência, indicando o que deve ser feito e o que deve ser evitado; e, se, dentro de uma abordagem axiológica, não estão já bem firmados os valores pelos quais os médicos devem pautar sua conduta. Estamos convencidos de que, no atual estágio de evolução da humanidade, dificilmente poderíamos prescindir da norma. O que temos que discutir é a maneira como são estabelecidos os pactos sociais, a que eles se propõem, até onde todos os interessados participam da sua formulação e implementação. Nesse sentido, podemos afirmar, com orgulho e convicção, que o Código de Ética Médica é um notável exemplo de construção coletiva da norma. Os segmentos organizados da sociedade e todos os médicos brasileiros foram chamados a colaborar com suas ideias e proposições para o que viria a ser a Constituição Ética dos Médicos, a carta de princípios que norteasse a relação dos médicos com a sociedade, com os pacientes e com os outros médicos. O resultado se prenunciava promissor. E o foi.

O Código de Ética aprovado na I Conferência Nacional de Ética Médica, em novembro de 1987, e posto em vigor pelo Conselho Federal de Medicina, em janeiro de 1988, já afirmava a vocação humanista da Medicina e expressa as preocupações e os anseios de médicos que, conscientes da importância de uma atuação profissional zelosa e competente, percebem que a luta pela saúde extrapola os limites do consultório ou do hospital, vai além do esforço ininterrupto por uma boa formação médica e do acompanhamento criterioso dos pacientes, e solicita o engajamento do médico no embate social e na discussão política.

Um documento de tal magnitude estava a exigir alguém de envergadura para fazer seu estudo detalhado, a leitura apropriada, a história de cada formulação e a dedução correta do seu sentido mais profundo. Por muitas razões, esse alguém é o autor do presente livro. Com espírito atilado e particular pendor para a análise percuciente de todas as nuanças da atividade médica, particularmente aquelas de ordem ético-moral, o eminente mestre Genival Veloso de França acrescenta à sua já soberba produção estes *Comentários ao Código de Ética Médica*. Ao fazê-lo, vale-se de sua sólida experiência profissional, aliada à vivência em Conselhos de Medicina, já que foi Presidente do Conselho Regional de Medicina da Paraíba e primeiro secretário do Conselho Federal de Medicina. Ademais, presidiu a comissão que elaborou o anteprojeto do que se tornou o Código de Ética dos médicos brasileiros em 1988.

Indiscutivelmente, porém, a formação humanista e a sensibilidade social do autor foram os principais fatores para torná-lo a pessoa certa na tarefa de fazer uma reflexão crítica acerca do nosso Código de Ética Médica. Como ninguém, o Professor Genival Veloso de França faz a exegese de cada artigo, esgota as possibilidades interpretativas de cada enunciado, aponta novos caminhos a serem trilhados pelos médicos no enfrentamento das suas dúvidas e inquietações de natureza ética. E, ao conceituar o ato médico como um ato eminentemente político, alarga os horizontes de reflexão dos médicos e os convoca a uma participação social mais ativa e comprometida.

O resultado é uma obra bem elaborada, que certamente será fonte obrigatória de consultas para os professores de ética, os membros dos Conselhos de Medicina e todos os médicos e cidadãos que lutam por uma Medicina digna, por saúde para todos e por uma sociedade mais fraterna, que realize o lema kantiano de tratar o homem como fim e não como meio. Será também um fator de estímulo para que os médicos, mais de dois milênios após Hipócrates, continuem praticando uma Medicina científica, livre de preconceitos, fundada na solidariedade e no humanismo.

**Ivan de Araújo Moura Fé**
Ex-Presidente do
Conselho Federal de Medicina

# Nota do Autor

De onde vem e para onde caminha a Ética Médica?

Antes era ela um assunto que dizia respeito apenas à profissão médica, distante de qualquer outro interesse que não se identificasse com aqueles ditados e protegidos pelos ditames morais e culturais dos que exerciam a profissão.

Atualmente, isto não se verifica mais. A Ética Médica alcança aspectos significativos a partir do instante em que as grandes inovações no campo da saúde começam a modificar a vida humana e quando há dúvidas e reclamações na maneira como tudo isso ocorre. Como diz Martin: "Além da questão técnica do que se pode fazer, surge a questão ética do que se deve fazer" (*in A ética médica diante do paciente terminal*, Aparecida: Editora Santuário, 1993).

Desse modo, a Ética Médica vai pouco a pouco se transformando num projeto da preocupação de todos, pois os níveis de vida e de saúde das pessoas não são apenas do interesse dos médicos e de suas corporações, mas também de todos os segmentos da sociedade. Algumas das posições antes assumidas pelos médicos foram revistas e outras questionadas, sendo certamente reformuladas com o passar do tempo, pois muitas serão as pressões para que isso ocorra. A velha fórmula de entender que o médico sabe sempre o que é bom para o paciente (paternalismo médico), sem nenhuma justificativa ou consentimento do paciente ou de seus familiares, vai sendo paulatinamente substituída por outra na qual as pessoas exigem o direito de saber as razões e os motivos do que nelas se faz. E, até mesmo, o direito e a motivação para cobrar do profissional possíveis danos em que fique manifesto o descumprimento de seus deveres de conduta ética ou de ofício.

Tal fato se deve não apenas às questões de ordens econômica, social, política e jurídica, mas sobretudo às incursões de ordem filosófica que se registram na reflexão sobre o poder médico. A Ética Médica vai-se transformando, queira-se ou não, num ramo da filosofia moral e particularmente da ética prática, e isso, com certeza, se bem aproveitado, revelará a oportunidade para se responder a muitas questões que ainda continuam desafiando o estudioso dessa matéria. Indiscutivelmente, somos obrigados a reconhecer que muito se deve às teorias filosóficas da moral quando se fala da evidente transformação por que passa a ética médica. Dificilmente a Medicina voltará ao tempo em que a sua ética tratava uma questão apenas pelo ângulo corporativista. Assim, por exemplo, questões como o suicídio assistido, a cirurgia transgenital e a reprodução dita artificial serão assuntos mais pertinentes à discussão do conjunto da sociedade do que propriamente uma decisão *interna corporis*.

Se a Ética Médica é uma harmonia entre a teoria e a prática, não se pode carregar numa ou noutra, pois corre-se o risco de transformar a Medicina numa atividade eminentemente subjetiva ou reduzi-la a simples executora de regras práticas ditadas pela biotecnocracia.

Ninguém pode esquecer que as teorias dos filósofos da moral têm influenciado a forma de exercer uma profissão quanto a certas condutas até então inimagináveis, notadamente uma profissão de regras tão tradicionais como a da Medicina. Não se quer dizer que agora os médicos permitirão que o curso de sua profissão seja ditado por aqueles pensadores. Não. Mas é muito importante que se aliem algumas propostas no sentido de restabelecer o humanismo que se está perdendo a cada instante.

### *O período da ética hipocrática*

A Medicina permaneceu por longo tempo no chamado período hipocrático, prisioneira dos rigores da tradição e das influências religiosas. Tal postura respondia a um modelo calcado no *corpus hipocraticum*, constituído de um elenco de normas morais imposto pelos mestres de Cós. A virtude e a prudência eram as vigas mestras dessa escola.

Esses postulados, é claro, colocavam o médico muito mais perto da cortesia e da caridade que de um profissional que enfrenta no seu dia a dia uma avalanche medonha de situações muito complexas e desafiadoras. Nessa época prevalecia o princípio de que antes de tudo se deveria provar que o médico era um bom homem.

A ética do médico sempre foi inspirada na teoria das virtudes, base de todo corpo hipocrático, realçado de forma bem especial no *Juramento*. A prudência era a virtude mais exaltada. Antes, como a doença era colocada em nível de castigo, era comum perguntar se cabia aos médicos se opor a tais desígnios.

Hipócrates fez essa separação: "Proponho tratar a enfermidade chamada sagrada – a epilepsia. Em minha opinião não é mais sagrada que outras doenças, senão que obedece a uma causa natural, e sua suposta origem divina está radicada na ignorância dos homens e no assombro que produz peculiar caráter", dizia ele em tom grave e solene.

O Gênio de Cós conduzia a Medicina dentro de um alto conceito ético. O diagnóstico deixava de ser uma inspiração divina para constituir um juízo sereno e um processo lógico, dependendo da observação cuidadosa dos sinais e sintomas. Era a morte da Medicina mágica e o nascimento da Medicina clínica.

Foi em *Juramento* que a doutrina hipocrática logrou maior relevo e maior transcendência. Conquanto não se assente em fundamentos jurídicos, seu postulado ético-moral continua sendo lembrado pelo seu conteúdo dogmático, que faz da Medicina merecedora do aplauso e da consagração que o tempo não conseguiu destruir.

É neste instante de tantas conquistas e de tantas mudanças que sempre se invoca o sentimento moralizador e purificador do Mestre, sintetizado na sua lapidar sentença: "Conservarei puras minha vida e minha arte."

Na verdade, somente a partir do século XV é que surgiu uma ideia mais precisa de uma *deontologia* (deveres e obrigações) médica orientada no sentido coletivo e social, sem no entanto se desvincular da fonte hipocrática.

Nesse estágio, a vinculação da Medicina com a Filosofia ainda era de tal ordem que foi preciso reencontrar suas independências, justificando o caráter experimental e circunstancial do exercício da profissão médica. Mesmo assim, essa ética hipocrática permaneceu, a ponto de interferir em quase todos os Códigos de Ética e Declarações de Princípios adotados no mundo inteiro e de que se tem conhecimento até o fim da década de 1960, apenas com algumas atenuações dos rigores morais mais históricos.

*A ética médica de hoje*

A Medicina vem enfrentando situações novas que as fórmulas tradicionais nem sempre lhe proporcionam a segurança de uma tomada de posição consentânea. Os aspectos de moral médica no cotidiano e a responsabilidade do médico ante o indivíduo e a sociedade estruturam-se de acordo com uma necessidade que está em constante evolução.

À medida que a Medicina avança em suas conquistas e investigações, maior se torna o risco desse desenvolvimento. Longe de se diluir ou atenuar a significação da Ética, faz-se ela doravante mais mister do que nunca.

A ética do médico, principalmente nestes últimos 30 anos, vem assumindo dimensões políticas, sociais e econômicas bem distintas das de antigamente. Muitos acreditam que os movimentos sociais tiveram certa influência nessa mudança, quando encamparam algumas posições em favor do aborto, da eutanásia e da reprodução assistida.

Presume-se que, a partir da metade do século passado, a profissão médica tenha começado a perder os vínculos com a ética clássica, e seu "paternalismo" foi perdendo força, pois seu domínio de ação cedia espaço para outras profissões da área da saúde. Nesse instante houve uma corrida no sentido de estabelecer espaços demarcados para alguns como uma forma de proteção corporativa.

Uma parcela da sociedade já entende que a maior desgraça de um paciente é cair nas mãos de um médico inepto, e que de nada lhe serviram a compaixão, o afeto e a tolerância sem o lastro científico. O primeiro dever do médico, para essas pessoas, seria a habilidade e a atualização dos seus conhecimentos junto aos avanços de sua ciência. Todavia, é elementar que a Medicina não pode resumir-se a simples condição técnica, apesar dos excelentes e vertiginosos triunfos, pois é em verdade uma atividade inspirada em valores ditados por uma tradição que, embora distante, conserva-se na mente de todo médico.

Nos anos 80 do século passado, muitos entenderam que a relação médico-paciente-sociedade deveria pautar-se na realidade vigente, sendo cada caso tratado de forma própria. A partir daí, o discurso médico tradicional foi abalado por mudanças bem significativas e foi se transformando, paulatinamente, premido pelas exigências de parte da sociedade, com acentuada conotação econômica e social.

Assim, a ética médica contemporânea vai se ajustando pouco a pouco às ânsias da sociedade e não responde tanto às imposições da moralidade histórica da Medicina. Tem mais significação nos dilemas e nos reclamos de uma moralidade fora de sua tradição. A ética fundada na moralidade interna passa a ter um sentido secundário.

Por isso, o grande desafio atual é estabelecer um padrão de relação que concilie a teoria e a prática, tendo em vista que os princípios ético-morais do médico são muito abstratos e as necessidades dos seres humanos são prementes e práticas. O ideal seria conciliar sua reflexão filosófica com as exigências emergentes do dia a dia.

O conceito que se passa a ter de ética na hora atual, portanto, tem uma tendência a se adaptar a um modelo de profissionalização que vai sendo ditado por outras pessoas não médicas. Este novo conceito de ética no contexto de cuidado médico vai se aproximando de um outro modelo de ética, em que a preocupação por problemas morais complementa-se fora da Medicina. O rumo da ética do médico será ajustar e supervisionar o ato profissional dentro de um espaço delimitado pelos valores sociais e culturais que a sociedade admite e necessita.

Daí se poderia perguntar: como conviver com a realidade diária da Medicina e a reflexão filosófica que se tem de uma perspectiva teória de ética médica influenciada pelos princípios de Beauchamp e Childress? O primeiro passo é analisar os diversos contextos em que se exerce a prática médica a partir de uma compreensão da moralidade interna da profissão. Essas normas teóricas não devem ser desvalorizadas, mas avaliadas caso a caso.

O segundo passo é interpretar as reações que surgem da moralidade externa, tendo como referência os valores, atitudes e comportamento da própria comunidade frente a cada projeto, colocado em favor da vida e da saúde das pessoas. Entre esses valores estão a doença, a invalidez, o morrer com dignidade e a garantia dos níveis de saúde.

De 1970 a 1980 houve uma grande modificação no sentido de entender a ética do médico dentro do conjunto das necessidades da profissão e das exigências contemporâneas. Pode-se dizer que surgiu a *ética dos princípios* trazida pelos bioeticistas, oriundos de outras tantas atividades não médicas. É claro que houve um sobressalto medonho entre os estudiosos da deontologia médica clássica.

Tudo começou quando a prática médica foi invadida por uma enorme avalanche de dilemas éticos e morais advindos do uso da biotecnologia. Era difícil não aceitar os formidáveis acenos das técnicas modernas capazes de favorecer o transplante de órgãos, a reprodução assistida e a terapia gênica. Por outro lado, a sociedade tornava-se mais e mais permissiva a certos modelos que se incorporavam aos seus costumes e necessidades.

O fato é que os filósofos antigos que tinham tomado a Medicina como exemplo prático da moral e que tiveram reduzidas suas influências pelo juízo hipocrático, voltaram triunfantes com o advento da Bioética, batizada em 1972 e tantas vezes sacramentada na hora atual.

Daí em diante, as salas de aula dos filósofos e moralistas passaram a ser ocupadas por temas como anencefalia, pacientes terminais e transplantes de órgãos. Disso resultou se perguntar: o que exatamente têm os bioeticistas a oferecer em tais contextos? Muitos acham que eles podem trazer para o centro dessas discussões uma reflexão mais neutra sobre os problemas enfrentados num hospital ou clínica médica. Mas seria certo dizer que, de uma discussão em matéria filosófica, sempre surgem resultados valiosos em situações práticas da Medicina?

Passados os primeiros instantes de euforia e de perplexão – quando os filósofos e moralistas incursionaram livremente pelas questões da ética profissional dos médicos, sob o manto dessa nova ordem chamada *Bioética* –, acredita-se ter chegado a hora de analisar alguns dos aspectos oriundos dessa experiência e refletir sobre eles.

Antes de tudo, é bom que se diga que não temos nada contra alguém que fale sobre temas ligados à vida e à saúde, principalmente quando se sabe que as teorias dos filósofos da moral podem exaltar os valores que vivem no mundo interior de cada médico, porque o filósofo "pensa e age de acordo com o ser dos homens". Porém, é preciso entender como eles poderiam influenciar na forma de decidir quando diante de dramáticas situações, notadamente numa profissão de regras tão técnicas e racionais, em que se "age e pensa de acordo com o ser das coisas". E mais: é da essência do filósofo criar mais problemas que soluções.

A verdade é que, a partir dos anos de 1970, a ética médica tradicional foi influenciada pela chamada *teoria de princípios*, pela qual se preconizavam a *autonomia*, a *beneficência*, a *não maleficência* e a *equidade*, repetida como um mantra, sempre se baseando no raciocínio de que, se um ato tem consequência boa e está ajustado a uma regra, ele é, por consequência, um ato eticamente recomendável.

De início, essa proposta foi discretamente aceita em virtude de não existir, à primeira vista, algo que se conflitasse com as teses deontológicas da velha *teoria das virtudes*. No entanto, essa teoria foi demonstrando, na prática, que não era suficiente para responder a muitas indagações de ordem mais pragmática, as quais exigiam respostas iminentes, como, por exemplo, o aborto, a eutanásia e o descarte de embriões congelados, assuntos esses em que os "principialistas" divergem abertamente. A maior falha desse sistema é a não fixação de uma hierarquia em seus princípios. Isto – justiça se faça – não quer dizer que a *Bioética* deixe de ser um espaço a mais para uma ampla e participativa discussão sobre temas em torno das condições de vida do homem e do meio ambiente. Todavia, muitos de seus defensores, conhecendo as limitações dessas ideias, principalmente pela inexistência de uma base moral mais convincente, começam a defender a justificativa de que "não há princípios morais inflexíveis, e que cada um deve condicionar sua postura de acordo com as nuanças de cada caso em particular".

A verdade é que o modelo principialista criado por Beauchamp e Childress, além de criar aquelas dificuldades de aplicação caso a caso na vida real, ainda traz sérios conflitos de ordem moral em face de resultados opostos quando se aplica um ou outro princípio.

Pode-se dizer que hoje já se vive um período chamado de *antiprincipialista*, e a justificativa moral é de que aqueles princípios se conflitam entre si, criando-se uma disputa acirrada pela sua hierarquia. Diz-se, entre outros, que aqueles princípios são insuficientes para satisfazer as necessidades dos dias de hoje e para trazer respostas aos desafios do exercício da Medicina atual. Outros afirmam, ainda, que esses princípios são por demais abstratos e distantes das situações que se apresentam na prática do dia a dia do médico. Quando os principialistas discutem entre si, tem-se a impressão de que os caminhos da Bioética são muitos e diferentes.

### *A ética médica do futuro*

Esse novo período, então, passaria a ser o da qualidade moral, do cuidado solícito e da casuística. A ética da qualidade moral não se preocupa tanto com o tema do "bom" e, sim, com a resposta à pergunta: "Que tipo de pessoa gostaria de ser?" (a resposta seria: "competente", "fiel", "alegre", ..., que corresponde a uma virtude). A ética do cuidado solícito estaria sujeita a uma pauta confiável de tomada de decisões morais específicas. A ética casuística seria uma posição tomada a partir de casos concretos e singulares, capazes de serem usados como exemplo de consenso. Esse conjunto de ideias, representante desse novo período, não se conflitaria com os *princípios*, mas apenas não aceitaria a sua absolutização.

Na verdade, o grande risco no futuro é que as profissões da saúde afastem-se de seu modelo de ciência e arte a serviço da vida individual e coletiva e passem a manipular substancialmente o homem. O progresso assombroso das ciências genéticas, por exemplo, cria essa possibilidade quando se procura selecionar o tipo de homem que desejamos. O eugenismo moderno já existe, se não como uma ideologia coletiva, ao menos como legitimação de um eugenismo familiar quando se apregoa, por exemplo, o aborto dito eugenésico.

Assim, o próximo passo será refletir sobre situações teóricas de uma Medicina que apenas se projeta de forma conjetural, que não existe mas é certa. A Medicina preditiva é uma dessas formas de Medicina. Ela se caracteriza por práticas cuja proposta é antever o surgimento de doenças como sequência de uma predisposição individual, tendo como meta a recomendação da melhor forma de preveni-las ou remediá-las.

Por tal projeto, como se vê, muitas são as questões levantadas, tanto pela forma anômala de sua relação médico-paciente, como pela oportunidade de revelar situações que podem comprometer a vida privada do indivíduo ou submetê-lo a uma série de constrangimentos e discriminações, muitos deles incontornáveis e inaceitáveis.

Dessa forma, um dos grandes desafios do futuro será a capacidade de conhecer, através do modelo preditivo, certas informações advindas da sequência do genoma, quando então a capacidade de prevenir, tratar e curar doenças poderá transformar-se numa proposta de discriminar pessoas portadoras de certas doenças ou debilidades. Se essas oportunidades diagnósticas forem no sentido de beneficiar o indivíduo, não há o que censurar. No entanto, essas medidas preditivas podem ser no sentido de excluir ou selecionar qualidades por meio de dados históricos e familiares, como nos interesses das companhias de seguro, e isto pode ter um impacto negativo na vida e nos interesses das pessoas.

Não seria nenhum exagero dizer que amanhã pode-se criar uma legislação que proíba a invasão do código genético com o fim de discriminar o indivíduo, deixando-o assim sem nenhuma garantia no que diz respeito a sua constituição genética. Hoje já se sabe que a presença de determinado alelo ligado à doença de Alzheimer significa maior probabilidade de desenvolver esse mal, e que logo mais se disporá de informações sobre determinados fatores genéticos responsáveis pelas doenças psiquiátricas. Isto, com certeza, terá um impacto médico da maior significação a partir das possibilidades de tratamento e cura. Por outro lado, também poderá trazer consequências muito sérias, capazes de promover implicações de ordens psíquica, social e ética.

O mais grave nisto tudo é que as enfermidades ditas poligenéticas ou multifatoriais podem ou não se desenvolver, ficando o indivíduo discriminado apenas pela ameaça de risco que ele corre de contraí-las.

O primeiro risco que corremos é o de natureza científica, pois não temos ainda conhecimento bastante para determinadas posições de natureza genética, o que pode redundar em medidas precipitadas que, no mínimo, trarão ainda mais discriminação, mesmo que isso não passe de um fator de risco.

Outro fato é que existe um conjunto de doenças que poderão ser diagnosticadas num futuro bem próximo, para as quais, todavia, não se contará tão cedo com soluções exatas e eficazes, principalmente no que concerne a um sistema público de saúde. Muitas serão as oportunidades em que o único tratamento será à base de medidas eugênicas através do aborto.

Some-se a isso a possibilidade de o conhecimento preditivo de doenças graves e sem tratamento criar no indivíduo condições para as perturbações de ordem psíquica ou fazer com que ele tome medidas radicais como, por exemplo, a de não ter filhos, desagregar a família e sofrer prejuízos econômicos. Isto não quer dizer, é claro, que se deva abrir mão dos meios que impulsionem a Medicina preditiva, mas que se busquem mecanismos capazes de diminuir seus efeitos negativos e discriminatórios.

Fica evidente que, mesmo existindo um futuro promissor advindo dessas conquistas, seria injusto não apontar relevantes conflitos de interesses os mais variados que poderiam comprometer os direitos humanos fundamentais. É preciso encontrar um modelo racional em que as coisas se equilibrem: de um lado, o interesse da ciência e, de outro, o respeito à dignidade humana.

Por fim, é sabido que, num estado democrático de direito, não existe nenhuma prerrogativa individual que possa ter proteção absoluta, principalmente quando se admite também a proteção dos direitos fundamentais de cada homem e de cada mulher. Deve-se entender, portanto, que existem limites na intromissão da intimidade individual.

**Genival Veloso de França**

# Conteúdo

COMENTÁRIOS AO

# CÓDIGO DE ÉTICA MÉDICA

# Introdução

Um Código de Ética Médica não deve representar apenas um repositório de artigos da "ética codificada", disciplinando a essência e a natureza da conduta médica, mas, antes e acima de tudo, um compromisso do médico em favor da sociedade e, em particular, do ser humano, como quem conscientemente assume uma dívida no interesse superior do conjunto da comunidade.

A inserção dos Códigos de Ética na prática médica brasileira sempre foi inspirada na tradição da medicina ocidental que tem no "Juramento" sua sustentação e o seu ideário. Qualquer que seja sua versão ou a sua estrutura, autoritarista (1931), paternalista (1945), humanitarista (1953), paternalista-humanitária (1965), autoritarista (1984) ou humanitarista solidário (1988, 2009 e 2018), os Códigos não fogem dos padrões hipocráticos, centralizados num compromisso que não deixe sufocar o frêmito da sensibilidade da velha Escola de Cós.

Mesmo que as Declarações de Princípios e os Códigos Internacionais, vazados em termos seculares, venham contribuindo no ajustamento das questões mais recentes, o "pensamento hipocrático" — muito mais um compromisso dos alunos com os mestres de Cós — tem dominado com seu alto conteúdo ético, permanecendo como a viga mestra de todo substrato dogmático que conduz a medicina e o médico, a ponto de merecer o respeito e a consagração que a tecnologia hodierna não consegue destruir.

Isso não quer dizer que, vivendo numa sociedade pluralista, apenas os médicos, desempenhando o seu compromisso profissional ou histórico, venham a contribuir para a formulação de regras éticas em suas atividades. Os próprios médicos reconhecem hoje a importância e a necessidade da contribuição que a sociedade como um todo venha a dar às questões cujas diretrizes e valores estão em jogo na relação cada vez mais trágica entre o médico e o paciente, principalmente com ênfase ao que se chama "direitos dos doentes". Tal fato está claramente evidenciado dentro de uma concepção que agora é chamada de humanismo solidário. Essa concepção fez com que a base dos deveres do paciente não seja mais pelo fato de ele ser doente, mas pela sua condição de ser humano. Houve, portanto, desde o Código de 1988, um notável avanço na relação entre o médico e o paciente, ambos como quem assume um compromisso mais sério em querer transformar o indivíduo e a sociedade.

Não poderia ser diferente, pois aquele Código de Ética foi elaborado exatamente no momento em que se verificava a reestruturação da sociedade civil brasileira, após um penoso e demorado período de ditadura, e quando o desejo de todos era alcançar os pressupostos básicos de um pleno estado de direito e de uma democracia representativa.

E mais: não se pense ser o Código de Ética Médica o resultado de um mero ato administrativo do Conselho Federal. Ele tem natureza de lei, pois sua previsão está expressa na Lei nº 3.268, de 30 de setembro de 1957.

## Fundamentos de um Código de Ética

Se o refúgio do médico, na sua desesperada solidão, é tantas vezes o seu Código de Ética, este não pode ser apenas um elenco de normas a partir de condutas e práticas médicas, senão seria algo neutro e estéril, acomodado e formalista. Este Código só será o refúgio da angústia do médico e o norte da sua decisão se, nele, existirem novas concepções para os grandes desafios daquilo que deve ser feito em favor da sociedade e do homem, neste exato momento de tumultuosos confrontos.

Isto não afasta o caráter científico da medicina — contribuir para mudanças de uma estrutura social injusta e perversa. Ao contrário, quanto mais científica torna-se a medicina, mais ela se socializa pela maior abrangência de suas práticas e de seus métodos. Para se conquistar a saúde, não é preciso apenas modificar a relação entre o homem e a natureza, senão também contribuir na mudança das relações sociais. E é, neste momento, que um Código de Ética pode reestruturar e redefinir valores, fazendo com que os médicos e as pessoas em geral exijam essa mudança e lutem por isso.

Se não for desse modo, que tipo de Código é esse que não se manifesta contra os atos que contribuem para agravar as condições humanas ou para aumentar a disparidade entre as possibilidades da profissão e o bem-estar real? É imprescindível que este Código de Ética tenha uma inclinação política, sem nenhum ranço partidário ou ideológico, mas seja capaz de desfazer um terreno minado por princípios sociais deturpados pela flagelação das camadas marcadas pelo sofrimento humano. Um Código de Ética centrado num padrão de comportamento que tenha no homem natural e social seu principal objetivo. Um Código, finalmente, capaz de atingir cada vez mais o homem de agora, coibindo os horrores de seus dramas, na maioria das vezes, tendo na sua origem ou nas suas consequências o vinco indelével de uma conduta irresponsável.

Há algum tempo, pontificava na elaboração de um Código dessa natureza a simples ordenação de regras corporativas, enquanto os grupos mais elitizados de cada categoria imprimiam a filosofia e a tendência de sua aplicação. Atualmente, espera-se que esses estatutos ganhem mais espaço e liberdade, no sentido de não enfocar a relação do profissional com o seu assistido, como uma simples conquista do corporativismo. Não há nenhum exagero em dizer-se que há motivos políticos e sociais que começam a reclamar dos médicos uma posição mais coerente com a realidade em que se vive. Assim, um Código de Ética que não for sensível às necessidades de conciliar seus fundamentos com a prática profissional digna, em favor do ser humano e da coletividade, é um mau Código.

Falando sobre o nosso diploma ético de 1988, Leonard M. Martin afirmava: "há uma transição para uma nova fase, marcada por uma maior consciência ao contexto social em que se insere a relação entre o médico e o paciente. Com isso surge uma benignidade que não é apenas humanitária ao nível das microrrelações, mas que procura ter, também, uma sensibilidade maior pelas situações sociais que influem na saúde das pessoas, uma sensibilidade que parece pedir um compromisso solidário com a transformação que vai além da simples relação médico-paciente ao nível dos indivíduos" (em *O Código de Ética Médica (1988) e suas implicações pastorais*, Pessini, L., *A pastoral nos hospitais*, Aparecida: Editora Santuário, 1993).

Ninguém desconhece o fato de ser o Código de Ética Médica um instrumento valioso, no sentido de indicar aos médicos os marcos do balizamento de conduta e oferecer aos Conselhos de Medicina um conjunto de regras que sirva de parâmetro sobre "o que fazer" ou "não fazer" na sua atividade profissional, mesmo sabendo que aquele estatuto, por si só, é incapaz de conter todos os anseios e todas as dúvidas que nos atormentam e desafiam. Ninguém pode questionar o preço e a valia de tal codificação, ainda que haja consenso ser a boa vontade uma decisão de agir pelo dever, e não por obrigação.

A medicina, principalmente nestes últimos anos, sofreu uma vertiginosa evolução, o que vem obrigando o médico a enfrentar situações que estão em sensível conflito com sua formação e com o seu compromisso histórico. Não tem sido fácil traçar normas de conduta profissional numa atividade que, assustadoramente, vai cedendo à pressão de uma sociedade consumista e pragmática. A depender dela, a tendência é sufocar mais e mais o frêmito da sensibilidade hipocrática, já tão ameaçada de ceder ante a intolerância e as imposições dos tempos hodiernos. Isso porque as soluções nem sempre emergem das necessidades reais da população, mas dos sistemas elaborados por certos interesses que as elites têm sobre todos nós. Engendra-se uma mentalidade tão imediatista que o homem começa a ser deslocado para um plano ético e político na qualidade de simples coisa, inexpressivamente inserido dentro de uma pungente realidade que ele criou e não sabe mais controlar.

Já disse, noutra oportunidade, que não se podem prever as possibilidades de realização da medicina, através de suas poderosas máquinas quase infalíveis. Não se pode imaginar o destino da arte médica nesses anos vindouros, em matéria de sofisticação e recursos. Sabe-se apenas que já se iniciou a era dos grandes conflitos — desafiadores e terrivelmente confusos —, a abrir caminhos medonhos e duvidosos, e que existem um frenesi e uma angústia, neste exato momento de sérias mudanças.

Por fim, acredito ser este o momento de tecer algumas considerações sobre o significado do termo "código".

Na concepção jurídica, quer dizer um elenco ou um corpo de dispositivos, no qual possa estar a maioria das normas que regulamentam essa ou aquela matéria, sempre de forma ordenada e orgânica, de maneira que seja fácil compulsar e entender. É necessário que ele não trate do excesso e do inútil, que seja voltado à realidade em que se vive, que possa perdurar por muito tempo e que sua aplicação seja bem abrangente.

Todavia, quando esse significado é transferido ao domínio das questões éticas ou morais — pelas suas naturais restrições de ordem técnica e de limitação ao universo de situações possíveis — sofre, de alguns, determinadas restrições. Mesmo assim admito o termo "código", ainda que aplicado a um corpo de normas éticas, destinado a traçar os limites mais nebulosos da conduta do médico no exercício de sua profissão. E a transgressão de suas normas, a efetivação de uma "falta disciplinar".

Cheguei a pensar na aceitação exclusiva de uma "Declaração de Princípios", na qual fossem exaltadas as regras gerais de fidelidade ao Juramento de Hipócrates no respeito incondicional à vida humana, no sigilo aos fatos conhecidos na profissão, no apoio aos colegas, no repúdio ao mercantilismo e na independência técnica da atividade profissional, deixando ao Conselho Federal de Medicina a incumbência de, através de resoluções normativas, disciplinar as questões mais específicas da atividade médica. No entanto, a experiência desses anos convenceu-me da necessidade de uma ética codificada, contendo dispositivos claros e específicos a cada situação da prática profissional, principalmente quanto ao relacionamento com os pacientes, com a sociedade e com os próprios colegas. Assim, essas "normas fundamentais específicas", se dessa forma se pode chamar, constituem um instrumento valioso e indispensável aos Conselhos de Medicina, no sentido de facilitar e orientar a prática médica, o desempenho ético na medicina e o bom conceito dos que a exercem legalmente.

Tem prevalecido a denominação *Código de Ética* e não *de Deontologia*, como estava no Código de 1984. Sendo a deontologia um complexo de obrigações e deveres que deve nortear a ação humana em todas as suas manifestações, e tendo os Conselhos de Medicina competência apenas para julgar as infringências aos deveres de conduta, optou-se pela expressão Código de Ética para ajustar-se melhor aos seus desígnios, mesmo que a Lei nº 3.268/57 determine que os Conselhos de Medicina são órgãos competentes para "votar e alterar o Código de Deontologia Médica" (artigo 5º, letra *d*).

A sistematização das normas éticas, mesmo que sejam fronteiriças às regras jurídicas e, até mesmo, de difícil distinção, há de ser bem própria da atividade e da competência dos Conselhos, para que não se entenda como de natureza jurídico-penal ou, algumas vezes, de responsabilidade civil.

## O novo Código

Praticamente foram mantidas intactas as diretrizes deontológicas e diceológicas do Código de Ética de 1988, nos quais estão realçados o respeito absoluto ao ser humano e à coletividade e os meios necessários a serem utilizados em seu favor.

O Presidente e Coordenador da Comissão Nacional que elaborou o anteprojeto desse novo diploma enfatiza que a revisão das normas de conduta agora vigentes atende às necessidades atuais dos avanços inerentes à evolução tecnológica e científica da medicina, o que justifica a reformulação de seus dispositivos.

O novo Código mantém o mesmo número de capítulos do anterior, mas enfoca entre seus artigos, por exemplo, os limites do uso das redes sociais pelos médicos quando do exercício de sua profissão e as várias Resoluções mais recentemente promulgadas. Quanto ao prontuário médico, passou a ser responsabilidade do médico assistente ou de seu substituto elaborar e entregar o sumário de alta ao paciente ou a seu responsável legal. Há ainda a possibilidade de acesso a esse tipo de documento em casos de estudos retrospectivos, desde que justificado por questões metodológicas e autorizado pelo Comitê de Ética em Pesquisa em Seres Humanos (CEPSH) ou pela Comissão Nacional de Ética em Pesquisa (Conep).

Fato justo é a introdução, no capítulo dos direitos do médico, da previsão de isonomia de tratamento aos profissionais com deficiência, assim como a necessidade da criação das comissões de ética em locais de trabalho. Permanece nesse novo estatuto o direito do médico de recusar o exercício da medicina em instituições públicas ou privadas que não ofereçam condições dignas de trabalho e tragam risco de saúde para o paciente. Nesses casos, o médico deve levar tal fato ao conhecimento do diretor técnico da instituição, aos Conselhos Regionais de Medicina e às comissões de ética do local de trabalho.

A questão da proibição de o médico prescrever ou comercializar medicamentos, órteses, próteses, implantes de qualquer natureza, cuja compra decorra de influência direta em virtude de sua atividade profissional, permanece fiel ao texto anterior, apenas adaptada às novas Resoluções a respeito desse assunto e à legislação em vigor em nosso país.

Na verdade, paira sobre estes dois últimos Códigos a sombra do Código de Ética Médica de 1988. Ainda bem.

Ali se elegeu a categoria de "ser humano", e não a simples condição de paciente. Não tratava apenas da restauração da saúde do doente, mas do "ser humano e da coletividade", sem discriminação de qualquer natureza. O risco seria transformar o ser humano em uma abstração e apenas o paciente em realidade.

Outro fato alentador foi o reconhecimento da autonomia do paciente em face do respeito pelos direitos humanos, quando do exercício do ato médico. Nas questões ligadas aos direitos humanos, o Código fundamentava melhor a relação médico/paciente e deixava transparecer que existia não apenas o respeito pela cidadania, senão, também, a manifesta vontade em contribuir para a transformação social. Ficava ainda evidente a exaltação ao "humanitarismo participativo", sem as máculas do paternalismo autoritário. O que se procurou, enfim, foi descaracterizar o indivíduo como paciente ou doente e reconhecer sua condição de ser humano, preocupando-se com a pessoa antes mesmo que ela se transforme em paciente, pois "o alvo de toda atenção do médico é a saúde do ser humano".

Finalmente, pode-se dizer que o Código de Ética Médica de 1988 não expressava apenas uma benignidade humanitária para com a saúde do ser humano, mas, antes disso, uma firme disposição para a ética de engajamento em que o caminho é sempre a busca da cidadania e a garantia irrecusável a uma ampla relação entre todos os indivíduos.

# Preâmbulo

**CONSELHO FEDERAL DE MEDICINA**
**Resolução nº 2.217, de 27 de setembro de 2018**

Aprova o Código de Ética Médica.

O Conselho Federal de Medicina, no uso das atribuições conferidas pela Lei nº 3.268, de 30 de setembro de 1957, regulamentada pelo Decreto nº 44.045, de 19 de julho de 1958, modificado pelo Decreto nº 6.821, de 14 de abril de 2009 e pela Lei nº 11.000, de 15 de dezembro de 2004, e consubstanciado na Lei nº 6.828, de 29 de outubro de 1980, e na Lei nº 9.784, de 29 de janeiro de 1999; e Considerando que os Conselhos de Medicina são ao mesmo tempo julgadores e disciplinadores da classe médica, cabendo-lhes zelar e trabalhar, por todos os meios ao seu alcance, pelo perfeito desempenho ético da medicina e pelo prestígio e bom conceito da profissão e dos que a exerçam legalmente;

Considerando que as normas do Código de Ética Médica devem submeter-se aos dispositivos constitucionais vigentes;

Considerando a busca de melhor relacionamento com o paciente e a garantia de maior autonomia à sua vontade;

Considerando as propostas formuladas ao longo dos anos de 2016 a 2018 e pelos Conselhos Regionais de Medicina, pelas entidades médicas, pelos médicos e por instituições científicas e universitárias para a revisão do atual Código de Ética Médica;

Considerando as decisões da III Conferência Nacional de Ética Médica de 2018, que elaborou, com participação de delegados médicos de todo o Brasil, um novo Código de Ética Médica revisado;

Considerando o decidido pelo Conselho Pleno Nacional reunido em 27 de setembro de 2018;

Considerando, finalmente, o decidido em sessão plenária de 27 de setembro de 2018, resolve:

Artigo 1º — Aprovar o Código de Ética Médica anexo a esta Resolução, após sua revisão e atualização.

Artigo 2º — O Conselho Federal de Medicina, sempre que necessário, expedirá resoluções que complementem este Código de Ética Médica e facilitem sua aplicação.

Artigo 3º — O Código anexo a esta Resolução entra em vigor cento e oitenta dias após a data de sua publicação e, a partir daí, revoga-se o Código de Ética Médica aprovado pela Resolução CFM nº 1.931/2009, publicada no Diário Oficial da União no dia 13 de outubro de 2009, Seção I, página 90, bem como as demais disposições em contrário.

Carlos Vital Tavares Corrêa Lima
Presidente
Henrique Batista e Silva
Secretário-Geral

---

*I — O presente Código de Ética Médica contém as normas que devem ser seguidas pelos médicos no exercício de sua profissão, inclusive nas atividades relativas a ensino, pesquisa e administração de serviços de saúde, bem como em quaisquer outras que utilizem o conhecimento advindo do estudo da medicina.*

---

Este primeiro item do Preâmbulo encerra três fatos bem distintos: que o Código de Ética Médica apresenta as normas éticas exigidas aos médicos; que essa exigência é no exercício da profissão, inclusive nas atividades de ensino, pesquisa e de administração de serviços de saúde; e que tal subordinação independe do cargo ou função que ele ocupe.

Assim, entende-se que o médico está sujeito apenas ao que consta no Código de Ética Médica, não existindo infração se nele não estiver definida, por falta de prévia denominação estatutária. Não se pode, desse modo, invocar decisões de Resoluções, Portarias ou Pareceres aprovados, até porque esses documentos não fazem outra coisa senão regulamentar a norma, mas sem excedê-la. A função da norma reguladora é sedimentar os princípios e oferecer meios de praticabilidade da lei. O princípio da legalidade é a lei. Não se admite o sistema do regimento independente ou autônomo. Em suma: o Parecer, a Portaria e a Resolução têm a finalidade de permitir a justa e exata execução da lei. Por isso, todos eles sempre se expressam no jargão: "na forma da lei". Ninguém também poderá ser condenado por fatos que o Código atual deixou de considerar como infração, mesmo que essa infração tivesse ocorrido na época de vigência do diploma anterior. Na aplicação das penas por infração ao Código anterior, devem ser justificadas por um dispositivo atual de mesmo sentido, e que isso fique bem claro no acórdão da sentença.

Outro aspecto: o Código só pode alcançar o médico infrator no exercício de sua profissão, ou seja, durante ou em face de suas atividades profissionais. Há momentos em que esses limites são muito nebulosos, ficando, assim, na interpretação dos Tribunais de Ética. Se o fato transcorre fora dessas considerações, o médico responde na Justiça como outro qualquer cidadão, caso tenha ele infringido a lei.

Mesmo que exista sempre uma relação muito estreita entre as qualidades morais e uma qualificação profissional, no que diz respeito à tipificação da infração junto ao Código de Ética Médica e sua respectiva punibilidade, entendem quase todos que há de se levar em conta apenas as irregularidades verificadas no exercício ou em face do exercício da profissão.

Está claro que o médico fica sujeito às sanções do Código de Ética, qualquer que seja o cargo ou função que ele ocupe. Há, no entanto, que distinguir o que é no exercício da profissão e o que se considera como ato administrativo. Pode até existir um ato censurável da chefia contra o seu colega e não ser considerado no exercício da atividade médica.

A exigência do respeito, da consideração e da solidariedade para com os colegas não exime o superior hierárquico de tomar as medidas cabíveis para o efetivo desempenho das atividades profissionais.

*II — As organizações de prestação de serviços médicos estão sujeitas às normas deste Código.*

O estabelecimento de saúde, enquanto pessoa jurídica, está disciplinado pelo Código de Ética Médica através do seu diretor clínico responsável. A empresa está sujeita à fiscalização dos Conselhos de Medicina e se obriga a ser registrada no Cadastro Regional de Estabelecimentos de Saúde de direção médica onde se exercerem atividades de diagnóstico e tratamento, visando à promoção e à recuperação da saúde, em cuja jurisdição esteja instalada, conforme estabelece a Resolução CFM nº 997/80.

A Resolução CFM nº 1.481/97 estipulou que as instituições prestadoras de serviços de assistência médica adotem nos seus Regimentos Internos do Corpo Clínico as diretrizes gerais de ajustamento às normas do Conselho Federal de Medicina, inclusive trazendo de maneira clara a definição sobre corpo clínico, seus objetivos, sua composição e competência e seus direitos e obrigações. Entender que Corpo Clínico é o conjunto de médicos, legalmente habilitados, que atua de forma permanente e regular em uma instituição assistencial de saúde, diferente, pois, de *corpo assistencial* que é constituído de todos os profissionais de saúde que prestam assistência no estabelecimento de saúde.

A Resolução CFM nº 1.493/98 determina de forma clara que cabe ao Diretor Clínico do estabelecimento de saúde tomar as providências cabíveis no sentido de que todo paciente hospitalizado tenha seu médico assistente responsável, desde a internação até a alta. E o Parecer-Consulta CFM nº 16/2002 estabelece que a responsabilidade de diretores técnicos implica atuação efetiva no sentido de garantir e fiscalizar o desempenho ético da medicina, o que só pode ser conseguido pela presença constante, e o que a acumulação com outra função em localidade distante impede.

Desse modo, quem responde por irregularidades praticadas em nome dos estabelecimentos de saúde, quando configurada a infração, é o seu diretor técnico e principal responsável. Assim, a empresa nunca responde como parte denunciada em um processo ético-disciplinar, mas o seu Diretor Clínico ou Diretor Técnico, conforme a designação que lhe derem, cargo esse que deve ser ocupado sempre por médico, conforme a legislação em vigor e de acordo com os fundamentos contidos no Parecer-Consulta CFM nº 18/86. Isso não quer dizer que a unidade de saúde não possa responder civil ou administrativamente pela prática de danos ou infrações, ou que venha a sofrer as sanções dos Conselhos de Medicina, na qualidade de empresa inscrita obrigatoriamente em seu Cadastro. Só não podem ser sancionadas pelos Tribunais Superior e Regionais de Ética, por alegadas infrações ao Código.

Mais recentemente o Conselho Federal de Medicina, por meio de sua Resolução CFM nº 2.214/2018, tornou obrigatória a criação do Departamento de Fiscalização e estabeleceu as competências do Conselheiro Coordenador, do Médico Fiscal e do Agente Fiscal no âmbito dos Conselhos Regionais de Medicina.

*III — Para o exercício da medicina, impõe-se a inscrição no Conselho Regional do respectivo estado, território ou Distrito Federal.*

Para se exercer a profissão médica no Brasil, exige-se uma dupla forma de habilitação: a profissional e a legal. A habilitação profissional adquire-se nas escolas médicas autorizadas ou reconhecidas pelo Ministério da Educação, após a conclusão de uma carga horária estabelecida em um currículo mínimo. A habilitação legal conclui-se pelo registro de médico nos Conselhos Regionais de Medicina, sob cuja jurisdição se achar o local de sua atividade, como recomendam o artigo 17 da Lei nº 3.268, de 30 de setembro de 1957, e o artigo 1º do Decreto nº 44.045, de 19 de julho de 1958. Assim, a licença para o exercício da medicina é um ato exclusivo da autoridade do Estado.

Os Conselhos de Medicina são, atualmente, em seu conjunto, órgãos de fiscalização da profissão, exercendo suas funções por delegação do poder público, mediante autorização legislativa, dotados de personalidade jurídica de direito público, não mantendo com os órgãos da Administração Pública qualquer vínculo funcional ou autárquico. A organização, a estrutura e o funcionamento dos Conselhos serão disciplinados pelo plenário do Conselho Federal de Medicina, conforme determina a Lei nº 9.649, de 27 de maio de 1998. Está autorizado a cobrar e a executar as contribuições anuais devidas por pessoas físicas e jurídicas. Seus empregados são regidos pela legislação trabalhista, sendo vedada qualquer forma de transposição ou transferência para o quadro da Administração Pública direta ou indireta. Os controles das atividades financeiras e administrativas serão realizados pelos seus órgãos internos, devendo os Conselhos Regionais prestar contas, anualmente, ao Conselho Federal de Medicina. A Justiça Federal será a instância competente para apreciar as controvérsias que envolvam os Conselhos Federal e Regionais, quando no exercício dos serviços a eles delegados, conforme disposto naquela Lei. Por serem considerados como serviço público, gozam de imunidade tributária total em relação aos seus bens, rendas e serviços.

Não são propriamente instituições de defesa de classe. No entanto, o são se levarem em conta sua ação saneadora, quando, pela orientação e disciplina, mantêm a profissão no seu mais alto conceito e no seu melhor prestígio.

São atribuições do Conselho Federal de Medicina organizar seu regimento interno, aprovar regimentos internos elaborados pelos Conselhos Regionais, votar a alteração do Código de Ética Médica, ouvindo os Regionais, expedir instruções necessárias ao bom desempenho ético da profissão, assessorar os Conselhos Regionais em questões administrativas, processuais e financeiras, e atender em grau de recurso os Regionais ou as partes sobre penalidades impostas em processos ético-disciplinares. Cabe ainda promover diligências ou verificações relativas ao funcionamento dos Regionais, convocar eleições suplementares para os Regionais nos casos de vacância ou de renúncia de pelo menos metade dos conselheiros, e propor e aprovar seu orçamento ou os orçamentos dos Conselhos Regionais.

Os Conselhos Regionais de Medicina têm as seguintes atribuições: deliberar a respeito da inscrição dos médicos legalmente habilitados, manter um registro de profissionais em uma determinada região, fiscalizar o exercício profissional e impor as devidas penalidades, velar pela preservação da dignidade e da independência do Conselho, apreciar e decidir sobre ética profissional impondo as penas cabíveis, proteger e contribuir para o perfeito desempenho técnico e moral da medicina e exercer atos para os quais a lei lhe confere competência. Cabe-lhe, também, elaborar proposta de seu regimento interno, expedir carteiras profissionais com valor legal de carteira de identidade, fiscalizar o exercício profissional de pessoa física e de pessoa jurídica de direito público ou privado, criar Delegacias Regionais e Comissões de Ética nos estabelecimentos de saúde públicos ou privados em sua jurisdição e expedir normas ou resoluções para o pleno cumprimento do Código de Ética Médica.

O pedido de inscrição deverá ser dirigido ao Presidente do Conselho Regional competente, com a declaração do nome por escrito, nacionalidade, estado civil, data e lugar de nascimento, filiação e escola médica na qual se formou. Esse requerimento será acompanhado do original e xerox do diploma, prova de quitação com o serviço militar, prova de habilitação eleitoral, prova de quitação do imposto sindical, declarações de cargos ou funções públicas de natureza médica e, quando brasileiro ou estrangeiro formado fora do País, a prova de revalidação do diploma. A inscrição pode ser feita por procuração, conforme recomenda o artigo 4º do Decreto nº 44.045/58. O pedido de inscrição também pode ser denegado pelo Presidente do Conselho Regional de Medicina, conforme estabelece o artigo 5º desse mesmo Decreto.

*IV — A fim de garantir o acatamento e a cabal execução deste Código, o médico comunicará ao Conselho Regional de Medicina, com discrição e fundamento, fatos de que tenha conhecimento e que caracterizem possível infração do presente Código e das demais normas que regulam o exercício da medicina.*

Para o fiel e necessário cumprimento das regras estabelecidas no Código de Ética Médica, entre outros, cabe ao médico sua imprescindível contribuição. Não só no respeito às determinações estatutárias, senão, ainda, na comunicação ao seu Conselho Regional de Medicina sobre fatos que considere eivados de características ou vestígios de infração ética. É claro que lhe cabe, em primeiro lugar, interferir amistosamente junto ao seu colega sobre a necessidade de não portar-se por aquela conduta, e somente na reincidência levar ao conhecimento da Comissão de Ética Hospitalar, da Delegacia Regional ou do Conselho, a não ser que o fato seja de extrema gravidade. Sempre de forma discreta e a mais fundamentada possível.

Isso não constitui, de forma alguma, um incentivo à delação, mas um apelo no sentido de que certos fatos contrários aos interesses da população ou da própria categoria sejam conhecidos, fazendo com que o prestígio do médico e a confiança na medicina continuem merecendo a consideração de todos.

Não interessa, por exemplo, se o paciente ou seus responsáveis legais autorizam ou não a representação. A ação ético-administrativa é de interesse público, mesmo tendo um só indivíduo como vítima.

*V — A fiscalização do cumprimento das normas estabelecidas neste Código é atribuição dos Conselhos de Medicina, das comissões de ética e dos médicos em geral.*

Como já vimos nas considerações ao *item III*, uma das funções dos Conselhos de Medicina é a fiscalização e a implementação do cumprimento das normas estatutárias do Código de Ética Médica e de suas normas reguladoras do exercício profissional.

As Comissões de Ética institucionais já vêm desempenhando um grande papel na fiscalização do cumprimento do Código de Ética, inclusive ajudando em muito as ações dos Conselhos, tanto no que diz respeito à doutrinação e à divulgação dos postulados e dos documentos sobre deontologia, como também na apreciação e na sindicância de fatos considerados atentatórios à ética. Muitas dessas sindicâncias vêm ilustrando os processos ético-disciplinares.

Mesmo que as autoridades da área da saúde e os médicos em geral não tenham competência para efetuar sanções por desvios éticos, cabe-lhes contribuir no cumprimento das normas do Código de Ética, fazendo ciência aos Conselhos diante da má prática profissional, quando isso estiver claramente especificado em nossa codificação ética. Dizer que não é função destes fiscalizar o ato médico é um exagero, principalmente quando é da atribuição do administrador zelar não só pelo patrimônio público, mas também pelo bem-estar e pela integridade física e moral das pessoas sob sua responsabilidade. Seria por demais cômodo que as autoridades médicas do setor da saúde deixassem correr à revelia casos caracterizados como nocivos ao interesse público e à ordem social. A responsabilidade de denunciar é de todos, até mesmo da sociedade, por que não dizer.

*VI — Este Código de Ética Médica é composto de 26 princípios fundamentais do exercício da medicina, 11 normas diceo-*

*lógicas, 117 normas deontológicas e quatro disposições gerais. A transgressão das normas deontológicas sujeitará os infratores às penas disciplinares previstas em lei (modificado pela Resolução CFM nº 2.222/2018).*

---

As penas disciplinares aplicáveis pelos Conselhos de Medicina aos seus inscritos, em face de infrações aos dispositivos do Código de Ética Médica, são: advertência confidencial em aviso reservado, censura confidencial em aviso reservado, censura pública em publicação oficial, suspensão do exercício profissional até 30 (trinta) dias e cassação do exercício profissional *ad referendum* do Conselho Federal de Medicina, como determina o artigo 22 da Lei nº 3.268/57. Salvo os casos mais graves, a aplicação das penas deve obedecer à sua gradação. De qualquer penalidade aplicada pelos Regionais, caberá, no prazo de 30 dias, recurso do Conselho Federal, sem efeito suspensivo. Nas três últimas penas é que o efeito será suspensivo.

Um antigo anteprojeto de lei que se referia ao exercício da medicina e à organização dos Conselhos, aprovado em plenário do Conselho Federal e encaminhado ao Congresso Nacional, disciplinava as penas na seguinte gradação: advertência confidencial em ofício reservado; censura confidencial em ofício reservado; censura pública em publicação oficial e em jornal de grande circulação; suspensão do direito de exercício da medicina por até 2 (dois) anos; e cassação do direito do exercício da medicina (Projeto de Lei nº 3.258, de 1992, tinha como relatora a deputada Jandira Feghali e autor o deputado Sérgio Arouca).

Considero essa gradação mais razoável, embora achando que a pena de cassação definitiva do exercício profissional não seja adequada, pela repugnância que tenho pelas penas absolutas e permanentes. Elas sempre deixam transparecer resquícios de vindita, inconcebíveis em um mundo civilizado. A pena só tem sentido se for usada para recuperar, ressocializar e reintegrar o indivíduo ao seu meio. As penas absolutas ou perpétuas em si mesmas são um sinistro espetáculo de vingança. Por isso, minha proposta sempre foi de uma pena limitada, mesmo por um prazo maior, mas que desse ao infrator o direito de recuperação e sua reintegração na vida profissional.

# 1

# Princípios Fundamentais

Os Princípios Fundamentais que integram o Código de Ética Médica servem de estrutura e de fundamentação ao que se segue capitulado no seu corpo de normas, no propósito de conciliar a dignidade profissional, o interesse dos pacientes e da sociedade e as exigências de ordem pública. Estas normas fundamentais genéricas, se é que se pode chamá-las assim, são o arcabouço do conjunto das normas fundamentais específicas que se desdobram em uma cadeia de capítulos, e estes em uma sucessão de dispositivos impostos pelos incontornáveis interesses da sociedade e pelo andar natural dos tempos, no sentido de atender aos reclamos da saúde pública e das exigências do bem comum.

Estes Princípios Fundamentais — corolários de um compromisso histórico do médico — têm o propósito prático de demonstrar que todo ser humano, sem nenhuma limitação de qualquer natureza, tem o direito a um padrão de vida e de saúde que lhe permita um estado de bem-estar compatível com a dignidade humana. Vê-se claramente nestes princípios que a conquista desse nível de saúde individual só será possível quando se perceber que não basta apenas modificar a relação entre o homem e a natureza, senão, também, mudar as relações sociais. Entende-se que a doença não é um fato isolado e que a sociedade deve lutar mais e mais pela melhoria das condições de vida e de saúde, refazendo toda essa trajetória sofrida que as populações desarrimadas amargam de injustiça e de iniquidade.

Enquanto os Princípios Fundamentais representam o sedimento de uma doutrina aceita como um compromisso ético do médico no exercício de sua profissão, os dispositivos seguintes, inseridos nos demais capítulos do Código, representam situações factíveis, cuja desobediência implica necessariamente graus de sanções previstas na lei especial. Esses dispositivos orientadores do cumprimento específico, tratados nos diversos capítulos das chamadas vedações, apenas reforçam de forma concreta e factual aquilo que já existe nos princípios fundamentais de forma genérica, mas que necessitam alcançar concretamente uma ocorrência objetiva e atual.

Por isso, tem-se perguntado sobre a legalidade de capitular os médicos infratores nos Princípios Fundamentais do Código de Ética Médica vigente. A resposta mais correta a esta indagação é dada no Parecer-Consulta CFM nº 33/90, aprovado em 14 de setembro de 1990, em que está dito que eles "são enunciados e regras éticas de caráter compulsório, cuja eventual contrariedade implica, necessariamente, a sujeição às penas disciplinares previstas em lei", e que "é indubitável o caráter coercitivo de seus princípios fundamentais, itens 1º *usque* 19, claramente destituídos de qualquer ranço exordial ou meramente subjetivo". E, finalmente: "Colabora, ainda, nesse sentido, o fato de que as normas compreendidas nos dezenove (19) itens iniciais do Código de Ética Médica não remanescem ao nível puramente teórico das prescrições abstratas ou propedêuticas, mas aterrissam ao nível concreto das incidências fáticas."

Esse juízo tão objetivo e tão particular não compromete os Princípios Fundamentais do Código, no sentido de que também sejam uma exaltação às finalidades da medicina, aos objetivos do próprio médico como instrumento do bem comum, ao respeito pela vida humana, à abominação dos preconceitos, à necessidade de independência profissional, ao respeito da privacidade do paciente, à solidariedade dos movimentos de defesa da dignidade profissional e à consideração, ao apreço que ele deve ter para com seus colegas e com os outros companheiros trabalhadores da saúde e à utilização dos meios técnicos e científicos disponíveis que visem aos melhores resultados aos pacientes. Assim, essa exaltação contida nas normas de princípios fundamentais não lhe suprime o elevado sentido de regras éticas de caráter obrigatório.

*I — A medicina é uma profissão a serviço da saúde do ser humano e da coletividade e será exercida sem discriminação de nenhuma natureza.*

Esta avançada postura, advinda desde o Código de Ética Médica de 1988 — que não se restringe ao tratamento das doenças, mas ao reencontro do médico com uma proposta capaz de favorecer "a saúde do ser humano" — é significativa e inovadora na medida em que o compromisso do profissional não se detém apenas no plano curativo e individual, senão promovendo, na integralidade do contexto social, o bem-estar geral da coletividade.

A equitativa e universal prestação de cuidados preventivos, curativos e de recuperação da sanidade da população é uma questão de justiça social, que hoje não pode deixar de ser considerada como fundamental da pessoa humana e como dever do Estado.

Sendo a medicina, como ciência e arte, uma conquista da sociedade organizada e um patrimônio da humanidade, não se pode entender que ela venha discriminar um único ser humano por questões de qualquer ordem. O respeito pela vida e pela integridade da pessoa, da saúde do indivíduo e da coletividade, a consideração pela dignidade de cada um e a proteção do meio ambiente não poderiam sofrer o estigma da distinção de qualquer espécie, por motivo de raça, credo, cor, sexo, opinião política ou condição social. Todo ser humano, sem qualquer diferença, tem o direito a um padrão de vida e de saúde que lhe assegure as condições mínimas de sobrevivência e de dignidade. É nesse mínimo que não pode existir discriminação. Não se trata do supérfluo, pois este é privilégio dos mais afortunados.

O homem simples da rua já percebe o abismo que se cava entre o que a medicina pode oferecer e o que ela na realidade tem oferecido. Mais de 60 milhões de brasileiros vivem submersos na miséria total — os pobres de toda espécie, os favelados, os marginalizados do campo, os habitantes dos mocambos e das palafitas — e não tiveram, por parte dos responsáveis, a preocupação devida.

A saúde da população é uma resultante de dois fatores condicionantes: o tipo e o nível de vida e a organização dos serviços de saúde que lhe são oferecidos. Hoje, o conceito de saúde-doença mudou. Não tem mais uma única causa — puramente médica, iniciada com a descoberta dos agentes patógenos. Mas um enfoque multicausal que considera o processo como uma relação entre o indivíduo e o seu meio ambiente.

Mesmo que o nosso país tenha um bom número de médicos, nele se registra um dos mais baixos níveis de saúde, e a medicina como proposta cura cada vez menos. Pratica-se, salvo um ou outro esforço, uma medicina cara, anárquica e antiética, perdida em um emaranhado burocrático de rituais consoladores e de prescrições inúteis, porque só fazem "medicalizar" a miséria.

O objetivo de manter e favorecer a saúde do homem e da coletividade deve ser uma tarefa permanente do conjunto dos homens e das mulheres, que necessitam lutar de forma organizada para influir decisivamente na remoção das causas geradoras das doenças e nos seus meios preventivos.

À medida que crescem as possibilidades da técnica e das ciências médicas, pressupondo maior disponibilidade na salvaguarda dos interesses coletivos, o desempenho de certas atividades deixa de ser um assunto estritamente privado para constituir um fato de interesse público, regulado por normas e princípios. Por isso, não é demais dizer que a medicina não poderia fugir desse controle, através de requisitos de ordem moral e jurídica indispensáveis na promoção de determinados serviços à sociedade.

Desse modo, fácil é entender que a medicina, como profissão a serviço da saúde do ser humano e da coletividade, não poderia afastar-se dos imperativos do interesse comum, tornando-se uma atividade elitista e discriminadora, favorecendo apenas aqueles grupos mais privilegiados (ver Declaração de Genebra, adotada pela 2ª Assembleia Geral da Associação Médica Mundial, Suíça, em setembro de 1948).

Com esta mesma preocupação, o Conselho Federal de Medicina editou a Resolução nº 1.401/93, que estipula a obrigação de garantia de tratamento sem restrições pelas empresas de seguro-saúde, empresas de medicina de grupo, cooperativas de trabalho médico, ou outras que atuem sob a forma de prestação direta ou de intermediação de serviços médico-hospitalares. Inclusive com ampla e total liberdade de escolha do médico pelo paciente, da escolha dos meios de diagnóstico e terapêuticos em benefício do paciente e inteira liberdade de escolha de estabelecimentos hospitalares, laboratórios e demais serviços complementares pelo paciente e pelo médico. O mesmo se diga quanto à preocupação do Conselho Federal de Medicina, contra a discriminação do paciente, ao baixar a Resolução CFM nº 1.952/2010, que adota as diretrizes para um modelo de assistência integral em saúde mental no Brasil e modifica a Resolução CFM nº 1.598, de 9 de agosto de 2000 (revoga as Resoluções CFM nº 1.407/1998 e 1.408/1998), quando estatui: "Artigo 1º — Adotar as diretrizes para um modelo de assistência integral em saúde mental no Brasil, da Associação Brasileira de Psiquiatria, aprovada em 15 de agosto de 2008, como instrumento norteador das políticas de saúde mental no país. (Anexo). Artigo 2º — Revogar a Resolução CFM nº 1.407, de 8 de junho de 1994, que adota os princípios para a proteção de pessoas acometidas de transtorno mental e para a melhoria da assistência à saúde mental, e a Resolução CFM no 1.408, de 8 de junho de 1994, que dispõe acerca das responsabilidades do diretor técnico, diretor clínico e dos médicos assistentes no tocante à garantia de que, nos estabelecimentos que prestam assistência médica, os pacientes com transtorno mental sejam tratados com o devido respeito à dignidade da pessoa humana. Artigo 3º — Revogar o 1º considerando, o § 3º do artigo 15 e os artigos 17 e 18 da Resolução CFM nº 1.598, de 9 de agosto de 2000, que normatiza o atendimento médico a pacientes portadores de transtorno mental. Artigo 4º — Esta resolução entra em vigor na data de sua aprovação."

*II — O alvo de toda a atenção do médico é a saúde do ser humano, em benefício da qual deverá agir com o máximo de zelo e o melhor de sua capacidade profissional.*

O ato médico deve ser entendido como um ato político, exercido de forma consciente e organizada, e traduzido por técnicas, ações e recursos que tenham como meta a saúde do ser humano e da coletividade. Seu alcance não deve ser estendido apenas ao indivíduo enquanto paciente isolado do seu contexto social, mas a um compromisso com o homem como pessoa e com a sua realidade, na mais ampla concepção de ser humano. Na mesma linha de pensamento segue Leonard M. Martin: "Uma outra característica desta nova prática médica é que se coloca como base para os deveres do médico e os direitos do paciente não o fato de ele ser doente, mas, sim, a sua própria condição de ser humano. Esta insistência sobre a dignidade do ser humano como origem e fundamentação dos deveres do médico e dos direitos das pessoas em relação a ele é consequência de o Código assumir como referencial a filosofia dos direitos humanos" (em *A Ética Médica diante do Paciente Terminal*, Aparecida: Editora Santuário, 1993).

O ato médico é um ato político porque a saúde e a doença, como fenômenos sociais, exigem uma intervenção inteligente e programada, dirigida no sentido do bem comum. O médico tem de entender que a doença não é um fato isolado e que ele não pode permanecer sempre no epicentro das eclosões nosológicas, mas também na periferia, onde estão suas causas morbígenas. Ele tem de ampliar sua capacidade de intervenção sobre o meio. Tem de reduzir seu poder asfixiante sobre o indivíduo e lançar-se às mudanças das relações sociais.

A partir do momento em que se entendeu ser a saúde das populações mais dependente de suas necessidades básicas do que da própria assistência médica curativa, e que toda doença tem na sua origem ou nas suas consequências uma causa de ordem social, daí em diante ele necessita ocupar outros espaços. Por tais razões, é necessário também fazer crescer a consciência sanitária da população, orientando-a para os movimentos organizados de saúde, na luta com os trabalhadores rurais e urbanos por melhores condições de vida e de saúde, além de uma política social justa que possa favorecer as necessidades primárias consequentes.

Minha convicção é de que não é possível sensibilizar a consciência individual e a coletiva sobre um ideal se não se aponta uma perspectiva às suas ânsias e aos seus sonhares, e sem uma avaliação cuidadosa do significado concreto das suas necessidades. O homem quer ser mais que usuário e consumidor: ele quer crescer no conhecimento e na dignidade de suas relações humanas.

A própria definição de saúde, adotada pela Organização Mundial da Saúde, no preâmbulo de sua Constituição, em 26 de julho de 1946, como "um completo bem-estar físico, mental e social e não apenas a ausência de doença" — muito mais um conceito de felicidade — torna-se, nos dias de agora, irreal, utópica, impossível de ser alcançada e de difícil operacionalidade. Pelo menos a OMS reconheceu que a saúde não depende apenas de medicamentos e de leitos hospitalares. Qualquer que seja a metodologia em busca deste estado, não se deve ignorar a necessidade da luta permanente em favor do equilíbrio do homem com o seu meio ambiente. Depende muito mais, portanto, de como as pessoas se alimentam, se divertem e como moram e trabalham. Em suma: depende do seu nível de vida.

Por isso, não é só "agir com o máximo de zelo e o melhor de sua capacidade profissional". Isso muitos fizeram e em nada ajudou a mudar. O médico tem de aprender a manifestar sua profunda frustração ante a crescente disparidade entre as possibilidades da ciência médica e o bem-estar real. Ele tem de aliar-se a uma ética que não seja neutra e acomodada, que não seja estéril nem formalista, complacente com uma estrutura injusta e perversa. Mas com uma ética de visão política capaz de refazer os caminhos minados por princípios sociais deturpados que favorecem o sofrimento humano. Uma ética, enfim, capaz de repudiar os horrores dos dramas que flagelam as populações marcadas pela injustiça e pela iniquidade.

*III — Para exercer a medicina com honra e dignidade, o médico necessita ter boas condições de trabalho e ser remunerado de forma justa.*

Ninguém pode ficar indiferente à ideia de que o médico, como qualquer outro profissional, para exercer seu mister com dignidade, necessita ter boas condições de trabalho e ser remunerado de forma justa.

Para tanto, deve o médico lutar para assegurar melhores condições no exercício de sua profissão, forma mais adequada na prestação dos serviços e remuneração condizente para ele se manter, segundo os níveis vigentes na sociedade, de forma compatível com a dignidade humana e de acordo com as necessidades atuais de sua categoria. Por isso, não há como se censurar o médico que participa dos movimentos organizados da categoria e das lutas coletivas, na busca de garantir vantagens como forma de proteção social. Isto está assegurado no seu Código de Ética, no qual em certa parte se lê: "O médico será solidário aos movimentos de defesa da dignidade profissional, seja por remuneração condigna, seja por condições de trabalho compatíveis com o exercício ético-profissional da medicina e seu aprimoramento técnico-científico."

A verdade é que houve um aumento considerável da demanda dos serviços de saúde com suas mais diferentes deficiências no modo de atender, e isso não recebeu ainda por parte dos responsáveis um tratamento mais sério e mais justo. Não existem condições dignas de trabalho, o salário do médico é aviltante, a deterioração da saúde do povo é cada vez mais alarmante.

Se por um lado a medicina pública é sucateada de forma vil e proposital, por outro proliferam as formas de assistências pré-pagas, movidas basicamente pela lógica do lucro fácil, respaldadas no barateamento dos custos e no aviltamento do trabalho profissional, ferindo fundamente o nível da assistência prestada e golpeando a consciência do médico comprometido com sua ética. E não é sem razão que essas empresas são orientadas por medidas racionalizadoras de despesas, pela não aceitação de tratamentos onerosos, pela seletividade da clientela assistida, pela restrição de exames complementares e pela exclusão de certas patologias.

No que concerne à remuneração condigna, o certo é, no campo da medicina pública, lutar por salários dignos ao trabalho oferecido e às necessidades reais, e, na prática liberal, conciliar a ética com o ganho justo, de modo que seja preservada a dignidade profissional e os interesses de ordem coletiva. Nisso, não há nenhum impedimento para que ele faça de sua atividade um convívio de respeito mútuo, pois por muito que as evidências neguem, o médico está exercendo mais que uma profissão. Nem muito menos quis o Código, com o enunciado deste artigo, resgatar esse ou aquele modelo médico-profissional.

*IV — Ao médico cabe zelar e trabalhar pelo perfeito desempenho ético da medicina, bem como pelo prestígio e bom conceito da profissão.*

Mesmo que uma multidão de fatos venha-se verificando em nosso derredor, como consequência dos novos recursos e das novas ideias, o médico tem de ajustar-se a um comportamento prático-moral que a tradição exige no desempenho ético da medicina e em favor do prestígio e do conceito de sua profissão. Esse prestígio e esse bom conceito dependem necessariamente de uma postura ética apropriada.

Na época em que se vive, fração do pensamento humano já admite o fato de a vida não ter um valor absoluto, e modifica, com o tamanho do seu egoísmo, os valores básicos da criatura humana. Já se pensa na existência apenas de certos padrões materiais que o imediatismo impõe como úteis e fundamentais. Para eles, se o homem não é proveitoso para algumas exigências, não deverá existir. Não tardará o tempo em que o homem, para existir, terá de provar sua utilidade para com os demais. Não vai nenhuma surpresa frisar que já se cogita, de há muito, ser a existência humana um privilégio dos grupos mais favorecidos. Basta ver o que defendem os chamados "neomaltusianistas".

Ainda que se crie essa mentalidade imediatista e pragmática, embriagada e seduzida pelos modelos alternativos, ou quando o homem de agora é deslocado para um plano ético e político na qualidade de simples objeto, o médico deve entender que, embora levado a substituir uma deontologia clássica e universal por um sistema de normas adaptáveis à realidade hodierna, ele deve sempre dispor de uma consciência que esteja permanentemente alerta aos conflitos dos deveres e das obrigações. Sabemos que esses conflitos, desafiadores e medonhos, começam a abrir caminhos sombrios e que existe uma ansiedade nesse momento de tanto tumulto e mudança. Ele tem de aceitar que, embora seja a medicina uma ciência em franca e permanente evolução e de uma inestimável contribuição à humanidade, ela não é um valor capaz de subordinar todos os outros valores, encontrando objeções quando não estiver voltada para os interesses ético-políticos do indivíduo e do conjunto da coletividade.

O médico, na sua sofrida solidão e no seu histórico compromisso, com a consciência refletida na realidade premente, pode estar em desacordo com seu Código de Ética? Sim. Basta que firmado em motivos imperiosos e necessários, evidentes por si mesmos, e desde que não implique os seus princípios fundamentais. Um dispositivo não fundamental não deve sustentar-se em si próprio, mas na sua necessidade prática e no que admite o bom-senso. O bom Código é aquele que é sensível às modificações surgidas com a concepção que se tem da sociedade e do homem, marcadas pelas experiências que as mudanças produzem a partir da prática profissional, das ideias e dos costumes.

*V — Compete ao médico aprimorar continuamente seus conhecimentos e usar o melhor do progresso científico em benefício do paciente e da sociedade.*

Não se pode negar a necessidade que tem o médico de aprimorar sempre seus conhecimentos, assimilando as técnicas e os recursos mais modernos, como contribuição de sua profissão e como subsídio inestimável aos seus pacientes. Assume ele assim um compromisso com o desenvolvimento tecnológico e científico e um compromisso com o usuário no uso desses conhecimentos, para que os interesses de ambos não se transformem em uma simples e boa intenção. Este é um dos mais arguidos entre os *deveres de conduta* do médico.

Mesmo que a medicina, juntamente com as outras ciências biológicas, tenha aumentado a esperança de vida ao nascer, diminuído as taxas de mortalidade geral e de mortalidade infantil e avançado significativamente nas questões técnicas da transplantologia, por exemplo, há um momento em que todo esse progresso gera sofrimento e produz emoções negativas, quando exclui um contingente enorme da população dessas disponibilidades. Negar o valor desse progresso tecnológico seria um erro imperdoável e uma atitude antiética. Há, indiscutivelmente, uma medicina que está à vista de todos, mas na disponibilidade de alguns. Uma medicina de vitrine. Por isso, há uma profunda frustração em face da crescente disparidade entre as possibilidades da ciência e o bem-estar real. Muitos sofrem de doenças evitáveis e curáveis, e o poder médico, que deveria estar sendo gerido democraticamente por pessoas comprometidas, é loteado entre os apaniguados do esquema oficial.

Mesmo que a medicina-arte esteja agonizando nas mãos da medicina-técnica, e que a erudição médica vá sendo substituída mais e mais por uma sólida estrutura instrumental, o importante é conciliar a medicina como ciência e como arte.

Aquelas sofisticadas máquinas passaram a criar expectativas de curas e de precisão diagnóstica. Muitas delas até ociosas, mal utilizadas e de reparos complicados. E o pior é que já se começa a relegar o papel das ciências humanas a último plano de prioridade e de importância no escalonamento dos valores. No entanto, é necessário entender que o maior momento da medicina nem sempre é aquele do mais fantástico desempenho técnico ou científico, mas o instante do melhor pensamento médico.

A partir da hora em que o exercício da medicina não pode ser visto mais como um mero ato técnico, ele necessita fundamentar-se noutros conhecimentos, capazes de sedimentar a cultura e impregnar a alma do médico de humanismo solidário, não permitindo que a medicina seja sepultada sob os escombros do utilitarismo e da insensibilidade. Há necessidade de outros conhecimentos. A medicina não é um fenômeno isolado e independente de outros progressos da ciência e do pensamento humano. Ela deve a Galileu, a Da Vinci, a Lavoisier. Deve a Cervantes, a Rousseau, a Danton. Deve a Gutenberg, a Aristóteles e a Fermi.

Repito que não é possível negar o valor do progresso, mas é nesse instante de maior avanço científico e tecnológico que despontam problemas de ordem social, moral e econômica, capazes de golpear fundamente a consciência do observador mais insensível. Entender também que toda prática cientificamente possível pode não atender aos interesses éticos da sociedade, principalmente quando se quer confundir pessoas com coisas, em face da falta de conscientização de parte da comunidade à situação de pobreza nos bolsões de miséria e ao silêncio cúmplice da nossa legislação. Os países pobres foram transformados em paraísos das especulações mais audaciosas com a "cobaização humana". É preciso uma tomada de consciência da sociedade organizada para não se chegar a níveis tão comprometedores da dignidade humana.

Ainda no tocante ao aprimoramento constante dos conhecimentos e ao uso do melhor progresso científico em favor do doente, o médico deve merecer da sua instituição as necessárias condições, mas não está obrigado a isso. Assim, reporta-se o Parecer-Consulta CFM nº 05/95.

Por outro lado, quando da avaliação da responsabilidade profissional em um contestado ato médico, notadamente no campo da medicina curativa, seja nos Conselhos Profissionais, seja na Justiça Civil ou Criminal, recomendam a doutrina e a jurisprudência que se levem em conta os *deveres de conduta* do acusado. A prática tem demonstrado que isto é imprescindível e incontornável.

Desta forma, para se caracterizar a responsabilidade deste profissional não basta apenas a evidência de um dano ou mesmo de um nexo causal, mas que reste demonstrada uma forma de conduta contrária às regras técnicas vigentes adotadas pela prudência e pelos cuidados habituais, e que o prejuízo fosse evitado por outro profissional em mesmas condições e circunstâncias. Um destes deveres de conduta mais arguido tem sido o *dever de atualização profissional.*

Para o pleno e ideal exercício da profissão médica, na sua forma individual ou coletiva, não se exige apenas uma habilitação legal. Há também de se requerer deste facultativo um aprimoramento sempre continuado, adquirido através de conhecimentos recentes da profissão, no que se refere às técnicas dos exames e dos meios modernos de tratamento, seja nas publicações especializadas, nos congressos, cursos de especialização ou estágios em centros e serviços hospitalares de referência. O que se quer saber é se naquele discutido ato profissional poder-se-ia admitir o despreparo técnico ou a insuficiência de conhecimentos teóricos, a carência de aptidão ou a inabilidade. Em suma, se o profissional estaria credenciado minimamente para exercer suas atividades, ou se poderia ter evitado o dano, caso não lhe faltasse o que ordinariamente é conhecido em sua profissão e consagrado pela experiência médica. Este conjunto de regras, chamado de *lex artis*, deve ser aplicado a cada ato profissional em saúde isoladamente, sem deixar de serem considerados a complexidade do caso, o recurso material disponível, a qualificação do médico e o local e as condições de trabalho.

Em tese toda não atualização é sinônimo de negligência, mas tal fato deve ser avaliado de forma concreta, pois nem sempre é possível caracterizar de culpa a falta de aprimoramento técnico e científico, pois o acesso às informações atualizadas tem um custo e uma exigência que podem não estar disponíveis ao profissional, até porque não existe entre nós nenhum programa oficial de ensino médico continuado. O correto será avaliar caso a caso e saber se em cada um deles era possível exigir a contribuição de um conhecimento mais atualizado.

---

*VI — O médico guardará absoluto respeito pelo ser humano e atuará sempre em seu benefício, mesmo depois da morte. Jamais utilizará seus conhecimentos para causar sofrimento físico ou moral, para o extermínio do ser humano ou para permitir e acobertar tentativas contra sua dignidade e integridade.*

---

Toda e qualquer ação do médico que tenha como destino as pessoas e o seu modo de viver implica necessariamente o reconhecimento de seus valores. Qualquer que seja a maneira de abordar essa questão, vamos chegar a um entendimento de que o mais significativo desses valores é sempre o próprio ser humano, no conjunto de seus atributos materiais, físicos e morais. Se não for assim, cada um de nós nada mais representa senão um simples objeto, sem identidade e sem nenhum destino.

A Declaração Universal dos Direitos Humanos, adotada pela 3ª Sessão Ordinária da Assembleia Geral das Nações Unidas, Paris, em 10 de dezembro de 1978, diz solenemente que "todo homem tem direito à vida, à liberdade e à segurança pessoal", e que "ninguém será submetido a tortura, nem a tratamento ou castigo cruel, desumano ou degradante".

O Código Internacional de Ética Médica, aceito pela 3ª Assembleia Geral da Associação Médica Mundial, realizada em Londres, outubro de 1949, declara que "o médico deve ter sempre presente o cuidado de conservar a vida humana", e que "deve a seu paciente completa lealdade e empregar em seu favor todos os recursos da ciência".

A Declaração de Genebra, adotada pela Assembleia Geral da Associação Médica Mundial, Suíça, em setembro de 1948, recomenda que, na hora em que o indivíduo vai ser admitido como membro na profissão médica, seja dito: "Manterei o mais alto respeito pela vida humana, desde sua concepção. Mesmo sob ameaça, não usarei meu conhecimento médico em princípios contrários às leis da natureza."

A Declaração de Helsinque II, adotada pela 18ª Assembleia Geral da Associação Médica Mundial, Finlândia, em 1964, e revista pela 29ª Assembleia Geral da Associação Médica Mundial, em Tóquio, 1975, observa que "é missão do médico salvaguardar a saúde do povo". A Declaração de Oslo, aceita pela 24ª Assembleia Geral da Associação Médica Mundial, Noruega, em 1970, informa que "o primeiro princípio moral imposto ao médico é respeitar a vida humana, como está expresso da Declaração de Genebra:

'Manterei o mais alto respeito pela vida humana, desde sua concepção'".

A Declaração de Tóquio, amparada pela 29ª Assembleia Geral da Associação Médica Mundial, Japão, em outubro de 1975, diz expressamente: "1 — o médico não aprovará, tolerará ou participará da aplicação de tortura, ou de outra forma de procedimento cruel, desumano ou degradante, qualquer que seja a ofensa da qual a vítima de tal procedimento seja suspeita; 2 — o médico não fornecerá local, instrumento, substância ou conhecimento para facilitar a prática de torturas, ou para reduzir a capacidade das vítimas de resistir a tal tratamento; 3 — o médico não estará presente durante qualquer procedimento em que tortura, ou outras formas de tratamento cruel, desumano ou degradante, seja usado ou ameaçado; 4 — o médico tem completa independência clínica ao decidir a respeito dos cuidados dispensados a uma pessoa que esteja sob sua responsabilidade profissional; 5 — quando um prisioneiro recusar alimento, mas for considerado capaz de elaborar um raciocínio correto e racional relativo às consequências de tal recusa voluntária ao alimento, ele não será alimentado artificialmente; 6 — a Associação Médica Mundial aprovará e deverá encorajar a comunidade internacional, as associações médicas nacionais e os médicos associados a apoiar o médico e sua família no caso de ameaça ou represália resultantes de uma recusa em tolerar o uso da tortura, ou de outra forma de tratamento cruel, desumano ou degradante."

Dessa forma, fica estabelecido em todos os documentos de princípios éticos que o médico, no exercício de sua profissão, deve manter absoluta proteção e lealdade pela vida do seu semelhante, usando dos seus conhecimentos sempre em seu favor (*princípio da beneficência*). Ele não deve socorrer-se dos seus conhecimentos nem dos recursos da medicina para gerar sofrimento físico ou moral, nem muito menos cuidar do extermínio do ser humano, qualquer que seja o propósito ou a intenção. Não deve o médico, sob nenhuma hipótese, permitir ou participar de qualquer procedimento que tenha como meta atingir a integridade física ou moral do homem. Nem deve também participar, contribuir, apoiar ou facilitar a prática da tortura ou de outros procedimentos degradantes e cruéis contra as pessoas. E mais: tendo o conhecimento de fatos dessa ordem, nos quais estejam envolvidos médicos, tem o dever de denunciar aos Conselhos de Medicina.

O certo é que fatos dessa natureza não deveriam existir, pois a consciência social repele e não aceita que um único membro da sociedade seja submetido a práticas que gerem o sofrimento ou que produzam práticas tão insólitas e cruéis. Muito menos na profissão médica, cuja missão é justamente o contrário. É proteger a vida, a saúde e a dignidade humanas, até onde seja capaz o seu esforço e a sua capacidade.

Esse dispositivo não se refere apenas ao médico que usa de seus conhecimentos para gerar sofrimento físico ou moral nos seus pacientes, senão também àqueles que utilizam seu saber para maltratar outras pessoas, como presos políticos ou comuns, ou os submetidos à especulação experimental.

---

*VII — O médico exercerá sua profissão com autonomia, não sendo obrigado a prestar serviços que contrariem os ditames de sua consciência ou a quem não deseje, excetuadas as situações de ausência de outro médico, em caso de urgência ou emergência, ou quando sua recusa possa trazer danos à saúde do paciente.*

---

A saúde e as liberdades individuais representam, em um estado democrático de direito, os bens mais fundamentais. A saúde como um bem irrevogável e indispensável que cabem ao Estado sua garantia e os meios de organização. E a liberdade como um ganho consagrador da cidadania e do avanço na luta dos povos organizados.

Tão íntima é essa relação entre a saúde e a liberdade que não se pode admitir qualquer proposta em favor da melhoria das condições de vida e de saúde das pessoas sem se respeitar a autonomia dos que estão no exercício de sua profissão se não estiverem dispostas a se submeterem a certas condições ou exigências, a não ser diante de casos de urgência e emergência,

A medicina, na qualidade de profissão liberal, tem como característica a liberdade do exercício de suas atividades, na mais ampla autonomia e dentro de uma compatibilidade com a ordem pública e social. Tal liberdade, é evidente, está em tudo aquilo que essa ordem admite como lícito e necessário.

Mesmo que a profissão médica esteja sujeita aos modelos socioeconômicos vigentes e o médico transformado em assalariado ou servidor público, ainda assim ela não perdeu seu caráter liberal.

O artigo 5º, item XIII, da Constituição Federal, diz que "é livre o exercício de qualquer trabalho, ofício ou profissão, observadas as condições de capacidade que a lei estabelecer".

Assim, não há nenhum dispositivo no sentido de obrigar o médico a tratar de um paciente, a não ser que ele se encontre obrigado por um contrato tácito ou expresso, seja o único médico do local, esteja diante de um caso de urgência ou emergência, ou que sua negativa possa trazer dano insanável para o paciente.

Lacassagne afirmava que, "em princípio, é inteiramente livre o exercício da medicina. O médico pode recusar seu ministério e sua recusa peremptória não tem necessidade de ser justificada por motivos graves e legítimos. O exercício da medicina é, em geral, puramente voluntário" (*apud* Rojas, N. *Medicina Legal*, 7ª edição, Buenos Aires: El Ateneo, 1961). Hoje, é claro, essa liberdade incondicional não pode existir se ela atenta contra os direitos legítimos do indivíduo e da coletividade.

Atualmente, todos são unânimes em acatar o princípio da liberdade relativa, pois a profissão médica, entre outras, traz em si elevados interesses ligados à pessoa humana. Desse modo, nem sempre é absolutamente livre o exercício da profissão médica, pois além de ela ser do interesse público, em face de existir em si o bem-estar de todos e de cada um, ainda é do próprio interesse coletivo que se possa, em certas ocasiões, impor alguma resistência a uma liberdade que se contrapõe à ordem pública e à paz social. As situações previstas neste dispositivo mostram muito bem que, mesmo o médico tendo na sua profissão uma prática livre, há momentos em que se pode exigir dele uma obrigação de assistência.

O Parecer-Consulta CFM nº 01/2010 preceitua: Nenhum órgão ou instituição tem competência para determinar o tempo de avaliação médica ou estabelecer o número de atendimentos médicos para qualquer carga horária ou atividade médica.

Vez por outra, sempre nas crises do sistema assistencial à saúde, discute-se a questão do *serviço médico obrigatório* em nosso país. Além de constrangedor, é desnecessário, haja vista outras tantas maneiras de resolver a distribuição geográfica desses profissionais em todo o território nacional. Além disso, colocar médicos recém-formados ou em formação para atuar em regiões mais distantes como forma de concretizar o curso de medicina ou calar o clamor público é um procedimento coativo e imprudente. Em suma, pode-se dizer que esse modelo é inconstitucional, autoritário, desigual, incoerente, inconcebível e improdutivo.

É inconstitucional porque fere frontalmente os princípios adotados na Carta Magna, pois é livre o exercício de qualquer trabalho, ofício ou profissão, atendidas as qualificações profissionais que a lei estabelecer; é autoritário porque surge de uma medida baixada de cima para baixo, em que se ouviram apenas aos mais íntimos da cúpula do poder e sem ouvir a opinião de universidades, professores e entidades que lidam com os problemas do ensino médico; é desigual porque manda aquele contingente de graduados ou pré-graduados, ainda despreparados, conviver com as frações mais distantes da sociedade, criando dessa forma duas modalidades de medicina: uma para os pobres do SUS, que vivem na periferia ou em regiões inóspitas, e outra para os que podem bancar sua própria assistência; é incoerente porque apregoa que, mandando os alunos ou recém-formados para junto dos pacientes do SUS, eles vão se "humanizar", o que é, para não dizer outra coisa, um absurdo, pois não será por meio da assistência que se vem prestando ali — com mulheres parindo no chão, crianças voltando sem atendimento e doentes sem acesso a meios terapêuticos e propedêuticos — que aqueles jovens vão se humanizar; é inconcebível porque seria impossível mobilizar um número expressivo de instrutores e professores qualificados capazes de aceitar conviver com suas famílias nas mais remotas regiões do país orientando os estagiários; e é improdutivo porque o resultado desse tipo de atendimento é, no mínimo, temerário.

Ter nesse período de 1 a 2 anos uma autorização temporária para o exercício da medicina, cumprindo os deveres de um profissional, é outra questão duvidosa e temerária. E mais: é enganosa ao dizer que essa medida vai complementar a formação do médico e suprir a decadência e o sucateamento do sistema de saúde.

Aumentar o curso de medicina para 8 anos, 2 deles dedicados ao trabalho junto às unidades do SUS, pode à primeira vista parecer uma proposta simpática, coerente e democrática: os médicos a se formarem em universidades públicas pagariam seu débito com a sociedade por terem estudado de forma gratuita. Mas isso é falso porque eles não estudaram ali gratuitamente, pois pagaram direta ou indiretamente seus estudos com os impostos recolhidos pelos seus genitores e estão em uma universidade de melhor qualidade graças ao seu próprio esforço intelectual.

Quem pensa que o problema do Brasil é falta de médicos está enganado. O que existe é má distribuição de médicos em nosso país, e esta má distribuição não deve ser debitada ao médico, mas à falta de condições de trabalho, de meios para exercer suas atividades, de condições de habitabilidade para ele e sua família, de condições de ensino e aprendizado, de interação com outros profissionais de saúde e de uma carreira de estado que possa garantir o exercício de sua profissão com certa tranquilidade e garantia.

Enfim, não é justo nem admissível impor a alguém o trabalho forçado e sem remuneração como pré-requisito ao direito de receber o registro profissional nos conselhos profissionais. Ninguém é contra um estágio que tem como objetivo avaliar o aluno e trazer-lhe conhecimentos, mas não para usar esse tipo de mão de obra para suprir uma demanda reprimida originária de erros de anos e anos de má gestão e de propostas incoerentes com a nossa realidade.

*VIII — O médico não pode, em nenhuma circunstância ou sob nenhum pretexto, renunciar à sua liberdade profissional, nem permitir quaisquer restrições ou imposições que possam prejudicar a eficiência e a correção de seu trabalho.*

Desde que legitimamente correta sua conduta, o médico não pode permitir qualquer restrição ou imposição na sua forma de atendimento, principalmente quando tal procedimento vem resultar em prejuízo para o seu paciente. Sobre isso falam a Declaração de Bruxelas, adotada pela 37ª Assembleia Geral da Associação Médica Mundial, Bélgica, em outubro de 1985, com o título "Direitos humanos e liberdade individual dos médicos" e a Declaração de Rancho Mirage, adotada pela 38ª Assembleia Geral da mesma Associação, Estados Unidos, em outubro de 1986, enfocando "A independência e a liberdade do médico".

O princípio técnico da liberdade de trabalho impõe que a medicina seja uma profissão que necessita de desenvoltura no seu exercício, pelo que ela representa de necessidade junto às situações mais circunstanciais e pelo alcance do seu elevado interesse público.

Se o exercício da profissão médica já se constitui em uma prática livre consagrada pelos princípios liberais e assegurada pela Constituição Federal, mais ampla é a independência técnica do médico no desempenho de suas atividades profissionais. A única coisa que se exige é que o ato médico esteja legitimado pela necessidade, que haja o consentimento livre e esclarecido do paciente ou de seus responsáveis legais, que a conduta seja aceita como exercício recomendado pelos órgãos científicos e de fiscalização, e que a prática seja lícita e não defesa em lei.

Nesse aspecto, assim se reporta o artigo 18 da Lei nº 3.268, de 30 de setembro de 1957: "aos profissionais registrados de acordo com essa lei será entregue uma Carteira Profissional que os habilitará ao exercício da medicina em todo o país". Ou o que estipula o item III do Preâmbulo do Código de Ética Médica: "para o exercício da Medicina, impõe-se a inscrição no Conselho Regional de Medicina no respectivo Estado, Território ou Distrito Federal."

Por outro lado, não existe nenhum dispositivo ético ou legal que discipline o número de especialidades para as quais o médico possa requerer registro. É o que dispõem os Pareceres-Consulta CFM nºs 35/92 e 08/96.

Admite-se que, tendo ele os requisitos necessários e estando a especialidade dentro das regras que orientam o registro do título de especialista, conforme recomenda a Resolução CFM nº 2.162/2017 — que homologa a Portaria CME nº 1/2017, atualizando a relação de especialidades e áreas de atuação médicas aprovadas pela Comissão Mista de Especialidades — não há impedimento para adquirir a respectiva titulação.

Ainda mais: Não pode ocorrer o cerceamento do livre exercício profissional pelo fato de o médico não possuir especialidade médica, nem se pode exigir do médico título de especialidade não reconhecida pelo Conselho Federal de Medicina, conforme estabelece o Parecer-Consulta CFM nº 05/99.

No que diz respeito à exigência de especialização para credenciamento ou ocupação de cargo, refere o Parecer-Consulta CFM nº 21/95 que, nos convênios com empresas privadas, prevalecem as regras do Código Civil, cujos termos devem ser aceitos entre as partes. Quando a exigência é feita pelo Estado, cujos atos estão regulados pelo Direito Público, entende-se que só lhe é permitido fazer o que está previsto em lei. Este é o princípio da legalidade (Constituição Federal, artigo 37, *caput*). Em tese, portanto, não cabe ao Estado, em face do princípio da legalidade, exigir título de especialista para provimento de cargo ou vaga, como requisito primeiro de seleção. O Parecer-Consulta CFM nº 05/97 ainda é mais claro quando afirma: "A exigência em concursos para preenchimento de cargos no setor só é cabível quando houver expressa previsão em lei. Inexistindo tal previsão, não se poderá exigir em edital o que a lei não previu."

Retornando ao assunto, não se podem aceitar, por exemplo, restrições no ato médico — seja nos meios de tratamento, seja nos modos de diagnóstico — simplesmente porque o administrador ou o proprietário do estabelecimento de saúde decidiu simplificar o ato médico por motivos de economia ou de qualquer interesse, que não seja o do paciente. Pode-se até admitir, em certos casos e de forma convencional, que se estipule um tipo de tratamento menos elitizado ou que se eliminem recursos propedêuticos mais sofisticados, se não trouxerem, no entanto, prejuízos para o paciente.

Nessa linha de raciocínio, enfatiza a Resolução CFM nº 1.401/93 que as empresas de prestação direta ou de intermediação de serviços médico-hospitalares devem garantir o atendimento de "todas as enfermidades relacionadas no Código Internacional de Doenças da Organização Mundial da Saúde, não podendo impor restrições quantitativas ou de qualquer natureza". Além de serem obrigadas a permitir "ampla e total liberdade de escolha dos meios diagnósticos e terapêuticos pelo médico, sempre em benefício do paciente" e "inteira liberdade de escolha dos estabelecimentos hospitalares, laboratoriais e demais serviços complementares pelo paciente e o médico". Assevera ainda que o desrespeito a tais dispositivos pode enquadrar os Diretores Técnicos nos termos do Código de Ética Médica, e as empresas poderão ficar sujeitas ao cancelamento de seus registros no Conselho Regional de Medicina de sua jurisdição.

Destarte, pode-se entender o sentido do dispositivo agora analisado, que admite ser o exercício profissional da medicina uma prática consciente, organizada e livre, ficando o médico liberado para usar todos os meios e recursos disponíveis e aceitos para prevenir a doença do ser humano e da coletividade, sem nenhuma restrição de ordem técnica ou conceitual, principalmente se essa independência é em favor do assistido.

Entretanto, mesmo que as diversas formas do exercício profissional sejam livres, entendem muitos que não constitui infração ética o fato de uma cooperativa de prestação de serviços médicos desligar de seus quadros um cooperado que exerce, como pessoa física ou jurídica, atividades consideradas prejudiciais ao grupo desde que tal posição esteja estatutariamente definida. É um comportamento normativo aceito livremente por quem quer continuar integrado na qualidade de cooperado (Parecer-Consulta CRMPB nº 03/95). Pensa também assim o Conselho Federal de Medicina, por seus Pareceres-Consulta nºs 20/90 e 21/91.

Do mesmo modo, por exemplo, nos casos de videolaparoscopia por convênio, não se pode entender a negativa de sua execução nem o correlativo pagamento, desde que a técnica utilizada seja a indicada pelo médico assistente e o pagamento seja feito correspondente à tabela da cirurgia tradicional no convênio, não sendo lícito a auditoria negar, vetar ou glosar a videocirurgia. O fato de ter sido utilizada essa ou aquela técnica mais atual, o que conta é a sua indiscutível indicação em favor do paciente (Resolução CFM nº 1.401/93 e Parecer-Consulta CFM nº 01/96).

*IX — A medicina não pode, em nenhuma circunstância ou forma, ser exercida como comércio.*

É sempre oportuno reafirmar que a medicina não é simplesmente um negócio destinado a render lucros, ou que alguém a use imbuído de uma mentalidade de semblante mercantilista. Por mais que alguns resistam, a medicina é mais que uma profissão.

Todos entendem que a atividade médica, como qualquer outra profissão, deve ser recompensada, pois sem essa condição imperativa de sobrevivência o médico não poderia exercer com dignidade o seu mister. Desse modo, para que ele assegure essa condição de dignidade, é necessário que a medicina não seja exercida, em qualquer circunstância ou de qualquer modo, como atividade comercial. Comércio, aqui, tem o seu exato significado, como forma exclusiva de gerar dividendos pela intermediação de bens e valores, dentro da lógica das regras de mercância, em que a relação receita-despesa estabelece o fundamental, que é o lucro.

Os estabelecimentos de saúde privados que cobram dos internados os justos valores referentes à hotelaria e ao custo dos medicamentos, mesmo que na qualidade de empresas registradas nas juntas comerciais, não se podem rotular como comércio, no sentido que se dá no presente dispositivo. Qualquer forma irregular nessa relação, seja no sentido da cobrança ou do tratamento em si, respondem o diretor técnico e os sócios proprietários, caso sejam médicos estes últimos. Não há também nenhum impedimento ético para o médico que, exercendo especialidade, venha proceder a exames subsidiários, desde que capacitado e quando o exame está devidamente indicado. Este é o exemplo do cardiologista que faz eletrocardiografia ou do neurologista que trabalha com eletroencefalografia. Entende-se, nesses casos, que a outra atividade é uma extensão do seu trabalho.

O mesmo não se passa com aquele que exerce sua profissão com interação ou dependência de farmácia, laboratório, ótica ou qualquer organização destinada à produção ou à manipulação de produtos sujeitos à prescrição médica. Ou, simplesmente, a comercialização pelo médico, no seu consultório, de lentes de contato, órteses, próteses, medicamentos, vacinas ou similares, cuja compra decorra da relação profissional entre o médico e o seu paciente.

Esse pensamento está resumido no Parecer-Consulta CFM nº 19/85, aprovado no dia 12 de julho de 1985, onde afirmo que o médico, no seu consultório, ao comercializar artefatos diretamente com o seu cliente, contraria normas éticas e legais, pois implica indiscutivelmente mercantilização da medicina, em face de tal relação não corresponder de forma efetiva ao serviço prestado no exercício da atividade médica. Isso, portanto, não deixa de subordinar os princípios éticos da profissão aos interesses puramente mercantis (em *Pareceres*, Rio: Editora Guanabara Koogan, 1996).

O mesmo se diga, quanto à sua proibição, sobre o ato médico de qualquer natureza, sujeito a sistemas de consórcio, sorteio, lance ou loteria, pois isto caracteriza comercialização da medicina (Parecer-Consulta CFM nº 17/2001).

### *X — O trabalho do médico não pode ser explorado por terceiros com objetivos de lucro, finalidade política ou religiosa.*

Mesmo que este dispositivo tenha causado alguma dúvida na sua interpretação, seu preceito ético está bem evidente: a medicina não pode ser explorada por terceiros, qualquer que seja o seu objetivo, político, religioso ou de outra espécie, estando ou não o médico sendo remunerado pelo ato profissional.

Desse modo, por exemplo, se um médico é contratado por um esquema partidário para atender exclusivamente aos simpatizantes de determinado partido, e se o faz como benesse dessa agremiação, está sendo explorado com objetivos nitidamente políticos. Se ele trabalha com exclusividade para indivíduos seguidores de determinado credo ou seita e o faz também como apologia a tal doutrina, está sendo explorado com o sentido claramente religioso. No entanto, se o médico tem a devida liberdade de usar todos os recursos necessários e disponíveis em favor do seu paciente e possa atender livremente a todos que lhe procuram e que necessitam de assistência, mesmo sendo remunerado ou patrocinado por certas entidades, não se pode dizer, *grosso modo*, que exista exploração com um sentido tão definido. Diferente também é a situação do médico que trabalha para sistemas conveniados, mutualistas, patronais ou cooperativos, pois admite-se que nessas ocasiões subsistem determinados critérios que asseguram aos aderentes do plano o direito de tratar-se e a obrigação do atendimento pelas cláusulas contratuais, desde que também não contrarie os ditames da ética médica.

É também considerada exploração do trabalho médico por terceiros, com objetivos de lucro, a cobrança de taxas administrativas ou de qualquer outro artifício, quando se reduz a remuneração devida ao médico, por dirigentes ou proprietários de estabelecimentos de saúde. Ou a retenção da remuneração profissional, sem nenhum motivo, apenas para a prática da condenável especulação financeira.

Infelizmente, algumas dessas práticas vêm sendo usadas por alguns, muitas vezes, sob indisfarçadas formas de coação. E o pior é que o médico termina aceitando tais expedientes, apenas para não perder uma oportunidade de exercer sua profissão. Ainda assim, admito que há infração aos postulados éticos da medicina, tanto no que explora, como naquele que se deixa explorar.

A aceitação de brindes, presentes e outros benefícios por meio de indústrias farmacêuticas, ou de equipamentos médicos e similares, pode constituir infração ética, conforme dispõe o Parecer-Consulta CFM nº 16/93, em que em certo trecho se lê: "A promoção junto aos médicos é mais desrespeitosa porque invade a intimidade de seu consultório para, cultivando uma fragilidade muito encontrada no ser humano, acenar-lhe com vantagens, induzindo-o a prescrever seus produtos" (...). "O médico, ao aceitar participar desse espetáculo de tapeação, está permitindo que seu trabalho seja explorado."

*XI — O médico guardará sigilo a respeito das informações de que detenha conhecimento no desempenho de suas funções, com exceção dos casos previstos em lei.*

O médico deve entender que a obrigação do sigilo profissional é um direito do paciente e uma conquista da sociedade organizada, que tem suficientes razões para que sejam mantidos em segredo os fatos revelados em uma relação profissional. Só se admite a sua quebra por autorização expressa do paciente ou de seus responsáveis legais, por justa causa e por dever legal.

Sua obrigação é também de ordem jurídica. O Código Penal brasileiro, em seu artigo 157, considera crime a quebra do segredo nos seguintes termos: "Revelar a alguém, sem justa causa, segredo de que tenha ciência em razão de função, ministério, ofício ou profissão, e cuja revelação possa produzir dano a outrem."

Por segredo médico, deve-se compreender um fato que o profissional da medicina está obrigado a manter em sigilo de que tomou conhecimento no exercício de suas atividades e que não seja necessário revelar. Com esse entendimento, vê-se que não existe um conceito absolutista quanto à guarda do segredo, e que sua revelação só é admitida nas circunstâncias antes referidas.

Quando o paciente é maior e capaz, ele pode dar autorização para a quebra do sigilo médico, ou através de seus responsáveis legais. Mesmo assim, essa permissão pode ser avaliada pelo médico, quando isso puder apresentar resultados lesivos aos próprios interesses do paciente. Nesses casos, o médico deve proceder a explicações mais detalhadas e em linguagem acessível sobre a doença e suas consequências, podendo, inclusive, até não revelar o segredo.

Por justa causa admite-se um interesse de ordem moral ou social que justifique o não cumprimento de normas, contanto que os motivos ocorrentes sejam, de fato, capazes de justificar tal violação. A justa causa confunde-se com a noção do bem e do útil social, quando se necessita recomendar um ato opressivo. Ela não está prevista na lei, mas justificada na legitimidade do atendimento das necessidades imprescindíveis. O que está na lei chama-se dever legal.

Nesse contexto, dever legal, portanto, compreende o cumprimento do que está regulado em lei, e a sua não execução constitui crime. Assim, por exemplo, é crime a desobediência à notificação de doenças transmissíveis, como determina a Lei nº 6.259, de 30 de outubro de 1975.

O que fazer, por exemplo, com o arquivo particular de médico falecido? O Parecer-Consulta CFM nº 31/95 recomenda que "deve ser incinerado por pessoa de convivência diária direta, familiares ou secretária particular".

*XII — O médico empenhar-se-á pela melhor adequação do trabalho ao ser humano, pela eliminação e pelo controle dos riscos à saúde inerentes às atividades laborais.*

O médico, como indispensável agente de saúde — sabendo do valor da relação do homem com a natureza e conhecendo a importância do ambiente como causa geradora de doenças —, não pode ficar indiferente a uma estratégia genuína para defender a saúde do trabalhador a partir do próprio local de trabalho.

Não é exagero falar-se de "saúde do trabalhador", ainda muito limitada ao ambiente fabril, mas que necessita de uma abordagem mais profunda no seu aspecto cultural e socioeconômico, capaz de condicionar melhores níveis de vida e de saúde em favor da classe obreira.

Mesmo que o problema da poluição afete primeiramente o trabalhador em seu local de trabalho, a verdade é que esse fato compromete também toda comunidade e, por essa razão, não poderia deixar de merecer, do médico e da autoridade em problemas epidemiológicos e de controle ambiental, maiores preocupações e medidas mais adequadas. O que se nota, infelizmente, é que muito raro se observam algumas providências nesse tipo de controle.

A sociedade também não deve incentivar o trabalhador na troca de sua saúde pelo pagamento de percentuais de insalubridade e periculosidade, como alternativa mais barata e que isenta o patronato de maiores investimentos na melhoria das condições ambientais de trabalho. Essa premiação do risco é criminosa e lesiva aos interesses coletivos. Por isso, é importante que se incentivem as informações aos trabalhadores por profissionais de saúde sobre as condições de trabalho, sobre suas doenças mais comuns e sobre o controle dos riscos de cada setor laboral.

Por tais razões, e tendo em vista a importância do assunto, é necessária uma visão mais integral do problema, lutando-se contra a intolerância do patronato mais insensível, criando-se prioridades às questões da saúde do trabalhador, tendo em vista a gravidade que ocorre em determinados ambientes fabris. É muito difícil em um país capitalista uma política absoluta em favor dos trabalhadores, cabendo, pois, aos médicos em geral, que têm oportunidade de lidar com a saúde dos obreiros, buscar adequação do trabalho e eliminação e controle dos riscos inerentes à profissão de cada um. Infelizmente, enquanto o trabalhador constitui a parte mais importante dos dividendos socioeconômicos, ele passa também a ser agente de outra forma de lucro, em favor do sistema de saúde vigente que se organiza em cima das doenças e da invalidez (ver Recomendação de Budapeste, adotada pela 45ª Assembleia Geral da AMM, Hungria, em outubro de 1993, sobre "Segurança em local de trabalho").

---

*XIII — O médico comunicará às autoridades competentes quaisquer formas de deterioração do ecossistema, prejudiciais à saúde e à vida.*

---

Sendo o médico conhecedor das determinantes sociais do processo doença-saúde, que tem como fatores resultantes as condições de alimentação, habitação, renda, educação, emprego, lazer, transporte, organização dos serviços de saúde e meio ambiente, não é desmedido dizer do valor da sua intervenção sobre esses fatores. Se a doença não é um fato isolado e ele tem esse conhecimento, há de se deslocar da doença para a saúde, reduzindo seu poder sobre o indivíduo e ampliando sua capacidade de intervenção sobre o meio, sem perder de vista o seu direito de decisão política, denunciando todas as formas de deterioração ambiental prejudiciais à vida e à saúde do homem.

A ideia integralizada de saúde não passa apenas pela atenção médico-hospitalar, mas também pelas ações do controle do ambiente, pela adequação das condições de trabalho e proteção dos seus riscos específicos e pelas medidas necessárias para manter-se um razoável nível de vida e de saúde (ver Declaração de Viena, adotada pela 40ª Assembleia Geral da AMM, Áustria, em setembro de 1988, sobre "O papel do médico em assuntos ambientais e demográficos" e a Declaração de São Paulo, adotada pela 30ª Assembleia Geral da AMM, Brasil, em outubro de 1976, e revisada pela 36ª Assembleia Geral da AMM, Cingapura, em outubro de 1984).

Os poluidores e deterioradores do meio ambiente não existem apenas nos locais de trabalho. Eles já atingem graus insuportáveis em todos os lugares e poucas são as providências tomadas a esse respeito. A dicotomia artificial entre o ambiente interno e o ambiente externo do trabalho tem criado dificuldade e impedido ações mais efetivas sobre os fatores de poluição.

Dizer que isso não é função do médico é, no mínimo, desconhecer as consequências e os malefícios de tais fatores ou relegar a um ponto muito obscuro o papel do médico. Cabe-lhe, pelo menos, denunciar às autoridades competentes essa forma de deterioração do meio ambiente, pelos reais prejuízos que tais poluidores vêm causando ou que possam causar às pessoas. Por isso, não é descabido o que prega este artigo.

Desse modo, o presente dispositivo deixa clara a preocupação com a saúde integral da sociedade e com as formas de luta em favor da criação ou da manutenção das condições saudáveis de vida. E não apenas com a vocação histórica de o médico tratar seus pacientes como pessoas isoladas, mesmo que isso não constitua nenhum desprezo a cada indivíduo, pelo que ele representa no conjunto da textura social. Assim, este Código, além de representar um instrumento valioso, no sentido de indicar caminhos na forma de o médico conduzir-se profissionalmente, significa também um compromisso político dos profissionais da medicina com o indivíduo, com a comunidade e com o seu meio ambiente.

Essa postura avançada do Código, não se restringindo apenas ao tratamento das doenças, é significativa porque se promove a integralidade do indivíduo no contexto social, na sua condição de ser humano e não só de doente. O direito de conviver em lugares ecologicamente saudáveis é uma questão de justiça social e de conquista da cidadania.

---

*XIV — O médico empenhar-se-á em melhorar os padrões dos serviços médicos e em assumir sua responsabilidade em relação à saúde pública, à educação sanitária e à legislação referente à saúde.*

---

Infelizmente, muitos não entenderam ainda a relevante contribuição do médico como agente fomentador da saúde, e, por conseguinte, do bem-estar social. Há aqueles que acreditam caber ao médico apenas o ato de "medicalizar" o paciente e lavar as mãos, indiferentemente a tudo que possa ocorrer em uma desastrosa política de saúde que não atende às necessidades básicas das pessoas. Ou vê-las voltar a conviver com os mesmos fatores morbígenos causadores de suas doenças, quase todas elas evitáveis. Se a saúde dos indivíduos e da coletividade não for um problema mais próximo do médico, não se sabe, afinal, qual é a sua participação em um sistema da saúde.

Assim, o médico não deve apenas ficar no exercício da atividade curativa e na organização dos serviços de saúde, senão, também, assumir parte da responsabilidade na questão da saúde pública, da educação sanitária e da luta pela organização da sociedade civil em favor da melhoria das condições de vida e da saúde coletiva. O médico não deve considerar a doença como um resultado da fatalidade.

O ato médico é, antes de tudo, um ato político. Já sabemos que não existe nenhuma doença que não tenha na sua origem ou nas suas consequências um fato social. A própria medicina precisa organizar-se como poder político. Por isso, o ato médico tem hoje um significado muito mais amplo e pode ser considerado como todo esforço consciente, organizado e pedagógico, traduzido por técnicas, recursos ou ações em favor da vida e da saúde do homem e da coletividade.

No significado de atendimento assistencial amplo, ato médico é todo esforço consciente e organizado, traduzido por técnicas, ações e recursos em favor da vida e da saúde do homem e da coletividade (*ato médico genérico*). Tal conceito visa atender à necessidade da estruturação das disponibilidades físicas e da implantação de uma política de recursos humanos como forma de proteger e potencializar a assistência à saúde e à vida de cada um e de todos.

No significado de atendimento específico, ato médico é a utilização de meios e recursos para prevenir a doença, recuperar e manter a saúde do ser humano ou da coletividade, inseridos nas normas técnicas dos conhecimentos adquiridos nos cursos de medicina e aceitos pelos órgãos competentes, estando quem o executa, supervisiona ou solicita profissional e legalmente habilitado (*ato médico específico*). Este ato médico específico está delimitado por um núcleo conceitual que inclui a propedêutica e a terapêutica médicas como atividades estritamente privativas do médico. Exemplos: atestar óbito, praticar uma anestesia e proceder a uma laparotomia. Todo ato que pressupõe de forma absoluta a responsabilidade e a supervisão médicas, mesmo exercido por técnicos, é um ato médico específico. Exemplos: adaptação de lentes de contato, colocação de aparelho gessado e leitura citológica.

A reforma sanitária proposta na 8ª Conferência Nacional de Saúde trazia na descentralização o ponto fundamental da redefinição organizacional dos órgãos prestadores e gerenciadores da assistência, colocando as instituições e os seus agentes mais próximos do usuário, como forma de adequar melhor os interesses definidos no projeto. Essa aproximação não poderia ser realizada se não houvesse a participação do seu agente de saúde mais importante com os vários segmentos sociais, captando a adesão e a simpatia desses canais de controle, como conquista popular e democrática.

A saúde, enquanto questão social, necessita do empenho de todos e do médico em particular, no sentido de melhorar as condições na prestação da assistência à saúde, no respeito à legislação sanitária e na difusão dos conhecimentos na área da saúde coletiva, como proposta em favor da cidadania e da conquista dos direitos sociais.

Sobre a questão, assim se reporta Leonard M. Martin: "Uma das perspectivas que a benignidade humanitária e solidária abre é a maior sensibilidade pelas responsabilidades sociais do médico. O Código de 1984 focalizou muito a relação individual entre o médico e seu paciente. O Código de 1988 levanta os olhos do médico para um horizonte mais amplo" (*A Pastoral nos Hospitais, in ibid*).

*XV — O médico será solidário com os movimentos de defesa da dignidade profissional, seja por remuneração digna e justa, seja por condições de trabalho compatíveis com o exercício ético-profissional da medicina e seu aprimoramento técnico-científico.*

O médico brasileiro, no plano individual, sempre teve relativa atuação, sobrevivendo de atitudes solitárias e de profunda frustração em face da disponibilidade da sua ciência e o bem-estar real. No plano coletivo tem sido pior seu desempenho, preferindo o neutralismo e a acomodação, abrindo mão de uma consciência coletiva capaz de se organizar como poder político.

Este princípio fundamental estimula o médico a ser solidário nos seus justos movimentos, quando isto incluir a defesa da dignidade profissional, tanto para melhoria das condições de trabalho como para prestação de serviços ao seu paciente.

O médico, ao se colocar na posição de empregado ou prestador de serviços, como outro qualquer assalariado, inevitavelmente, teria ele de lutar de forma organizada para conquistar melhores condições e formas mais adequadas de trabalho, prestações de serviços mais dignas e, não há o que esconder, remuneração justa e capaz de assegurar-lhe, juntamente com a família, um padrão de vida que lhe permita exercer sua profissão nos níveis de sua categoria. Sendo assim, ninguém censura o médico de exercer o seu direito de greve, quando constituir um recurso extremo de pressão social e defender interesses públicos ou de sua profissão, respeitadas as necessidades essenciais e inadiáveis da população.

Por outro lado, não há como deixar de reconhecer que toda greve médica fere interesses básicos e traz prejuízos indiscutíveis, não deixando de apresentar certos aspectos antipáticos e até contraditórios. Mesmo assim, todos passaram a entender que, em certos instantes, é a greve o único caminho para se alcançarem aquelas condições, utilizada como *ultima ratio*, em face de certas mentalidades avaras e insensíveis. Não dá mais para aceitar a velha e batida ideia de que servir à comunidade está acima do direito de greve, como se os grevistas não fossem pessoas como as outras, esquecidas e aviltadas nas suas tragédias de cada dia. Excluir o médico desse contexto é discriminá-lo nos seus direitos e garantias fundamentais, porque esta proteção constitucional está fundada nos mais elementares princípios da liberdade do trabalho. O médico não é um ser isolado. Ele faz parte de uma categoria profissional, na qual tem direitos e obrigações.

Sendo assim, esse movimento solidário da categoria, para constituir-se em um ato ético e politicamente justificado, tem de acatar alguns fundamentos que lhe deem legitimidade: ser um embate simétrico e paralelo entre duas forças sociais; expressar uma resposta de autodefesa socialmente legítima; representar o último argumento depois de esgotadas as tentativas de negociação; respeitar as atividades exercidas nos serviços considerados essenciais.

Hoje não há mais como censurar o médico que participa dos movimentos organizados da categoria e das lutas coletivas, na busca de garantir melhorias como forma de proteção social. Isso está assegurado no seu Código de Ética, que, inclusive, lhe proíbe "posicionar-se contrariamente a movimentos legítimos da categoria médica, com a finalidade de obter vantagens", vedando, no entanto, "deixar de atender em setores de urgência e emergência, quando for sua atribuição fazê-lo, colocando em risco a vida dos pacientes, mesmo respaldado por decisão majoritária da categoria". Em suma, está mais que evidente que, do ponto de vista ético, o profissional da medicina tem o direito de fazer greve, como meio extremo de conseguir benefícios capazes de prover as condições de trabalho em favor da comunidade, desde que considere as necessidades essenciais e inadiáveis da população.

Deve-se enfatizar que, nesses movimentos reivindicatórios, não pode existir um radicalismo absoluto, deixando pacientes abandonados e a comunidade desprotegida. Hão de existir sempre comissões de triagem com critérios honestos, para que não se registre nenhum caso de omissão de socorro nem um dano que o não atendimento possa acarretar.

Portanto, dizer que a greve fere a ética no seu âmago é ressuscitar um lirismo nostálgico que não se admite hoje em nenhuma atividade profissional, ou simplesmente, querer escamotear a verdade. Dizer também que a obrigação de respeitar a decisão majoritária da categoria é uma forma de atentado à liberdade individual é deixar de entender o fundamento que rege a organização da classe trabalhadora e as garantias conquistadas nos seus direitos de cidadania pela sociedade organizada. Isso até os tribunais reconhecem.

---

*XVI — Nenhuma disposição estatutária ou regimental de hospital ou de instituição, pública ou privada, limitará a escolha, pelo médico, dos meios cientificamente reconhecidos a serem praticados para o estabelecimento do diagnóstico e da execução do tratamento, salvo quando em benefício do paciente.*

---

Um fato que sempre tem causado alguma discussão é saber se o médico pode recusar sua intervenção ou limitar a escolha de meios de diagnóstico e de tratamento, alegando o cumprimento de normas administrativas baixadas por dirigentes de hospitais públicos ou privados.

Em princípio, deve-se entender que a norma administrativa é uma regra de conduta que exprime um dever e determina uma obrigação para alcançar um fim. Surge por imposição das necessidades, dos abusos e dos desgastes existentes contra a população ou o patrimônio público. Todavia, o administrador, ao baixar a determinação, não tem em mente um caso concreto, pois a norma é sempre geral e abstrata. O que torna a norma justa é a sua aplicação a um caso concreto, isto é, a sua aplicação do geral para o particular. Quem cria a disposição estatutária ou regimental não tem em mente todas as eventualidades possíveis e imagináveis.

No entanto, caso essa disposição regimental ou estatutária possa prejudicar o paciente, por implicações restritivas quanto aos meios de diagnóstico ou de tratamento, há de considerar-se atentatória aos postulados éticos da profissão, e o médico não pode aceitá-la. O princípio técnico da liberdade de trabalho deve ser respeitado para que a profissão tenha a necessária desenvoltura de que ela necessita para seu efetivo interesse social. A vida e a saúde de uma pessoa não podem ficar sujeitas à frieza de uma norma geral. O médico deve agir com a consciência profissional, sem que seja responsabilizado por qualquer de suas consequências. Quando o médico atende um paciente que necessita de forma imperiosa de um procedimento assistencial, legalmente ele está muito mais próximo deste do que da instituição para a qual ele presta serviços.

Há certos instantes em que não se podem aceitar as disposições estatutárias ou regimentais, se elas não estão em favor do paciente. As relações médico-administrativas nem sempre se mostram de fácil entendimento. Infelizmente, a lei e a ética, a norma e a consciência profissional, representadas nas figuras do médico e do administrador, muitas vezes estão em franco conflito com o que a prática recomenda. Aí, nesse momento, deve o médico usar o bom senso e inclinar-se em favor do seu paciente. Se a situação é de urgência ou emergência, nem se discute: deve prevalecer a necessidade imperiosa e inadiável do assistido.

Há momentos tão delicados e de limites tão imprecisos, que a conduta a ser seguida torna-se difícil quanto à determinação a ser tomada pelo profissional. É quando o médico deve consultar seu código e sua consciência, desprezando, quando for o caso, a norma burocrática estabelecida e criando um novo direito: o *direito de tratar*. Sendo a vida e a saúde valores absolutos e incondicionados, e sendo a missão do médico tratar e salvar vidas, quando isto é incondicional e sua intervenção é absolutamente indispensável, pode ele empregar os meios necessários de que dispõe sua ciência e, até, recursos que possam contrariar alguns interesses de ordem financeira ou burocrática da instituição.

---

*XVII — As relações do médico com os demais profissionais devem basear-se no respeito mútuo, na liberdade e na independência de cada um, buscando sempre o interesse e o bem-estar do paciente.*

---

Meu conceito de ato médico não exclui nenhum outro profissional de saúde que esteja em favor da vida e da saúde do indivíduo ou da coletividade. Por isso, considero ato médico como todo esforço consciente, organizado e pedagógico, traduzido por técnicas, recursos ou ações em favor da vida e da saúde do homem ou do conjunto da sociedade.

Diante disso, não há como discriminar nem subestimar a contribuição de outro companheiro da área da saúde que não seja médico. Ao contrário, deve-se basear suas relações no respeito mútuo, na liberdade e na independência que cada profissional deve ter, no âmbito das ações em favor da saúde e do bem-estar de todos.

A medicina começa a fugir das mãos dos médicos. Essa nova concepção admite que, para abranger cada vez mais a saúde do homem, é necessário estabelecer uma verdadeira *área da saúde*, em que outros profissionais, diferentes do médico, mas com a mesma preocupação, possam contribuir decisivamente em favor da saúde do homem e da população. Assim, esse sistema solidário vai contar com mais recursos humanos e com formas mais organizadas e eficientes de atendimento, melhorando a qualidade do trabalho e sistematizando as ações de saúde, pelas quais o paciente será cada vez mais beneficiado.

Tão evidente tem sido a contribuição dos profissionais não médicos na vida dessas instituições, que eles passaram a ser indispensáveis para uma contribuição mais efetiva no rendimento das ações de saúde. Houve uma verdadeira mudança e uma notável evolução, cada vez mais imperativa, exigidas nessa nova ordem imposta pelas atividades de saúde. E nos setores em que essa evolução ainda não se verificou, foi exatamente naquelas atividades às quais os outros profissionais de saúde não foram ainda incorporados.

Tão real tem sido essa contribuição que já se admite, sem nenhum exagero, o *ato médico genérico* como aquele realizado por um agente de saúde que tenha como proposta de ação a saúde individual ou coletiva, traduzida por técnicas, ações e recursos em favor da vida e da saúde do homem e da coletividade. É o ato médico *lato sensu.*

Por outro lado, conceitua-se como *ato médico específico* a utilização de meios e recursos para prevenir a doença, recuperar e manter a saúde do ser humano ou da coletividade, inseridos nas normas técnicas dos conhecimentos adquiridos nos cursos de medicina e aceitos pelos órgãos competentes, estando quem o executa, supervisiona ou solicita, profissional e legalmente habilitado. Esse é o ato médico *stricto sensu.*

Tais atos, portanto, são da competência e do âmbito exclusivo da profissão médica, como atestar óbito, praticar a anestesia geral e proceder a uma cirurgia abdominal. Deve-se ainda considerar como ato médico específico todo procedimento que, embora não sendo necessariamente executado pelo médico, pressuponha de forma absoluta sua responsabilidade e sua supervisão, como, por exemplo, o exame citológico e a adaptação de lentes de contato.

O Conselho Federal de Medicina definiu na sua Resolução CFM nº 1.627/2001 *ato médico* como "todo procedimento técnico-profissional praticado por médico legalmente habilitado e dirigido para: I – a promoção da saúde e prevenção da ocorrência de enfermidades ou profilaxia (prevenção primária); II – a prevenção da evolução das enfermidades ou execução de procedimentos diagnósticos ou terapêuticos (prevenção secundária); III – a prevenção da invalidez ou reabilitação dos enfermos (prevenção terciária). As atividades de prevenção secundária, bem como as atividades de prevenção primária e terciária que envolvam procedimentos diagnósticos de enfermidades ou impliquem indicação terapêutica (prevenção secundária), são atos privativos do profissional médico. E as atividades de prevenção primária e terciária que não impliquem execução de procedimentos diagnósticos e terapêuticos podem ser atos profissionais compartilhados com outros profissionais da área da saúde, dentro dos limites impostos pela legislação pertinente".

A citada Resolução ainda delibera que "o exercício da Odontologia, nos limites de sua competência legal, está excluído destas disposições, nos termos da lei", que "as atividades de coordenação, direção, chefia, perícia, auditoria, supervisão e ensino dos procedimentos médicos privativos incluem-se entre os atos médicos e devem ser exercidos unicamente por médicos".

Esta norma restringe ao médico procedimentos já garantidos por lei a outros profissionais e colide com a Constituição Federal em seu artigo 5º, Inciso XIII, que determina ser livre o exercício de qualquer trabalho, ofício ou profissão, atendidas as qualificações que a Lei estabelecer. Tais posições com certeza serão alvo de repúdio quando se entender que os profissionais e entidades da área da saúde têm pautado suas ações e políticas no princípio da interdisciplinaridade, levando em conta que as demais profissões desenvolvem um trabalho comprometido com a saúde da população e estão legalmente habilitadas e fundamentadas para tal. Diz ainda aquela Resolução: "O Conselho Federal de Medicina fica incumbido de definir, por meio de resolução normativa devidamente fundamentada, os procedimentos médicos experimentais, os aceitos e os vedados para utilização pelos profissionais médicos."

Qualquer que seja o conceito sobre ato médico, acredito não serem imperiosas maiores considerações no sentido de justificar a necessidade, ou melhor, a obrigação que tem o médico de manter com seus companheiros profissionais da área da saúde o melhor relacionamento e o respeito mútuo, acatando sua independência profissional e a liberdade de atuação de cada um, se isso vem em favor do interesse e do bem-estar do paciente.

*XVIII — O médico terá, para com os colegas, respeito, consideração e solidariedade, sem se eximir de denunciar atos que contrariem os postulados éticos.*

É da tradição da profissão médica que, no seu exercício, existam entre seus membros solidariedade, respeito e consideração. Isso não quer dizer que haja entre os médicos um corporativismo sectário e uma forma de proteção incondicionada e absoluta. Não. Pode até existir corporativismo consequente, natural dos que se organizam como meio de conquistar seus direitos e formas melhores de trabalho, através da pressão social. Não quer dizer também que o médico, em face dessa consideração, deixe de apontar os erros dos seus colegas e, com prudência e consideração, tente reverter uma ou outra situação. Se isso não é o bastante, resta-lhe levar o fato ao conhecimento da Comissão de Ética do seu hospital ou, noutras circunstâncias, ao próprio Conselho Regional de Medicina de sua jurisdição. Tudo isso com respeito e moderação. Esse é o "princípio da responsabilidade profissional pela qualidade".

Essa solidariedade, no entanto, não deve ficar apenas no trato pessoal, nas relações amistosas entre um e outro colega. Os médicos, como quaisquer outros profissionais, necessitam da organização política e da mobilização do seu contingente, única via através da qual seu projeto profissional se modelaria de forma mais eficiente. Esse é um tipo de estratégia que fortalece a categoria, evita certas posições mais conservadoras ou elitistas e desmotiva algumas vantagens imediatistas e pessoais.

Um dos exemplos dessa organização é o sindicalismo médico, movimento de profissionais de mesma categoria, tendo como finalidade a defesa dos interesses econômicos e políticos comuns a todos os seus filiados e a preocupação na manutenção da dignidade profissional. Hoje, esses sindicatos representam um marco indiscutível na vida política e social do médico brasileiro, e muitas de suas reivindicações já se apresentam como conquistas da categoria, no momento em que outras entidades médicas de defesa de classe tornam-se cada vez mais omissas e inoperantes. Falta, apenas, uma adesão maior dos médicos aos seus órgãos sindicais.

Não se tome como falta de consideração ou de apreço o fato de não mais existir no Código a manifestação do atendimento gratuito aos colegas e seus dependentes, nem muito menos uma ruptura com a tradição consagrada no pensamento hipocrático. Entende-se atualmente que essa não cobrança deva ser uma decisão pessoal e espontânea e nunca por imposição de um dispositivo contido em nosso diploma ético.

O Parecer-Consulta CFM nº 13/2002 estabelece que a relação entre o médico-residente e seu preceptor deve ser respeitosa, exigindo qualidade ética e profissional do preceptor no exercício de sua atividade, que tem responsabilidade compartida com o residente, na prática do ato médico durante o treinamento do Programa de Residência Médica. Os requisitos exigidos para o exercício da atuação do preceptor, previstos na legislação que normatiza a Residência Médica, que abordam a relação do médico-residente com seu preceptor, valorizam dois aspectos relevantes e que considero importantes citar: (1) a capacitação ético-profissional do preceptor, assegurando a qualidade necessária para uma boa formação; (2) e a proporcionalidade numérica entre preceptor e residente, permitindo uma preceptoria mais efetiva e adequada para o desempenho do treinamento.

*XIX — O médico se responsabilizará, em caráter pessoal e nunca presumido, pelos seus atos profissionais, resultantes de relação particular de confiança e executados com diligência, competência e prudência.*

À medida que a medicina avança em suas conquistas e investigações, maior se torna o risco desse desenvolvimento, principalmente quando o médico começa a sentir mais segurança naquilo que diz e faz. Qualquer que seja este estágio de avanço das ciências biomédicas, o ato médico deve ser conduzido pela prudência, competência e cuidado. Por isso, longe de se diluir ou atenuar a significação da Ética, faz-se ela doravante mais mister do que nunca.

Uma parcela da sociedade já entende que a maior desgraça de um paciente é cair nas mãos de um médico inepto, e que de nada lhe serviram a compaixão, o afeto e a tolerância sem o lastro científico. O primeiro dever do médico para essa pessoa seria a habilidade e a atualização dos seus conhecimentos junto aos avanços de sua ciência. Todavia, é elementar que a medicina não pode resumir-se a simples condição técnica, apesar dos excelentes e vertiginosos triunfos, pois é em verdade uma atividade inspirada em valores ditados por uma tradição que, embora distante, conserva-se na mente de todo médico.

Nos anos 1980 do século passado, foi-se vendo que a relação médico-paciente-sociedade deveria se fazer através de princípios, e onde cada caso deveria ser tratado de forma própria. A partir daí, o discurso médico tradicional sofreu uma mudança bem significativa e foi se transformando pouco a pouco premido pelas exigências do conjunto da sociedade, com acentuada conotação econômica e social.

O grande desafio atual é estabelecer um padrão de relação que concilie a teoria e a prática, tendo em vista que os princípios ético-morais do médico são muito abstratos e as necessidades mais prementes dos seres humanos são urgentes e práticas.

O próximo passo é interpretar as reações que surgem da moralidade externa, tendo como referência os valores, atitudes e comportamento da própria comunidade frente a cada projeto colocado em favor da vida e da saúde das pessoas. Entre estes valores estão a doença, a invalidez, o morrer com dignidade e a garantia dos níveis de saúde.

*XX — A natureza personalíssima da atuação profissional do médico não caracteriza relação de consumo.*

Na linguagem do *Código de Proteção e Defesa do Consumidor* (Lei nº 8.078, de 11 de setembro de 1990), o paciente é o consumidor para quem se presta um serviço; o médico, o fornecedor que desenvolve atividades de prestação de serviços; e o ato médico, uma atividade mediante remuneração a pessoas físicas ou jurídicas.

A relação médico-paciente pode ser caracterizada como verdadeira relação de consumo e assim estar sujeita à aplicação das regras contidas no Código de Defesa do Consumidor?

Em uma leitura atenta deste Código, em seu artigo 2º, vê-se a definição de consumidor como "toda pessoa física ou jurídica que adquire ou utiliza produto ou serviço como destinatário final". E o artigo 3º, como fornecedor, "toda pessoa física ou jurídica, pública ou privada, nacional ou estrangeira, bem como os entes despersonalizados, que desenvolvem atividades de produção, montagem, criação, construção, transformação, importação, exportação, distribuição ou comercialização de produtos ou prestação de serviços".

O Código de Defesa do Consumidor é lei de ordem pública e de interesse social, e assim se aplica a todos os casos abrangidos nesta ordem. Logo o médico não poderia fugir a esta regra.

---

*XXI — No processo de tomada de decisões profissionais, de acordo com seus ditames de consciência e as previsões legais, o médico aceitará as escolhas de seus pacientes, relativas aos procedimentos diagnósticos e terapêuticos por eles expressos, desde que adequadas ao caso e cientificamente reconhecidas.*

---

Como preservar a liberdade do médico e do paciente em uma proposta democrática e plural em favor da saúde? Eis uma pergunta que se impõe.

É claro que não existem regras prontas e acabadas para se aplicarem propostas dentro de uma relação profissional em que o paciente possa escolher determinados procedimentos diagnósticos e terapêuticos, desde que adequados ao caso e cientificamente reconhecidos pelas sociedades de especialidades e pela prática médica corrente.

Tal fato não pode, de maneira nenhuma, ser apontado como subversão e quebra da tradição médica, ainda presa ao velho paternalismo médico. É claro que há muita complexidade em cada situação e que ainda estamos no início de uma longa discussão.

Neste contexto, a posição do médico deve ser solidária e compreensiva, dentro de uma lógica médica, política e social que tenha como objetivo principal a saúde do ser humano, em que se consagre o consentimento livre e esclarecido, e, quando possível, a eficácia da conduta solicitada.

Espera-se que passo a passo se construa um ideário em que fiquem evidentes a importância da valorização da pessoa e o reconhecimento irrecusável dos direitos humanos. Não adianta todo esse encantamento com o progresso da técnica e da ciência se não for em favor do homem. Se não, esse progresso será uma coisa pobre e pequena.

Tão íntima é esta relação entre a saúde e a liberdade que não se pode admitir qualquer proposta em favor da melhoria das condições de vida e de saúde das pessoas sem se respeitar a autonomia delas, mesmo quando elas não estão dispostas a se submeterem a certas condutas que venham considerar como de riscos, a exemplo das práticas invasivas da nova tecnologia médica. Assim, não seria exagero admitir-se que ela tanto pode ser uma forma de proposta vantajosa como uma ameaça à liberdade individual.

Não se pode mais aceitar o modelo paternalista de relação no qual somente cabia dar informação ao paciente e pedir seu consentimento quando isso representasse uma forma imprescindível de se ter um bom resultado através da sua colaboração na realização de um procedimento médico. Está claro que tal conduta não responde mais aos interesses da realidade atual.

A fuga dos médicos para a chamada "medicina defensiva" não é apenas um equívoco senão também uma maneira de agravar cada vez mais a relação com o paciente, aumentando o mal-estar e as demandas judiciais. Mais: a questão do consentimento livre e esclarecido não pode ficar centrada apenas no médico e no paciente, mas também com a própria instituição de saúde, a família do paciente e os demais profissionais de saúde.

Se não levarmos em conta esta autonomia das pessoas, qualquer conceito que se tenha de saúde é ambíguo, e fica difícil para o médico impor regras sanitárias, simplesmente porque tanto a saúde como a doença exigem explicações.

Dizer que este Código do Consumidor é uma intervenção indevida do poder público nas relações de consumo, notadamente no que se refere às ações de saúde, é um equívoco, porque o dever do Estado na garantia dos direitos sociais implica necessariamente a rotura com a política social restritiva, em busca da universalização da cidadania. Se o Estado fica apenas exercendo a simples função bancária de compra de serviços, dificilmente teremos o controle da estrutura de proteção dos bens públicos. O entendimento atual é que a saúde é uma função pública, de caráter social, que se exerce para garantir o direito universal e equitativo do acesso aos serviços em seus diversos níveis. E mais: é preciso rever o conceito de cidadania. Ele não pode ser entendido apenas no seu aspecto jurídico-civil, senão, ainda, nas garantias sociais, corolário de uma efetiva prática democrática. E o setor da saúde ganha uma certa magnitude em face de sua abrangência social, a partir do pacto entre o Governo e a Sociedade, com vistas às melhores condições de vida da população.

A relação médico-paciente pode ser caracterizada como verdadeira relação de consumo e, assim, estar sujeita à aplicação das regras contidas no Código de Defesa do Consumidor?

Há quem negue. "*O trabalho autônomo de profissionais liberais não deveria ser tutelado pelo Código de Defesa do Consumidor.*" "*Em relação aos médicos, se sustenta que os mesmos já estão sob o controle de seus Conselhos Regionais e Federal de Medicina.*" "*A vida e a saúde não são bens de consumo, não podendo ser comparadas a um produto qualquer.*" (Couto Filho, A. e Ferreira e Souza, A. P. in *A improcedência no suposto erro médico*, ed. Lumen Juris, 2ª ed., Rio de Janeiro, 2002, p. 40-43.)

Todavia, em uma leitura atenta do CPDC, em seu artigo 2º, vê-se a definição de consumidor como "*toda pessoa física ou jurídica que adquire ou utiliza produto ou serviço como destinatário final*". E o artigo 3º, como fornecedor, "*toda pessoa física ou jurídica, pública ou privada, nacional ou estrangeira, bem como os entes despersonalizados, que desenvolvem atividades de produção, montagem, criação, construção, transformação, importação, exportação, distribuição ou comercialização de produtos ou prestação de serviços*".

Silvio Rodrigues afirma: "*Entre o cirurgião e o paciente se estabelece um contrato tácito em que o cirurgião se propõe a realizar cirurgia na pessoa do paciente, mediante remuneração, e se obriga a usar toda a sua habilidade para alcançar o resultado almejado. Trata-se de um contrato de prestação do serviço, pois esse contrato, na linguagem daquele código, é toda atividade fornecida no mercado mediante remuneração (Artigo 3º, § 2º)" e se obriga a usar toda a sua habilidade para alcançar o resultado almejado. Aliás, o Código do Consumidor contempla a espécie de serviço fornecido pelos profissionais, tais como médicos, dentistas etc., ao declarar no § 4º do Artigo 14 que "a responsabilidade pessoal dos profissionais liberais será apurada mediante a verificação da culpa". O Código de Defesa do Consumidor é lei de ordem pública e de interesse social, e assim se aplica a todos os casos que abrange desde sua entrada em vigor.* [*Direito Civil, vol. 4.* (*Responsabilidade Civil.*) 19ª ed., Saraiva, SP, 2002, p. 254.]

---

*XXII — Nas situações clínicas irreversíveis e terminais, o médico evitará a realização de procedimentos diagnósticos e terapêuticos desnecessários e propiciará aos pacientes sob sua atenção todos os cuidados paliativos apropriados.*

---

Na medida em que a medicina avança mais e mais na possibilidade de salvar e prolongar a vida, criam-se inevitavelmente numerosos e complexos dilemas éticos, os quais permitem maiores dificuldades para um conceito mais ajustado do fim da existência humana. O cenário da morte e a situação do paciente que vai morrer são as condições que ensejam maiores conflitos neste contexto, levando em conta os princípios, às vezes antagônicos, da *preservação da vida* e do *alívio do sofrimento*.

A Resolução CFM nº 2.173/2017, que aprova os critérios para o diagnóstico de morte encefálica, caracterizada através da realização de exames clínicos e complementares durante intervalos de tempo variáveis, tornou mais fácil falar sobre os limites do fim da vida.

Há neste quadro multifário cinco situações críticas que levam a alguns dilemas éticos: *pacientes em estado vegetativo continuado, pacientes em morte encefálica, pacientes terminais, pacientes em estado vegetativo permanente* e *pacientes sem opção terapêutica.*

O paciente em *estado vegetativo continuado ou persistente* é aquele que apresenta lesões recentes do sistema nervoso central, com ou sem diagnóstico definido, mas que deve ter seus cuidados conduzidos nos moldes dos pacientes salváveis, merecendo, assim, todo suporte vital necessário e disponível.

O *paciente em morte encefálica*, caracterizada naquela Resolução, deverá ter causa conhecida e ser um processo irreversível, clinicamente justificado por coma aperceptivo, ausência da atividade motora supraespinhal e apneia, e complementarmente por exames que comprovem ausência da atividade elétrica cerebral, ou ausência das atividades metabólica e cerebral, ou ausência de perfusão sanguínea cerebral.

A suspensão dos meios artificiais de um paciente com diagnóstico baseado nos critérios rigorosos de *morte encefálica*, nem se pode dizer que exista eutanásia, pois este indivíduo já está morto pelo conceito atual que se tem de óbito. Não se pode considerar tal ocorrência como uma forma de matar porque, neste tipo de suspensão dos meios mecânicos de suporte da vida, o médico não deu início ao curso dos eventos que levará o paciente à morte.

Como *paciente terminal*, entende-se aquele que, na evolução de sua doença, não responde mais a nenhuma medida terapêutica conhecida e aplicada, sem condições, portanto, de cura ou de prolongamento da sobrevivência. Segundo Holland (*in Psychological issues in the care of the terminally ill*, em *Directions in psichiatry*, Nova York, Hatherleigh, 1982), é terminal aquele paciente que apresenta duas características fundamentais: a da incurabilidade e a do fracasso terapêutico dos recursos médicos. Mesmo nestas condições, qualquer iniciativa de supressão da vida, ainda que a pedido dele ou da família, constitui ato ilegal e antiético e, por isso, incompatível com o exercício médico.

Como *paciente em estado vegetativo permanente*, entende-se aquele que não tem nenhuma evidência de consciência, não se expressa e não entende os fatos em torno de si, que não responde a estímulos visuais, auditivos, táteis e dolorosos, mas que tem preservadas as funções do hipotálamo e do tronco cerebral e, por isso, sobrevive com respiração autônoma, por muitos meses ou anos, necessitando, no entanto, de outros cuidados médicos e de enfermagem. Ainda aqui, entendo que não há como se opor a esta vida, mesmo em tais circunstâncias, pois ela é sempre um homicídio e não é justo que se ofereça à profissão médica tão triste espetáculo e que se criem situações que possam iniciar constrangedores e nocivos conceitos de valores ao conjunto da sociedade.

Quanto aos *pacientes terminais* e aos *pacientes em estado vegetativo permanente*, mesmo que a doença não possa ser debelada ou curada, é imperioso que se mantenha a assistência e os cuidados para uma sobrevivência confortável e sem sofrimento físico ou psíquico, ainda que paliativos, incluindo até alguns atos cirúrgicos, quimioterápicos e antibióticos.

Deve ficar bem claro que, ao se tratar de um *paciente em estado vegetativo continuado ou persistente* (com lesões recentes do sistema nervoso central), como ele está no rol dos pacientes salváveis, deve merecer todo suporte vital necessário e disponível.

No conjunto das ações de cuidados em saúde, certamente a atividade mais complexa e desafiadora é a que trata dos *pacientes sem possibilidade terapêutica*, muitos deles internados por precária condição social de não poderem receber dos familiares os mais simples cuidados paliativos.

---

*XXIII — Quando envolvido na produção de conhecimento científico, o médico agirá com isenção, independência, veracidade e honestidade, com vista ao maior benefício para os pacientes e para a sociedade.*

---

Todo avanço do conhecimento médico que se vem conquistando através da pesquisa científica e experimental sempre trouxe uma série de indagações de ordem ética e moral.

Neste particular, um órgão de muita importância é o Comitê de Ética em Pesquisa cuja responsabilidade básica é a aprovação de um protocolo em que sejam considerados os fundamentos, objetivos, métodos e os sujeitos da pesquisa. Este Comitê deve ser formado por pessoas que não tenham nenhum interesse material ou ideológico na pesquisa que elas venham avaliar. Em uma concepção elementar, seria proteger o interesse dos sujeitos envolvidos frente aos interesses econômicos ou de outro tipo de interesse a que se propõe o ensaio.

O primeiro requisito ético de qualquer pesquisa em seres humanos é que se proporcione uma resposta sem dubiedade aos resultados que se procura obter. Ou seja, se um protocolo deixa alguma dúvida quanto ao verdadeiro resultado que se almeja, esta pesquisa não é séria. Outro fato que desqualifica a pesquisa é o risco de exposição a dano dos envolvidos na investigação.

Outra coisa: o fato de o experimentado estar ciente da intervenção que lhe é feita nem sempre é moralmente defensável, pois o que se tem verificado, em alguns momentos, é a habilidade e o esforço dissimulador da intenção abusiva, escamoteada tantas vezes por motivações ditas como "justas" e "necessárias". A licitude de um ato dessa natureza não está só no consentimento, mas na sua necessidade e na sua legitimidade. Assim, mesmo que a permissão tenha todas as aparências e justificativas de idoneidade, e mesmo que exista aquiescência por escrito, chega-se à conclusão de que a vida e a saúde de um indivíduo são bens irrecusáveis e inalienáveis, os quais o bem comum tem interesse em resguardar de forma irrestrita e incondicional. As ciências necessitam mais e mais progredir. Algumas vezes até pela ousadia de suas intercessões, de resultados tão fantásticos e inesperados. Todavia, isso não justifica a violência sobre um só homem, qualquer que seja sua condição, qualquer que seja o progresso pretendido.

---

*XXIV — Sempre que participar de pesquisas envolvendo seres humanos ou qualquer animal, o médico respeitará as normas éticas nacionais, bem como protegerá a vulnerabilidade dos sujeitos da pesquisa.*

---

Ninguém pode negar à ciência sua importância no progresso humano, mas não é suficiente por si só para garantir que a sociedade avance em todos os seus valores. Também é necessário levar em conta que a ciência não resolverá todos os problemas existentes, dentre eles os que proporcionam os níveis de vida e de saúde tão esperados.

Um dos fundamentos que se deve exigir, através dos Comitês de Ética em Pesquisa, além do mérito científico do ensaio, é o seu mérito ético. Esta avaliação se baseia fundamentalmente no aspecto que se centraliza na proteção inviolável da dignidade das pessoas envolvidas na investigação. Ter em conta a avaliação do risco-benefício, do grau de equidade na distribuição dos benefícios, da distribuição das informações, da proteção dos entes envolvidos, da liberdade e autonomia dos investigados, da reparação dos danos causados, da busca de solução nos conflitos de interesse, da confidencialidade e da forma de divulgação dos resultados e do direito de os envolvidos optarem por um tratamento convencional e de poder se afastar da pesquisa a qualquer momento.

Sempre se levantou alguma dúvida sobre o uso do chamado "placebo", considerado como uma substância inofensiva e inerte e que se administra no sentido de que o paciente esteja "convencido" dos efeitos positivos e bem intencionados do pesquisador. O importante é perguntar se esta conduta é necessária, se o problema em estudo evoluiu ou não, se o investigado poderia melhorar com outro meio.

Outra técnica utilizada é chamada "duplo-cego", principalmente em pesquisas ligadas à farmacologia clínica, em que o novo fármaco e seu placebo ou o fármaco de comparação se apresentem de tal forma que não possam ser identificados nem pelo médico nem pelo paciente. Pode-se utilizar um código para assegurar que nem o paciente nem o pesquisador sejam influenciados na avaliação dos efeitos.

Além disso, entender que qualquer intervenção no patrimônio biológico do ser humano deve contar, de forma patente, com a adesão consciente e informada daquele que se submete à intervenção, sendo ele maior, capaz, hígido e em condições de dar livre e conscientemente sua permissão.

Mesmo considerando que o ideal seria que cada interferido tivesse uma razoável capacidade de compreensão e independência absoluta para exercer suas liberdades, temos de considerar que muitas vezes os indivíduos são desprovidos de certa capacidade intelectual e pertencem a grupos mais desarrimados socialmente pela iniquidade e pela penúria. Ainda assim, o pesquisador terá a devida habilidade de passar todas as informações em linguagem simples e decodificada do jargão científico, de forma que o indivíduo possa entender o caráter da intervenção, seus objetivos, seus riscos e benefícios e, também, dar-lhe plena liberdade para abandonar a investigação no momento que entender.

---

*XXV — Na aplicação dos conhecimentos criados pelas novas tecnologias, considerando-se suas repercussões tanto nas gerações presentes quanto nas futuras, o médico zelará para que as pessoas não sejam discriminadas por nenhuma razão vinculada a herança genética, protegendo-as em sua dignidade, identidade e integridade.*

---

Chama-se de *medicina preditiva* aquela que tem como proposta antever o surgimento de doenças como sequência de uma predisposição individual, tendo como meta, em princípio, a recomendação da melhor forma de preveni-las. Todavia, como se vê, muitas são as questões levantadas, tanto pela forma anômala de sua relação médico-paciente, como pela oportunidade de revelar situações que possam comprometer a vida privada do indivíduo ou submetê-lo a uma série de constrangimentos e discriminações, muitos deles discutíveis.

O ideal será sempre se encontrar um modelo em que se conciliem a liberdade do profissional ou do gestor de saúde com o uso individual da liberdade, pois, só assim, será mais fácil a correção das distorções da natureza para a busca do bem-estar individual e coletivo.

Em contrapartida, esta mesma autonomia que permite ao paciente o direito de informação sobre dados lhe dá a prerrogativa de limitar o conhecimento destas verdades, não permitindo que as demais pessoas delas tenham conhecimento, principalmente quando se tratar de seus dados genéticos. Do mesmo modo, tem o indivíduo o "direito de não saber", ele próprio, quando ao seu entendimento isto lhe traria perturbações de ordem psíquica capazes de alterar suas emoções, a exemplo de doenças futuras ou incuráveis, principalmente quando tais exames foram impostos por interesses de terceiros.

Um dos grandes desafios do futuro será a capacidade de se conhecerem, através da chamada medicina preditiva, certas informações advindas da sequência do genoma em que a capacidade de prevenir, tratar e curar doenças poderá se transformar em uma oportunidade de discriminar pessoas portadoras de certas debilidades. Se estas oportunidades diagnósticas forem no sentido de beneficiar o indivíduo, não há o que censurar. No entanto, estas medidas preditivas podem ser no sentido de excluir ou selecionar qualidades por meio de dados históricos e familiares, como nos interesses das companhias de seguro, o que pode ter um impacto negativo na vida e nos interesses das pessoas.

Não é exagero se pensar que amanhã estas companhias de seguro não venham considerar a pele branca de um indivíduo um fato encarecedor das apólices apenas por uma possibilidade vulnerável de câncer de pele? Chegará um tempo certamente, com a possibilidade cada vez maior do reconhecimento no âmbito molecular, em que o perfil do DNA venha indicar uma propensão a uma doença cardíaca ou à possibilidade de alcoolismo que estas companhias refutem de forma peremptória ou maximizem o prêmio, tornando-o inalcançável aos aderentes de planos.

O *American Journal of Human Genetics*, no ano 2000, fez uma pesquisa junto às administradoras de planos de saúde perguntando se elas ajustariam seus preços se tivessem informações genéticas de seus clientes, cobrando-lhes mais. Dois terços delas responderam que sim. As outras certamente mentiram, afirmando que não aumentariam.

Não será nenhuma surpresa se amanhã não se criar uma legislação em que se proíba a invasão do código genético com o fim de discriminar o indivíduo, deixando-o, assim, sem nenhuma garantia no que diz respeito a sua constituição genética. Hoje já se sabe que a presença de certo alelo tem uma probabilidade maior de desenvolver a doença de Alzheimer e, logo mais, teremos certamente informações sobre determinados fatores genéticos responsáveis pelas doenças psiquiátricas. Isso, com certeza, terá um impacto médico de maior significação a partir das possibilidades de tratamento e cura. Por outro lado, também poderá trazer consequências muito sérias, capazes de promover implicações de ordem psíquica, social e ética.

O mais grave nisso tudo é que as enfermidades ditas poligenéticas ou multifatoriais podem ou não se desenvolver, ficando o indivíduo discriminado apenas pela ameaça de risco que ele corre de contraí-las.

O primeiro risco que corremos é o de natureza científica, pois não temos ainda o conhecimento bastante para determinadas posições de natureza genética, o que pode redundar em medidas precipitadas que, no mínimo, trarão ainda mais discriminação, mesmo que isso não passe de um fator de risco.

Outro fato é que existe um conjunto de doenças que poderão ser diagnosticadas em um futuro bem próximo, todavia não se contará tão cedo com soluções exatas e eficazes, principalmente no que concerne a um sistema público de saúde. Muitas serão as oportunidades em que o único tratamento será à base de medidas eugênicas através do aborto.

Fica evidente que, mesmo existindo um futuro promissor advindo destas conquistas, seria injusto não se apontarem relevantes conflitos de interesses os mais variados que poderiam comprometer os direitos humanos fundamentais. É preciso que se encontre um modelo racional em que as coisas se equilibrem: de um lado o interesse da ciência e de outro o respeito à dignidade humana.

Por outro lado, alguns defendem que em um estado democrático de direito não existe nenhuma prerrogativa individual que possa ter proteção absoluta, principalmente quando se admite também a proteção dos direitos fundamentais de terceiros. Isso, quando reconhecido, impõe limites ao princípio da autonomia. Assim, por exemplo, quando a vida e a saúde de terceiros estão seriamente ameaçadas pela negativa de informações individuais, a quebra do direito da intimidade justifica-se baseada no princípio do estado de necessidade de terceiros. Este dever de solidariedade pública estaria justificado quando diante de uma situação excepcional e justificada.

Toda intervenção no patrimônio biológico do homem, além de ter sua inspiração no mais elevado propósito de quem interfere e no respeito absoluto pelos direitos da pessoa humana, deve contar, de forma patente, com a adesão consciente e informada daquele que se submete à intervenção, sendo ele maior, capaz, hígido e em condições de dar livre e conscientemente sua permissão.

---

*XXVI — A medicina será exercida com a utilização dos meios técnicos e científicos disponíveis que visem aos melhores resultados.*

---

A primeira advertência que se conhece a este respeito partiu da Organização das Nações Unidas em 1975, por meio do documento chamado "Declaração sobre a Utilização do Progresso Científico e Tecnológico no Interesse da Paz e em Benefício da Humanidade", que exalta o progresso como forma de melhorar as condições de vida dos povos e das nações, mas chama atenção para os seus perigos, principalmente no que se refere aos direitos humanos e às liberdades fundamentais dos indivíduos.

Ninguém discute que a ciência e a tecnologia constituam na atualidade a principal força produtiva da sociedade. Também não podemos deixar de reconhecer que a não tecnologia é uma atitude antiética. Portanto, o que se discute não é a tecnologia em si, mas sua tirania, seu monopólio na construção da convivência humana. Até podemos necessitar dela, porém sem o seu caráter de dominação e de hegemonia. Enfim, o importante será mantermos sempre uma reflexão ética ajustada aos novos paradigmas científicos sem o racionalismo utilitarista que permeia a sociedade consumista.

No que tange às ciências da saúde, elas necessitam de uma ordem ditada pela deontologia e moldada em regras de conduta que balizem os deveres e as obrigações dos seus agentes, principalmente quando essa nova ordem permitiu uma mudança nunca imaginável. Assim, este formidável avanço, mesmo significativo pelos grandes resultados, não poderia passar sem uma análise mais cuidadosa, sempre no sentido de preservar os interesses do progresso e a dignidade humana.

Por muito tempo as profissões de saúde moveram-se dentro de um cenário misterioso e mágico ante as razões desconhecidas da vida e da morte. Fundamentava-se em bases empíricas, valorizando sintomas e sinais e preocupando-se apenas em aliviar a dor. Somente a partir da metade do século passado, com mais vigor, incorporou suas atividades à biotecnologia, principalmente no uso dos meios propedêuticos, como forma de avançar a prática diagnóstica.

O grande risco no futuro é que as ciências da saúde afastem-se de seu modelo de ciência e arte a serviço da melhoria das condições e dos níveis de vida individual e coletivo e passe a manipular substancialmente a vida humana. As ciências da saúde e o progresso assombroso das ciências genéticas criam essa possibilidade quando se procura selecionar o tipo de homem que desejamos. Nesse contexto elitista, o corpo humano surge como um projeto ambicioso dos nossos sonhos coletivos. O eugenismo moderno já existe, se não como uma ideologia coletiva, ao menos como legitimação de um eugenismo familiar quando se apregoa, por exemplo, o aborto dito eugenésico.

A verdade é que, principalmente a partir do último decênio do século passado, passou-se a refletir mais demoradamente sobre as transformações conceituais que emergem das novas formas de analisar as ciências da saúde em nossos dias, na concepção de que para se alcançarem os níveis de vida e de saúde necessita-se do concurso de uma tecnologia cada vez mais avançada.

Poderosos instrumentos tecnológicos, os meios modernos de informação talvez sejam o maior recurso capaz de fechar a brecha entre "o mundo que é" e "o mundo que poderia ser", corroendo a ignorância causadora da má saúde e do sofrimento.

A criação de redes internacionais sobre informação sanitária com certeza será a chave do desenvolvimento das ciências médicas, principalmente as estratégias de saúde primária, pois tais informações se configuram como um instrumento de transferência de informações.

De um certo tempo para cá, inúmeras têm sido as oportunidades em que os médicos se valeram dos recursos tecnológicos da comunicação, a exemplo do *fax*, do telefone, da videoconferência e do correio eletrônico, como forma de atender e beneficiar melhor seus pacientes. Esses meios mais sofisticados da recente tecnologia da informação por certo facilitarão ainda mais não só o intercâmbio dos profissionais de saúde entre si e com os pacientes, mas também propiciarão a resolução a distância de casos de ordem propedêutica e terapêutica. Já é possível, hoje, detectar infartos por exames pelo telefone em tempo real, ter sinais vitais do paciente transmitidos ao médico pela internet e poder realizar, por especialistas internacionais, cirurgias por videoconferências.

A verdade é que as redes internacionais de computadores eliminaram os limites geográficos, permitindo uma nova e fascinante experiência na sociedade global ligada eletronicamente, desafiando, assim, todas as formas convencionais do exercício tradicional das profissões de saúde. Nisto pode-se dizer que se ganha na redução de tempo e despesas na locomoção dos pacientes, na interação de profissionais, na qualidade da reciclagem médica, na desospitalização, no concurso rápido de profissionais de diversas áreas em acidentes de massa, no gerenciamento dos recursos em saúde, na descentralização da assistência à saúde, entre tantos.

Não há como desconhecer que o uso adequado dessa inovadora forma de atendimento ao paciente possa trazer inúmeras e potenciais vantagens e, ainda, a possibilidade de tal estratégia avançar cada vez mais, não só pelo fato do pronto-atendimento em locais mais remotos, senão ainda pela oportunidade de acesso aos especialistas em ações curativas ou preventivas.

Após tais considerações, entendemos que, se as técnicas e os recursos utilizados na prática das ações de saúde não alcançarem o sentido de proteção e de melhoria da qualidade de vida do ser humano, tudo isso não passará de coisa pobre e mesquinha.

Fica muito difícil justificar uma evolução tão fantástica da tecnologia e das ciências médicas que não esteja seriamente comprometida com a melhoria de vida e com o bem-estar das pessoas, mas que se incline deliberadamente como forma de dominação e usurpação da cultura médica pela máquina.

No uso de cada procedimento diagnóstico ou terapêutico, não se deve apenas avaliar a correlação entre o risco e o benefício, mas saber a utilidade desse recurso que se vai aplicar. Muitos desses meios diagnósticos são de resultados altamente confiáveis e outros, malgrado todo empenho, ainda se mostram de baixa certeza, de pouca especificidade e de alto custo, e por isso não estão livres de contestação.

2

# Direitos dos Médicos

Havia, por parte dos médicos, uma certa insatisfação por existirem apenas deveres e obrigações nos Códigos de Ética que tiveram vigência entre nós, e nunca seus direitos. De um tempo para cá, sob a égide dos novos diplomas deontológicos, surgiu a oportunidade de ver-se capitulado, entre os artigos atuais do Código de Ética Médica dos Conselhos de Medicina do Brasil, um elenco de dispositivos que trata especificamente desse reclamado assunto.

São direitos consagrados nos princípios constitucionais, nas diversas declarações internacionais adotadas pela Associação Médica Mundial, no Código Internacional de Ética Médica, em Resoluções aprovadas pela Assembleia Geral das Nações Unidas, em Resoluções e Pareceres aprovados pelo Conselho Federal de Medicina e pelos ganhos adquiridos na luta pelos requisitos essenciais do exercício da cidadania e dos princípios liberais para o pleno desempenho da atividade profissional da medicina.

Esses direitos, como foram colocados no Código, estão dispostos em um novo entendimento das relações do médico com a sociedade, e em particular com o seu paciente, sem nenhum ranço ou predisposição corporativista. Mas dentro das condições necessárias para que ele possa exercer a medicina, na legalidade e na licitude que se fazem imprescindíveis nas suas atividades profissionais. Isso, portanto, não deve ser visto como um privilégio de classe, um artifício de grupo, nem como uma manobra de "espírito de corpo". Deve-se entender como um mecanismo em favor dos assistidos e na construção de um sistema voltado às reais necessidades da nossa população, capaz de resgatar a dignidade da profissão, do seu paciente e da sociedade como um todo.

Entre esses direitos, está o de o médico poder exercer sua profissão sem ser discriminado por questões de religião, sexo, raça, condição social, opção sexual, opinião política, ou qualquer outra forma de desigualdade que se possa impor, dando ao paciente o direito de escolher seu médico sem as discriminações que venham restringir essa assistência. Tem o direito de indicar o procedimento que ele achar mais adequado ao seu paciente, desde que observadas as práticas aceitas e reconhecidas pela comunidade científica e dentro das normas reguladas pelos órgãos de fiscalização profissional em nosso país.

Por sua vez, tem o médico o direito de apontar falhas nos regulamentos e normas das instituições em que trabalhe, de forma discreta e respeitosa, sempre que possível às Comissões de Ética democraticamente escolhidas nos estabelecimentos de saúde, aos Conselhos Regionais de Medicina e às autoridades sanitárias competentes. Pode ele ainda recusar exercer sua profissão em instituições públicas ou privadas de saúde que não disponham das mínimas condições de trabalho ou que possam trazer danos aos seus pacientes. O mesmo se diga quando seu trabalho não for condignamente remunerado, desde que fiquem ressalvadas as situações de urgência e emergência, sendo recomendável, noutras situações, antes de qualquer decisão, comunicar-se com o Conselho Regional de Medicina de sua jurisdição.

Antes, para o médico internar seu paciente em um hospital, necessitava pertencer ao corpo clínico desse estabelecimento de saúde privado com ou sem caráter filantrópico. Hoje, ele pode interná-lo em qualquer hospital, desde que essa seja a opção do paciente ou seja aquele o hospital que melhor se determine para um tipo de tratamento e desde que respeitadas as normas técnicas da instituição. Isso, no entanto, não pode ser feito sob o rótulo da intransigência, do oportunismo nem de obstinado propósito, mas sempre em favor de quem se assiste, como a maneira mais adequada e mais efetiva para aquele tipo de assistência. Mesmo sendo um hospital privado, entendido como propriedade individual, hoje a nova concepção patrimonial passa antes pelo interesse público. Deve-se entender que sobre toda propriedade privada existe sempre uma hipoteca social. Ninguém tem o direito de propriedade desvinculando-se do interesse público e da ordem social. A Constituição do Brasil diz que "a propriedade atenderá à sua função social". Assim, se existe apenas um hospital na cidade, não há como a direção desse estabelecimento de saúde manter monopólio de trabalho médico para alguns profissionais, cerceando o direito dos outros de exercerem suas atividades, principalmente quando esse hospital é público ou filantrópico.

O médico tem o direito de requerer do Conselho Regional de Medicina, na jurisdição em que exerce suas atividades ou em qualquer jurisdição, desagravo público desde que injustamente atingido no exercício de sua profissão. Nesses casos, é claro que os Conselhos não podem pronunciar-se antes de uma sindicância para apurar a ocorrência, pois do contrário ficaria muito evidente, nesse prejulgamento, a demonstração de espírito de corpo.

O médico tem direito de atender um número limitado de pacientes, levando em conta sua especialidade, as circunstâncias de cada caso e a demanda de atendidos, evitando não só o acúmulo de encargos, mas, principalmente, a má qualidade do atendimento. O médico também tem o direito de recusar o atendimento do paciente, salvo na ausência de outro médico, em casos de urgência ou emergência, ou quando sua negativa trouxer danos irrecuperáveis para o paciente. Tem ele o direito de recusar certos atos profissionais que, mesmo permitidos por lei, sejam contrários aos ditames de sua consciência, desde que o paciente não se encontre em iminente perigo de vida, pois responderia certamente por omissão de socorro.

E agora tem o médico portador de deficiência ou doença o direito de exercer sua profissão nos limites de sua capacidade e da segurança dos pacientes, sem qualquer discriminação.

Finalmente, o médico, pelos seus méritos profissionais e que tenha contribuído para o engrandecimento da medicina nos planos nacional e mundial, pode merecer do Conselho Federal de Medicina medalhas, prêmios e outras distinções honoríficas pelo trabalho ao longo dos anos no exercício da medicina com ética e profissionalismo. Para tanto, foram criadas pela Resolução CFM nº 2.213/2018 as comendas MOACYR SCLIAR, de Medicina, Literatura e Arte; SÉRGIO AROUCA, de Medicina e Saúde Pública; ZILDA ARNS NEUMANN, de Medicina e Responsabilidade Social; MARIO RIGATTO, de Medicina e Humanidades; FERNANDO FIGUEIRA, de Medicina e Ensino Médico; OSWALDO CRUZ, de Medicina e Pesquisa; e

CLEMENTINO FRAGA FILHO, de Medicina e Assistência. As características das comendas, os critérios de escolha, bem como os procedimentos a serem adotados para a realização do evento serão estabelecidos por uma comissão eleita pelo plenário do CFM e constarão no Regimento Interno da referida comissão. Os nomes dos escolhidos para receber as comendas serão aprovados em sessão plenária, 60 dias antes do evento.

---

*É direito do médico:*

*I — Exercer a medicina sem ser discriminado por questões de religião, etnia, cor, sexo, orientação sexual, nacionalidade, idade, condição social, opinião política, deficiência ou de qualquer outra natureza.*

---

Deve-se entender, antes de tudo, que os direitos aqui invocados não são em favor do médico, mas do exercício de sua profissão, como forma mais adequada de ampliar suas atividades junto à coletividade, em particular, ao paciente. Não se trata, pois, de privilégios ou barganhas classistas, senão de instrumentos que possibilitem o pleno desempenho de suas atividades em benefício de quem ele assiste.

A Constituição do Brasil de 1988, no Capítulo "Dos Direitos e Deveres Individuais e Coletivos", assegura que todas as pessoas são iguais perante a lei, sem distinção de qualquer natureza, garantindo-se aos brasileiros e aos estrangeiros residentes no país a inviolabilidade do direito à vida, à liberdade, à igualdade, à segurança e à propriedade.

Reforça solenemente que ninguém está privado de direitos por motivo de crença religiosa ou de convicção filosófica ou política, salvo se as invocar para eximir-se de obrigação legal a todos imposta e recusar-se a cumprir prestação alternativa, fixada em lei; que é livre a expressão da atividade intelectual, artística, científica e de comunicação, independentemente de censura ou licença; que é livre o exercício de qualquer trabalho, ofício ou profissão, atendidas as qualificações profissionais que a lei estabelecer; que a lei punirá qualquer discriminação atentatória dos direitos e liberdades individuais; que a prática do racismo constitui crime inafiançável e imprescritível.

Desse modo, não poderia ser diferente para quem exerce uma profissão com tantas vantagens para a comunidade. Se o médico encontrar qualquer obstáculo para exercer sua profissão, em que tais discriminações estiverem evidentes, ele pode processar o autor baseado na Lei nº 7.437, de 20 de dezembro de 1985, que estipula em seu artigo 9º: "Negar emprego ou trabalho a alguém em autarquia, sociedade de economia mista, e empresa concessionária de serviço público ou empresa privada, por preconceito de raça, de cor, de sexo ou de estado civil." (Ver também a Declaração de Bruxelas, adotada pela 37ª Assembleia Geral da Associação Médica Mundial, Bélgica, em outubro de 1985, sobre "Direitos humanos e liberdade individual dos médicos".)

Por outro lado, são invioláveis a intimidade, a vida privada, a honra e a imagem das pessoas e, por isso, considera-se inaplicável o sistema Physician Profiles Project, que consiste em um perfil do profissional médico de livre acesso ao cliente e ao público em geral sobre sua atividade profissional, acadêmica e moral (ver Parecer-Consulta CFM nº 12/99).

No tocante ao direito de atender parentes e familiares, existe apenas uma tradição oral de que o médico não deve tratar seus parentes muito próximos, muito mais por razões emocionais do que por imperativos legais ou éticos. Por isso, não há impedimento expresso cerceando o médico de prestar atendimento a pessoa da própria família, a não ser em casos de toxicomania, impedimento este que desaparece quando se tratar do único médico na localidade (Decreto nº 20.931/32). Outra situação é quando se tratar de perícia médica (Parecer-Consulta CFM nº 05/1991).

No tocante ao atestado, que me parece a parte mais delicada, entende-se que: 1 — À exceção dos casos de perícia judicial, de tratamento de toxicomanias e de situações outras previstas em legislação específica, o médico não está impedido de emitir atestado médico, pois este procedimento é parte integrante do ato médico, mesmo a pessoa da própria família; 2 — Só se admite a recusa do atestado médico se ele não estiver em conformidade com a legislação ou com a norma ética, ou se provada a sua falsidade.

*II — Indicar o procedimento adequado ao paciente, observadas as práticas cientificamente reconhecidas e respeitada a legislação vigente.*

O médico tem o direito de indicar os procedimentos que julgar mais corretos em favor do seu paciente, desde que respeitadas as práticas reconhecidas e aceitas pelas sociedades científicas e autorizadas pelos órgãos encarregados da fiscalização do exercício profissional. Ninguém pode limitar ou impedir esses procedimentos propedêuticos ou terapêuticos, próprios da independência técnica do médico, a não ser por motivos muito relevantes.

Tem ele ainda o direito de exercer sua profissão, sem qualquer limitação na área da atividade profissional, ficando sujeito apenas à sua própria consciência e às suas habilidades, respondendo, no entanto, por eventuais ocorrências indevidas. Não existe nenhum dispositivo ético ou jurídico que exija ser o médico qualificado especificamente para determinada especialidade na sua profissão. Estando ele de posse de uma habilitação profissional e de uma habilitação legal, pelo menos teoricamente ele tem o direito de exercer a medicina no campo que ele melhor possa adequar à sua capacidade e à sua aptidão. O artigo 17 da Lei nº 3.268/57 diz que o médico legalmente inscrito pode exercer sua profissão em qualquer dos seus ramos ou especialidades, assumindo, é claro, a responsabilidade por seus atos (ver Parecer-Consulta CFM nº 08/96).

No que diz respeito à análise, concessão ou negativa de procedimentos médicos, estes devem receber, por parte de todas as entidades prestadoras de assistência médica e planos de saúde, tratamento individualizado e sempre obedecendo a critérios técnicos científicos. Qualquer iniciativa para viabilizar custos de procedimentos médicos deve obedecer ao contido no Código de Ética Médica, em particular o item IX dos Princípios Fundamentais. Também ao que se lê no Parecer-Consulta CFM nº 05/2004.

O mesmo se diga quanto ao direito que ele tem de internar seus pacientes nos hospitais, principalmente nas cidades onde haja um único nosocômio. O médico, para desempenhar sua profissão, necessita de uma estrutura que lhe dê condições de trabalho, não podendo, por isso, ser impedido seu acesso pelo fato de não pertencer ao corpo clínico desse hospital. A negativa a esse acesso, além de afrontar dispositivos constitucionais, representa infração ética por agredir o item VI do Código de Ética Médica no Capítulo Direitos dos Médicos. Assim também decidiu o Conselho Federal de Medicina no Parecer-Consulta nº 16/89, aprovado em sessão plenária de 13 de julho de 1989 e, depois, na Resolução CFM nº 1.401/93 (ver também a Declaração de Rancho Mirage, adotada pela 38ª Assembleia Geral da AMM, Estados Unidos, em outubro de 1986, sobre "Independência e liberdade do médico").

*III — Apontar falhas em normas, contratos e práticas internas das instituições em que trabalhe quando as julgar indignas do exercício da profissão ou prejudiciais a si mesmo, ao paciente ou a terceiros, devendo comunicá-las ao Conselho Regional de Medicina de sua jurisdição e à Comissão de Ética da instituição, quando houver.*

Todo médico, no exercício regular de sua profissão, tem o direito não só de apontar falhas nos regulamentos e normas das instituições de saúde em que trabalhe, quando as julgar nocivas ao exercício profissional ou prejudiciais aos interesses do seu paciente, como também de não acatar essas normas regulamentares. Isso, mais que um direito, parece-me uma obrigação.

Aceitar pura e simplesmente a imposição de regras administrativas contrárias às normas profissionais e às necessidades básicas do paciente é um ato antiético e atentatório aos requisitos técnicos da atividade médica. Essas normas ou regulamentos contrários àqueles interesses, além da necessidade de serem apontados como injustos e descabidos, não podem ser cumpridos tendo em vista o valor absoluto e incondicionado da vida humana. Salvar um direito ou um bem, mesmo contrariando uma regra, é justificável sempre que se pretenda preservá-lo de um perigo real, iminente e inadiável. Isto está consagrado no instituto do "estado de necessidade".

Em tais condições, determina o Código de Ética Médica que sejam obrigatoriamente levados esses fatos ao conhecimento das Comissões de Ética e do Conselho Regional de Medicina da jurisdição em que o ilícito ocorreu.

Desse modo, o médico, além de tornar-se um agente fiscalizador das entidades que se dedicam às atividades assistenciais, passa a exercer um importante papel no controle da qualidade da própria estrutura onde ele trabalha.

Vale a pena, aqui, dizer sumariamente que as Comissões de Ética Médica estão reguladas pela Resolução CFM nº 2.152/2016, no sentido de serem instaladas em todos os estabelecimentos ou instituições em que se exerça a medicina sob sua jurisdição, deixando aos cuidados dos Conselhos Regionais a regulamentação do funcionamento, competência e atribuições através de Resoluções.

Esta Resolução estabelece o Regulamento das Comissões de Ética, transcrito a seguir:

"Capítulo I, Das Disposições Gerais: Artigo 1º — Todos os estabelecimentos de assistência à saúde e outras pessoas jurídicas sob cuja égide se exerça a medicina, em todo o território nacional, devem possuir Comissão de Ética Médica, devidamente registrada nos Conselhos Regionais de Medicina, formada por médicos eleitos, integrantes do corpo clínico. Artigo 2º — As Comissões de Ética Médica são órgãos de apoio aos trabalhos dos Conselhos Regionais de Medicina dentro das instituições de assistência à saúde, possuindo funções investigatórias, educativas e fiscalizadoras do desempenho ético da medicina. § 1º — As Comissões de Ética Médica devem possuir autonomia em relação à atividade administrativa e diretiva da instituição onde atua, cabendo ao diretor técnico prover as condições de seu funcionamento, tempo suficiente e materialidade necessárias ao desenvolvimento dos trabalhos. § 2º — Os atos da Comissão de Ética Médica são restritos ao corpo clínico da instituição à qual está vinculado o seu registro. § 3º — As Comissões de Ética Médica são subordinadas e vinculadas aos respectivos Conselhos Regionais de Medicina.

Capítulo II, Da Composição, Organização e Estrutura das Comissões de Ética Médica: Artigo 3º — As Comissões de Ética Médica serão instaladas nas instituições mediante aos seguintes critérios de proporcionalidade: a) Nas instituições com até 30 médicos não haverá a obrigatoriedade de constituição de Comissão de Ética Médica, cabendo ao diretor clínico, se houver, ou ao diretor técnico, encaminhar as demandas éticas ao Conselho Regional de Medicina; b) Na instituição que possuir de 31 (trinta e um) a 999 (novecentos e noventa e nove) médicos, a Comissão de Ética Médica deverá ser composta por no mínimo 3 (três) membros efetivos e igual número de suplentes; c) Na instituição que possuir um número igual ou superior a 1.000 (mil) médicos, a Comissão de Ética deverá ser composta por no mínimo 5 (cinco) membros efetivos e igual número de suplentes. § 1º — No âmbito das instituições de saúde que contarem com menos de 30 (trinta) médicos, a composição de Comissão de Ética Médica é facultativa e deverá ser aprovada pelo Conselho Regional de Medicina. § 2º — As instituições de saúde vinculadas a uma mesma entidade mantenedora com o mesmo corpo clínico, ou ao mesmo órgão de saúde pública, poderão constituir uma única Comissão de Ética Médica representativa do conjunto das referidas unidades, obedecendo-se as disposições acima quanto à proporcionalidade e garantindo-se a ampla participação do conjunto de médicos que compõem os respectivos corpos clínicos. Artigo 4º — As Comissões de Ética Médica serão compostas por 1 (um) Presidente, 1 (um) Secretário e demais membros efetivos e suplentes. Parágrafo único — O Presidente e o Secretário serão eleitos dentre os membros efetivos, na primeira reunião da Comissão.

Capítulo III, Das Competências, Seção I, Da Competência das Comissões de Ética Médica: Artigo 5º — Compete às Comissões de Ética Médica, no âmbito da instituição a que se encontra vinculada: a) Fiscalizar o exercício da atividade médica, atentando para que as condições de trabalho do médico, bem como sua liberdade, iniciativa e qualidade do atendimento oferecido aos pacientes, estejam de acordo com os preceitos éticos e legais que norteiam a profissão; b) Instaurar procedimentos preliminares internos mediante denúncia formal ou de ofício; c) Colaborar com o Conselho Regional de Medicina na tarefa de educar, discutir, divulgar e orientar os profissionais sobre temas relativos à ética médica; d) Atuar preventivamente, conscientizando o corpo clínico da instituição onde funciona quanto às normas legais que disciplinam o seu comportamento ético; e) Orientar o paciente da instituição de saúde sobre questões referentes à Ética Médica; f) Atuar de forma efetiva no combate ao exercício ilegal da medicina; g) Promover debates sobre temas da ética médica, inserindo-os na atividade regular do corpo clínico da instituição de saúde. Seção II, Das Competências do Presidente e do Secretário: Artigo 6º — Compete ao Presidente da Comissão de Ética Médica: a) Representar a Comissão de Ética Médica para todos os fins; b) Comunicar ao Conselho Regional de Medicina da respectiva jurisdição quaisquer indícios de infração aos dispositivos éticos vigentes, eventual exercício ilegal da medicina ou irregularidades que impliquem em cerceio à atividade médica no âmbito da instituição a qual se encontra vinculada; c) Convocar as reuniões ordinárias e extraordinárias da Comissão de Ética Médica; d) Convocar o secretário para substituí-lo em seus impedimentos ocasionais; e) Convocar os membros suplentes para auxiliar nos trabalhos da Comissão de Ética Médica, sempre que necessário; f) Nomear os membros encarregados para instruir as apurações internas instauradas. Parágrafo único — O presidente deverá ser membro efetivo da Comissão de Ética Médica. Artigo 7º — Compete ao Secretário da Comissão de Ética Médica: a) Substituir o presidente em seus impedimentos ou ausências; b) Secretariar as reuniões da Comissão de Ética Médica; c) Lavrar atas, editais, cartas, ofícios e demais documentos relativos aos atos da Comissão de Ética Médica, mantendo arquivo próprio; d) Abrir e manter sob sua guarda livro de registros da Comissão de Ética Médica, onde deverão constar os atos e os trabalhos realizados, de forma breve, para fins de fiscalização. Artigo 8º — Compete aos membros efetivos e suplentes da Comissão de Ética Médica: a) Eleger o presidente e o secretário; b) Participar das reuniões ordinárias e extraordinárias, propondo sugestões e assuntos a serem discutidos e, quando efetivos ou suplentes convocados, votar nas matérias em apreciação; c) Instruir as apurações internas, quando designados pelo presidente; d) Participar ativamente das atividades da Comissão de Ética Médica, descritas no artigo 5º desta Resolução.

Capítulo IV, Das Eleições, Seção I, Das Regras Gerais das Eleições: Artigo 9º — A escolha dos membros das Comissões de Ética Médica será feita mediante processo eleitoral através de voto direito e secreto, não sendo permitido o uso de procuração, dela participando os médicos que compõem o corpo clínico do estabelecimento, conforme previsto no regimento interno. Artigo 10 — Não poderão integrar as Comissões de Ética Médica os médicos que exercerem cargos de direção técnica, clínica ou administrativa da instituição e os que não estejam quites com o Conselho Regional de Medicina. Parágrafo único — Quando investidos nas funções de direção durante o curso de seu mandato, o médico deverá se afastar dos trabalhos da Comissão de Ética Médica, enquanto perdurar o impedimento. Artigo 11 — São inelegíveis para as Comissões de Ética Médica os médicos que não estiverem quites com o Conselho Regional de Medicina, bem como os que tiverem sido apenados eticamente nos últimos 8 (oito) anos, com decisão transitada em julgado no âmbito administrativo, ou que estejam afastados cautelarmente pelo CRM. Parágrafo único — Considerando a existência de penas privadas, os Conselhos Regionais de Medicina deverão apenas certificar a condição de elegível ou inelegível dos candidatos, de acordo com seus antecedentes ético-profissionais. Artigo 12 — O mandato das Comissões de Ética Médica será de no mínimo 12 (doze) e no máximo de 30 (trinta) meses, a critério de cada instituição, contido no Regimento Interno. Parágrafo único — As eleições deverão ser realizadas até 30 (trinta) dias antes do término do mandato. Seção II, Do Processo Eleitoral: Artigo 13 — O diretor clínico da instituição designará uma comissão eleitoral com a competência de organizar, dirigir e supervisionar todo o processo eleitoral, de acordo com as normas do Conselho Regional de Medicina. Parágrafo único — Os integrantes da comissão eleitoral e membros de cargos diretivos da instituição não podem ser candidatos à Comissão de Ética Médica. Artigo 14 — A comissão eleitoral convocará a eleição, por intermédio de edital a ser divulgado na instituição de saúde, 30 (trinta) dias antes da data fixada para a eleição e validará e publicará a lista dos votantes do corpo clínico. Parágrafo único — O edital deverá conter as informações necessárias ao desenvolvimento do processo eleitoral, com as regras específicas a serem observadas durante o pleito. Artigo 15 — A candidatura deverá ser formalizada perante a comissão eleitoral, com a antecedência mínima de 15 (quinze) dias da data da eleição, por intermédio de chapas, de acordo com a regra de proporcionalidade prevista no artigo 3º desta Resolução. § 1º — No momento da inscrição, a chapa designará um representante para acompanhar os trabalhos da comissão eleitoral e fiscalizar o processo de eleição. § 2º — O requerimento de inscrição deverá ser subscrito por todos os candidatos que compõem a chapa. Artigo 16 — A comissão eleitoral divulgará, no âmbito da instituição de saúde, as chapas inscritas, de acordo com o número de registro, durante o período mínimo de uma semana. Artigo 17 — A comissão eleitoral procederá à apuração dos votos imediatamente após o encerramento da votação, podendo ser acompanhada pelo representante das chapas e demais interessados, a critério da comissão eleitoral. Parágrafo único — Será considerada eleita a chapa que obtiver maioria simples dos votos apurados. Artigo 18 — O resultado da eleição será lavrado em ata pela comissão eleitoral, que deverá ser encaminhada ao Conselho Regional de Medicina para homologação e registro. Artigo 19 — Os protestos, impugnações e recursos deverão ser formalizados, por escrito, dentro de, no máximo de 2 (dois) dias após a ocorrência do fato, encaminhados em primeira instância à comissão eleitoral e, em segunda instância, ao Conselho Regional de Medicina da respectiva jurisdição. Artigo 20 — Homologado e registrado o resultado, os membros eleitos serão empossados pelo Conselho Regional de Medicina. Parágrafo único — O Conselho Regional de Medicina emitirá certificado de eleição, com a composição da Comissão de Ética Médica, que deverá ser afixado na instituição de saúde, em local visível ao público. Artigo 21 — Nos casos de afastamento definitivo ou temporário de um de seus membros efetivos, o presidente da Comissão de Ética Médica procederá à convocação do suplente, pelo tempo que perdurar o afastamento, devendo comunicar imediatamente ao Conselho Regional de Medicina da jurisdição. § 1º — Se o membro da Comissão de Ética Médica deixar de fazer parte do corpo clínico do estabelecimento de saúde respectivo, o seu mandato cessará automaticamente, cabendo ao presidente comunicar imediatamente ao respectivo Conselho Regional de Medicina. § 2º — Sobrevindo condenação ético-profissional transitada em julgado no âmbito administrativo contra qualquer membro da Comissão de Ética Médica, este deverá imediatamente ser afastado pelo Conselho Regional de Medicina. Artigo 22 — Nos casos de vacância do cargo de presidente ou de secretário, far-se-á nova escolha, dentre os membros efetivos, para o cumprimento do restante do mandato. Parágrafo único — Quando ocorrer vacância em metade ou mais dos cargos da Comissão de Ética Médica, será convocada nova eleição para preenchimento dos cargos vagos até que a nova eleição oficial seja realizada, que poderá ser por candidatura individual.

Capítulo V, Do Funcionamento da Comissão de Ética Médica, Seção I, Das Reuniões Ordinárias e Extraordinárias: Artigo 23 — A Comissão de Ética Médica se reunirá ordinariamente bimestralmente, e, extraordinariamente, quantas vezes necessárias para o bom andamento dos trabalhos. Parágrafo único — O calendário de reuniões deverá ser afixado em local de acesso aos médicos do corpo clínico. Artigo 24 — Os atos administrativos da Comissão de Ética Médica terão caráter sigiloso, exceto quando se tratar de atividade didático-pedagógica no âmbito da instituição de saúde. Artigo 25 — As deliberações da Comissão de Ética Médica dar-se-ão por maioria simples, sendo prerrogativa do presidente o voto qualificado em caso de empate. Seção II, Da Apuração Interna: Artigo 26 — A apuração interna será instaurada mediante: a) Denúncia por escrito, devidamente identificada e, se possível, fundamentada; b) *Ex officio*, por intermédio de despacho do presidente da Comissão de Ética Médica. Parágrafo único — Instaurada a apuração, o presidente da Comissão de Ética Médica deverá informar imediatamente ao respectivo Conselho Regional de Medicina para protocolo e acompanhamento dos trabalhos. Artigo 27 — As apurações internas deverão ser realizadas pelo membro da Comissão designado, sem excesso de formalismo, tendo por objetivo a apuração dos fatos no local em que ocorreram. Artigo 28 — Instaurada a apuração interna, os envolvidos serão informados dos fatos e, se for o caso, convocados mediante ofício para prestar esclarecimentos em audiência ou por escrito, no prazo de 15 dias contados da juntada aos autos do comprovante de recebimento. Parágrafo único — A apuração interna no âmbito da Comissão de Ética Médica, por se tratar de procedimento sumário de esclarecimento, não está sujeita às regras do contraditório e da ampla defesa. Artigo 29 — A apuração interna deverá ter a forma de autos judiciais, com as folhas devidamente numeradas e rubricadas, ordenadas cronologicamente. Parágrafo único — O acesso aos autos é permitido apenas às partes, aos membros da Comissão de Ética Médica e ao Conselho Regional de Medicina. Artigo 30 — Encerrada a apuração dos fatos, será lavrado termo de encerramento dos trabalhos e serão encaminhados os autos ao presidente da Comissão de Ética Médica, que poderá sugerir o seu arquivamento ou encaminhá-los ao Conselho Regional de Medicina. Parágrafo único — O presidente da Comissão de Ética Médica poderá colocar os autos para apreciação dos demais membros que, em votação simples, poderão deliberar pela realização de novos atos instrutórios. Artigo 31 — Todos os documentos obtidos e relacionados com os fatos, quais sejam, cópias dos prontuários, das fichas clínicas, das ordens de serviço e outros que possam ser úteis ao deslinde dos fatos, deverão ser encartados aos autos de apuração, quando do seu envio ao respectivo Conselho Regional de Medicina. Artigo 32 — Se houver denúncia envolvendo algum membro da Comissão de Ética Médica, este deverá abster-se de atuar na apuração dos fatos denunciados, devendo o presidente da comissão remeter os autos diretamente ao Conselho Regional de Medicina para as providências cabíveis. Artigo 33 — A Comissão de Ética Médica não poderá emitir nenhum juízo de valor a respeito dos fatos que apurar. § 1º — O Conselho Regional de Medicina não está subordinado a nenhum ato da Comissão de Ética Médica, podendo refazê-los, reformá-los ou anulá-los se necessário à apuração dos fatos, nos termos da Lei. § 2º — A atuação da Comissão de Ética Médica é de extrema valia à apuração das infrações éticas, não significando, entretanto, qualquer derrogação, sub-rogação ou delegação das funções legais dos Conselhos Regionais de Medicina.

Capítulo VI, Das Disposições Finais: Artigo 34 — Os médicos envolvidos nos fatos a serem apurados, convocados nas apurações internas que deliberadamente se recusarem a prestar esclarecimentos à Comissão de Ética Médica, ficarão sujeitos a procedimento administrativo no âmbito do respectivo Conselho Regional de Medicina, conforme preconiza o artigo 17 do Código de Ética Médica. Artigo 35 — As normas referentes às eleições e mandatos das Comissões de Ética Médica somente produzirão seus efeitos a partir das próximas eleições, na forma do artigo 7º desta Resolução. Parágrafo único — As demais regras entram em vigor em caráter imediato, principalmente no que se refere à tramitação das apurações internas. Artigo 36 — Os Conselhos Regionais de Medicina deverão fornecer todo o apoio necessário às Comissões de Ética Médica, tanto estimulando a participação do corpo clínico no processo eleitoral, quanto no respaldo à sua autonomia perante a instituição de saúde a qual se encontra vinculada. Artigo 37 — O presidente da Comissão de Ética Médica deverá fornecer ao Conselho Regional de Medicina relatório sobre as atividades realizadas, a cada 6 (seis) meses ou quando solicitado. Artigo 38 — Os casos omissos serão decididos pelo respectivo Conselho Regional de Medicina. Artigo 39 — A presente Resolução entra em vigor na data de sua publicação, revogando-se as disposições em contrário, em especial a Resolução CFM nº 1.657 de 11 de dezembro de 2002. (Brasília-DF, 30 de setembro de 2016. Carlos Vital Tavares Corrêa Lima — Presidente; Henrique Batista e Silva — Secretário-Geral.)"

Quanto à efetivação da proposta de fiscalização, o Conselho Federal de Medicina, por meio da Resolução CFM nº 2.056/2013, a qual disciplina os departamentos de Fiscalização nos Conselhos Regionais de Medicina, estabelece critérios para a autorização de funcionamento dos serviços médicos de quaisquer naturezas, bem como estabelece critérios mínimos para seu funcionamento, vedando o funcionamento daqueles que não estejam de acordo com os mesmos. Trata também dos roteiros de anamnese a serem adotados em todo o Brasil, inclusive nos estabelecimentos de ensino médico, bem como os roteiros para perícias médicas e a organização do prontuário de pacientes assistidos em ambientes de trabalho dos médicos.

*IV — Recusar-se a exercer sua profissão em instituição pública ou privada onde as condições de trabalho não sejam dignas ou possam prejudicar a própria saúde ou a do paciente, bem como a dos demais profissionais. Nesse caso, comunicará com justificativa e maior brevidade sua decisão ao diretor técnico, ao Conselho Regional de Medicina de sua jurisdição e à Comissão de Ética da instituição, quando houver.*

É assegurado ao médico, de forma isolada ou organizada, não aceitar exercer suas atividades em uma instituição de saúde que não apresente as mínimas condições de trabalho ou que possa contribuir para prejudicar seu paciente.

Todos sabem que trabalhar em condições razoáveis é uma exigência para os necessários meios de exercício profissional na atividade médica. Não é segredo afirmar que o exercício da profissão médica, quando privado minimamente de aparelhagem e instalações adequadas, pode levar a resultados indesejados.

Também é justo dizer que as reivindicações não devem ser apenas no sentido de corrigir o aviltamento salarial, mas, ainda, com vistas à melhoria do atendimento médico em graus compatíveis com a dignidade humana, à conquista de meios materiais para uma assistência mais efetiva e à absorção de um maior número de profissionais na saúde. Não se diga também que estão sendo usadas vítimas indefesas ou transformados os pacientes em reféns. Eles estão hoje muito conscientes sobre movimentos dessa ordem, a ponto de não apenas entenderem o processo da luta por melhoria de condições de trabalho e assistência, mas, também, de apoiar e incentivar, mesmo com o seu sacrifício. Eles sabem que se não for pelo caminho da pressão social, continuarão sendo assistidos de forma precária nos ambulatórios e hospitais por falta de condições materiais, pelo número irrisório de trabalhadores da saúde e por uma burocracia insensível e emperrada.

*V — Suspender suas atividades, individual ou coletivamente, quando a instituição pública ou privada para a qual trabalhe não oferecer condições adequadas para o exercício profissional ou não o remunerar digna e justamente, ressalvadas as situações de urgência e emergência, devendo comunicar imediatamente sua decisão ao Conselho Regional de Medicina.*

Não há como deixar de entender que toda paralisação do atendimento médico em instituições de saúde traz prejuízos indiscutíveis e vitais ao interesse da população e, também, não deixa de trazer certos constrangimentos para quem suspende essas atividades. No entanto, todos passaram a ver que, em certos momentos, essa paralisação é o único meio para alcançarem melhores condições de trabalho, conquistarem mais recursos materiais e, por que não dizer, melhores salários, utilizado como *ultima ratio* e desde que respeitadas as necessidades inadiáveis e essenciais da comunidade. Não há mais como admitir o velho e batido refrão de que servir à população está acima do direito da paralisação do trabalho, como se os paredistas não fossem pessoas iguais às outras, omitidas e aviltadas, nas suas necessidades e nas suas aspirações.

Assim, qualquer movimento médico de paralisação, para constituir-se em um ato ético e politicamente justificado, tem de ser um embate contra uma força resistente, representar a última alternativa de autodefesa socialmente justa, ter esgotado todas as tentativas de negociação e, com muita sensibilidade, manifestar o respeito às atividades exercidas nos setores considerados essenciais.

Hoje, mesmo entre os mais intransigentes, não há como censurar o médico que participa dos movimentos organizados de sua categoria ou das lutas coletivas, em favor da conquista de melhorias de condições para o exercício profissional, de aquisição de recursos para o atendimento à saúde e da obtenção de remuneração condigna, como forma de proteção social. Assim, se o movimento se processa com todas as precauções para a paralisação, com os critérios honestos na seleção dos casos para que não se registre a omissão de socorro e com a certeza de tratar-se de uma forma de luta para melhoria do atendimento, em graus compatíveis com a dignidade humana, tem-se que aceitar a sua eticidade. Não cabe estabelecer distinção entre o que é justo e o que é legal. O justo e o legal são, nesse caso, uma só e mesma coisa. Dizer que a paralisação fere a ética no seu âmago é, no mínimo, uma forma elitista e distanciada de entender a realidade, e um meio de escamotear as verdadeiras razões.

Enfim, o médico tem o direito de agir, isolada ou coletivamente, paralisando suas atividades profissionais por melhoria de condições de trabalho ou remuneração condigna, respeitando as situações de urgência ou emergência e comunicando ao seu Conselho Regional, desde que esse movimento seja consciente e responsável em relação aos seus critérios, à seleção de casos e aos motivos invocados.

O Conselho Federal de Medicina, por meio da Resolução CFM nº 1.451/95, não só estabeleceu as condições humanas, estruturais e materiais mínimas para um Pronto-Socorro, como definiu por *urgência* "a ocorrência imprevista de agravo à saúde com ou sem risco potencial de vida, cujo portador necessita de assistência médica imediata"; e *emergência* "a constatação médica de condições de agravo à saúde que impliquem risco iminente de vida ou sofrimento intenso, exigindo, portanto, tratamento médico imediato".

No que se refere à greve de médico residente, está dito no Parecer-Consulta CFM nº 20/2002: "Como médicos regularmente inscritos nos Conselhos de Medicina, os residentes se submetem às normas legais aplicáveis à sua profissão, devendo ser responsabilizados por eventuais danos que venham a causar por atos ou omissões ilícitas (...). Conclusões: 1º — Os movimentos médicos reivindicatórios de melhores condições de trabalho e remuneração, mesmo que promovidos por médicos-residentes, configuram-se como éticos desde que ressalvadas as situações caracterizadas nos artigos 24 e 35 do Código de Ética Médica; 2º — A paralisação, de acordo com o que preceitua o artigo 24 do Código de Ética Médica, deve ser imediatamente comunicada ao Conselho Regional de Medicina; 3º — As autoridades competentes serão informadas com 72 horas de antecedência, em virtude das adequações necessárias da instituição ou do sistema de saúde no sentido de minorar o impacto negativo deste período junto aos pacientes; 4º — A deflagração de movimento paredista por médicos-residentes que exercem o seu aprendizado em emergência, urgência, UTIs ou atividades afins deve obedecer ao recomendado nas normas e princípios éticos citados, e o número de médicos que irá manter essas atividades em funcionamento, em respeito ao art. 7º do Código de Ética Médica, deverá ser calculado levando-se em consideração o universo dos residentes, salvo quando todo o corpo médico, inclusive os do quadro permanente, estiver participando do movimento paredista, situação em que o percentual de 30% deverá ser calculado sobre a totalidade dos médicos em greve; 5º — O sistema de saúde e as instituições mantenedoras de programas de residências médicas devem manter retaguarda adequada e suficiente para suprir as deficiências impostas por essas situações."

A Resolução CFM nº 1.642/2002 estabelece que as empresas de seguro-saúde, de medicina de grupo, cooperativas de trabalho médico, empresas de autogestão ou outras que atuem sob a forma de prestação direta ou intermediação dos serviços médico-hospitalares devem seguir os seguintes princípios em seu relacionamento com os médicos e usuários: a) respeitar a autonomia do médico e do paciente em relação à escolha de métodos diagnósticos e terapêuticos; b) admitir a adoção de diretrizes ou protocolos médicos somente quando estes forem elaborados pelas sociedades brasileiras de especialidades, em conjunto com a Associação Médica Brasileira; c) praticar a justa e digna remuneração profissional pelo trabalho médico, submetendo a tabela de honorários à aprovação do CRM de sua jurisdição; d) efetuar o pagamento de honorários diretamente ao médico, sem retenção de nenhuma espécie; e) negociar com entidades representativas dos médicos o reajuste anual da remuneração até o mês de maio, impedindo que o honorário profissional sofra processo de redução ou depreciação; f) vedar a vinculação dos honorários médicos a quaisquer parâmetros de restrição de solicitação de exames complementares; g) respeitar o sigilo profissional, sendo vedado a essas empresas estabelecerem qualquer exigência que implique a revelação de diagnósticos e fatos de que o médico tenha conhecimento devido ao exercício profissional.

*VI — Internar e assistir seus pacientes em hospitais privados e públicos com caráter filantrópico ou não, ainda que não faça parte do seu corpo clínico, respeitadas as normas técnicas aprovadas pelo Conselho Regional de Medicina da pertinente jurisdição.*

A prerrogativa de internar e assistir seus pacientes em hospitais privados com ou sem caráter filantrópico, mesmo que o médico não faça parte do seu corpo clínico, e desde que acatadas as normas técnicas da instituição, é um direito que ele tem, não em seu privilégio, mas em favor do assistido. Isso está assegurado pela Resolução CFM nº 1.231/86 e fundamentado no Parecer-Consulta CFM nº 27/86, o qual inspirou a inserção deste dispositivo no Código de Ética Médica, e nos Pareceres-Consulta CFM nºs 16/89 e 15/90, que reforçam as justificativas de tal prerrogativa. Assim, este artigo é muito mais que um direito do médico: é um direito do paciente de internar-se onde quiser, escolher seu médico, independentemente de ele pertencer ou não ao corpo clínico daquele hospital.

A importância dessa discussão reside no fato de se ver consolidada, mais e mais, a garantia constitucional do livre exercício profissional e da necessidade que tem o médico de exercer suas atividades alicerçadas em uma estrutura que, em muitas ocasiões, só o hospital pode oferecer. E muito mais: o direito que tem cada um de escolher seu médico, faça ele ou não parte do quadro do hospital onde se está internado.

Sobre isso, lê-se um certo trecho do Parecer-Consulta CFM nº 27/86: "E é exatamente na essência deste relacionamento que vem se fortalecer e assegurar esse duplo direito: o direito do médico e do paciente de garantir que seja permitido o internamento em unidades hospitalares, mesmo sem fazer parte do seu corpo clínico, respeitadas as normas técnicas da instituição."

Hoje, em face da nova dimensão social da propriedade, mesmo privada, principalmente em atividades específicas e essenciais, ela está vinculada ao "direito do uso comum" por lhe pesar uma hipoteca social. Acima de tudo, ainda, o hospital existe, antes de mais nada, para servir aos pacientes e à comunidade, por necessidade pública e por interesse social. E não há como excluir o médico dessa atividade, pois ele é, queira ou não, o seu elemento mais destacado. Enfim, é um direito que nasce da própria necessidade.

É muito difícil hoje falar-se de direito exclusivo de posse, abstraído dos interesses de ordem pública e social. Não há como aceitar-se hodiernamente defesa de propriedade como instrumento exclusivo de satisfação e benefícios de quem o detém. Mas como forma de atender também o interesse coletivo, o bem-estar social e a paz pública. Há de chegar um tempo em que não existirá o direito privativo.

Este item VI dos Direitos dos Médicos do Código de Ética Médica, tão discutido, tão protestado pelos defensores do direito privado, não subverte o sentido da propriedade privada, não desmoraliza os critérios do Corpo Clínico, não privilegia o corporativismo médico, não fustiga os postulados éticos da profissão e muito menos humilha a quem quer que seja. Ao contrário. É a exaltação da garantia constitucional do livre exercício profissional, o respeito à necessidade que tem o médico de exercer suas atividades em locais próprios e específicos e o direito inalienável que tem o paciente de escolher seu médico, pertença ele ou não aos quadros da instituição de saúde. Com muito mais razão se existir na localidade apenas um hospital ou seja ele o único naquele tipo de atendimento.

---

*VII — Requerer desagravo público ao Conselho Regional de Medicina quando atingido no exercício de sua profissão.*

---

Este dispositivo não cuida de um simples privilégio corporativista, como pode parecer à primeira vista, mas de uma ênfase ao princípio constitucional tratado no inciso V, do artigo 5º, do Capítulo "Dos Direitos e Deveres Individuais e Coletivos", em que se lê que "é assegurado o direito de resposta ao agravo, além de indenização por dano material, moral ou à imagem". É, pois, um direito oriundo das garantias individuais, ou da conquista da cidadania, que tem o médico de requerer do Conselho de Medicina um desagravo público por ofensas ou denúncias infundadas e de caráter sensacionalista, capaz de atingi-lo no exercício regular de suas atividades profissionais. Essa ideia está bem fundamentada no Parecer-Consulta CFM nº 09/90, aprovado em sessão plenária de 6 de abril de 1990.

Acredito, no entanto, não ser necessário o Conselho Regional ir até a conclusão de um Processo Ético-Profissional para definir-se pela existência ou não do agravo contra o médico. Basta, parece-me, uma sindicância. O Processo Ético-Profissional, com a presença das partes, com a criação da comissão de instrução, nomeação de relator e revisor, além do rito burocrático e da lentidão natural desses inquéritos, não recomenda ser o melhor caminho. Se da sindicância não resultar nenhum indício de infração, deve-se conceder o desagravo. Caso contrário, deve-se aguardar a conclusão do competente processo disciplinar.

O pedido de desagravo público é direito privativo do médico e cabe a ele, por isso, providenciar o requerimento ao Conselho Regional de Medicina da jurisdição onde sofreu a ofensa. Essa manifestação tanto pode ser feita pelo Conselho através de uma "nota de desagravo", afirmando ter havido apuração e nada existir, quanto pela entrega de uma certidão do Conselho Regional, em que pronuncie ter existido apuração na forma da lei e não ser verídico o fato alegado. De posse desse documento, o médico pode fazer dele o uso que julgar melhor. Até mesmo o de não publicar, mantendo o documento para uma instância mais apropriada.

O Conselho Federal de Medicina, através de sua Resolução CFM nº 1.900/2009, determina normas de procedimento do desagravo público dos médicos inscritos nos Conselhos Regionais de Medicina nos seguintes termos: Artigo 1º — O médico inscrito no Conselho Regional de Medicina — CRM, quando ofendido comprovadamente em razão do exercício profissional, inclusive em cargo ou função privativa de médico, terá direito ao desagravo público promovido pelo Conselho Regional competente de ofício ou a seu pedido. Artigo 2º — A representação ou a proposta de desagravo apresentada ao Conselho Regional será distribuída a um Relator para proferir parecer. § 1º — O relator, convencendo-se da existência de prova ou indício de ofensa relacionada ao exercício da profissão, ou de cargo do CRM, providenciará os esclarecimentos necessários à elucidação do episódio, propondo ao Presidente do Conselho Regional que solicite informações da pessoa ou autoridade apontada como ofensora. § 2º — O relator poderá propor o arquivamento do pedido se a ofensa não estiver relacionada com o exercício profissional ou com as prerrogativas gerais do médico. § 3º — Recebidas ou não as informações e convencendo-se da procedência da ofensa, o relator emitirá parecer, a ser submetido à Plenária do Conselho Regional de Medicina. Artigo 3º — Recebido o parecer do Relator, o Presidente do Conselho Regional de Medicina o colocará em pauta na primeira sessão subsequente. § 1º — Caso seja acolhido o parecer do Relator pelo Conselho Regional, será designada a sessão de desagravo, com ampla divulgação. § 2º — Na sessão de desagravo, será lida pelo Presidente do Conselho Regional a nota a ser publicada na imprensa, encaminhada ao ofensor e às autoridades e registrada nos assentamentos do desagravado. § 3º — O desagravo público apurado de ofício como defesa dos direitos e prerrogativas da medicina não depende de concordância do ofendido nem pode por ele ser dispensado, devendo ser efetuado a exclusivo critério do Conselho. Artigo 4º — Na hipótese do § 2º do Artigo 2º, o ofendido poderá recorrer ao Conselho Federal de Medicina, demonstrando que esse dispositivo não se aplica ao caso concreto. § 1º — O recurso no Conselho Federal de Medicina será distribuído a um relator, que proferirá parecer pela manutenção do arquivamento ou pela aceitação do pedido. § 2º — O parecer proferido pelo relator será apreciado em sessão plenária, podendo ser designada para esse fim específico. § 3º — Uma vez reformada a decisão de arquivamento, os autos serão enviados para o

CRM para dar prosseguimento ao feito. Artigo 5º — Compete ao Conselho Federal de Medicina promover o desagravo público de Conselheiro Federal, quando ofendido no exercício das atribuições de seu cargo. Parágrafo único — O rito de apuração dos casos previstos no *caput* deste artigo deverá ser semelhante ao adotado pelos Conselhos Regionais de Medicina, exceto no que se refere a recurso.

*VIII — Decidir, em qualquer circunstância, levando em consideração sua experiência e capacidade profissional, o tempo a ser dedicado ao paciente, sem permitir que o acúmulo de encargos ou de consultas venha a prejudicar seu trabalho.*

O médico, na qualidade de prestador de serviços, tem o direito de dedicar o tempo que sua experiência recomenda para o desempenho de suas atividades profissionais, evitando com isso que o excesso de trabalho ou a pressa do atendimento possam prejudicar os interesses de quem ele assiste.

Uma questão muito discutida é a do número de consultas ambulatoriais que cada profissional deve dar em um período de quatro horas diárias, nas especialidades diversas do exercício médico. Mesmo que não exista uma padronização de atendimento, em face das múltiplas formas de atividade profissional, sente-se a necessidade de uma avaliação do número de consultas, a fim de evitar prejuízos, tanto para o paciente como para o serviço, cuja organização e estruturação depende desse critério.

O Conselho Federal de Medicina, através do Parecer-Consulta nº 30/90, admite que não deve ser da competência de nenhum órgão ou instituição a determinação do número de atendimentos médicos para qualquer carga horária ou qualquer especialidade, lembrando que o artigo 8º do Código de Ética Médica revogado dizia que "o médico não pode, em nenhuma circunstância ou sob nenhum pretexto, renunciar à sua liberdade profissional, nem permitir quaisquer restrições ou imposições que possam prejudicar a eficiência e a correção do seu trabalho".

A Resolução CFM nº 1.958/2010 assim estabelece: Artigo 1º — Definir que a consulta médica compreende a anamnese, o exame físico e a elaboração de hipóteses ou conclusões diagnósticas, solicitação de exames complementares, quando necessários, e prescrição terapêutica como ato médico completo e que pode ser concluído ou não em um único momento. § 1º — Quando houver necessidade de exames complementares que não possam ser apreciados nesta mesma consulta, o ato terá continuidade para sua finalização, com tempo determinado a critério do médico, não gerando cobrança de honorário. § 2º — Mesmo dentro da hipótese prevista no parágrafo 1º, existe a possibilidade do atendimento de distinta doença no mesmo paciente, o que caracteriza novo ato profissional passível de cobrança de novos honorários médicos. Artigo 2º — No caso de alterações de sinais e/ou sintomas que venham a requerer nova anamnese, exame físico, hipóteses ou conclusão diagnóstica e prescrição terapêutica, o procedimento deverá ser considerado como nova consulta e dessa forma ser remunerado. Artigo 3º — Nas doenças que requeiram tratamentos prolongados com reavaliações e até modificações terapêuticas, as respectivas consultas poderão, a critério do médico assistente, ser cobradas. Artigo 4º — A identificação das hipóteses tipificadas nesta resolução cabe somente ao médico assistente, quando do atendimento. Artigo 5º — Instituições de assistência hospitalar ou ambulatorial, empresas que atuam na saúde suplementar e operadoras de planos de saúde não podem estabelecer prazos específicos que interfiram na autonomia do médico e na relação médico-paciente, nem estabelecer prazo de intervalo entre consultas.

Entendo que uma coisa é renunciar à liberdade profissional ou aceitar a imposição capaz de prejudicar o exercício médico; outra é equacionar e operacionalizar o atendimento, tendo em vista, principalmente, a demanda reprimida. Por isso, admito ser lícito e necessário que cada instituição de saúde, levando em conta a carga horária do médico, a demanda de seus serviços e o tipo de especialidade, possa estabelecer o número de pacientes a ser atendido no ambulatório, em cada jornada médica de trabalho, depois de discutir com seu corpo clínico todas essas variáveis. Assim, por exemplo, se o corpo clínico de um ambulatório de clínica médica, depois de uma certa experiência, modelar o atendimento médico ambulatorial de grande demanda em 14 pacientes por turno de quatro horas, permitindo 30 minutos para descanso, não enxergo nada de anormal, até porque a humanização do atendimento não está na cronometragem. Os médicos, em seus consultórios particulares, fazem consultas por hora marcada, baseados no tempo de atendimento médio de cada paciente.

Isso não quer dizer, é claro, que cada examinado tenha um tempo fixo de quinze minutos, pois deve-se considerar que o tempo de cada paciente é determinado pelas circunstâncias de cada caso: os de primeira ou de segunda consulta, os que vieram ao ambulatório pedir o atestado ou mostrar os exames, ou simplesmente pedir informações suplementares. Esse tempo pode não ser o ideal, porque o ideal será sempre o tempo necessário, a boa maneira de atender e os recursos precisos. Na prática, temos de admitir a própria realidade local e conciliar o atendimento dentro do que é justo e disponível: sem prejudicar os interesses do paciente e dentro das disponibilidades do serviço.

Se dissermos que dessa forma vamos também ter de determinar o tempo e o número das diálises, das transfusões de sangue ou das cirurgias, estamos fugindo da discussão. Uma coisa não tem nada a ver com a outra.

Por outro lado, não deve existir prazo formal de validade de uma consulta médica no sentido de não cobrar. Devem ser considerados os preceitos éticos e morais da relação com o paciente, conforme recomenda o Parecer-Consulta CFM nº 05/92, aprovado em 17 de janeiro de 1992. A não ser que o tempo decorrido entre uma consulta e outra exija novas abordagens propedêuticas e terapêuticas, diferentes das que motivaram a primeira consulta. Nesse caso, o médico pode cobrar pelo novo atendimento.

Nos casos de tratamentos prolongados, quando há necessidade de acompanhamento de doenças crônicas, cada ida ao médico para avaliação e controle pode ser considerada uma nova consulta. Se o paciente é atendido em uma Clínica de médicos associados e tem o retorno marcado para outro profissional de mesma especialidade, deve-se seguir a mesma regra antes sugerida.

### *IX — Recusar-se a realizar atos médicos que, embora permitidos por lei, sejam contrários aos ditames de sua consciência.*

Em tese, na relação contratual jurídica e na relação moral com o paciente, o médico tem por dever a obrigação de atendê-lo em suas necessidades, sempre em favor da vida e da saúde de seu assistido. Isso faz parte também dos direitos do paciente, entre os quais o de ser atendido com a atenção e diligência possíveis. Todavia, há casos excepcionais em que essa obrigação não é absoluta nem ilimitada, principalmente quando o ato a praticar ofende seus valores morais. A isso se chama de "escusa moral".

Este dispositivo abre uma perspectiva de discussão no sentido de que nem tudo que é legal é ético, e, também, de assegurar ao médico o direito de ficar com a sua consciência, mesmo quando existirem certas tolerâncias da lei. Há casos, como na pena de morte, ainda quando adotada legalmente, em que se o médico participar de uma execução, pelo que expressa o Código de Ética Médica, estaria cometendo uma infração. Portanto, para que ele venha a cometer um delito ético não é necessário que tenha feito um ato ilegal. Esse é um dos aspectos que justifica a existência dos Conselhos de Medicina como órgão de competência e jurisdição próprias, cuja finalidade é a de distinguir, entre outros, fatos dessa natureza.

Entre os chamados direitos do médico existe o de recusar a realização de atos profissionais contrários à sua consciência, mesmo que eles estejam autorizados ou consentidos pela nossa legislação. São atos médicos permitidos em determinadas ocasiões, porém sem o caráter obrigatório e imperativo.

O exemplo mais significativo dessa hipótese é o do aborto piedoso ou sentimental, no qual o Código Penal brasileiro, em seu artigo 128, item II, enfatiza não se punir o aborto praticado por médico "se a gravidez resulta de estupro e o aborto é precedido de consentimento da gestante ou, quando incapaz, de seu representante legal". Se essa prática é contrária aos princípios do médico, e não exista o iminente perigo de vida, ele pode transferir a outro colega esse atendimento. Outro exemplo é o aborto por gestação de feto anencefálico.

Assim, pelo que se percebe, essa faculdade de recusa que tem o médico só é defensável em determinadas circunstâncias nas quais não existam caráter obrigatório e imperativo, ou seja, em que o paciente possa ser atendido por outro profissional ou em outra oportunidade. Caso exista urgência ou emergência de atendimento, sofrimento ou outra causa que justifique a assistência imediata, cabe ao médico atender o paciente, independentemente de suas convicções pessoais, sob pena de responder ética e criminalmente por omissão de socorro. Desta forma, pode-se afirmar que esse direito não é absoluto, devendo existir sempre uma análise caso a caso, levando em conta principalmente situações em que esteja o profissional diante de um caso de urgência ou de emergência, e com tal ele não pode se omitir.

### *X — Estabelecer seus honorários de forma justa e digna.*

Toda e qualquer forma de trabalho lícito, material ou imaterial, pode ser recompensada mediante remuneração. No exercício regular da medicina não é diferente. Mesmo não existindo nenhum mecanismo especial com a finalidade de arbitrar honorários, na maioria das vezes tal arbitragem tem se verificado através de acordo entre as partes.

Por isso, é importante que os honorários sejam sempre cobrados de forma justa e digna para o médico, mas também para o paciente. Ou seja, dentro de um equilíbrio que não os torne nem extorsivos nem aviltantes.

Em tese, afirma-se que o honorário deve ser cobrado levando em conta as condições econômicas do paciente, as circunstâncias do atendimento, o ato praticado e o costume do local. Mesmo assim, nem sempre é fácil estabelecer com precisão o que seja aviltante e extorsivo.

Malgrado algum esforço, o Conselho Federal de Medicina nos deve, em termos de Resolução ou Parecer, um arrazoado que aponte determinados elementos que possam configurar o que seja preço vil ou extorsivo, principalmente na clínica privada do médico.

Os limites aproximados do valor máximo e do valor mínimo, pelo menos em termos mais objetivos, com certeza seriam de muita valia para o médico que exerce suas atividades privadas, levando em conta a complexidade do ato praticado e as condições econômicas de nossa população com suas diferentes realidades regionais.

A verdade é que sempre houve uma certa cobrança em estabelecer o que seja o preço vil, principalmente com a criação de tabelas. Mas nunca houve a preocupação de se traçar um perfil do que seja extorsivo em questão de cobrança de honorários, mesmo a partir de um plano teórico.

*XI — É direito do médico com deficiência ou com doença, nos limites de suas capacidades e da segurança dos pacientes, exercer a profissão sem ser discriminado.*

Como todos os pacientes, o médico tem o direito à privacidade, ao sigilo e ao respeito que toda pessoa merece, não se podendo privar dele suas atividades no convívio social e do trabalho, respeitadas, é claro, as condições que seu estado de saúde permite e o tipo de especialidade exercida.

Por outro lado, não se podem aceitar as recomendações do Centro de Controle de Doenças dos Estados Unidos (CDC), a partir de possibilidades remotas de transmissão do HIV, quando trata dos profissionais de saúde infectados. Em primeiro lugar, não há razões de ordem técnica ou moral para a realização sistemática e compulsória de sorologia anti-HIV em profissionais mais expostos, pois o risco de contaminação em alguns casos é quase nulo. Discute-se se existe ou não a necessidade da comunicação aos pacientes sobre a condição sorológica dos médicos infectados, que possam envolver-se nos chamados procedimentos invasivos (atos sujeitos a risco de contaminação por perfuração acidental percutânea do profissional, por meio de contato do seu sangue com tecidos do paciente). Entendo que sim: o médico deve dizer ao paciente que é portador do HIV. Também não se vê a necessidade do impedimento de profissionais infectados de trabalharem normalmente em tarefas compatíveis com as suas condições de saúde e com a modalidade de trabalho exercido, sem risco de contaminação.

No entanto, recomenda-se que o médico portador de sorologia positiva para o HIV, *sponte sua*, evite ou tome determinados cuidados em certos atos, principalmente nos procedimentos invasivos ou na manipulação de instrumental cortante ou perfurante capaz de passar sangue, acidentalmente, para o paciente, mesmo tendo em conta a probabilidade mínima de contaminação nesses casos. Não se considera errado o fato de a direção do corpo clínico discutir, caso a caso, a participação de cada profissional reconhecido como infectado, a partir do momento em que se evidenciam atitudes mais imprudentes por parte do médico em questão, pois deixar o problema sem nenhum controle também seria uma conduta irresponsável.

Em suma, o médico infectado por HIV ou pelo vírus da hepatite B (VHB), como qualquer outra pessoa, deverá ter sua privacidade respeitada, não existindo a necessidade de ele informar sobre sua situação. Todavia, em procedimentos invasivos, o médico que conhece seu estado sorológico positivo está obrigado eticamente a levar o fato ao conhecimento das equipes de suporte e orientação, como, também, é dever dele informar ao paciente sobre o possível risco de contaminação. Sendo o médico não infectado e o paciente reconhecido como portador de sorologia positiva, havendo acidente em procedimento invasivo ou acidente com instrumental cortante ou pontiagudo, o médico deve procurar aquelas equipes de orientação e submeter-se ao exame sorológico necessário.

Sobre este assunto o Conselho Federal emitiu a Recomendação CFM nº 7/2014.

# 3

# Responsabilidade Profissional

De um modo geral, pode-se dizer que responsabilidade é a obrigação de reparar prejuízo decorrente de uma ação de que se é culpado, direta ou indiretamente. E por responsabilidade profissional, no âmbito do exercício da medicina, um conjunto de deveres e de obrigações morais a que está sujeito o médico, e cujo não cumprimento o leva a sofrer as consequências impostas normativamente no seu Código de Ética. Além disso, a responsabilidade profissional está também subordinada à ordem jurídica, perante a qual o médico, como cidadão, pode responder às sanções ali previstas, porque ela é muito mais que uma responsabilidade moral. Ela é exigida pela razão, pelo respeito humano e pelos interesses de ordem pública.

Esta responsabilidade moral está gravada na consciência do médico pelo mais tradicional dos seus documentos, o *Juramento de Hipócrates*, e cobrada pelos membros da sociedade, que esperam do profissional o respeito à tradição que consagrou a medicina como um bem comum, desde tempos imemoriais.

Sabe-se que responsabilidade é ainda o conhecimento do que é justo e necessário, não só no sentido moral, mas também dentro de um sistema de obrigações e deveres, diante do que é lícito e devido. Ripert dizia muito tempo atrás não entender por lei moral qualquer vago ideal de justiça, mas essa lei bem precisa que rege as sociedades modernas e que é respeitada porque é imposta pela fé, a razão, a consciência, ou simplesmente seguida pelo hábito e pelo respeito à dignidade das outras pessoas (em *A Regra Moral nas Obrigações Civis*, São Paulo: Ed. Saraiva, 1937).

A responsabilidade moral tem seus fundamentos na obrigação natural e reside no terreno da consciência individual. O fundamento da responsabilidade jurídica está na alteração do equilíbrio social, por um prejuízo causado aos seus membros. E o fundamento da responsabilidade moral encontra-se na "lógica deôntica", vista como um complexo de deveres e obrigações no domínio do desempenho funcional. Esse foi o sistema adotado pelo Código de Ética dos Conselhos de Medicina do Brasil.

Assim, o termo "responsabilidade" pode ser empregado tanto no sentido moral como no sentido legal, visto que, em se tratando do exercício de uma profissão liberal, intrincam-se necessariamente os valores éticos e legais, pois as regras jurídicas não podem dissociar-se das regras de ordem moral. Em alguns momentos, é difícil distinguir-se uma da outra.

É impossível ter-se uma posição unilateral sobre esse assunto. As soluções mais radicais, ao invés de trazerem luz ao problema, têm criado novos empecilhos. Mesmo que as questões de Direito sejam mais sensíveis às formas categóricas e definidas da conduta humana, a tendência de muitos é aceitar as fórmulas mais genéricas que encontram abrigo nos chamados modelos abertos. É por isso que o Código de Ética Médica, mesmo com essa denominação, não se limitou apenas aos preceitos morais, mas envolveu-se com outros de natureza jurídica, de aspectos penais, civis e administrativos, em face da relação tão estreita e aos limites tão imprecisos entre a Lei e a Moral.

Antes prevalecia o conceito da ampla liberdade de agir, chegando-se ao exagero de admitir ser a medicina "um mandato ilimitado junto à cabeceira do doente, o qual só pode aproveitar essa condição". Exagerava-se ainda quando se afirmava ser o diploma do médico uma prova inconteste de competência e idoneidade e que a medicina não era uma ciência que tivesse a exatidão da matemática, variando em seus aspectos pessoais e circunstanciais.

É claro que, com o passar dos anos, os imperativos de ordem pública foram-se impondo pouco a pouco, até que surgiram as normas disciplinadoras do exercício profissional, como conquista da organização da sociedade. Foi-se vendo que a simples razão de o médico ter um diploma não o exime de seu estado de falibilidade. Por outro lado, o fato de se considerar o médico, algumas vezes, como infrator diante de um erro de conduta na profissão não quer dizer que sua reputação esteja sem garantias. Somente que seus atos podem ser submetidos a uma equânime apreciação, como são as ações de todos os outros cidadãos, qualquer que seja o seu estado ou a sua condição.

Hoje, o princípio da responsabilidade profissional é aceito por todos — médicos, juristas e a própria sociedade —, desde que na apreciação desses feitos fique caracterizada uma conduta atípica, irregular ou inadequada contra o paciente, durante ou em face do exercício médico. Espera-se que na avaliação dessa responsabilidade haja transparência no curso da apreciação e dê-se ao acusado o direito ao contraditório e à ampla defesa, e que não se venha macular o prestígio da medicina e dos médicos pelo fato de uma conduta indesculpável mais isolada. Aguarda-se, portanto, que na apuração da responsabilidade profissional do médico fique caracterizada a inobservância de regras técnicas e científicas ou atipia de conduta na sua atividade funcional. Em suma: constatar se na verdade o médico afastou-se dos seus inarredáveis *deveres de conduta* (de informação, de atualização, de vigilância e de abstenção de abuso).

Entendo que, se não houver entre nós um trabalho bem articulado, os médicos, em um futuro não muito distante, vão trabalhar pressionados por uma sociedade de inclinação litigiosa, voltada para a compensação, toda vez que os resultados não forem, pelo menos sob sua ótica, absolutamente perfeitos. Por outro lado, não é exagerado dizer que o médico deve-se aliar a uma política não apenas de prevenção de danos dos pacientes, mas uma forma de reparar suas perdas (ver Declaração de Rancho Mirage, adotada pela 42ª Assembleia Geral da AMM, Estados Unidos, em outubro de 1990, sobre "Controle de dano").

Quanto à *prevenção de danos*, qualquer que seja a proposta nesta direção, mesmo aquelas que trazem embutidos alguns interesses profissionais no "gerenciamento de risco" por empresas especializadas, o assunto deve ser analisado dentro de uma "política de prevenção de maus resultados". Assim, a primeira providência neste sentido é desarmar as pessoas de um certo preconceito de que todo resultado atípico e indesejado no exercício da medicina é da responsabilidade do médico, quando em algumas vezes ele é também vítima. Por isso, impõe-se centrar nossa compreensão na montagem de um desenho epidemiológico do mau resultado, objetivando apontar não apenas seu diagnóstico, mas também fomentar a promoção de uma política de condutas, meios e mecanismos que seja eficaz na correção destes desvios.

Como se vê na prática do exercício médico, muitos são os fatores de risco que levam ao mau resultado. Podemos classificá-los em *fatores não assistenciais* e *fatores assistenciais*.

Entre os fatores não assistenciais, vamos destacar:

1. *O sistema de saúde*. A primeira coisa que chama nossa atenção no exercício da medicina é o distorcido e desorganizado sistema de saúde pública. A chamada socialização da medicina, com a expansão dos serviços de saúde e a criação das instituições prestadoras da assistência médica, colocou entre o médico e o paciente certos conflitos, os quais quase sempre com complexas implicações de ordem ética e legal. Por outro lado, as políticas sociais e de saúde não se efetivaram como instrumento de redistribuição de renda e de atenuação das desigualdades sociais. Não se atende ao princípio da universalização e da equidade, e passam ao longe da discussão e da participação democrática dos setores organizados da sociedade. O modelo de desenvolvimento econômico e social imposto durante as quatro últimas décadas mostrou-se excessivamente concentrador, propiciando níveis de vida e de saúde que não correspondem às necessidades da população. Isto teve um reflexo muito negativo na organização e na estruturação dos serviços prestadores de assistência médica. E é neste ambiente de penúria e precariedades que o médico exerce suas atividades.

2. *A falta de compromisso político do médico*. Há motivos políticos e sociais que começam a reclamar dos médicos posições mais coerentes com a realidade em que se vive. Um modelo capaz de revelar o melhor papel que essa postura venha a desempenhar no complexo projeto de direitos e deveres, e que possa apontar, com justiça e conveniência, o caminho ideal na realização do ato médico e nas exigências do bem comum. Por isso ele não pode ficar indiferente, pois o exercício da medicina é um ato político em favor da saúde individual e coletiva e também na tentativa da busca da cidadania. O próprio Código de Ética do médico deve estar voltado para isso, se não que ética é esta que não enxerga tais necessidades, principalmente quando elas atingem os mais desfavorecidos e os mais necessitados, tantas vezes deserdados da sorte. Portanto, é dever do médico lutar organizadamente em favor das melhores condições de atendimento e não considerar a doença como um resultado da fatalidade. Não basta modificar a relação entre o homem e a natureza, mas, também, mudar as relações sociais.

3. *A não participação da sociedade*. Esta, por sua vez, também deve compreender que a questão da melhoria das condições de saúde e dos níveis de vida não deve concentrar-se apenas nas mãos dos médicos. É preciso que a sociedade se manifeste sempre que necessário, salientando o seu inconformismo e sua revolta com a disparidade reinante entre as condições de saúde da coletividade e as disponibilidades cada vez mais crescentes da ciência e da tecnologia. Deve entender ainda que a luta contra o mau resultado na assistência médica passa por propostas e encaminhamentos das políticas sociais públicas e que esse resultado tão indesejado não tem como causa única os erros dos médicos. Por isso, quando assistimos aos movimentos de organização e de mobilização de segmentos sociais contra o "erro médico", não podemos ficar contrários a isso, desde que tal encaminhamento tenha como proposta a prevenção de resultados indesejáveis e não o simples desejo de vingança patrocinado por parentes de vítimas de resultados atípicos. O ideal seria que esses grupos se aliassem aos médicos e a todos aqueles que se interessam pela luta em favor da boa assistência médica, pois aí se concentra certamente o embasamento

para uma política de prevenção de riscos de maus resultados.

4. *A não revisão do aparelho formador*. Nenhum analista desta questão deixa de apontar o nível do ensino médico brasileiro como um dos causadores da sofrível formação profissional pela maioria das escolas médicas e, consequentemente, fator preponderante na eclosão do mau resultado. Além das péssimas condições de ensino e de aprendizagem, dos baixos salários dos professores, da falta de uma estratégia para um perfil de médico que se precisa e da falta de recursos para a pesquisa e a extensão, não existe uma revisão sobre essa qualidade de ensino, mas tão somente as decisões açodadas e irresponsáveis de criação de novas escolas médicas. Além disso, as manobras astuciosas de sucateamento das escolas com o propósito de colocá-las no lote das privatizações inconsequentes, o que, no mínimo, sugere cumplicidade.

5. *A falta do ensino continuado*. Entre nós não é exagero afirmar que para se exercer a profissão médica não basta uma habilitação legal, representada pela posse de um diploma e seu registro nos Conselhos de Medicina. É necessária a continuada habilitação profissional constituída de um permanente aprendizado. A verdade é que não existe entre nós nenhuma norma ou nenhuma exigência obrigando o médico a se atualizar sempre. Também raríssima é a instituição pública ou privada que se dedica ou que apresenta um projeto dedicado ao ensino continuado, dando oportunidade de reciclagem médica ou estimulando o profissional na perspectiva de acompanhar razoavelmente os passos de sua ciência.

6. *A precária fiscalização do exercício profissional*. Embora os Conselhos de Medicina tenham como objetivos primeiros as tarefas pedagógicas e doutrinárias, não se pode omitir como papel significativo a fiscalização do exercício da medicina, como forma de ajustar o profissional aos ditames consagrados no seu Código de Ética, "cabendo-lhe zelar e trabalhar, por todos os meios ao seu alcance, pelo perfeito desempenho ético da medicina e pelo prestígio e bom conceito da profissão e dos que a exercem legalmente". Os Conselhos não podem ficar apenas nas intermináveis reuniões onde são discutidos assuntos de menor interesse ou de se destinar tão só à expedição de carteiras. Devem partir para uma ofensiva mais positiva, a exemplo de alguns Regionais que estão indo aos estabelecimentos de saúde conferir a qualidade da assistência.

No tocante aos *fatores assistenciais*, podemos apontar:

1. *O desgaste da relação médico-paciente*. Não é só pelo fato de se conter a demanda judicial por resultado adverso, mas todos sabem que uma boa relação entre o médico e seu paciente é uma forma de melhor entrosamento, de melhor percepção dos problemas do assistido e uma maneira de estimular o interesse e a dedicação profissional. Uma relação médico-paciente amistosa deixa o assistente e o assistido em condições de exercer tranquilamente seus papéis. Infelizmente, por fatos os mais variados, esta relação, embora não generalizada, vem-se transformando em uma tragédia, ou, no mínimo, em um encontro desconfortável. Lamentavelmente, a deterioração da relação médico-paciente se apresenta como o motivo mais forte do aumento de ações de responsabilidade profissional. Há de se encontrar um caminho para se reverter esta situação e fazer com que esta relação volte a ser a qualidade que colocou a medicina em um lugar de respeito e consideração.

2. *A falta de condições de trabalho*. Ninguém desconhece também que muitos destes maus resultados tenham como origem as péssimas e precárias condições de trabalho, em uma atenção à saúde cada vez mais decadente e anárquica como projeto, mesmo que tenhamos um número razoável de médicos em relação a nossa população. Os serviços públicos, com honrosas exceções, estão desmantelados por uma política dirigida pela própria estratégia de poder, como forma deliberada de desmoralizá-los e entregá-los à iniciativa privada, a exemplo do que se vem fazendo açodadamente como política de privatização. A verdade é que os profissionais de saúde sentem

em seu dia a dia cada vez mais dificuldades em exercer suas atividades, em face das indigentes condições de trabalho. Neste cenário perverso, é fácil entender o que vem acontecendo nos locais de trabalho médico, onde se multiplicam os danos e as vítimas, e onde o mais fácil é culpar os médicos como primeiros responsáveis.

3. *O abuso de poder*. É necessário, também, saber se o profissional atuou com a cautela devida e, portanto, descaracterizada de precipitação, de inoportunismo ou de insensatez. Uma das formas mais comuns de desvio de poder é a prática médica realizada por profissionais que não estão capacitados para realizar determinada especialidade médica. Outra forma condenável, e por isso agravante, em uma avaliação por suposto erro é o procedimento desnecessário.

4. *A falsa garantia de resultado*. Mesmo que deva ser otimista quando da participação junto ao doente, o médico não deve garantir certos resultados, principalmente se esse procedimento é complexo e de risco, como por exemplo na cirurgia estritamente estética. O que se recomenda é o uso adequado dos meios e condutas que venham a favorecer o paciente e uma palavra de estímulo que não signifique promessa, pois em determinados instantes esta garantia de resultado sempre favorável significa uma violação ao dever de informar devida e corretamente.

5. *A falta do consentimento livre e esclarecido*. Com o avanço cada dia mais eloquente dos direitos humanos, o ato médico, em regra, só alcança sua verdadeira dimensão e o seu incontrastável destino quando se tem o consentimento do paciente ou de seus responsáveis legais. Assim, *grosso modo*, todo procedimento profissional necessita de uma autorização prévia. Além disso, exige-se não só o consentimento puro e simples, mas o *consentimento livre e esclarecido*. Entende-se como tal, o consentimento obtido de um indivíduo capaz civilmente e apto para entender e considerar razoavelmente uma proposta ou uma conduta, isenta de coação, influência ou indução. Não pode ser obtido através de uma simples assinatura ou de uma leitura apressada em textos minúsculos de formulários a caminho das salas de operação. Mas por meio de linguagem acessível ao seu nível de convencimento e compreensão (*princípio da informação adequada*). Mesmo que seja um instrumento de defesa em uma alegação de erro, o consentimento livre e esclarecido tem como sentido maior a dignificação da pessoa. O consentimento não é um ato irretratável e permanente (*princípios da revogabilidade e da temporalidade*). Por outro lado deve ficar bem claro que o fato de se ter um consentimento livre e esclarecido, isto, por si só, não isenta o médico quando da existência de outras faltas no cumprimento dos seus deveres de conduta.

6. *O preenchimento inadequado de prontuários*. Um dos elementos mais valorizados quando da avaliação do erro médico é o prontuário do paciente. Neste documento devem estar de forma legível não apenas a anamnese, mas todo acervo documental padronizado, ordenado e conciso, referente ao registro dos cuidados médicos prestados e aos documentos anexos. Consta de exame clínico, suas fichas de ocorrências e de prescrição terapêutica, os relatórios de enfermagem, os relatórios da anestesia e da cirurgia, a ficha de registro de resultados de exames complementares e, até mesmo, cópias de atestados e solicitações de exames. Constitui o prontuário um verdadeiro dossiê que tanto serve para análise da evolução da doença, como para fins estatísticos que alimentam a memória do serviço e como defesa do profissional, caso ele venha a ser responsabilizado por algum resultado atípico e indesejado. Pelo visto, sua não existência ou seu incompleto preenchimento pode constituir-se em um fator negativo nos procedimentos de prova. Acreditamos que o prontuário é a melhor arma quando é necessária uma avaliação judicial.

7. *A precária documentação dos procedimentos*. Todo projeto de gerenciamento ou administração de risco de erro médico deve contar com a adequada orientação da documentação dos procedimentos realizados. Não é demasiado dizer que em nosso sistema processual é sempre muito importante a prova documental. Como as ações

judiciais são demasiadamente morosas, e como os demandantes têm um prazo até certo ponto longo para pleitear a ação, é importante que toda documentação referente à assistência contestada seja guardada, pelo menos por dez anos para as exigências do Conselho Federal de Medicina e de três anos a pretensão da reparação civil, conforme estabelece o novo Código Civil (artigo 206).

8. *O abandono de paciente*. A regra é que o médico não deve abandonar seu paciente, a não ser em situações muito especiais, apontadas no Código de Ética Médica, em que ele pode até renunciar ao tratamento, desde que isso seja levado ao conhecimento do seu assistido ou dos seus familiares, e que não haja prejuízo neste afastamento. Por outro lado, é muito natural que em uma relação profissional, não existindo mais a confiança do paciente, ou quando ele não atende às recomendações e à prescrição médicas, cheguem as partes a um acordo, em que o médico venha a ser dispensado de sua assistência.

Quanto à forma de *reparar o dano*, acredito que mais cedo ou mais tarde o instrumento viável e suscetível de assegurar a tranquilidade no exercício profissional, garantindo uma reparação mais imediata e menos confrontante com o paciente, será a *socialização do risco médico*, através do seguro de responsabilidade civil.

A medicina é a profissão que mais absorve os impactos das novas concepções sociais. Negar essa realidade, além de egoísmo, é colocar-se distante do presente. Esta é a única forma que dá ao demandado condições de responder pelo ônus do dano causado, quase sempre distante de suas reais possibilidades. Para o paciente, o sistema de seguro também significaria livrar-se de um processo penoso e confuso, a proteção contra a deficiência técnica, contra seus riscos e contra a eventual fatibilidade do profissional.

No entanto, esses seguros não podem nem devem, sob qualquer pretexto, ser feitos por empresas privadas. Devem, isto sim, realizar-se por uma instituição estatal ou pela própria classe médica, como, por exemplo, sob a responsabilidade da Associação Médica Brasileira ou pela Federação Nacional dos Médicos, como mutualizadoras ou concessionárias exclusivas do Estado.

Em todos os países onde o sistema securitário médico falhou, estavam as Empresas de Seguro nas mãos de grupos particulares, que não conhecem os limites do ter nem resistem à tentação de maior lucro. Em vez de possíveis saldos passarem às mãos gananciosas das empresas particulares, seriam utilizados em benefício da própria classe médica, com a instituição da assistência mutuária da previdência médica, do estímulo à pesquisa médico-científica, do aprimoramento profissional, de taxas módicas de seguro, entre outros.

Alguém poderia dizer que a socialização do risco médico seja a simples aceitação da existência dos danos causados a pacientes ou delegações de direitos inalienáveis. Argumentar-se-ia ainda que esta forma de seguro deixaria o médico indiferente a sua responsabilidade, pois teria naquelas instituições o instrumento legal da reparação. Ou uma cômoda maneira de transferir uma obrigação pessoal para a comunidade. E, finalmente, que estimularia processos contra médicos, afetaria a relação médico-paciente, elevaria os custos dos serviços médicos ou que forneceria uma falsa proteção ao profissional.

Em tese, tais argumentos não convencem. Primeiro, não se cogita da imunidade ética ou penal que venham a existir em cada caso. Depois, não se pode ocultar a existência do risco e, consequentemente, a tendência crescente de resultados danosos. É inadmissível que um médico venha a ser irresponsável em suas atividades simplesmente por existir uma apólice de seguro capaz de reparar materialmente determinado dano. Além da consciência do homem e do profissional, prevalece ainda a vaidade natural em querer acertar, sempre que possível. Este tipo de seguro leva o médico mais facilmente a agir em favor do paciente, aumentando-lhe seu rendimento e fazendo com que ele atenda melhor aos interesses da comunidade. Atira-se com mais coragem ao trabalho, aumentando sua produção, pois o que ele deseja é maior segurança para seus atos e uma garantia mais efetiva para a vida e a saúde de seus pacientes. A relação médico-paciente não pode ficar afetada pelo fato de o cliente saber que o médico tem um seguro. Mais: no futuro, com certeza, os pacientes vão perguntar se seus médicos têm ou não seguro e até considerar irresponsável aquele que exercer suas atividades sem a cobertura de tal instrumento. E, por fim, não há outra modalidade de reparação do dano que não seja pelo seguro ou a expensas do próprio médico.

Mesmo assim, não se diga que a socialização do risco médico não apresente inconvenientes. De saída, a criação de mais uma engrenagem burocrática de elevação de custos dos serviços médicos. Mesmo assim, não conhecemos, entre nós, nenhum sistema capaz de ao mesmo tempo reparar o dano do paciente e não colocar o médico na insolvência.

Vítima, agente e sociedade, assegura Hermes Rodrigues de Alcântara, "são beneficiados com a socialização do risco: o primeiro porque vê a sua indenização independer da situação financeira do seu prejudicador; o segundo porque não arca sozinho com o ônus da indenização de um dano, cuja participação pessoal, às vezes, é mínima; e a última porque não sofre o impacto do desequilíbrio patrimonial de qualquer de seus integrantes. O sistema funciona como na hidráulica se comportam os vasos comunicantes" (*in Responsabilidade Médica*, Rio: José Konfino Editor, 1971).

---

*É vedado ao médico:*

*Artigo 1º — Causar dano ao paciente, por ação ou omissão, caracterizável como imperícia, imprudência ou negligência.*

*Parágrafo único. A responsabilidade médica é sempre pessoal e não pode ser presumida.*

---

Este dispositivo trata especificamente do chamado "erro médico".

Conceitua-se, como tal, toda forma atípica e inadequada de conduta profissional, caracterizada por inobservância de regras técnicas, capaz de produzir danos à vida ou à saúde do paciente, e de ser caracterizada como *imperícia*, *imprudência* ou *negligência*.

Indaga-se se o médico responde por erro de diagnóstico ou se por erro de conduta. A maioria tem-se pronunciado, achando que o erro de diagnóstico não é culposo desde que não tenha sido provocado por manifesta negligência e que o médico tenha examinado seu paciente segundo as regras e técnicas atualizadas e disponíveis da ciência médica e da sua especialidade em particular. Já os erros de conduta podem ocorrer, mas convém que eles sejam analisados criteriosamente, pois há muita controvérsia sobre a validade e a eficiência de cada método e de cada conduta.

Sem a existência de um dano real e efetivo não se caracterizaria a responsabilidade médica, tal qual se entende pelo enunciado deste dispositivo.

Todavia, do ponto de vista ético-moral isso independe de um resultado danoso.

A determinação concreta do dano é indispensável em relação à configuração da culpa como instituto jurídico, tanto para estabelecer a extensão da pena como para liquidar o dano, porque nestes casos a culpa não se presume, ela deve ser provada.

Entendo que na apreciação da responsabilidade ética seja irrelevante a presença do dano, basta a exposição de perigo desnecessária.

Também é conveniente estabelecer, com prudência e isenção, a diferença entre erro médico e o acidente imprevisível e o mal incontrolável. No acidente imprevisível, o resultado lesivo é oriundo de caso fortuito ou força maior, durante o ato médico ou em face dele, porém incapaz de ser previsto e evitado, não só pelo autor, mas por outro qualquer, em seu lugar. É o *infelicita fati*. O mal incontrolável, por seu turno, é aquele proveniente de uma situação incontida e de curso inexorável, cuja consequência é decorrente de sua própria natureza e evolução, em que as condições atuais da ciência e a capacidade profissional ainda não oferecem solução. Assim, pode-se deduzir que nem todo *resultado adverso* é sinônimo de erro médico.

Indiscutível é que não se pode omitir o aumento constante do número de pacientes que pleiteiam contra os médicos, e os tribunais adotando medidas que parecem favorecer sempre os demandantes. Um dos fatores mais fortes dessa ocorrência é o da mudança na forma da relação entre o médico e o paciente. O laço fraternal e amigo que existia entre ele e seus familiares começa a transformar-se em uma relação trágica e quase impessoal.

O certo é que a medicina moderna sofreu um extraordinário e excitante progresso, e a sua prática nada mais é que uma sucessão de riscos. Esse é o preço que vem pagando o paciente pelo fantástico poder da ciência médica, como esse é o tributo que todas as comunidades beneficiadas pela tecnocracia hodierna estão pagando. São as vantagens do *risco criado*, do *risco benefício* ou do *risco proveito*. Em suma: o homem vive a era do risco.

Mesmo assim, ainda que seja necessário o risco, não se pode afastar de todo a responsabilidade frente à exposição imoderada desse risco ao paciente, levando-se em conta alguns aspectos: se é certo o benefício para o paciente, se essa intervenção é indiscutivelmente necessária ou apenas uma manobra especulativa, se o risco é considerado mais que mínimo, se não haveria outro momento ou outra forma de atuação e se tal conduta atenderia aos princípios da *beneficência*, da *autonomia* ou da *justiça*.

No campo da responsabilidade profissional, o erro médico tem sido motivo de muitas discussões e controvérsias, principalmente no que diz respeito às causas e motivações. Temos de admitir que o erro médico existe, que ele é palpável em certas ocasiões e que é um resultado que não interessa a ninguém: nem ao paciente, nem ao médico e nem à sociedade, e que todos eles têm de fazer alguma coisa para preveni-lo. E que esse erro alegado é muito menos do que se diz e muito mais do que desejamos todos.

Pode-se dizer que o resultado adverso é de *ordem pessoal* ou de *ordem estrutural*. É de ordem pessoal quando o ato lesivo deu-se por responsabilidade exclusiva do médico. Nesse particular, o erro pode ser por despreparo profissional, por irresponsabilidade individual ou por motivos ocasionais. Ninguém desconhece a falência do aparelho formador médico, transformado, com raras exceções, em fábricas de diplomas, carentes de recursos materiais, dependendo de uma estratégia curricular adaptada aos nossos dias e contando com professores quase sempre desmotivados e despreparados. Há, também, aqueles médicos considerados até preparados, mas irresponsáveis, sem princípios e destituídos de qualquer seriedade, sem a preocupação para disfarçar tanta insensatez. E, ainda, os erros motivados por circunstâncias episódicas, decorrentes das condições físicas e emocionais, que vão desde o cansaço de longas jornadas de trabalho até o desespero de seus conflitos existenciais. Por fim, o resultado adverso pode ser também motivado por causas estruturais ou funcionais, em que a profissão é exercida dentro de condições precárias e que favorecem efeitos danosos aos pacientes, tendo sempre em vista o descaso do poder público nas questões da saúde da população.

Segundo a doutrina aceita pela maioria, o erro médico pode ser resultante de três formas de conduta consideradas inadequadas no exercício profissional: *imperícia, imprudência* e *negligência.*

A *imperícia médica*, entendem muitos, é a falta de observação às normas técnicas, por despreparo prático ou por insuficiência de conhecimentos. Ou, ainda, a incapacidade ou a inabilitação para exercer a profissão. Outros não admitem que o médico habilitado, legal e profissionalmente, possa ser considerado imperito, estando ele autorizado a exercer a profissão, uma vez que o Estado lhe outorgou a competência desse mandato. De fato, o erro médico, de causa pessoal, é sempre por imprudência ou negligência, jamais por imperícia. Melhor: toda alegada imperícia é gerada pela negligência ou pela imprudência.

A verdade é que todos nós somos ignorantes e imperitos por sermos desprovidos de habilidades para alguma coisa. E nem por isso estamos cometendo imperícias, até porque conhecemos os limites de nossa capacidade e o tamanho da nossa ignorância. No entanto, há pessoas que também conhecem a fronteira dos seus conhecimentos e a medida do seu despreparo, e, mesmo assim, agem irresponsável e açodadamente em tarefas para as quais, conscientemente, sabem que não estão preparadas, e até são conscientes da previsibilidade do dano. Agir assim, produzindo danos, não é ser imperito, mas aquilo que é mais grave pelo seu caráter comissivo: imprudente.

Um cirurgião que, podendo fazer uma operação por um processo simples e rotineiro, emprega um meio mais difícil e desconhecido apenas para especular, resultando daí um dano ao paciente, não pode ser considerado imperito, mas imprudente. Um profissional de longa experiência em tantas outras situações não pode ser taxado de imperito em uma única e isolada conduta. Ele pode até ser considerado responsável por negligência ou imprudência. Um médico recém-formado, por exemplo, que assiste uma única vez um cirurgião a realizar um tipo de operação mais delicada, e sem a comprovada necessidade de intervenção e sem os recursos indispensáveis para realizá-la, e mesmo assim a ela procede, causando danos ao paciente, não há por que considerá-lo imperito, senão aquilo que é muito mais grave: imprudente, pela culpa comissiva. Se, por outro lado, um médico do interior, distante dos grandes centros, sem motivação de atualizar-se, emprega métodos ineficazes e tem a devida compreensão disso, resultando dano para o seu paciente, o máximo de que se pode acusá-lo é de negligência ou de imprudência.

Assim, frente a uma falta mais grosseira, devemos estar sempre na presença de uma imprudência ou de uma negligência, por mais que à primeira vista possa parecer tratar-se de um caso de imperícia. Jurídica e moralmente tal situação seria insustentável, não porque o diploma outorgue a alguém uma imunidade à imperícia. Simplesmente porque o conhecimento de sua incapacidade, a certeza de sua limitação e a consciência da previsibilidade de dano o fazem necessariamente um imprudente. Quanto maior o grau da previsibilidade do dano, maior o grau da culpa. Se não há nenhuma margem de previsibilidade, não se pode falar em culpa, a não ser dentro da teoria da responsabilidade sem culpa, princípio esse em que se acredita não existir relação no campo da avaliação da responsabilidade ética.

Seria improcedente, pois, considerar um médico responsável por maus resultados, atribuindo-lhe imperícia. Por outro lado, seria absurdo e temerário aceitar o princípio geral da não responsabilidade quando diante de manifesta imprudência ou negligência.

Não posso negar que há situações em que se chega quase a acreditar em um erro grave por imperícia. No entanto, basta uma avaliação mais criteriosa para se entender que estamos diante de uma imprudência ou de uma negligência. O segredo está em não se avaliar o fato pelos seus resultados, que, às vezes, de tão grosseiro, insinua a imperícia. Mas analisar as condições que precederam o ato, para se concluir se houve inação e passividade — que caracterizam a negligência —, ou se insensatez e intempestividade — que marcam a imprudência.

Sintetizando, entendo que todo médico é incapaz de realizar certos atos profissionais. Todos nós somos ignorantes de muitas coisas. Mas nem por isso estamos cometendo erros por aí. Só quem comete imperícias é o irresponsável, o imprudente. Desse modo, toda imperícia médica é forçosamente resultante de uma imprudência, pois em toda ela existe a previsibilidade do dano. E é essa previsibilidade que constitui o elemento mais essencial da *culpa*.

Punir a imperícia é como punir a ignorância.

Por *imprudência médica* registram-se os casos em que o profissional agiu sem a devida cautela, conduzindo seu ato pela inconsideração, leviandade, irreflexão e inoportunismo, tendo sempre seu caráter comissivo. A imprudência anda sempre com a negligência, como faces de uma mesma moeda: uma repousando sobre a outra. O cirurgião que, podendo realizar uma operação por um método convencional e conhecido, deixa essa técnica para improvisar, e com isso produz um dano ao paciente, comete imprudência. Considera-se também imprudência médica o dano produzido pela prática da cirurgia ambulatorial, dos procedimentos endoscópicos e de quaisquer atos invasivos fora do hospital, com utilização de anestesia geral, sedação ou anestesia locorregional com doses consideráveis, que não atendam às recomendações propostas na Resolução CFM nº 1.886/2008, que revoga a Resolução CFM nº 1.409/1994, e leva em consideração as condições da Unidade e os critérios de seleção do paciente e suas condições de alta.

Por *negligência médica*, entende-se a postura que permite o ato lesivo ao paciente, consignada pela indolência, inércia e passividade do profissional que o assiste. Pode-se configurar em várias situações, entre elas, as seguintes: o abandono do doente sem justa causa e sem acordo prévio; a omissão de tratamento necessário e imprescindível; a letra indecifrável no prontuário ou no receituário, capaz de criar condições que prejudiquem o paciente; o esquecimento de corpo estranho em cirurgias, quando isso constitui prova de descaso ou desatenção, e não uma consequência em face do tumulto e do desespero de uma operação; a negligência do médico pelo fato das coisas, quando por descuido deixa de certificar-se das condições dos seus instrumentais de trabalho, tendo em conta a teoria objetiva da guarda da coisa inanimada; deixar de comparecer a plantão em horário preestabelecido, salvo por motivo desculpável.

No tocante ao esquecimento de uma compressa na cavidade abdominal, após um ato cirúrgico complexo, difícil ou tumultuado, e quando isso representa um evento isolado na vida de um cirurgião, por si só, não pode, moral ou legalmente, constituir um fato punível.

Pode-se afirmar que, até certo ponto, esses fatos são imprevisíveis e árduos de serem evitados, ainda que se empregue a mais cuidadosa ou a mais irrepreensível das atenções. Muito mais quando se reconhece que essas cautelas não dependem apenas do cirurgião e da sua habilidade, mas, também, do conjunto das ações dos que participam direta ou indiretamente do ato operatório e, inclusive, do tipo de material e das condições disponíveis nessa forma de trabalho, *verbi gratia*, o aumentado tamanho das compressas ou o seu uso com fitas longas, a aversão à utilização de gazes, melhor iluminação, contagem do material utilizado pela enfermagem e a adequada capacitação dos auxiliares.

Esses casos, quando ocorrem, são sempre nas operações de grande risco ou em cirurgias de perspectivas inquietantes por sua complexidade ou pelas condições clínicas do próprio paciente. Muitas delas, entremeadas de graves e vultosas hemorragias, no pânico provocado ante o tropel medonho da morte iminente. Assim, não é nenhum absurdo que, esporadicamente, haja o esquecimento de uma compressa, mascarada e escondida no recôndito das cavidades alagadas pela torrente rubra do sangue.

Para se qualificar a presença de um corpo estranho em um pós-operatório como infração por negligência, ter-se-á de invocar os elementos da culpa: previsibilidade do dano, ato voluntário inicial, ausência de previsão e espontânea omissão ou displicência. Seja a culpa um vício da vontade, seja ela um defeito da inteligência, não se pode caracterizar nas ocorrências aludidas uma responsabilidade médica por negligência. No meu entendimento, na imprevisibilidade de tais circunstâncias, deixa de ser culposa para constituir-se em um acidente, equiparando-se, assim, ao risco cirúrgico ou ao acidente imprevisível.

Também já se inclui na responsabilidade do médico — quando por culpa profissional, principalmente por negligência — impedir o paciente da possibilidade de cura ou da probabilidade de sobrevivência. A isto se chama de *perda de uma chance*. Um exemplo típico é o diagnóstico médico tardio do câncer que venha privar o paciente de tratamento adequado.

Em tais ocasiões o que se pune é a perda de uma oportunidade que o paciente teria de alcançar a cura. Não se quer dizer que o médico seja responsável direto pela morte dele. Mas tão só pela perda de oportunidade de evitá-la, até porque muitos são os meios para tanto. Assim, a reparação deve ser da chance e não do dano.

Para tal avaliação é sempre necessário admitir se o paciente era portador de um mal curável ou tido como salvável. E não portador de doença incurável ou de curso irreversível.

Nem sempre é fácil se ter a certeza de que tal ou qual omissão ou ação foi capaz de privar alguém de uma chance de cura, isto porque uma chance é uma probabilidade futura de benefícios. Sendo assim, deve ficar bem configurado que havia probabilidade de certa vantagem através de uma medida capaz ou não de êxito. Nestes casos a perícia é muito importante no sentido de determinar qual era a expectativa de cura caso não houvesse a negligência profissional.

Um fato que não poderia ficar sem resposta: o ato médico é uma *obrigação de meios* ou *de resultado*?

Muitos admitem que o contrato de assistência médica é uma locação de serviços. Outros, que a forma correta é considerá-lo um contrato *sui generis,* em virtude da especificidade e da delicadeza mais singular entre o profissional e o seu paciente, como ensinam há tanto tempo.

Dentro do conteúdo das obrigações positivas, em que se exige do devedor um comportamento ativo de dar ou de fazer alguma coisa, são conhecidas duas modalidades de obrigações: a de *meios* e a de *resultado.*

Na primeira, existe o compromisso da utilização de todos os recursos disponíveis para se ter um resultado, sem, no entanto, a obrigação de alcançar esse êxito tão legítimo. Busca-se, é claro, um resultado, mas em não se cumprindo, e inexistindo a culpa do devedor, não há o que cobrar.

Na obrigação de resultado, a prestação do serviço tem um fim definido. Se não houver o resultado esperado, há inadimplência e o devedor assume o ônus por não satisfazer a obrigação que prometeu.

Assim entendendo, existe na responsabilidade contratual civil do médico uma obrigação de meios ou de diligências, em que o próprio empenho do profissional é o objeto do contrato, sem compromisso de resultado. Cabe-lhe, todavia, dedicar-se da melhor maneira e usar de todos os recursos necessários e disponíveis. Isso também não quer dizer que ele esteja imune à culpa. Enfim, essa é a ideia que tem prevalecido. Do contrário, seria conspirar contra a lógica dos fatos.

Hoje, mesmo em especialidades consideradas obrigadas a um resultado de maneira absoluta, como na cirurgia puramente estética, já se olha com reservas esse conceito tão radical de êxito sempre, pois o correto é decidir pelas circunstâncias de cada caso.

Jorge Mosset Iturraspe ensina que na obrigação de resultado o devedor assume o compromisso de alcançar um objetivo ou conseguir um efeito almejado. E, na obrigação de meios, o devedor não assegura a consecução do resultado esperado, mas se obriga a empregar os meios necessários e indicados para a proposta esperada, sendo o resultado secundário à obrigação e não integrante como objeto do contrato (em *Responsabilidad Civil del Médico,* Buenos Aires: Editora Astrea, 1979).

Assegura ainda o mesmo autor que, na obrigação de meios, o resultado que se promete na assistência médica não é a cura do paciente, mas a forma orientada para esse fim, desde que ele tenha empregado o melhor de sua capacidade e o que lhe é disponível.

Os irmãos Mazeaud, citados por Kfouri Neto, ensinam que o credor não tem que provar que o devedor é negligente. O devedor terá que provar apenas que agiu com prudência e zelo. O médico teria, portanto, que provar que agiu prudente e diligentemente (em *Responsabilidade Civil do Médico,* 5ª ed., São Paulo: Editora Revista dos Tribunais, 2004).

A obrigação de resultado, em que se exige do devedor ativo dar ou fazer alguma coisa, parece-me a cobrança contratual aos prestadores de serviços de coisas materiais, ao não cumprirem a promessa quantitativa ou qualitativa de uma empreitada. Isso, é claro, não poderia ocorrer na assistência médica. A não ser que irresponsavelmente alguém prometesse tanto.

Mesmo assim, qualquer que seja a forma de obrigação — de meios ou de resultado —, diante do dano, o que se vai apurar é a responsabilidade, levando em conta principalmente o grau da culpa, o nexo de causalidade e a dimensão do prejuízo, ainda mais diante das ações de indenizações por perdas e danos. Assim também pensa Kfouri Neto, inclusive admitindo que a obrigação de meios ou de resultado, na sua forma original, é um conceito que se encontra em fase terminal (*in culpa médica e ônus da prova*, S. Paulo: Editora Revista dos Tribunais, 2002, págs. 238/9).

No ato médico, a discutida questão entre a culpa contratual e a culpa aquiliana, e, em consequência, a existência de uma obrigação de meio ou de uma obrigação de resultado, acredito ser apenas um detalhe. Na prática, o que vai prevalecer mesmo é a relação entre a culpa e o dano, pois até mesmo a exigência do *onus probandi* hoje já tem remédio para a inversão da prova, qualquer que seja a modalidade de contrato.

Entretanto, em face de outra forma de entendimento, alguns defendem a teoria de que o dano produzido em anestesia, por exemplo, tenha configuração mais grave, por entenderem existir entre esse especialista e o seu paciente uma obrigação de resultado. A prevalecer tal ideia, diante de um mau resultado, quaisquer que sejam suas causas, a vítima tem o direito de fazer-se indenizar sempre.

Nesse aspecto, com todo respeito, discordo frontalmente, pois difíceis e delicados são os momentos enfrentados por esses especialistas, notadamente nos serviços de urgência e emergência, quando tudo é paradoxal e inconcebível, dadas as condições excepcionais e precárias, e diante da essência dolorosamente dramática da iminência de morte. Exigir-se deles uma obrigação de resultado é, no mínimo, desconhecer os princípios mais elementares dessa especialidade.

A obrigação do anestesiologista é de meio porque o objeto do seu contrato é a própria assistência ao seu paciente, quando se compromete a empregar todos os recursos ao seu alcance, sem no entanto poder garantir sempre um sucesso. Só pode ser considerado culpado se ele procedeu sem os devidos cuidados, agindo com insensatez, descaso, impulsividade ou falta de observância às regras técnicas. Não poderá ser culpado se chegar à conclusão de que todo empenho foi inútil em face da inexorabilidade do caso, quando o especialista agiu de acordo com a "lei da arte", ou seja, se os meios empregados eram de uso atual e sem contraindicações. Punir-se, em tais circunstâncias, alegando obstinadamente uma "obrigação de resultado", não seria apenas um absurdo. Seria uma injustiça.

Em síntese, o que tenho afirmado não é que o anestesiologista não cometa erros — sejam eles de diagnóstico, de terapêutica e de técnicas —, ou que ele não seja nunca negligente quando se afasta da sala ou imprudente quando desnecessariamente atua de forma simultânea em duas anestesias. Mas, tão só, que a anestesia, tal qual vem-se aplicando hodiernamente no conjunto das ações de saúde e em que pese a relevância que se dê à modalidade de obrigação, não pode constituir um contrato de resultado, mas de meios ou de diligência, embora em casos de manifesta negligência ou imprudência venha a ampliar-se sua responsabilidade quanto aos métodos usados ou à terapêutica escolhida (em *Flagrantes Médico-Legais III*, João Pessoa: Editora Universitária, 1994).

Finalmente, quando um Conselho julgar um profissional por alegado erro médico, toda sua avaliação deverá ser no sentido de determinar se ele cumpriu, naquele ato contestado, seus irrecusáveis *deveres de conduta*.

*Deveres de informação*. Fazem parte desses deveres todos os esclarecimentos necessários e devidos na relação médico-paciente que se consideram como incondicionais e obrigatórios, tais como: informação ao paciente sobre a necessidade de certas condutas ou intervenções ou sobre possíveis consequências, pois só assim é possível um *consentimento esclarecido*, obtido por meio de uma linguagem adequada e compreensível; informação aos familiares, principalmente quando eles são os responsáveis legais do paciente; informações claras e legíveis registradas nos prontuários; informações aos colegas que participam da mesma assistência ao doente.

*Deveres de atualização*. Para o pleno e ideal exercício da profissão médica não se exige apenas uma habilitação legal. Há também de se requerer deste facultativo um aprimoramento sempre continuado, adquirido através de conhecimentos recentes da profissão, no que se refere às técnicas dos exames e dos meios de tratamento, nas publicações especializadas, nos congressos, cursos de especialização ou estágios em centros e serviços hospitalares de referência (ver Declaração de Hamburgo, adotada pela 49ª Assembleia Geral da AMM, Alemanha, em novembro de 1997, sobre "Melhoria da qualidade continuada em cuidados de saúde"). Em suma, o que se quer saber é se naquele discutido ato profissional poderia admitir-se a imperícia. Se o profissional está credenciado minimamente para exercer suas atividades, ou se poderia ter evitado o dano, caso não lhe faltasse o que ordinariamente é conhecido em sua profissão e consagrado pela experiência médica. Esse conjunto de regras, chamado *lex artis*, deve ser aplicado a cada ato médico isoladamente, sem deixar de serem considerados a complexidade do caso, o recurso material disponível, a qualificação do médico e o local e as condições de trabalho.

*Deveres de vigilância*. Na avaliação de um ato médico, quanto a sua integridade e licitude, deve ele estar isento de qualquer tipo de omissão que venha a ser caracterizado por inércia, passividade ou descaso. Portanto, esse modelo de dever obriga o médico a ser diligente, agir com cuidado e atenção, procurando de toda forma evitar danos que venham a ser apontados como negligência ou incúria.

*Deveres de abstenção de abuso*. É necessário também saber se o profissional agiu com a cautela devida e, portanto, descaracterizada de precipitação, de inoportunismo ou de insensatez. Isso se explica porque a norma moral exige das pessoas o cumprimento de certos cuidados, cuja finalidade é evitar danos aos bens protegidos. Exceder-se em medidas arriscadas e desnecessárias é uma forma de desvio de poder ou de prática de abuso. No entanto, ninguém pode negar que a medicina seja uma sucessão de riscos e que esses riscos, muitas vezes, são necessários e inadiáveis, principalmente quando o ato mais ousado é o último e desesperado remédio. Essa é a teoria do *risco proveito*.

Dessa forma, é muito justo que, diante de um caso de resultado apontado como atípico ou indesejado, possa existir a prudência quando se considerar tal situação, pois nem todo *mau resultado* tem como responsável o médico, quando se sabe da complexidade de cada ato médico e das precárias condições em que muitos deles são exercidos (ver Recomendação de Marbella, adotada pela 44ª Assembleia Geral da AMM, Espanha, em setembro de 1992, sobre "Responsabilidade médica").

Por outro lado, o Conselho Federal de Medicina, por meio de seu Parecer-Consulta CFM nº 19/99, afirma que os peritos, quando chamados a opinar em alegados erros médicos, não devem pronunciar-se afirmativa ou negativamente sobre *negligência*, *imperícia* ou *imprudência*, cabendo tal competência ao Judiciário e aos Conselhos de Medicina. Todavia, devem eles, em seus laudos ou pareceres, analisar os resultados, de acordo com os padrões médico-legais voltados para cada pleito requerido, caracterizando o dano e avaliando suas consequências, satisfazendo aos interesses penais (quantidade e qualidade do dano: *1º – Se há ofensa à integridade corporal ou à saúde do paciente; 2º – Qual o instrumento ou meio que produziu a ofensa; 3º – Se resultou incapacidade para as ocupações habituais por mais de trinta dias; 4º – Se resultou perigo de vida; 5º – Se resultou debilidade permanente ou perda ou inutilização de membro, sentido ou função; 6º – Se resultou incapacidade permanente para o trabalho ou enfermidade incurável ou deformidade permanente*), aos interesses civis (avaliação e reparação do dano patrimonial e extrapatrimonial: *1º – Se há incapacidade temporária parcial ou total; 2º – Se há incapacidade permanente parcial ou total; 3º – Se há um* quantum dolores*; 4º – Se há dano estético; 5º – Se há prejuízo de afirmação pessoal; 6º – Se há prejuízo futuro; 7º – Se há dano anterior*) e aos interesses administrativos (deveres de conduta: *1º – Dever de informação; 2º – Dever de autoinformação; 3º – Dever de vigilância; 4º – Dever de abstenção de abuso*).

Finalmente, no que concerne às condições do atendimento médico, há de se considerar se a estrutura de atendimento não contribuiu como intercorrência ao *mau resultado* e se a prestadora de serviços (hospital, clínica ou plano de saúde) cumpriu com os seguintes deveres:

1 – *Dever do atendimento prometido*. Esse é o primeiro dos deveres de conduta das entidades prestadoras de serviços de saúde. Qualquer pessoa assistida por um serviço de saúde ou aderente de um plano de saúde tem o direito de ser atendida na medida das cláusulas convencionadas, seja no modo, na forma, local e qualidade previamente prometidos no contrato celebrado. O contrato não pode conter cláusulas que permitam rescisões unilaterais ou que de qualquer modo subtraia sua eficácia e validade, além das situações já previstas em lei; 2 – *Dever de informação*. Exige-se também que haja transparência das empresas nas informações da prestação de serviços. As entidades prestadoras de assistência médica, sejam elas cooperativas ou de planos de saúde, devem cumprir tudo que foi prometido na assinatura do contrato, de forma clara e objetiva. O maior dever de informação destas empresas se dá no instante da assinatura do contrato com o usuário, e por isso as cláusulas contratuais devem ser bem claras de forma a não deixar qualquer dúvida, principalmente sobre os períodos de carência, exclusão de doenças, conceito de patologias preexistentes e abrangência da assistência; 3 – *Dever de cuidados*. As entidades prestadoras de serviços médicos têm obrigação da supervisão do material e equipamentos, da qualidade do serviço prestado, da proteção física e moral dos pacientes internos e da escolha e da supervisão de pessoal, tendo em conta a obrigação da qualificação e do aprimoramento dos componentes do quadro de pessoal; 4 – *Dever de abstenção de abusos ou de desvio de poder*. Os contratos de adesão celebrados pelas entidades prestadoras da assistência médica devem ser sempre por escrito e não devem ultrapassar as bases do Código de Defesa e Proteção do Consumidor. Devem ser evitadas as cláusulas unilaterais, a propaganda enganosa e o induzimento desleal. No contrato de adesão diz o bom senso que toda cláusula de interpretação duvidosa deva ser sempre em favor do assistido ou do aderente. O pacto de limitação da responsabilidade, quando o assistido abre mão antecipadamente de alguns direitos, deve sempre respeitar o princípio da autonomia das vontades, naquilo que é lícito pelos costumes e não defeso em lei. Assim, por exemplo, a Lei nº 9.656, de 3 de junho de 1998, que trata dos planos e seguros privados de assistência médica, no seu artigo 12, II, a, proíbe o contrato que limita o prazo de internação. A empresa que explora plano ou seguro de saúde e aceita contribuições de associado sem submetê-lo a exame prévio não pode escusar-se ao pagamento de sua contraprestação, alegando omissão nas informações do segurado. Assim foi entendido no Recurso Especial nº 86.095-SP, Registro nº 96.0003009-0, relator Min. Ruy Rosado de Aguiar; 5 – *Dever de respeito à independência do profissional*. A empresa não pode restringir a independência técnica do profissional, notadamente se uma opção está embasada naquilo que recomenda a *lex artis*, como no que se refere à restrição de exames, de procedimentos e de medicamentos. O médico, desde que se abstenha de abuso, deve ter a liberdade de optar pelo que é melhor em benefício do seu paciente. Ultimamente criou-se um modelo chamado *medicina baseada em evidências* (medicina embasada em

resultados científicos disponíveis, procedentes de pesquisa e da investigação, e não do que possam dispor as teorias fisiopatológicas mesmo consagradas e a autoridade ou a experiência individual), cuja finalidade seria "nortear" as tomadas de decisões sobre os cuidados em saúde. É claro que esta proposta, sempre defendida pelas empresas médicas, tem o sentido de baratear custos através do controle terapêutico e propedêutico. É, com todas as letras, uma forma disfarçada de balizar a capacidade de decisão do médico e de "clicherar" o atendimento baseado em custos. Uma medicina comprometida com os interesses de mercado.

### *Artigo 2º — Delegar a outros profissionais atos ou atribuições exclusivos da profissão médica.*

Em princípio, pode-se dizer que o médico, em muitas de suas atividades, não pode nem deve atuar sozinho. Muitas vezes, essa colaboração do pessoal auxiliar é tão imprescindível que, sem ela, o ato médico seria difícil ou incompleto. Se o auxiliar exerce uma ação juntamente com o médico, ou sob sua supervisão, não se pode considerar uma falta disciplinar. No entanto, a partir do instante em que o médico lhe delega atos ou atribuições exclusivos da profissão médica, mesmo sob suas ordens ou instruções, mas cuja presença era indispensável, comete ele um ilícito ético de responsabilidade profissional e, se existir um dano ao paciente, pode ainda responder civil e penalmente, aplicando-se o "princípio da negligência do superior hierárquico".

Desse modo, por exemplo, considera-se infração ao presente dispositivo o médico permitir religiosos ou profissionais de outra categoria realizar a circuncisão, pois esta é um ato médico específico; a eletrochoqueterapia, ainda que condenada e criticada por tantos, é também um ato médico específico, e por isso não pode ser aplicada por um enfermeiro sem a supervisão e a presença do médico; o mesmo se diga quanto às atividades do optometrista, pois o estudo da refração ocular, a adaptação de lentes de contato, a retinoscopia, a ceratometria, a tonometria, a campimetria e a perimetria, entre tantos, são atos da responsabilidade do médico que os realiza ou supervisiona, não podendo ser delegados a outros profissionais; a indicação e a colocação de aparelho gessado é da competência exclusiva do médico, sendo permitidas a aplicação e a retirada por auxiliares, desde que o médico tenha a supervisão e a responsabilidade do ato.

Aqui, parece-me caber a discussão, mais uma vez, do que seja *ato médico*. De saída, deve-se entender que ele não é apenas aquilo que somente o médico pode realizar, mas, e também, o que é da competência de outros profissionais de mesma área, que podem e devem fazer em favor deste projeto, ou ainda o que pressupõe, pelo menos, a supervisão e a responsabilidade do médico.

Deve-se aceitar como ato médico todo esforço consciente e organizado, traduzido por técnicas, ações e recursos em favor da vida e da saúde do homem e da coletividade. Isso, justificado pela necessidade, cada vez maior, de sistematizar todas as disponibilidades em uma política de recursos humanos capaz de proteger mais amplamente a cada um e a todos. O ato médico pode ser *genérico* e *específico*.

O *ato médico genérico* é aquele realizado por um profissional de saúde que tenha como proposta de ação a saúde individual ou coletiva. Por exemplo, as atividades do fonoaudiólogo e do dentista não deixam de ser um ato médico *lato sensu*.

Já o *ato médico específico* define-se como a utilização de estratégias e recursos para prevenir a doença, recuperar e manter a saúde do ser humano ou da comunidade, inseridos nas normas técnicas dos conhecimentos adquiridos nos cursos regulares de medicina e aceitos pelos órgãos competentes, estando quem o executa, solicita ou supervisiona profissional e legalmente habilitado. Este é o ato médico *stricto sensu*.

Desse modo, o ato médico específico seria um conjunto de práticas e de ensinamentos exercido ou supervisionado de forma exclusiva pelos que estão legalmente habilitados ao exercício da profissão médica, aceito e recomendado pelas instituições responsáveis pela fiscalização da medicina e pelos aparelhos formadores. São, portanto, de prescrição, realização e avaliação próprias do médico. Isso não quer dizer que os outros profissionais de saúde não possam complementá-lo, sempre que se fizer necessário seu concurso, dentro das bases específicas de sua formação. É o caso do fisiatra que solicita complementação do tratamento do seu paciente ao fisioterapeuta. Em suma, o ato médico específico está delimitado por um núcleo conceitual que inclui a propedêutica e a terapêutica médicas, como atividades estritamente privativas do médico.

Há certos atos que continuam sendo da competência e do âmbito exclusivo do médico, como atestar o óbito, praticar anestesia geral e proceder a uma laparotomia. É também da competência exclusiva do médico auxiliar operações da competência da medicina, cometendo infração ética o médico que opera sem o auxílio do outro médico (Parecer-Consulta CFM nº 07/96). No entanto, há outros que permaneceram muito tempo em uma fronteira imprecisa entre duas atividades: psicologia e psiquiatria, fisiatria e fisioterapia, cirurgia facial e odontocirurgia, mas que hoje já têm seu universo definido. Por exemplo: é do entendimento geral que a Cirurgia e a Traumatologia Bucomaxilofacial "é especialidade odontológica que cuida do diagnóstico, tratamento cirúrgico e coadjuvantes das doenças, traumatismos, lesões e anomalias, congênitas e adquiridas, do aparelho mastigatório e anexos, e estruturas craniofaciais associadas, assim como da cirurgia estética do aparelho estomatognático". E, finalmente, outros atos que tradicionalmente eram da alçada do médico, mas, com o decorrer do tempo, foram transferidos para outros profissionais da saúde, com a criação de novos cursos, como a nutrição, a psicologia e a fonoaudiologia.

Deve-se ainda considerar como ato médico específico todo procedimento que, mesmo não sendo necessariamente realizado pelo médico, pressuponha de forma absoluta sua responsabilidade e sua supervisão. Citam-se como exemplos a adaptação de lentes de contato, a colocação do aparelho gessado e a leitura citológica. O mesmo se diga, até, sem nenhuma estranheza, da participação de atendentes, auxiliares de serviços gerais e agentes comunitários recrutados e identificados na própria comunidade, para atender as populações dispersas, através de atividades elementares e sob permanente orientação e supervisão médica, tais como imunização, coleta de dados, notificação de casos suspeitos, eliminação de vetores e ações de saneamento básico e melhoria do ambiente, tudo isso com recursos e tecnologias simplificadas.

Até mesmo a solicitação de exames complementares e a prescrição de medicamentos por enfermeiros, por exemplo, podem ser consideradas desde que a medicação esteja restrita a medicamentos estabelecidos em programas de saúde pública ou em rotina aprovada pela instituição de saúde. Assim orientam o Parecer-Consulta CFM nº 04/95 (É lícita aos enfermeiros a prescrição apenas de medicamentos estabelecidos em programas de saúde pública ou em rotina aprovada pela instituição de saúde) e a Lei nº 7.498, de 25 de junho de 1986, que dispõe sobre a regulamentação de Enfermagem no Brasil (Artigo 11 – O enfermeiro exerce todas as atribuições de Enfermagem, cabendo-lhe: (...); II – Como integrante da equipe de saúde (...); c) prescrição de medicamentos estabelecidos em programas de saúde pública e em rotina aprovada pela instituição de saúde); (...). Ou como adverte o Parecer-Consulta CFM nº 30/96 (Atos que visem ao diagnóstico, prognóstico ou terapêutica só podem ser praticados por médicos ou executados por outros profissionais quando prescritos e/ou supervisionados por médico).

Assim, não se deve deixar de considerar a existência de um conjunto de meios e procedimentos que possam ser conduzidos ou orientados pelos diversos profissionais de saúde, desde que estejam sob a orientação e controle do médico. Todavia, admitir que em face de uma específica formação, de características essenciais e exclusivas na formação do médico, determinados atos não se reproduzem aos demais segmentos da profissão de saúde. A estes, acredito, não lhes cabe diagnosticar, indicar tratamentos e dar alta. Sua função é a de executar os métodos e técnicas prescritas pelos que estão habilitados para tanto.

Fora de tais considerações pode-se entender como desvio de competência, constituindo-se em um fato a ser avaliado pelo Conselho Regional de determinada categoria de saúde em cuja jurisdição ocorreu o indevido procedimento.

Deve-se acatar que a prescrição de medicamento, o atestado e o pedido de exames complementares são atos exclusivos das profissões de saúde que elaboram o diagnóstico, como por exemplo a medicina, a psicologia e a odontologia. Às demais, acredito eu, não lhes cabe diagnosticar, supervisionar, dar alta e indicar tratamentos. Sua função é a de executar os métodos e técnicas prescritos pelos que estão habilitados para tanto.

O Conselho Federal de Medicina, todavia, através de seu Parecer-Consulta CFM nº 07/99, afirma textualmente que os médicos somente devem reconhecer atestados para afastamento de tratamento de saúde quando emitidos por profissionais médicos no gozo de seus direitos e que não devem aceitar tais documentos quando emitidos por psicólogos. O que eu não concordo, pois a Lei nº 4.119/62, regulamentada pelo Decreto nº 53.464/64 que regulamenta a Lei nº 4.119, de 27 de agosto de 1962, que dispõe sobre a profissão de psicólogo, estipula que o psicólogo tem competência para formular diagnósticos psicológicos e emitir pareceres sobre matéria relacionada a sua profissão. Entendendo-se que a saúde física e mental depende da contribuição de todos os profissionais de saúde e que também essa saúde não gira apenas em torno de doenças, não há por que discriminá-los.

O Conselho Federal de Medicina, ainda através do Parecer-Consulta CFM nº 29/97, enfatiza que os exames da vinculação genética da paternidade pelas técnicas do DNA são da exclusiva competência do médico. Mais uma vez discordo. Primeiro porque não existe na grade curricular mínima dos cursos médicos o ensino dessas técnicas. Depois porque mesmo que se discuta a questão em uma ou noutra disciplina médica, nenhuma coloca o médico na intimidade da prática de tais procedimentos. Por fim, não há nenhuma norma legal, como reconheceu o próprio Conselho, que verse sobre o assunto.

*Artigo 3º — Deixar de assumir responsabilidade sobre procedimento médico que indicou ou do qual participou, mesmo quando vários médicos tenham assistido o paciente.*

Qualquer que tenha sido a atuação do médico em favor da vida ou da saúde de um paciente, indicando ou participando, não pode ele eximir-se da responsabilidade naquilo que foi de sua competência, ainda que tenha havido a interação de outros colegas.

Este dispositivo tem o propósito de chamar a atenção do profissional, no sentido de que seu compromisso com uma tarefa cumprida ou a cumprir é intransferível e de sua inteira responsabilidade, mesmo que seja apenas simples e esporádica.

No entanto, no que se refere aos atestados médico e de óbito, a competência, acredito, deve ser do médico supervisor ou do que está à frente e orientando o tratamento do paciente, e não, por exemplo, do radiologista, do anatomopatologista ou do endoscopista que tenha participado da investigação diagnóstica do doente. Admito até que, nos casos em que o clínico indica uma terapêutica cirúrgica em favor do paciente e venha ele a falecer no trans ou no pós-operatório, motivado pelo mal de que é portador, a obrigação de atestar o óbito é de quem indicou. A não ser que tenha havido alguma interferência da operação ou da anestesia sobre a morte do paciente, o que, necessariamente, deve ser da avaliação dos institutos médico-legais.

Com alguma similitude, a responsabilidade do anestesiologista em atos cirúrgicos praticados pelos odontólogos está bem definida no Parecer-Consulta CFM nº 32/91, em que se estabelece que a responsabilidade pela execução, resultados e consequências é do dentista; o anestesiologista é responsável pela anestesia e pelas condições de conforto e segurança do paciente; em casos de óbito cabe ao anestesiologista, como médico da equipe, lavrar o atestado, em virtude de o cirurgião-dentista, em nossa legislação, não poder fornecê-lo; os casos controversos deverão ser levados à consideração médico-legal.

O Conselho Federal de Medicina, no seu Parecer-Consulta CFM nº 04/99, afirma que "a emissão de laudos radiológicos é da exclusiva competência do médico que executou o exame. Serviços centralizados de radiografias têm impedimentos legais e questionamentos éticos por limitarem-se à consideração do exame complementar sem qualquer contato com o doente".

O Conselho Federal de Medicina, em Parecer-Consulta CFM nº 02/2009, baseado na Resolução CFM nº 1.490/98, determina que a equipe cirúrgica deva ser composta exclusivamente por profissionais da saúde e enfatiza em sua ementa que o cirurgião titular é o responsável pela qualificação do seu auxiliar, sem necessidade de ser da mesma especialidade que a sua. A referida Resolução diz: Artigo 1º — A composição da equipe cirúrgica é da responsabilidade direta do cirurgião titular e deve ser composta exclusivamente por profissionais de saúde devidamente qualificados. Artigo 2º — É imprescindível que o cirurgião titular disponha de recursos humanos e técnicos mínimos satisfatórios para a segurança e eficácia do ato. Artigo 3º — É lícito o concurso de acadêmico de medicina na qualidade de auxiliar e de instrumentador cirúrgico em unidades devidamente credenciadas pelo seu aparelho formador e de profissional de enfermagem regularmente inscrito no Conselho de origem, na condição de instrumentador, podendo esse concurso ser estendido também aos estudantes de enfermagem. Artigo 4º — Deve ser observada a qualificação de um auxiliar médico, pelo cirurgião titular, visando ao eventual impedimento do titular durante o ato cirúrgico. Artigo 5º — O impedimento casual do titular não faz cessar sua responsabilidade pela escolha da equipe cirúrgica.

---

*Artigo 4º — Deixar de assumir a responsabilidade de qualquer ato profissional que tenha praticado ou indicado, ainda que solicitado ou consentido pelo paciente ou por seu representante legal.*

---

O médico não pode excluir sua responsabilidade em um ato profissional de que tenha participado ou indicado, ainda que o mesmo tenha sido solicitado ou consentido pelo paciente e seus familiares ou responsáveis. Suponho que esse enunciado é tão claro que dispensa maiores comentários e justificativas. Todavia, merece atenção discutir qual o sentido e o valor do *consentimento.*

Praticamente a questão do consentimento começou na pesquisa em seres humanos, recomendada em 1964 na Declaração de Helsinque, sendo depois ampliado para todos os atos médicos, seja no interesse terapêutico ou propedêutico (ver também a Declaração de Nüremberg, adotada pela 2ª Assembleia Geral da AMM, Alemanha, em setembro de 1946, sobre "O consentimento voluntário do paciente").

A compreensão que se tem sobre o consentimento do paciente ou de seus representantes legais é a de que ele representa uma delegação de poderes para aquilo que necessariamente deve ser feito. No entanto, deve ficar bem evidente que isso não isenta o médico da obrigação de esclarecer seu cliente do maior ou menor risco de um tratamento, mostrando as vantagens de uma intervenção ou diligência, mesmo que nos momentos mais cruciais certos esclarecimentos devam ser feitos aos seus parentes (*princípio de autonomia*). Esse princípio é o que assegura a cada um de nós ser o autor do seu próprio destino e escolher o caminho da nossa vida.

Em tese, a ausência de informações suficientes ao paciente ou a seus representantes legais, dos riscos ou resultados visando a uma expectativa de cura, pode caracterizar infração ética ou legal.

Todavia, a obrigação de informar não se estende aos riscos hipotéticos, ainda que o próprio ato médico possa predispor o desencadeamento de um mal e desde que todos os cuidados tenham sido no sentido de alcançar um bom resultado. Não se trata pois de informar as consequências remotas, porém aquelas que são possíveis e mais comuns naquela forma de assistência.

Entende-se por *consentimento livre e esclarecido* aquele obtido de um indivíduo capaz civilmente e apto para entender e considerar razoavelmente uma proposta ou uma conduta, isenta de coação, influência ou indução. É, portanto, condição indispensável da relação médico-paciente. O consentimento não deve ser obtido apenas pela assinatura ou a simples leitura apressada do conteúdo de um formulário. Mas por meio da informação em linguagem acessível ao seu nível de conhecimento e compreensão. O *consentimento presumido* é discutível.

Leva-se em conta o "padrão do paciente razoável" — que é a informação capaz de ser entendida e que satisfaça as perspectivas dos pacientes de mesmas condições socioeconômico-culturais. Desse modo, não há necessidade de que essas informações sejam tecnicamente detalhadas e minuciosas. Apenas que sejam corretas, honestas, compreensíveis e legitimamente aproximadas da verdade que se quer informar (*princípio da informação adequada*).

Sempre que houver mudanças significativas nos procedimentos terapêuticos ou propedêuticos, deve-se obter o *consentimento continuado* (*princípio da temporalidade*). Admite-se também que, em qualquer momento da relação profissional, o paciente tem o direito de não mais consentir uma determinada prática ou conduta, revogando assim a permissão (*princípio da revogabilidade*).

Se o paciente não pode falar por si ou se é incapaz de entender o ato que se pretende executar, estará o médico na obrigação de conseguir o consentimento dos seus responsáveis legais (*consentimento substituto*). Saber também o que é representante legal, pois nem toda espécie de parentesco qualifica o indivíduo como tal (ver Declaração de Ottawa, adotada pela 50ª Assembleia Geral da AMM, Canadá, em outubro de 1998, sobre "Os direitos de cuidados da saúde da criança").

Por outro lado, há situações em que, mesmo existindo a permissão tácita ou expressa, não se justifica a intervenção, nem tal consentimento tem valor, pois a norma jurídica pode impor-se a essa vontade e a autorização não outorgaria certas desobediências. A licitude de um ato médico não pode ficar apenas na dependência da vontade de uma pessoa. Nesses casos, quem legitima o ato médico não é apenas a sua permissão, mas também a sua indiscutível necessidade (*princípio da beneficência*).

A doutrina pátria tem admitido, de forma quase unânime, as operações cirúrgicas eletivas ou os atos propedêuticos armados, sem a devida autorização, como atentatórios à integridade física ou psíquica do paciente. Ressalvam-se as situações de iminente perigo de vida, já admitidas na legislação penal, em que o médico está autorizado a praticar a intervenção, mesmo que acarrete riscos ou constrangimentos, pois há um bem mais elevado que imperiosamente deve ser protegido: a vida do paciente.

Um julgado publicado na Revista dos Tribunais, vol. 231, da autoria de Ruy Rosado de Aguiar Júnior, sob o título "Responsabilidade civil do médico", assegura: "em se tratando de médico, age ele com culpa e está obrigado a ressarcir dano se, sem o consentimento espontâneo do cliente, submete-o a tratamento do qual lhe advêm sequelas danosas. Se o paciente é menor ou insano, esse consentimento terá de vir de seus pais ou responsáveis. E age, com culpa grave, quando submete o cliente a tratamento perigoso, sem antes certificar-se da imperiosidade do uso."

Outro fato que deve ser assinalado é o dos termos de responsabilidade assinados pelos pacientes nas chamadas "altas a pedido".

Só tem valor essa alta se ela não implica graves prejuízos à vida e à saúde do paciente e quando bem analisada pelo médico. E como tal não deixa de ser uma alta médica.

A alta hospitalar é um ato médico de tanta importância quanto os demais no conjunto da atividade desse profissional junto aos seus pacientes. Essa assistência compreende um período de tempo que vai desde a primeira consulta até a tomada de decisão de o paciente continuar seu tratamento em domicílio, ambulatório ou no próprio consultório de seu médico assistente.

O responsável pela alta médica hospitalar deve ser o médico assistente. Acredito que, mesmo estando o paciente provisoriamente aos cuidados de outro profissional especializado, como, por exemplo, de um intensivista, a alta final é daquele que começou o tratamento.

Deve-se levar em conta ainda que o paciente ou seus familiares têm o direito de solicitar transferência para outro hospital, cabendo ao médico assistente apenas avaliar suas condições e ponderar essa alta, aceitando-a ou advertindo a respeito de sua conveniência.

É consenso que, não estando o paciente em perigo de vida ou com risco de agravamento de seu estado quando de sua transferência ou alta, sendo ele maior de idade e tendo plena capacidade de autodeterminar-se, não há o que se opor. Depois de informações claras sobre os possíveis procedimentos em domicílio, é aconselhável registrar em prontuário tal ocorrência.

Nos casos de perigo de vida ou sério agravamento das condições do assistido, pode o médico usar os meios de convencimento para evitar essa alta. Tratando-se de menores de idade, deve o hospital notificar tal procedimento ao Conselho Tutelar e ao Juizado da Infância e Juventude que, por certo, tomarão uma decisão que venha atender da melhor forma aos interesses do menor.

Entendo que a chamada "alta a pedido" tecnicamente não existe, pois, quando o paciente contraria orientação médica, deixando o hospital, deve ser considerado esse gesto como "abandono do tratamento", assim devendo ser registrado no prontuário. Quando o médico aceita as ponderações do paciente ou de seus familiares e, após avaliação criteriosa, concede a alta, não há que negar tratar-se de uma "alta médica". Se a alta é permitida pelo médico, como tal dispensa-se o chamado "termo de responsabilidade".

Deve ficar bem claro que a finalidade do *consentimento livre e esclarecido* tem como proposta a proteção dos direitos de cidadania do paciente e não deve jamais ser utilizado como meio de suprimir a responsabilidade do médico ou do hospital. O Parecer-Consulta CFM nº 36/2018 diz que o Sumário de Alta Médica Hospitalar é documento obrigatório na composição do prontuário médico. A responsabilidade do preenchimento do prontuário pertence ao médico assistente sendo também corresponsabilidade do Chefe do Serviço correspondente, do Diretor Clínico e do Diretor Técnico, nesta ordem. Neste sentido, a realização do sumário de alta é de responsabilidade do médico assistente, respeitando a descrição de hierarquia prevista na Resolução CFM nº 1.638/2002.

Por outro lado, certos termos de responsabilidade exigidos no momento da internação por alguns hospitais, em que o paciente ou seus familiares atestam anuência aos riscos dos procedimentos que venham a ser realizados durante sua permanência no hospital, não têm nenhum valor ético ou legal. E, se tal documento foi exigido como condição imposta para o internamento, em uma hora tão grave e desesperada, até que se prove o contrário, isso é uma indisfarçável coação.

No que se refere ao consentimento livre e esclarecido, é necessário elucidar dois pontos: (1) ele não suprime nem ameniza a culpa médica por negligência ou imprudência; (2) o que verdadeiramente legitima o ato médico é a sua indiscutível, imediata e inadiável execução. Em suma: entender que, mesmo tendo o médico um termo de responsabilidade escrito, isto, por si só, não o exime de responsabilidade se houver comprovação da culpa e do dano em determinada alta.

A questão do consentimento livre e esclarecido *entre os médicos* é um fato que está bem equacionado no que diz respeito a nossas normas deontológicas, a partir do Código de Ética Médica e dos pertinentes Pareceres e Resoluções do Conselho Federal de Medicina. Todavia, não há uma regulamentação específica em nosso sistema jurídico. No que diz respeito à ordem jurídica, ele é visto como uma manifestação da vontade e da livre concordância entre as partes de uma relação, ou seja, a autonomia que têm as partes nas relações jurídico-privadas que caracterizam um contrato.

Para alguns, se não existir nexo causal entre o dano e a falta de obtenção do consentimento esclarecido, inexiste a responsabilidade. Entendem que a não advertência ao paciente sobre possíveis riscos em uma conduta médica só pode ser entendida como de relevante importância se ficar provado que a omissão de informações poderia ter evitado determinado dano.

Nessa mesma linha, alguns hospitais têm exigido dos familiares um termo de autorização para, em casos de morte do enfermo, realizarem a necropsia clínica. Esse documento só tem algum valor se ratificado posteriormente pelos parentes. Caso eles não mais permitam o exame, devem-se respeitar seus sentimentos. A verdade é que um documento dessa natureza, obtido na hora desesperada e difícil de um internamento, até que se prove o contrário, é uma forma indisfarçável de coação. Dificilmente se poderia dar algum valor moral ou jurídico a um documento desse quilate.

Deve-se registrar que o primeiro consentimento (*consentimento primário*) não suprime a necessidade de *consentimentos secundários*. Assim, por exemplo, um paciente que permita seu internamento em um hospital não está com isso autorizando o uso de qualquer meio de tratamento ou de exames.

Todavia, o pensamento do Conselho Federal, através do Parecer-Consulta CFM nº 24/97, é de que é lícito o médico ou a instituição hospitalar oferecer ao paciente no ato do internamento um *Termo de Responsabilidade* ou de *Consentimento Esclarecido*, sobre as consequências que poderão advir do ato médico e da administração de medicamentos que forem prescritos. E acrescenta: "O aludido documento cumpre a finalidade ético-jurídica e pode ser apreciado como prova da lisura do procedimento médico."

Discordo. O que torna o ato médico lícito é muito mais a sua indiscutível e imprescindível necessidade. Um termo unilateral de responsabilidade, assinado pelo paciente ou pelos seus familiares, "não tem a virtude de se excluir a responsabilidade do médico" e "não pode ser entendido como excludente de responsabilidade ou cláusula de não indenização", como bem está especificado no aludido Parecer.

No entanto, há registro em nossa jurisprudência de que médicos foram condenados em ações civis por não terem informado aos seus pacientes os riscos de uma conduta ou de uma intervenção médica, mesmo que não tenha se verificado nenhum dano. O paciente seria reparado não pelos danos físicos ou psíquicos, mas pela ofensa a sua autonomia quando omitidas as devidas informações. Por exemplo: deixar o médico de informar ao paciente sobre condutas a serem seguidas pelo próprio paciente. Assim ocorreu quando o Tribunal de Justiça de Minas Gerais condenou um hospital e um médico a indenizarem, solidariamente, uma paciente pelo fato de não ter sido informada sobre a possibilidade de poder engravidar após cirurgia de laqueadura de trompas, mesmo sem ter engravidado. O relator do processo no Tribunal deixou claro que a condenação "não decorreu de erro no procedimento cirúrgico adotado pelo médico quando da laqueadura das trompas da paciente, mas sim do fato de que o profissional não esclareceu a ela que haveria possibilidade de engravidar novamente, mesmo que minimamente, denotando a existência de falha no dever de informação associado à atividade do profissional" (TJMG, 11ª Câmara Cível, Número do processo: 1.0431.06.030997-5/001(1), Relator Afrânio Vilela).

### *Artigo 5º — Assumir responsabilidade por ato médico que não praticou, ou do qual não participou.*

Esta é uma situação, além de condenada pelo Código de Ética Médica, embaraçosa na vida de um profissional, a de chamar para si atos médicos não praticados ou nos quais ele, efetivamente, não teve nenhuma participação.

Tem sido essa infelizmente, conforme a imprensa tem notificado, a prática de alguns médicos e hospitais credenciados pelo Sistema Único de Saúde (SUS). E a resposta que alguns vêm dando, na intimidade ou nas declarações públicas, é que essa atitude constitui a única forma de sua sobrevivência, como profissionais e como empresas, em face da irrisória remuneração paga pela assistência médica à população. Não se sabe, portanto, o que é mais condenável: se o que finge que paga ou aquele que finge que trata. Desse modo, proliferam os pacientes ou os procedimentos "fantasmas" e, com mais insistência, a presença de certos profissionais como auxiliares de algumas cirurgias ou até mesmo como responsáveis, das quais eles não participaram, mas fazem parte do "pacto de camaradagem", de favores recíprocos, que se institucionalizou como "normal".

Com o advento da Lei nº 11.690, de 9 de junho de 2008, que altera o artigo 159 do Código de Processo Penal, fica estabelecido que "o exame de corpo de delito e outras perícias serão realizados por perito oficial, portador de diploma de curso superior. E que, "na falta de perito oficial, o exame será realizado por 2 (duas) pessoas idôneas, portadoras de diploma de curso superior, preferencialmente na área específica, dentre as que tiverem habilitação técnica relacionada com a natureza do exame" (§ 1º). Logo, a lei passa a admitir que as perícias possam ser feitas por um único perito oficial.

Mesmo que as perícias venham sendo feitas, na sua maioria, por um único perito, será que um laudo elaborado nestas condições tem o valor probante e inquestionável que se espera de uma prova?

Tão certo de que não basta um só perito é que no próprio artigo citado, em seu parágrafo 3º, faculta-se "ao Ministério Público, ao assistente de acusação, ao ofendido, ao querelante e ao acusado a formulação de quesitos e indicação de assistente técnico". Ou seja, que se traga mais alguém para fortalecer o contraditório.

Outro fato: "Tratando-se de perícia complexa que abranja mais de uma área de conhecimento especializado, poder-se-á designar a atuação de mais de um perito oficial, e a parte indicar mais de um assistente técnico (§ 7º), difícil é estabelecer o que é e o que não é complexo na área legispericial e quem vai determinar tal complexidade.

### *Artigo 6º — Atribuir seus insucessos a terceiros e a circunstâncias ocasionais, exceto nos casos em que isso possa ser devidamente comprovado.*

Muito mais comum do que parece é a infração ao presente dispositivo, quando o médico procura justificar certos resultados desfavoráveis a erros de terceiros, a fatos que nada têm de concreto e, às vezes, até aos seus próprios colegas que participaram do processo terapêutico ou propedêutico. Faltam-lhes, portanto, a humildade e a devida altivez para se justificarem perante a família ou o paciente, contando-lhes a verdade.

Há, também, aqueles que faltam com o apreço e a consideração aos seus pares, atribuindo-lhes diagnósticos e tratamentos errados ou incompletos, comprometendo-lhes a competência profissional, unicamente para demonstrar que são mais capazes ou possuidores de atualizados recursos. Isso não quer dizer que o médico esteja impedido de levar ao conhecimento das Comissões de Ética do Hospital ou aos Conselhos Regionais de Medicina certos atos de seus colegas que ele considere atentatórios aos postulados éticos da profissão.

O Parecer-Consulta CFM nº 03/92, que trata da responsabilidade ética do médico-residente por atos médicos realizados, transcrevendo trechos do parecer da Assessoria Jurídica do CREMESP, assim se reporta: "Com efeito, ao prestar atendimento ao paciente, assume a responsabilidade direta pelos atos decorrentes, não podendo em hipótese alguma atribuir o insucesso a terceiros. Tal entendimento acha-se embasado no Código de Ética Médica em vigor, em seus artigos 1º *usque* 6º, cuja leitura é recomendada. (...) Assim, em conclusão, entendemos que não há como isentar Residentes, Internos e Docentes da responsabilidade jurídica por eventuais danos, uma vez caracterizada a prática de ato ilícito."

Outro fato que vem comprometendo mais seriamente o exercício profissional da medicina é a solidariedade irrestrita, defendida por alguns como norma, tanto pelos médicos isoladamente como pelas entidades representativas da especialidades quando se pronunciam de forma incondicional, ainda sem existir nenhuma conclusão ou conhecimento de causa, ou tenderem à omissão e ao silêncio coniventes.

Mesmo que algumas entidades corporativas tenham como atividade principal a defesa dos interesses individuais e coletivos da classe, devem elas ter uma postura de serenidade e isenção frente a certos atos em que não cabe a decantada "solidariedade de classe".

*Artigo 7º — Deixar de atender em setores de urgência e emergência, quando for de sua obrigação fazê-lo, mesmo respaldado por decisão majoritária da categoria.*

O médico não pode, de forma alguma, deixar de atender pacientes em setores de urgência e emergência, quando estão em condições periclitantes, ainda que respaldado por um acordo de paralisação dos atendimentos, em face da decisão majoritária de sua categoria. Em suma, o médico não pode participar de paralisação nos serviços de urgência, sob qualquer hipótese. Esta é uma regra de cumprimento incondicional.

Fora dessas considerações, o médico, além de ferir gravemente os fundamentos do seu Código e os princípios éticos de sua profissão, comete infração à legislação penal, ao tratar dos crimes "Da Periclitação da Vida e da Saúde", na espécie omissão de socorro, quando assim se pronuncia: "Deixar de prestar assistência, quando possível fazê-lo sem risco pessoal, a criança abandonada ou extraviada, ou a pessoa inválida ou ferida, ao desamparo ou em grave e iminente perigo; ou não pedir, nesses casos, o auxílio da autoridade pública."

A omissão de socorro é uma forma de infração imposta pelos diplomas modernos, no sentido de manter a solidariedade humana, estimulando o respeito humano como dever cívico e como obrigação legal. Não é apenas um dever moral, mas, sobretudo, um imperativo de ordem e de interesse social.

Portanto, como se vê, o delito de omissão de socorro é extensivo a todas as pessoas, que devem fazer do sentimento de solidariedade e assistência recíproca um dever de prestação de atendimento, sob forma obrigatória e coerciva. Muito mais obrigados a tal consideração estão os médicos, cuja essência de sua atividade profissional, consagrada pela tradição mais imemorial, é salvar vidas, curar os enfermos, evitar as doenças e minorar os sofrimentos.

Se o médico se considera sem condições pessoais ou técnicas de prestar socorro com eficiência a certo quadro nosológico mais grave e mais complexo, deverá socorrer-se de outro colega ou de uma instituição que esteja mais capacitado, principalmente se eles são os mais indicados para aquele fim. Há circunstâncias em que, pelas condições e recursos disponíveis, a transferência do paciente diante da gravidade do caso pode ser considerada omissão de socorro, em face de o atendimento ter sido possível onde ele se encontrava.

Entende-se também que, ao ser chamado pela tripulação de uma aeronave, o médico está obrigado a se identificar como tal, pois configurada a urgência ou a emergência, a sua não identificação caracteriza omissão de socorro. Se outro médico, no entanto, atender, descaracteriza-se a infração.

Por grave e iminente perigo devem-se entender as situações de grande vulto e consideráveis proporções prestes a desencadear um dano sério, um efeito indesejado ou um êxito letal. Para o médico, não é uma situação de difícil avaliação, bastando a certeza de grande sofrimento ou a presunção de um grave comprometimento das funções vitais, exigindo intervenção imediata e uma assistência devida.

Deve ficar mais uma vez esclarecido que o médico não pode deixar de atender os pacientes que procuram os serviços de urgência e emergência, quando há risco de vida ou quando o não atendimento possa concorrer a danos mais graves, mesmo que exista uma determinação de paralisação do atendimento por decisão majoritária da sua categoria.

Mesmo que a greve seja um instrumento legítimo dos trabalhadores das sociedades organizadas e que o médico, como um assalariado, tenha o direito de lutar por melhores condições de trabalho, forma mais adequada na prestação de serviços e também, não há que negar, remuneração justa e capaz de assegurar-lhe uma existência compatível com a dignidade humana, não se pode esquecer que toda greve médica fere interesses vitais e traz prejuízos indiscutíveis. Com muito mais razão se ele trabalha em um serviço de pronto-atendimento, ficando claro, a partir daí, que o direito de greve do médico não é absoluto e que ele não pode nunca, nem de forma alguma, paralisar suas atividades em serviços que façam urgências no atendimento de pacientes graves.

A Lei nº 7.783, de 28 de junho de 1989, que dispõe sobre o exercício do direito de greve, definindo as atividades essenciais e regulando o atendimento das necessidades inadiáveis da comunidade, diz que durante a paralisação o sindicato ou a comissão de negociação manterá em atividade equipes para assegurar os serviços cuja paralisação resulte em prejuízo irreparável, bem como a manutenção daqueles considerados indispensáveis à população.

Acredito, por isso, que na atividade médica não sejam apenas a urgência e a emergência que devam merecer medidas de proteção, como meios imperativos e indispensáveis para o seu funcionamento. Podem ser ainda considerados de atendimento indispensável certos procedimentos em que se possam evitar danos irreparáveis e males irreversíveis, como por exemplo nas atividades médico-legais.

Assim, não há como justificar a omissão de um legista, mesmo em greve, diante de uma lesão ou de uma perturbação de caráter fugaz, cuja falta de registro redundasse em insanável prejuízo para a vítima. Não há como justificar a não realização de uma necropsia de morte violenta, concorrendo para que o cadáver seja inumado sem a causa da morte, usando-se diagnósticos como "causa indeterminada", vindo a ser exumado posteriormente, sujeito a todas as formas de restrições e de enganos. Por isso, recomenda-se a liberação dos cadáveres e a expedição dos atestados de óbito, entendendo-se até que não se venha expedir de imediato o competente relatório até que possam chegar a um bom termo as negociações trabalhistas. Ninguém pode tolerar uma greve alimentada na intransigência e na indiferença, insensivelmente refratária aos princípios da adequação social. Desse modo, não vejo dano algum no movimento de paralisação a prestação de serviços mínimos e indispensáveis, considerados essenciais, definidos com critérios técnicos pela própria categoria grevista.

Esses últimos fatos estão fundados na ideia de se considerarem partes das tarefas dos institutos médico-legais, também, como atividades essenciais no atendimento das necessidades intransferíveis da população.

É uma legítima prerrogativa em favor da cidadania a chamada *escusa de consciência*, assegurada no seu artigo 5º, inciso VIII da Constituição Federal, ao estabelecer que "ninguém será privado de direitos por motivo de crença religiosa ou de convicção filosófica ou política, salvo se as invocar para eximir-se de obrigação legal a todos imposta e recusar-se a cumprir prestação alternativa, fixada em lei".

*Artigo 8º — Afastar-se de suas atividades profissionais, mesmo temporariamente, sem deixar outro médico encarregado do atendimento de seus pacientes internados ou em estado grave.*

Não é necessário muito esforço para entender com exatidão a que se reporta o presente dispositivo, no que diz respeito ao afastamento do médico ou à sua ausência em serviços considerados de urgência ou emergência, onde são tratados, com destaque, os pacientes em estado grave, sem que aquele profissional responsável pelo atendimento seja substituído por um outro colega. Acredito que o sentido do seu enunciado é por demais inteligível.

No entanto, há um fato, de tanta gravidade e relevância, nos setores que atendem a urgência e a emergência, que não se poderia deixar passar sem reparo: o dos chamados plantões "a distância", ou "de sobreaviso", ou "de retaguarda".

Em tese, qualquer que seja a dimensão de um estabelecimento de saúde que interna pacientes — agudos ou crônicos —, está ele obrigado a dispor permanentemente de médico plantonista. Com muito mais razão se esses serviços estão credenciados e se prestam ao atendimento de urgências ou emergências, pois aí reside um dos setores mais delicados e significativos da assistência médica, cuja importância cresce na medida da gravidade do caso e da delicadeza de cada situação. Em suma, esses serviços de urgência e emergência devem estar bem estruturados, assistidos por um número razoável de médicos e suficientemente adequados para o atendimento que cada caso exige. Nesse aspecto, desempenham papel de grande importância os chefes dos serviços e o diretor clínico, cuja função é organizar as ações de saúde e as escalas de plantão.

Com esse entendimento, não há como aceitar a existência de um serviço de tal magnitude, desfalcado do seu elemento mais importante, ou representado, de forma escamoteada, pelos denominados plantonistas "a distância" ou "de sobreaviso". Todo serviço de urgência deve ter obrigatoriamente seus plantonistas ou suas equipes de plantão, não só pelas sucessivas ocorrências que chegam ao hospital, senão, também, pela assistência e cuidados aos pacientes internados, sujeitos às mudanças de seus quadros clínicos.

Fato diverso é a existência de um elenco de especialistas credenciado para complementar o diagnóstico ou a terapêutica nas ocorrências fortuitas, pois seria impossível manter um plantão com duas ou três dezenas de médicos capazes de atender um ou outro caso isoladamente. Todavia, esse não é o modelo, por exemplo, de um plantão de certas especialidades, como a obstetrícia, em face da ocorrência de urgências dramáticas, com episódios de desfechos imediatos e cujo atendimento não pode ser protelado.

Assim, a ausência ou o afastamento deliberado do médico do setor de urgência ou emergência, sem a devida substituição, ou a falta de comunicação ao setor competente do hospital, para que sejam tomadas as providências cabíveis, constituem infração ética capitulada em nosso Código.

Da mesma forma, se o paciente em estado grave deixa de ser atendido e sofre danos sérios, pelo fato da existência do pré-falado plantão "a distância", entendo que são igualmente responsáveis o plantonista, o chefe de serviço e o diretor clínico, coniventes todos eles com o sistema de atendimento "de retaguarda". O primeiro, porque estava ausente de suas atividades, no momento em que um paciente em estado grave necessitou do seu atendimento e não o teve. Os dois outros, porque cabia a eles, em última análise, a tarefa de organizar e planificar o atendimento de urgência naquele tipo de serviço, permitindo que um médico permanecesse a distância, ainda mais quando o ato médico não prestado era específico daquela especialidade do médico omitente.

O Conselho Federal de Medicina, através da Resolução CFM nº 1.834/2008, define como disponibilidade médica em sobreaviso a atividade do médico que permanece à disposição da instituição de saúde, de forma não presencial, cumprindo jornada de trabalho preestabelecida, para ser requisitado, quando necessário, por qualquer meio ágil de comunicação, devendo ter condições de atendimento presencial quando solicitado em tempo hábil. E enfatiza que a obrigatoriedade da presença de médico no local nas vinte e quatro horas, com o objetivo de atendimento continuado dos pacientes, independe da disponibilidade médica em sobreaviso nas instituições de saúde que funcionam em sistema de internação ou observação.

Diz ainda a citada Resolução que "o médico de sobreaviso deverá ser acionado pelo médico plantonista ou por membro da equipe médica da instituição, que informará a gravidade do caso, bem como a urgência e/ou emergência do atendimento, e anotará a data e hora desse comunicado no prontuário do paciente". Logo, fica claro que o médico de sobreaviso não substitui o médico de plantão.

Na Exposição de Motivos anexa àquela Resolução, está escrito que a disponibilidade de médicos em sobreaviso é prática adotada nos diversos serviços de assistência médica, públicos ou privados, em todo o país e caracteriza-se pela disponibilidade de especialistas, fora da instituição, alcançáveis quando chamados para atender pacientes que lhes são destinados. O médico em disponibilidade de sobreaviso, quando acionado, está obrigado a se deslocar até o hospital para atender casos de emergência, realizar cirurgias, procedimentos diagnósticos e internações clínicas, devendo seus trabalhos ser devidamente remunerados.

Estabelece, ainda, de modo enfático que, nas unidades de Pronto-Socorro, o atendimento às emergências deve ser previsto e assegurado nas 24 horas do dia, com alocação de recursos humanos conforme estabelecido na Resolução CFM nº 1.451/1995.

Em situação mais ou menos análoga, estão os serviços de atendimento pré-hospitalar em aeronaves de transporte de pacientes, quando o Conselho Federal de Medicina, por seu Parecer-Consulta CFM nº 12/2001, afirma ser obrigatória a presença do médico. O mesmo se diga da obrigatoriedade do médico plantonista durante todo período de funcionamento dos serviços de hospital-dia (Parecer-Consulta CFM nº 36/2001).

*Artigo 9º — Deixar de comparecer a plantão em horário preestabelecido ou abandoná-lo sem a presença de substituto, salvo por justo impedimento.*

*Parágrafo único. Na ausência de médico plantonista substituto, a direção técnica do estabelecimento de saúde deve providenciar a substituição.*

As faltas por omissão são sempre punidas como delitos de perigo, não necessitando, portanto, da existência imprescindível do dano. Basta que o autor, nos casos da responsabilidade médica, exponha a vida ou a saúde de um ou de vários indivíduos a perigo direto e iminente. O resultado danoso é apenas um fator de agravamento da pena.

Assim, um médico que deixa de apresentar-se no horário de seu plantão sem justa causa, sabendo que naquele momento e naquele serviço faz-se o atendimento de pessoas em estado grave, não comete apenas uma falta administrativa por ausência ao trabalho, senão, também, uma infração aos postulados éticos, sendo, por isso, da competência dos Conselhos Regionais de Medicina a avaliação de tal infringência.

Sabe-se, por outro lado, que a ausência no plantão pode não ser intencional, pois diversos são os motivos ditos de força maior capazes de favorecer essa situação. O que se espera é a devida providência de comunicar previamente ou em tempo hábil ao diretor clínico responsável para que os cuidados sejam tomados com brevidade, evitando-se a interrupção do atendimento médico de urgência, por meio de convocação de outros médicos para suprir a falta no serviço ou, até, de outras instituições hospitalares que possam fazer a cobertura dos casos considerados inadiáveis.

Falta mais grave, no meu entender, é a do médico que abandona o plantão sem a presença do seu substituto, pois aí está caracterizada a imprudência, pela possibilidade de um dano ao paciente, em face da ausência do profissional naquele setor. O ideal é a solicitação ao diretor técnico da instituição de saúde no sentido de promover a substituição, entendendo os possíveis compromissos daquele médico que já cumpriu seu plantão. Todavia, mesmo não se constituindo em uma proposta razoável, caso não seja factível a presença de um substituto para "render" o plantonista, este terá necessariamente de continuar no plantão até a solução cabível, dentro da maior brevidade. Não seria justificável o puro e simples abandono do serviço, sabendo das prováveis ocorrências e da assistência aos internados. Enquanto não houver a substituição, malgrado o respeito por quem já cumpriu sua tarefa, o médico deverá permanecer no plantão, evitando que o setor fique abandonado.

Por fim, deve ficar bem evidente que, para a caracterização da infração ética, basta a ausência não justificada ou o afastamento sem a chegada do seu substituto, independente de ter havido ou não consequências mais graves para um paciente desassistido. Os faltosos estão ainda sujeitos às sanções administrativas, civis e penais, e nas ações civis podem responder solidariamente o hospital e o médico infrator pelo dano ocorrido. E nas ações penais e administrativas, podem responder o médico faltoso e o diretor clínico do setor de urgência e emergência.

*Artigo 10 — Acumpliciar-se com os que exercem ilegalmente a medicina, ou com profissionais ou instituições médicas nas quais se pratiquem atos ilícitos.*

A primeira parte deste dispositivo diz respeito à proibição do médico de exercer sua profissão juntamente com aqueles que não contam com a competente habilitação legal ou profissional. Seria o exemplo de um médico que delegasse atribuições especificamente suas a quem não tivesse o curso de medicina, ou que adotasse em sua clínica um médico que não estivesse devidamente legalizado para o exercício da profissão.

A segunda parte do dispositivo refere-se a uma situação em que o médico participasse de atos considerados irregulares, ao lado de outro colega, ou sob orientação e patrocínio de certas instituições.

Na primeira situação, o ilícito seria em face da conivência com o exercício ilegal da medicina, no que diz respeito à falta de autorização legal; na segunda, também por conivência ao exercício ilegal da medicina, porém por cumplicidade a quem se excede nos limites da atividade profissional, combinando com a infração ao artigo 282 do Código Penal brasileiro.

Vale a pena informar que o Conselho Federal de Medicina, por meio de seu Parecer-Consulta CFM nº 14/99, estabelece como infração reconhecer ou acompanhar o exercício da "paranormalidade" ou das qualidades "supranormais ou sensitivas", admitindo apenas que as universidades ou outras instituições sérias de pesquisa estudem tais casos, considerando como uma porta aberta para a oficialização do *curandeirismo*.

Dessa forma, compreende-se que, para exercer a medicina em nosso país, necessita-se de uma habilitação profissional e de uma habilitação legal. A primeira é adquirida na formação acadêmica, através dos currículos dos cursos médicos, e a segunda, pela posse de um título idôneo e pelo seu registro nas repartições competentes, culminando com o registro desse documento e com a inscrição do médico nos Conselhos Regionais de Medicina, conforme determina o artigo 17 da Lei nº 3.268, de 30 de setembro de 1957.

O que se pretende impedir no exercício ilegal da medicina é que a saúde pública venha a ser ameaçada por pessoas não qualificadas e incompetentes. Isso nada tem a ver com a participação de outros profissionais ou pessoas capazes de contribuir com os programas de saúde e desde que orientados e supervisionados por quem tenha a devida competência.

A medicina é uma profissão que, de forma alguma, pode ser exercida sem as exigências de ordem legal de habilitação, o que deixa bem claro a Lei das Contravenções Penais, em seu artigo 47, quando sanciona o exercício profissional "sem preencher as condições a que por lei está subordinado o seu exercício".

Por exercer entende-se praticar, exercitar, levar a efeito, dedicar-se, desempenhar. Esse fato, é claro, há de ser contínuo, tendo como princípio a mesma sistemática da profissão. Admite-se como exercício ilegal não apenas o tratamento por meio de medicamentos, mas todo ato que visar a uma pretensa prevenção ou cura através de instrumentais médicos, ou por meio de manobras e condutas cuja atribuição seja da profissão médica.

Alguns entendem que cometem a infração tanto o que não é possuidor de um título que lhe recomenda exercer a profissão, como o que, possuindo esse título, não o registrou nos Conselhos de Medicina. Outros há que admitem não se poder classificar como crime esta última hipótese, pois compreende-se haver nesse fato apenas uma transgressão administrativa, ainda que faltando-lhe preencher as exigências legais, pois a saúde pública não estaria aí em jogo.

Finalmente, no que diz respeito à cumplicidade com os que praticam atos ilícitos, não há como deixar de conferir a infringência ao Código de Ética Médica e à lei penal, na qualidade de coautor. Assim, por exemplo, no ato ilícito praticado pelo cirurgião, o anestesiologista também responde pela mesma infração. Cabe a ele estabelecer a diferença entre a prática necessária do ato médico em favor da vida e da saúde do paciente, com a ilicitude de certas operações condenadas pela ética e pela lei. Tendo o anestesiologista o conhecimento prévio da improcedência de certas condutas, já declaradas como irregulares, responde como coautor na mesma condição e proporção cominadas ao cirurgião. Por outro lado, quando, traído na boa-fé, for surpreendido participando de tais ocorrências, para isentar sua responsabilidade, deve colocar na papeleta o ocorrido e proceder conforme recomenda o Código de Ética. Se alguém julga que seu procedimento é honesto, não pode estranhar o registro desse fato. Nesse particular, ver ainda o que recomenda a Resolução nº 1.802/2006, do Conselho Federal de Medicina.

---

*Artigo 11 — Receitar, atestar ou emitir laudos de forma secreta ou ilegível, sem a devida identificação de seu número de registro no Conselho Regional de Medicina da sua jurisdição, bem como assinar em branco folhas de receituários, atestados, laudos ou quaisquer outros documentos médicos.*

---

Chama-se receitar de forma secreta o artifício usado pelo médico, com a finalidade de beneficiar a si, familiares ou prepostos, no sentido de favorecê-lo economicamente ou por outra natureza, usando meios de identificação que somente eles próprios possam identificar. Para exemplificar esse tipo de infração ética, bastaria o caso em que o profissional, com o intuito de beneficiar certa farmácia, receitasse alguns remédios de forma numerada, anteriormente combinada, sendo assim impossível sua identificação e venda por outra empresa comercial do gênero.

Como já foi dito anteriormente, a receita e o prontuário médicos são partes significativas na conclusão de um atendimento médico. Sendo assim, a maneira de receitar de forma ilegível constitui-se em uma modalidade de negligência profissional, podendo, ainda, quando houver dano ao paciente, responder o médico em ações civis ou penais por culpa profissional. Esse é um fato não muito raro na prática da medicina, o das receitas indecifráveis. Essa situação é tão conhecida que o vulgo já admite que ter letra ruim ou ilegível é uma característica do próprio médico.

A verdade é que ocorrências desse tipo podem dar margem à troca de medicamentos e com isso o paciente ter seu remédio mudado em face daquele tipo de prescrição. Até se indaga, diante de um prejuízo dessa natureza, quem seria o responsável: o médico ou o farmacêutico? Entendo que a responsabilidade é de ambos. Do médico, por negligência, pela previsibilidade de seu ato poder acarretar um dano. Do farmacêutico, por imprudência, pela imprecaução de despachar um remédio cuja prescrição não lhe dava a clareza absoluta.

Para evitar problemas dessa ordem, já se recomenda até escrever receitas à máquina ou em impressora de computador. Ou ter mais cuidado, escrevendo de forma que sua letra seja entendida por qualquer pessoa que esteja no balcão de uma farmácia.

O Decreto nº 20.931, de 11 de janeiro de 1932, ainda em vigor, estabelece no artigo 15, letra *b*, que são deveres do médico "escrever as receitas por extenso, legivelmente, em vernáculo, nelas indicando o uso interno ou externo dos medicamentos, o nome e a residência do doente, bem como a própria residência ou consultório".

Prática condenável também, sem dúvida, é a imprudência profissional de deixar assinados, em branco, folhas de receituários, laudos, atestados ou outro tipo de documento médico, qualquer que seja a razão invocada, mesmo a de "facilitar" o atendimento de interessados. Todos sabem da possibilidade e dos eventuais envolvimentos que pode um fato dessa ordem trazer à vida de um profissional.

O Parecer-Consulta CFM nº 01/2014 afirma que "não há vedação expressa em nenhum dos pareceres, leis e documentos apontados com relação à prescrição para o próprio prescritor, exceto no caso de autoprescrição de substâncias entorpecentes e psicotrópicos, conforme disposto no artigo 21 do Decreto-lei nº 20.931/32"; que "aceitar a carteira de identidade médica como forma de confirmar a legitimidade na identificação do médico é louvável e cumpre o papel fiscalizador orientado na norma da Anvisa" e que "o uso obrigatório do carimbo assinalado na Portaria nº 344/98 só se dá no § 2º do artigo 40 para recebimento do talonário para prescrição de medicamentos e substâncias das listas A1 e A2 (entorpecentes) e A3 (psicotrópicos)".

No que diz respeito ao ato de o médico prescrever para si mesmo, o mesmo parecer citado faz referência ao Processo-Consulta CFM nº 969/2002, que diz não haver no Código de Ética Médica proibição expressa para eventuais autoprescrições de médicos ou atendimento a descendentes e ascendentes diretos. O bom senso deve nortear esses atos, de maneira a garantir a isenção do atendimento.

---

*Artigo 12 — Deixar de esclarecer o trabalhador sobre as condições de trabalho que ponham em risco sua saúde, devendo comunicar o fato aos empregadores responsáveis.*

*Parágrafo único. Se o fato persistir, é dever do médico comunicar o ocorrido às autoridades competentes e ao Conselho Regional de Medicina.*

---

A partir do momento que se entendeu ser o ato médico não apenas uma forma de tratar doenças, mas o exercício efetivo de um ato político em favor dos direitos de cidadania conquistados pela sociedade organizada, o médico deve não somente buscar a melhor adequação do trabalho ao ser humano, tentando eliminar ou controlar os riscos próprios dessa atividade, mas esclarecer ao trabalhador e a quantos se interessem pelo assunto, pois somente dessa maneira teremos a medicina como uma profissão inserida nas necessidades sociais do homem.

Nunca é demais falar-se em *saúde do trabalhador*, hoje ainda muito limitada ao ambiente fabril, mesmo que o problema da poluição lhe afete primeiramente no local de trabalho. Também não se deve incentivar o trabalhador na permuta de sua saúde pelo pagamento de percentuais de insalubridade e periculosidade, como alternativa mais barata e que isenta o patronato de maiores investimentos na melhoria das condições ambientais de trabalho. Tal premiação do risco é criminosa e lesiva aos interesses coletivos.

Mesmo sabendo-se que, pela legislação específica, é atribuição dos fiscais do Ministério do Trabalho, dos membros das Comissões Internas de Proteção de Acidentes, do Departamento Nacional de Segurança e Higiene do Trabalho e das lideranças dos trabalhadores sindicalizados, o médico não pode deixar de esclarecer os trabalhadores sobre os riscos de vida e de saúde, e de denunciar esses fatos às autoridades competentes, inclusive ao Conselho Regional de Medicina de sua jurisdição. Somente assim estaria ele cumprindo os ditames do seu Código de Ética, dogmatizado nos seguintes dizeres: "O alvo de toda a atenção do médico é a saúde do ser humano, em benefício da qual deverá agir com o máximo de zelo e o melhor de sua capacidade profissional."

Não se pode entender uma Reforma Sanitária ampla que não passe por uma reorientação na política institucional e de toda a coletividade, em favor de melhores condições de vida e de saúde do trabalhador, não só como avanço do processo democrático, mas como forma de proteção da mão de obra que favorece o processo econômico do conjunto da sociedade. Dentro desse contexto, não se poderia deixar de incluir, na preocupação de todos, as condições ambientais de trabalho, tendo-se em vista a relação entre o ambiente fabril e o nível de saúde dos trabalhadores.

Assim, não é nenhum absurdo o fato de se levar aos obreiros a discussão da possibilidade de rever conceitos que possam, pela necessidade de informação, orientação, educação e participação na busca de avaliar os fatores ambientais e biológicos, influir na redimensão do trabalho como força geradora de bens.

Não se concebe, de forma alguma, que as propostas de saúde ocupacional não estejam integradas no setor saúde no seu todo, no que se refere aos seus planos, programas, atividades e ações de serviços voltados para a assistência à saúde.

### *Artigo 13 — Deixar de esclarecer o paciente sobre as determinantes sociais, ambientais ou profissionais de sua doença.*

Quando se passou a entender que a saúde do homem é um fenômeno coletivo e que toda doença tem, como origem ou como consequência, um fato social, há de exigir-se uma intervenção política.

A medicina não pode considerar a doença como um fato isolado. Ela tem de deslocar-se da doença para a saúde, organizando-se como poder político. A luta contra as doenças deve começar pela crítica aos maus sistemas. E o médico, por sua vez, não pode ficar agindo apenas na periferia das doenças. Tem de reduzir seu poder sobre o indivíduo e ampliar sua capacidade de intervenção sobre o meio.

A partir do instante em que foi fácil saber que a saúde das populações depende mais de suas necessidades básicas que da assistência médica propriamente dita, daí em diante o médico necessita ocupar outros espaços. Se ele sabe que de cada dez pacientes que ele cura sete voltam a conviver com os mesmos fatores morbígenos, nada mais justo que, a partir desse momento, comece ele a desenvolver seu poder crítico.

Para se conquistar a saúde não basta modificar a relação entre o homem e a natureza, mas, também, no sentido de mudar as relações sociais. Tem-se de aceitar o fato de que as comunidades podem e devem influir decisivamente na remoção das causas geradoras das doenças, senão o ato torna-se restrito, não influencia casos semelhantes, perde sua projeção externa e não se presta a um papel pedagógico.

Quando se sabe que pessoas sofrem inutilmente de doenças evitáveis e curáveis, e não nos manifestamos sobre isso, deixando de esclarecer os pacientes sobre determinantes sociais, ambientais e profissionais de suas doenças, isso não poderia deixar de merecer uma severa censura e a qualificação de grave infringência aos postulados éticos da profissão do médico.

---

*Artigo 14 — Praticar ou indicar atos médicos desnecessários ou proibidos pela legislação vigente no País.*

---

É do entendimento geral que o médico está legitimamente autorizado a praticar atos profissionais, desde que necessários ou imprescindíveis, tendo do seu paciente ou dos familiares, sempre que possível, seu consentimento livre e esclarecido, pois há um bem superior que é a vida e a saúde do seu assistido. Fica claro também que o consentimento do paciente só legitima o ato médico necessário e idôneo.

Devem ser considerados desnecessários não somente os procedimentos cirúrgicos de indicações forçadas e discutíveis, mas também os exames subsidiários irrelevantes e a prescrição medicamentosa excessiva.

Os atos médicos condenados pelas leis vigentes de nosso país, em regra, são aqueles já apontados como indevidos e passíveis de pena, pelo seu conteúdo antijurídico definido. São exemplos o aborto, a eutanásia e a esterilização humana fora dos limites legais. No entanto, há outros atos médicos que ainda continuam em uma fronteira nebulosa, sem regulamentação e reconhecimento na prática médica, como a acupuntura e a fitoterapia. O Parecer-Consulta nº 04/92, do Conselho Federal de Medicina, adotou a acupuntura como método terapêutico que pode ser exercido pelo médico, desde que ele tenha treinamento adequado. A fitoterapia também é reconhecida como um processo terapêutico, podendo ser usada pelos especialistas médicos e, por se tratar de procedimento medicamentoso, deve merecer do Estado cuidadosa supervisão (Pareceres-Consulta CFM nºs 06/91 e 04/92).

O Parecer-Consulta CFM nº 22/92 posicionou-se contrariamente ao Projeto de Lei nº 337/91 do Senado Federal, que dispõe sobre o exercício da profissão de técnico em Acupuntura, por considerar que este é um ato médico, a quem competem o diagnóstico e o encaminhamento dos pacientes.

O Parecer-Consulta CFM nº 05/93 discorda da possibilidade de se oferecerem cursos de pós-graduação em Acupuntura, enquanto método terapêutico, a profissionais não graduados em medicina, e tão só para "aquelas categorias profissionais entre cujas competências conste a realização de um diagnóstico, como etapa prévia a uma terapia, na sua esfera de atuação". Quanto às demais categorias de profissionais de saúde, "somente poderiam executar Acupuntura mediante prescrição e supervisão médicas".

---

*Artigo 15 — Descumprir legislação específica nos casos de transplantes de órgãos ou de tecidos, esterilização, fecundação artificial e abortamento, manipulação ou terapia genética.*

*§ 1º No caso de procriação medicamente assistida, a fertilização não deve*

*conduzir sistematicamente à ocorrência de embriões supranumerários.*

*§ 2º O médico não deve realizar a procriação medicamente assistida com nenhum dos seguintes objetivos:*

*I — criar seres humanos geneticamente modificados;*

*II — criar embriões para investigação;*

*III — criar embriões com finalidades de escolha de sexo, eugenia ou para originar híbridos ou quimeras.*

*§ 3º Praticar procedimento de procriação medicamente assistida sem que os participantes estejam de inteiro acordo e devidamente esclarecidos sobre o método.*

---

No que diz respeito aos *transplantes de órgãos ou tecidos humanos*, a ideia é a de que o corpo do homem, como reserva de oportunidades de transplantação, não deixa de trazer algumas dificuldades de ordem jurídica e moral, porém perfeitamente contornáveis a partir de uma regulamentação eficiente, objetiva e de fácil entendimento. Cabe, tão só, que essas normas, depois de definidas, abram caminho para as condições operacionais, proporcionando assim imensas possibilidades para os pacientes necessitados dessa terapêutica (ver Resolução de Estocolmo, adotada pela 46ª Assembleia Geral da AMM, Suécia, em setembro de 1994).

Entre nós, a orientação específica sobre transplantes está na Lei nº 9.434, de 4 de fevereiro de 1997 e no seu Decreto regulamentador de nº 9.175, de 18 de outubro de 2017.

Em primeiro lugar, deve ficar bem evidente que todos estão cientes da importância de uma legislação sobre a doação de tecidos, órgãos e partes do corpo humano, assim como da indiscutível contribuição que a transplantologia vem dando a essa notável medicina de substituição. Isso, todavia, não é o bastante para que se prive a discussão que chama a atenção de alguns pontos, os quais merecem uma reflexão principalmente do Poder Público, em favor dos interesses maiores da sociedade.

O que se condenava nos artigos 4º da Lei nº 9.434/97 e 14 do Decreto nº 2.268/97, hoje revogados, era a forma imperativa de considerar que todos os brasileiros eram doadores automáticos, desde que não tivessem se manifestado em contrário na carteira de identidade ou de motorista, por meio da expressão "não doador". Criava-se, desse modo, a doação "presumida".

A expressão em si já é contraditória e absurda. Não existe doação que não seja manifesta e espontânea, traduzida como gesto de solidariedade e altruísmo. A presunção deveria ser em sentido contrário, isto é, o corpo só poderia ser usado como reserva de tecidos e órgãos após a morte de quem houvesse se manifestado expressamente como "doador". Nos casos de não manifestação como doador, a decisão seria da família.

Se a justificativa para tal disposição for a de permitir a incrementação do número de transplantes entre nós, acreditamos existir um sério engano, pois, na verdade, se não há mais transplantados, isso se deve a inexistência de condições de atendimento a esse tipo de paciente, vítima, como outros, do aviltamento do setor assistencial médico-hospitalar, que peca desde a falta de leitos até o desestímulo dos profissionais do setor público, ante seus vergonhosos salários.

O aumento de transplantes noutros países, mesmo naqueles onde se adotou o eufemismo da "doação presumida", deve-se muito à organização das estruturas que promovem os transplantes e à notificação mais precoce da ocorrência de morte encefálica, sem deixar de considerar que o esclarecimento e a conscientização da comunidade são muito importantes em tais propostas. Acreditamos que será muito prejudicial aos programas de transplantes a retirada de órgãos de uma pessoa que não se manifestou como "não doadora", principalmente quando em confronto com a vontade dos familiares que, em muitas ocasiões, não aceitam ainda a suspensão dos meios artificiais de vida em um quadro de coma *dépassé*. É muito justo que os familiares dos doadores decidam se os órgãos devem ser ou não retirados para o transplante. Também é negativo para esse projeto que indivíduos sejam constrangidos a declarar em documento público que não querem doar seus órgãos, muitas vezes por simples convicção religiosa.

Além do mais entendo que tal princípio, no que diz respeito à doação compulsória, é inconstitucional: uma vez que ela viola formalmente o princípio consagrado da liberdade individual, expresso de forma clara na Constituição Federal. Some-se a isso a gravidade da apropriação indevida do corpo humano pelo Estado. Tradicionalmente, a disponibilidade do corpo sempre foi da família. O Estado não tem essa titularidade, pois o direito natural é dos familiares. É perigoso afrontar os institutos imemoriais. Ainda mais: a forma como se processa a doação na presente legislação transforma o corpo humano em simples objeto.

O Conselho Federal de Medicina editou uma Resolução, de nº 2.173/2017, disciplinando os critérios para "caracterização da morte encefálica", hoje adotada pelo § 3º, do artigo 3º, da Lei nº 9.434/97.

Assim, não se pode confundir *morte cerebral* ou *morte cortical* com *morte encefálica* tratada na Resolução anteriormente citada. Na *morte cerebral* existe apenas a privação das funções ligadas ao *córtex* e na *morte encefálica* a privação da vida de relação e da coordenação da vida vegetativa, ou seja, a ausência de vida organizada. Desta forma, com o estado vegetativo persistente — quando existe perda de algumas funções cerebrais, mas com a continuidade de funções vegetativas —, não se pode considerar o indivíduo morto no contexto que a Resolução, a Lei e o novo Decreto colocam frente à disponibilidade de órgãos e tecidos para transplantes. Mas àquela traduzida pelo *coma dépassé* e caracterizada pela respiração assistida, arreflexia e perda irreversível da consciência, associadas a um silêncio eletroencefalográfico de tempo definido e a uma causa conhecida das lesões das estruturas encefálicas.

No que diz respeito à *esterilização* — masculina ou feminina —, mesmo que venha angariando simpatizantes em todas as áreas, como medida ideal de controle da natalidade, ou amparada por uma legislação permissiva, não pode ser recomendada em larga escala, ainda mais quando muitas das pressões sofridas pelos médicos são movidas por sentimentos comodistas. A verdade é que em consequência de uma política contranatalista, está-se estabelecendo no país um novo padrão demográfico, que certamente terá profundas implicações e mudanças nas políticas sociais, com destaque na área de saúde pública, educação, saneamento público e previdência social.

Se a esterilização estiver incluída em um conjunto de atos de uma política de saúde em favor das condições orgânicas da mulher, não há o que censurar, pois tal prática passa a ser considerada como uma conduta lícita e necessária, justificada pelos mais diversos fatores de risco gestacional.

Infelizmente, tem faltado entre nós a preocupação de retomar-se uma antiga discussão em torno das normas para a identificação e o controle dos riscos reprodutivos, obstétricos e estatísticos, inseridos em um Programa Materno-Infantil que tivesse como promotor e responsável o próprio Ministério da Saúde.

Assim, poderiam ser listados como fatores de risco gestacional permanente patologias como a hipertensão crônica grave, a doença renal severa, as cardiopatias e neuropatias graves e não reversíveis. Ou de risco estatístico, a ser definidos, como por exemplo a idade acima de 40 anos, multiparidade acima de cinco filhos ou a história de mais de três cesáreas.

Os fatores de risco gestacional transitórios com potencialidade de reversão como hanseníase, tuberculose, endocrinopatias controláveis, doenças renais agudas, ou os de risco estatístico como idade inferior a 15 anos, aborto e parto prematuro e mortes pré-natais repetidas, teriam condutas diferentes, como o tratamento específico de cada morbidade e a prevenção de próximas gestações.

É claro que tudo isso só pode ocorrer com o consentimento esclarecido da paciente e do seu companheiro, principalmente quando o casal não tem filhos e quando ficar bem evidente que o fator de risco é permanente, que o tratamento da doença é precário e que a prevenção da gravidez não se pode fazer por outro meio. Se o fator de risco é transitório, não há outro caminho senão o médico orientar a paciente no sentido do tratamento da doença e de orientar para que ela não engravide enquanto perdurarem aqueles fatores.

Não existe entre nós um parâmetro técnico para que os médicos procedam de acordo com critérios seguros uma esterilização feminina, ficando por isso a dever as sociedades dessa especialidade e o próprio Conselho Federal de Medicina, no que diz respeito às normas que possam reger os procedimentos de esterilização permitida pelo casal diante de comprovado risco reprodutivo e sem que o profissional venha a responder por infração às normas éticas.

Com a edição da Lei nº 9.263, de 12 de janeiro de 1996, regulamentada pela Portaria nº 144, de 20 de janeiro de 1997, da Secretaria de Assistência à Saúde, do Ministério da Saúde, que estabelece o § 7º do artigo 226 da Constituição Federal, tratando do planejamento familiar, permite-se a esterilização voluntária em homens e mulheres com capacidade civil plena e maiores de 25 anos de idade ou, pelo menos, com dois filhos vivos, desde que observado o prazo mínimo de sessenta dias entre a manifestação da vontade e o ato cirúrgico, período no qual será propiciado à pessoa interessada acesso a serviço de regulação da fecundidade, incluindo aconselhamento por equipe multidisciplinar, visando desencorajar a esterilização precoce, exceto diante de comprovada necessidade (ver Parecer-Consulta CFM nº 16/99).

Diz ainda a citada lei que as indicações da esterilização devem beneficiar as mulheres com risco de vida ou da saúde, ou do futuro concepto, confirmado por relatório escrito e assinado por dois médicos.

Tudo isso deve ser precedido de expresso registro da vontade do beneficiado em documento escrito e firmado, após a informação a respeito dos riscos da cirurgia, seus efeitos colaterais, dificuldades de reversão e opção de outros meios contraceptivos disponíveis.

Fica proibida a esterilização em mulheres durante os períodos de parto ou aborto, exceto nos casos de comprovada necessidade, em cesarianas sucessivas anteriores. Todavia, a Portaria nº 48, de 11 de fevereiro de 1999 da Secretaria de Assistência à Saúde do Ministério da Saúde estabelece em seu artigo 4º, parágrafo único, em obediência ao artigo 10 da Lei nº 9.263, de 12 de janeiro de 1996, que: É vedada a esterilização cirúrgica em mulher durante período de parto, aborto, ou até o 42º dia do pós-parto ou aborto, exceto nos casos de comprovada necessidade, por cesarianas sucessivas anteriores, ou quando a mulher for portadora de doença de base e a exposição a segundo ato cirúrgico ou anestésico representar maior risco para sua saúde. Neste caso, a indicação deverá ser testemunhada em relatório escrito e assinado por dois médicos. O Parecer-Consulta CFM nº 18/2001 diz em sua *ementa*: "Esterilizações por laqueadura tubária por indicação médica podem ser feitas em qualquer momento, por qualquer método e por qualquer via de acesso, desde que fique caracterizado o risco reprodutivo. Devem os médicos, reunidos em Junta, analisar cada caso, registrar os motivos da indicação detalhadamente no prontuário da paciente e elaborar ata específica de esterilização, respeitada a autonomia da paciente." Não se considerará legítima a autorização decorrente de indivíduos portadores de transtornos mentais, cuja incapacidade mental seja transitória ou definitiva, inclusive aqueles estados motivados pelo uso de álcool e drogas.

Está bem claro na lei que somente se adotará a esterilização através da laqueadura tubária e da vasectomia, ficando terminantemente proibidas a histerectomia e a ooforectomia como métodos contraceptivos.

Na vigência da sociedade conjugal, a esterilização dependerá do consentimento expresso de ambos os cônjuges. As pessoas absolutamente incapazes dependerão de autorização judicial, a ser regulamentada na forma da lei. Fica também estabelecido que toda esterilização será objeto de notificação compulsória à direção do Sistema Único de Saúde.

O parágrafo único do artigo 14 da prefalada lei estabelece que só estarão autorizadas a praticarem esterilização humana as instituições que ofereçam todas as opções de meios e métodos de contracepção reversíveis.

Por fim, fica estatuído que, fora do determinado na Lei, seus autores serão punidos com crime de reclusão, de dois a oito anos, podendo a pena ser aumentada se a esterilização for praticada: durante os períodos de parto ou aborto, salvo as situações acima previstas; com manifestação da vontade de pessoas com alterações na capacidade de discernimento; através de histerectomia ou ooforectomias; e em pessoas absolutamente incapazes, sem autorização judicial.

No que diz respeito à esterilização dos portadores de deficiência mental, o fato, embora não demonstre de início, tem implicações muito mais graves, pois invade-se a intimidade de um ser humano, aviltando-o na sua higidez e mutilando-o nas suas funções, unicamente com o sentido de privar-se da responsabilidade, da vigilância e dos cuidados, escudando-se na desculpa de um retardo mental, deixando com isso muito claro o ranço da preocupação eugênica e o indisfarçado preconceito com esses seres humanos, expostos mais uma vez às crueldades inúteis de uma sociedade injusta e intolerante, como está até então no Parecer-Consulta CFM nº 03/89.

Assim, a esterilização humana, fora das considerações da indicação médica e da tolerância legal, não deixa de constituir infração à ética e à lei, por não prestar-se aos critérios da justa indicação e não atender a uma prática terapêutica necessária. Não é correto que as pessoas sejam esterilizadas apenas para satisfazer interesses alheios.

Não temos ainda entre nós uma legislação específica sobre Reprodução Humana, ao contrário de países como EUA, França e Inglaterra. A norma legal que chega próximo é a Lei de Biossegurança editada em 2005, que tem por finalidade regulamentar a pesquisa com células-tronco embrionárias. Temos no momento normas éticas para utilização das técnicas de reprodução assistida orientadas pela Resolução CFM nº 2.168/2017, que adota as normas éticas para a utilização das técnicas de reprodução assistida ditas como "em defesa do aperfeiçoamento das práticas e da observância aos princípios éticos e bioéticos que ajudam a trazer maior segurança e eficácia a tratamentos e procedimentos médicos, tornando-se o dispositivo deontológico a ser seguido pelos médicos brasileiros".

O Conselho Federal de Medicina, levando em conta o aumento das taxas de sobrevida e cura após os tratamentos das neoplasias malignas, possibilitando às pessoas acometidas um planejamento reprodutivo antes de intervenção com risco de levar à infertilidade; considerando que as mulheres estão postergando a maternidade e que existe diminuição da probabilidade de engravidarem com o avanço da idade; considerando que o avanço do conhecimento científico já permite solucionar vários casos de problemas de reprodução humana; considerando a necessidade de harmonizar o uso dessas técnicas com os princípios da ética médica; e entre outros, resolve revogar a Resolução CFM nº 2.121/2015 e adotar as seguintes normas para utilização das técnicas de reprodução assistida:

*I — Princípios gerais*

1 — As técnicas de reprodução assistida (RA) têm o papel de auxiliar na resolução dos problemas de reprodução humana, facilitando o processo de procriação.

2 — As técnicas de RA podem ser utilizadas na preservação social e/ou oncológica de gametas, embriões e tecidos germinativos.

3 — As técnicas de RA podem ser utilizadas desde que exista probabilidade de sucesso e não se incorra em risco grave de saúde para o(a) paciente ou o possível descendente.

§ 1º — A idade máxima das candidatas à gestação por técnicas de RA é de 50 anos.

§ 2º — As exceções a esse limite serão aceitas baseadas em critérios técnicos e científicos fundamentados pelo médico responsável quanto à ausência de comorbidades da mulher e após esclarecimento ao(s) candidato(s) quanto aos riscos envolvidos para a paciente e para os descendentes eventualmente gerados a partir da intervenção, respeitando-se a autonomia da paciente.

4 — O consentimento livre e esclarecido será obrigatório para todos os pacientes submetidos às técnicas de RA. Os aspectos médicos envolvendo a totalidade das circunstâncias da aplicação de uma técnica de RA serão detalhadamente expostos, bem como os resultados obtidos naquela unidade de tratamento com a técnica proposta. As informações devem também atingir dados de caráter biológico, jurídico e ético. O documento de consentimento livre e esclarecido será elaborado em formulário especial e estará completo com a concordância, por escrito, obtida a partir de discussão bilateral entre as pessoas envolvidas nas técnicas de reprodução assistida.

5 — As técnicas de RA não podem ser aplicadas com a intenção de selecionar o sexo (presença ou ausência de cromossomo Y) ou qualquer outra característica biológica do futuro filho, exceto para evitar doenças no possível descendente.

6 — É proibida a fecundação de oócitos humanos com qualquer outra finalidade que não a procriação humana.

7 — Quanto ao número de embriões a serem transferidos, fazem-se as seguintes determinações de acordo com a idade: a) mulheres até 35 anos: até 2 embriões; b) mulheres entre 36 e 39 anos: até 3 embriões; c) mulheres com 40 anos ou mais: até 4 embriões; d) nas situações de doação de oócitos e embriões, considera-se a idade da doadora no momento da coleta dos oócitos. O número de embriões a serem transferidos não pode ser superior a quatro.

8 — Em caso de gravidez múltipla decorrente do uso de técnicas de RA, é proibida a utilização de procedimentos que visem a redução embrionária.

*II — Pacientes das técnicas de RA*

1 — Todas as pessoas capazes, que tenham solicitado o procedimento e cuja indicação não se afaste dos limites desta resolução, podem ser receptoras das técnicas de RA, desde que os participantes estejam de inteiro acordo e devidamente esclarecidos, conforme legislação vigente.

2 — É permitido o uso das técnicas de RA para relacionamentos homoafetivos e pessoas solteiras, respeitado o direito a objeção de consciência por parte do médico.

3 — É permitida a gestação compartilhada em união homoafetiva feminina em que não exista infertilidade. Considera-se gestação compartilhada a situação em que o embrião obtido a partir da fecundação do(s) oócito(s) de uma mulher é transferido para o útero de sua parceira.

*III – Referente às clínicas, centros ou serviços que aplicam técnicas de RA*

As clínicas, centros ou serviços que aplicam técnicas de RA são responsáveis pelo controle de doenças infectocontagiosas, pela coleta, pelo manuseio, pela conservação, pela distribuição, pela transferência e pelo descarte de material biológico humano dos pacientes das técnicas de RA. Devem apresentar como requisitos mínimos:

1 — Um diretor técnico (obrigatoriamente um médico registrado no Conselho Regional de Medicina de sua jurisdição) com registro de especialista em áreas de interface com a RA, que será responsável por todos os procedimentos médicos e laboratoriais executados.

2 — Um registro permanente (obtido por meio de informações observadas ou relatadas por fonte competente) das gestações, dos nascimentos e das malformações de fetos ou recém-nascidos provenientes das diferentes técnicas de RA aplicadas na unidade em apreço, bem como dos

procedimentos laboratoriais na manipulação de gametas e embriões.

3 — Um registro permanente dos exames laboratoriais a que são submetidos os pacientes, com a finalidade precípua de evitar a transmissão de doenças.

4 — Os registros deverão estar disponíveis para fiscalização dos Conselhos Regionais de Medicina.

*IV – Doação de gametas ou embriões*

1 — A doação não poderá ter caráter lucrativo ou comercial.

2 — Os doadores não devem conhecer a identidade dos receptores e vice-versa.

3 — A idade limite para a doação de gametas é de 35 anos para a mulher e de 50 anos para o homem.

4 — Será mantido, obrigatoriamente, sigilo sobre a identidade dos doadores de gametas e embriões, bem como dos receptores. Em situações especiais, informações sobre os doadores, por motivação médica, podem ser fornecidas exclusivamente para médicos, resguardando-se a identidade civil do(a) doador(a).

5 — As clínicas, centros ou serviços onde são feitas as doações devem manter, de forma permanente, um registro com dados clínicos de caráter geral, características fenotípicas e uma amostra de material celular dos doadores, de acordo com legislação vigente.

6 — Na região de localização da unidade, o registro dos nascimentos evitará que um(a) doador(a) tenha produzido mais de duas gestações de crianças de sexos diferentes em uma área de um milhão de habitantes. Um(a) mesmo(a) doador(a) poderá contribuir com quantas gestações forem desejadas, desde que em uma mesma família receptora.

7 — A escolha das doadoras de oócitos é de responsabilidade do médico assistente. Dentro do possível, deverá garantir que a doadora tenha a maior semelhança fenotípica com a receptora.

8 — Não será permitido aos médicos, funcionários e demais integrantes da equipe multidisciplinar das clínicas, unidades ou serviços participar como doadores nos programas de RA.

9 — É permitida a doação voluntária de gametas, bem como a situação identificada como doação compartilhada de oócitos em RA, em que doadora e receptora, participando como portadoras de problemas de reprodução, compartilham tanto do material biológico quanto dos custos financeiros que envolvem o procedimento de RA. A doadora tem preferência sobre o material biológico que será produzido.

*V — Criopreservação de gametas ou embriões*

1 — As clínicas, centros ou serviços podem criopreservar espermatozoides, oócitos, embriões e tecidos gonádicos.

2 — O número total de embriões gerados em laboratório será comunicado aos pacientes para que decidam quantos embriões serão transferidos a fresco, conforme determina esta Resolução. Os excedentes, viáveis, devem ser criopreservados.

3 — No momento da criopreservação, os pacientes devem manifestar sua vontade, por escrito, quanto ao destino a ser dado aos embriões criopreservados em caso de divórcio ou dissolução de união estável, doenças graves ou falecimento de um deles ou de ambos, e quando desejam doá-los.

4 — Os embriões criopreservados com três anos ou mais poderão ser descartados se esta for a vontade expressa dos pacientes.

5 — Os embriões criopreservados e abandonados por três anos ou mais poderão ser descartados.

Parágrafo único — Embrião abandonado é aquele em que os responsáveis descumpriram o contrato preestabelecido e não foram localizados pela clínica.

*VI — Diagnóstico genético pré-implantacional de embriões*

1 — As técnicas de RA podem ser aplicadas à seleção de embriões submetidos a diagnóstico de alterações genéticas causadoras de doenças — podendo nesses casos ser doados para pesquisa ou descartados, conforme a decisão do(s) paciente(s) devidamente documentada em consentimento informado livre e esclarecido específico.

2 — As técnicas de RA também podem ser utilizadas para tipagem do sistema HLA do embrião, no intuito de selecionar embriões HLA-compatíveis com algum irmão já afetado pela doença e cujo tratamento efetivo seja o transplante de células-tronco, de acordo com a legislação vigente.

3 — O tempo máximo de desenvolvimento de embriões *in vitro* será de até 14 dias.

*VII — Sobre a gestação de substituição (cessão temporária do útero)*

As clínicas, centros ou serviços de reprodução assistida podem usar técnicas de RA para criarem a situação identificada como gestação de substituição, desde que exista um problema médico que impeça ou contraindique a gestação na doadora genética, em união homoafetiva ou pessoa solteira.

1 — A cedente temporária do útero deve pertencer à família de um dos parceiros em parentesco consanguíneo até o quarto grau (primeiro grau — mãe/filha; segundo grau — avó/irmã; terceiro grau — tia/sobrinha; quarto grau — prima). Demais casos estão sujeitos à autorização do Conselho Regional de Medicina.

2 — A cessão temporária do útero não poderá ter caráter lucrativo ou comercial.

3 — Nas clínicas de reprodução assistida, os seguintes documentos e observações deverão constar no prontuário da paciente:

3.1 — Termo de consentimento livre e esclarecido assinado pelos pacientes e pela cedente temporária do útero, contemplando aspectos biopsicossociais e riscos envolvidos no ciclo gravídico-puerperal, bem como aspectos legais da filiação.

3.2 — Relatório médico com o perfil psicológico, atestando adequação clínica e emocional de todos os envolvidos.

3.3 — Termo de Compromisso entre o(s) paciente(s) e a cedente temporária do útero (que receberá o embrião em seu útero), estabelecendo claramente a questão da filiação da criança.

3.4 — Compromisso, por parte do(s) paciente(s) contratante(s) de serviços de RA, de tratamento e acompanhamento médico, inclusive por equipes multidisciplinares, se necessário, à mãe que cederá temporariamente o útero, até o puerpério.

3.5 — Compromisso do registro civil da criança pelos pacientes (pai, mãe ou pais genéticos), devendo esta documentação ser providenciada durante a gravidez.

3.6 — Aprovação do cônjuge ou companheiro, apresentada por escrito, se a cedente temporária do útero for casada ou viver em união estável.

*VIII — Reprodução assistida post-mortem*

É permitida a reprodução assistida *post-mortem* desde que haja autorização prévia específica do(a) falecido(a) para o uso do material biológico criopreservado, de acordo com a legislação vigente.

*IX – Disposição final*

Casos de exceção, não previstos nesta resolução, dependerão da autorização do Conselho Regional de Medicina da jurisdição e, em grau recursal, ao Conselho Federal de Medicina.

1 — Termo de Compromisso entre o(s) paciente(s) e a cedente temporária do útero (que receberá o embrião em seu útero), estabelecendo claramente a questão da filiação da criança.

2 — Compromisso, por parte do(s) paciente(s) contratante(s) de serviços de RA, de

tratamento e acompanhamento médico, inclusive por equipes multidisciplinares, se necessário, à mãe que cederá temporariamente o útero, até o puerpério.

3 — Compromisso do registro civil da criança pelos pacientes (pai, mãe ou pais genéticos), devendo esta documentação ser providenciada durante a gravidez.

4 — Aprovação do cônjuge ou companheiro, apresentada por escrito, se a cedente temporária do útero for casada ou viver em união estável.

*VIII — Reprodução assistida post-mortem*

É permitida a reprodução assistida *post-mortem* desde que haja autorização prévia específica do(a) falecido(a) para o uso do material biológico criopreservado, de acordo com a legislação vigente.

*IX — Disposição final*

Casos de exceção, não previstos nesta resolução, dependerão da autorização do Conselho Regional de Medicina da jurisdição e, em grau recursal, ao Conselho Federal de Medicina.

*Exposição de motivos da Resolução CFM nº 2.168/2017*

No Brasil, até a presente data, não há legislação específica a respeito da RA. Tramitam no Congresso Nacional, há anos, diversos projetos a respeito do assunto, mas nenhum deles chegou a termo.

O CFM age sempre em defesa do aperfeiçoamento das práticas e da obediência aos princípios éticos e bioéticos, que ajudam a trazer maior segurança e eficácia a tratamentos e procedimentos médicos.

O uso das técnicas de reprodução assistida para preservação social e oncológica de gametas, embriões e tecidos germinativos amplia as oportunidades de aplicação no sentido de propiciar melhor planejamento reprodutivo.

A preservação social diz respeito a pessoas saudáveis, sem indicação médica para assistência à fertilidade, no sentido de promover congelamento dos seus gametas, possibilitando a condição reprodutiva posterior.

A permissão da doação de oócitos além dos casos compartilhados contempla a questão da isonomia de gêneros. A Lei de Biossegurança (Lei nº 11.105, de 24 de março de 2005) permitiu a utilização para pesquisa de embriões congelados há 3 anos ou mais, na data da publicação da Lei (28/03/2005). Assim, por analogia, altera-se de 5 para 3 anos o período de descarte de embriões.

Os aspectos médicos envolvendo a totalidade das circunstâncias da aplicação da reprodução assistida foram detalhadamente expostos nesta revisão, realizada pela Comissão de Revisão da Resolução CFM nº 2.121/2015 em conjunto com representantes da Sociedade Brasileira de Reprodução Assistida, da Federação Brasileira das Sociedades de Ginecologia e Obstetrícia, da Sociedade Brasileira de Reprodução Humana e da Sociedade Brasileira de Genética Médica, sob a coordenação do conselheiro federal José Hiran da Silva Gallo. Esta é a visão da comissão formada que trazemos à consideração do plenário do Conselho Federal de Medicina.

Brasília-DF, 21 de setembro de 2017
José Hiran da Silva Gallo
Coordenador da Comissão para Revisão da
Resolução CFM nº 2.121/2015

Mesmo levando-se em conta as indiscutíveis vantagens que uma técnica de reprodução assistida possa trazer, é difícil esconder alguns aspectos negativos, quando o próprio Conselho Federal de Medicina reconheceu que se faz prudente "promover estudos com o objetivo de aprofundar uma discussão sobre a necessidade de atualização das referidas normas sobre este e outros questionamentos a respeito (Parecer-Consulta CFM nº 23/96).

Entre esses aspectos negativos, destacam-se: 1. *Elevada mortalidade de embriões* – Pelas técnicas de reprodução assistida disponíveis atualmente, ainda se registra uma cifra muito elevada de embriões sacrificados. Justificam esta alta mortalidade com o argumento de as técnicas serem incipientes; e amenizam tal situação, insinuando que no processo natural também ocorrem essas perdas. É claro que tal desculpa não convence, pois elas têm a responsabilidade humana e não os desígnios da natureza; 2. *Sobra de embriões* – Esta talvez seja a questão mais delicada das técnicas de fertilização "*in vitro*". Na Espanha a legislação permite o congelamento de embriões durante 5 anos e depois deste prazo obriga sua destruição. Em outros países, sentenças judiciais vêm sendo dadas ora em favor da manutenção e doação, ora pelo simples descarte. O grande problema está nos casos de separação ou divórcio, mas a tendência por novas implantações ou descarte tem sido em respeito à vontade das mães. Muitos entendem que um pré-embrião no estágio de oito células sem desenvolvimento da placa neural não pode ser considerado um ser humano. Todavia, outros com muito mais razão acham que o ser humano não é apenas uma questão de quantidade de células, mas, e muito mais, uma questão de valor. É claro que não se pode manter a guarda dos embriões criopreservados por tempo indeterminado. Há de se encontrar uma fórmula capaz de atender aos imperativos das novas técnicas de fertilização e, ao mesmo tempo, manter o respeito pela dignidade humana. Uma das propostas seria a *adoção* de pré-embriões, e não a simples *doação*; 3. *Uso de embriões na pesquisa* – Se não houver uma política correta no sentido de proteger os embriões criopreservados, certamente eles irão cair nas mãos dos especuladores em programas de experiências e manipulações genéticas de embriões humanos. Muitos já disseram ser o programa de fertilização apenas uma "cortina de fumaça" para encobrir os verdadeiros interesses das experimentações em projetos de genética humana, sem os problemas éticos e jurídicos. O grande risco é que uma ciência sem limites pode voltar-se depois contra a humanidade. É preciso evitar o "cobaísmo humano"; 4. *Relação de filiação* – Em uma reprodução assistida, o filho não é mais o resultado da união dos pais como expressão do amor do homem e da mulher; é tão somente a manipulação de gametas. Pode até ser um legítimo direito dos pais, mas será que isto justifica ao filho ser uma forma digna de nascer? Infelizmente começamos a viver a fase da "medicina do desejo", já manifestada desde a época em que se decidiu quem, quando, onde e como deve nascer (alguém). Agora surge a entrada dos "filhos muito desejados" e a técnica se alia a essas ansiosas paternidades, como enfatiza Lopez Moratalla (*in Deontologia Biológica*, Pamplona: Faculdad de Ciencias de la Universidad de Navarra, 1987).

Além destes aspectos manifestamente negativos, há aqueles que levantam certas dúvidas na prática da reprodução assistida. Vejamos: 1. *O tempo de congelação dos embriões*. Entre nós não existe nenhuma norma, ética ou jurídica, que discipline o tempo pelo qual possa ser mantido o embrião humano para fins de implantação futura. A dúvida que se impõe é a seguinte: Até quando ele pode ser guardado? A Comissão Warnock admite um prazo de conservação de 10 anos, propondo inclusive, para a progenitura, a data e a hora do nascimento e não a data da fecundação (ver Declaração de Bali, sobre "*Aspectos éticos da redução embrionária*", adotada pela 47ª Assembleia Geral da AMM, em outubro de 1995, na Indonésia); 2. *A condição jurídica do embrião congelado*. O embrião fecundado *in vitro* teria a mesma tutela legal assegurada no Código Civil brasileiro ao *nascituro*? Ou seja, teria ele a mesma proteção do embrião fecundado *in vivo*? Como se sabe, o nascituro, mesmo sem ter adquirido a qualidade de *pessoa*, é detentor de direitos, levando em conta que ele tem personalidade especial ou provisória. Por isso não se pode considerar como proposta absurda ser-lhe dispensada tutela jurídica. Acreditamos que o embrião fecundado *in vitro* e congelado, no futuro, deverá merecer esta proteção, dentro do que poderíamos chamar de "Estatuto Jurídico do Feto e do Embrião"; 3. *Fertilização após a morte do marido*. Hoje, entre nós, com a vigência do novo Código Civil, presumem-se concebidos na constância do casamento os filhos: I – havidos por fecundação artificial homóloga, mesmo que falecido o marido; II – havidos, a qualquer tempo, quando se trata de embriões excedentários, decorrentes de concepção artificial homóloga. Outros, como no caso do Conselho da Europa, proíbem a inseminação *post mortem*, a não ser que definam previamente quais os direitos dos nascidos na continuidade deste processo; 4. *A natureza jurídica da obrigação médica na RA*. Entendemos que o médico tenha com a paciente uma obrigação de meios e não de resultado, no emprego destas técnicas, quando provado que ele usou de todos os recursos procedentes e dos cuidados que se exigem em tais situações. Todavia, tal entendimento não lhe tira a obrigação de responder civilmente por erros em que fique patente ter ele faltado com os deveres de vigilância, de abstenção de abusos e de qualificação específica nesta atividade profissional. Indaga-se muito se o médico é responsável pela não compatibilização de algumas características da criança, como cor dos cabelos e dos olhos. Alguns acham que sim, desde que o médico se tenha obrigado a isto. No entanto, o fato mais delicado da questão é quando da reprodução assistida de um casal branco advenha o nascimento de uma criança negra, por exemplo. Acredito, neste particular, que não há responsabilidade a apurar. É difícil admitir-se que alguém se sinta lesado pelo nascimento de uma criança de raça diferente da sua. Não há nenhum dano biológico, nenhuma doença grave, nenhum defeito congênito. Diferente, no entanto, seria se das técnicas usadas resultasse o nascimento de uma criança doente, cujo mal fosse procedente do material do doador e evitado através de exames específicos. Assim, é da obrigação do médico a seleção das partes, a escolha do material genético, assim como sua implantação, conservação, diagnóstico e cuidados pré-natais; 5. *Comercialização de sêmen, óvulos e embriões, e aluguel do útero*. Por mais que as aparências neguem, sabe-se que existe a comercialização de sêmen, óvulos e embriões, e que nem sempre a cessão do útero para a fertilização heteróloga é simplesmente altruística. Inúmeras são as legislações no mundo inteiro que proíbem tais expedientes, mas dificilmente tem-se como controlar as relações entre receptores e doadores. A Resolução CFM nº 1.358/92, que estabelece as normas éticas sobre reprodução assistida, recomenda que a doação "nunca deverá ter caráter lucrativo e comercial" e que a doação temporária do útero deve ser processada entre pessoas da família da doadora genética, em um parentesco até o 2º grau, sendo os demais casos sujeitos à autorização dos Conselhos Regionais de Medicina, exatamente para evitar os interesses comercial e lucrativo.

A Agência Nacional de Vigilância Sanitária (Anvisa), por meio da Resolução DC/Anvisa nº 23, de 27 de maio de 2011, aprovou novas regras para tratar a questão dos bancos de células e tecidos germinativos (BCTGs) no sentido de dar maior segurança principalmente nas práticas de técnicas de reprodução assistida e nas pesquisas com células-tronco. Essa Resolução altera as regras dispostas na RDC 33/2006.

Uma das inovações dessa Resolução é a exigência de informações mais detalhadas nos relatórios que estes bancos devem enviar para o sistema SisEmbrio, desenvolvido e gerenciado pela Anvisa no que se refere ao armazenamento de óvulos, espermatozoides e tecidos germinativos ovarianos e testiculares, assim como a guarda dos embriões, informações que devem acontecer a cada 2 anos. Os dados informados pelas clínicas deverão constar não só do número de embriões armazenados, mas também de outros detalhes, como o número de óvulos captados e quantos embriões foram transferidos para as pacientes.

Os procedimentos técnicos avançados na reprodução humana, como a coleta de óvulos, a fertilização *in vitro* e o congelamento de células e tecidos deverão ser conduzidos e aprovados segundo padrões técnico-científicos de reconhecido valor.

O Termo de Consentimento assinado pelos participantes contará com mais itens, entre eles o que disciplina a autorização da paciente receptora, no caso de recebimento de óvulos doados a fresco, contendo as devidas informações no que diz respeito à possibilidade de contrair determinadas patologias. A paciente deve ser informada de que, quando o embrião é coletado a fresco, mesmo que se proceda a uma triagem clínica, há uma janela imunológica.

O BCTG é o responsável por todos os procedimentos relacionados ao preparo das células, tecidos germinativos e embriões, incluindo a coleta, o transporte, o registro, o processamento, o armazenamento, o descarte e a liberação do material.

O BCTG possui um Manual Técnico Operacional que deve: I — definir as atribuições dos profissionais para cada procedimento; II — conter as condutas frente às não conformidades; III — conter as normas de biossegurança, tais como: a) condutas de segurança biológica, química, física, ocupacional e ambiental; b) instruções de uso para os equipamentos de proteção individual (EPI) e coletiva (EPC); c) procedimentos em caso de acidentes; e d) manuseio e transporte de amostra biológica. O manual a que se refere o *caput* deste artigo deve ser revisado anualmente ou em prazo inferior, sempre que necessário, bem como permanecer atualizado e devidamente assinado e datado pelo Responsável Técnico.

A doação de células, tecidos germinativos e embriões deve respeitar os preceitos legais e éticos sobre o assunto, devendo garantir o sigilo, a gratuidade e a assinatura do Termo de Consentimento Livre e Esclarecido, que deve ser obtido antes da coleta da amostra, por escrito, e assinado pelo médico e pelos pacientes ou doador.

Toda a informação relativa a doadores e receptores de células, tecidos germinativos e embriões deve ser coletada, tratada e custodiada no mais estrito sigilo. Não pode ser facilitada nem divulgada informação que permita a identificação do doador ou do receptor. Na doação anônima, o receptor não pode conhecer a identidade do doador, nem o doador a do receptor. As autoridades de vigilância sanitária podem ter acesso aos registros para fins de inspeção e investigação.

Em casos especiais, por motivo médico ou jurídico, as informações sobre o doador ou receptor podem ser fornecidas exclusivamente para o médico que assiste o receptor, resguardando-se a identidade civil do doador. A doação não pode ser remunerada.

É candidato à doação de células e tecidos germinativos e embriões indivíduo que satisfaça pelo menos as seguintes condições: I — ter maioridade civil; II — concordar em realizar uma avaliação médico-laboratorial; III — concordar em assinar o Termo de Consentimento Livre e Esclarecido; IV — se doador de sêmen, concordar em realizar os testes para marcadores de doenças infectocontagiosas; V — se doadora de oócito, concordar em realizar os testes para marcadores de doenças infectocontagiosas; VI — se doador de embriões, concordar em realizar os testes para marcadores de doenças infectocontagiosas. Os testes a que se refere o supracitado item IV deste artigo devem ser repetidos em um prazo nunca inferior a 6 (seis) meses, no caso de serem realizados por sorologia.

O descarte de amostras de células ou tecidos germinativos e de resíduos de laboratório do BCTG deve estar descrito no Plano de Gerenciamento de Resíduos de Serviços de Saúde (PGRSS), e deverá ser feito de acordo com as normas vigentes.

Por fim, não se poderia deixar de chamar a atenção para a predisposição de alguns no desenvolvimento das técnicas de *clonagem humana*. A pergunta seria: Qual seria afinal o benefício que a humanidade teria com essa proposta? Acreditamos até que teoricamente isso possa ser feito. Só não podemos é alcançar que tipo de vantagens se poderia tirar daí. Não existe nenhuma razão médica mais séria que justifique essa técnica em seres humanos, a não ser uma torpe e condenável indicação de aproveitamento de órgãos para o *indivíduo matriz* no futuro. Toda preocupação está na possibilidade de este projeto na espécie humana trazer riscos de comprometimento à diversidade e à integridade da espécie e de implicações éticas irreparáveis. Os riscos vão desde o erro no tempo de inclusão do DNA na célula, criando-se a partir deste momento verdadeiras aberrações, até a despersonalização e o desrespeito à identidade do indivíduo, que é o selo da sua personalidade. Todo ser humano é único e não se pode duplicar uma identidade pessoal. A clonagem humana é o tema de maior questionamento ético atual. Assim, a clonagem como forma de reprodução em seres humanos deve merecer o repúdio da comunidade científica e a desaprovação dos Conselhos de Medicina. (Ver Resolução de Paris, adotada pela 147ª Sessão do Conselho da AMM, França, em maio de 1997.)

Quanto ao *aborto,* tem sido aceito na maioria médica que o primeiro de todos os princípios morais impostos ao médico é o respeito incondicional à vida humana, conforme estabelecem seu Código de Ética, as Declarações de Oslo e de Genebra e a própria lei vigente entre nós. No entanto, há situações tão imperiosas — morais e vitais da mãe com o filho que vai nascer —, que criam dilemas e levantam questões se a gravidez deve ou não ser interrompida.

Por outro lado, não é da competência do médico determinar, por conta própria ou por suas convicções pessoais, condutas particulares que se afastem da norma jurídica sobre um ou outro caso que ele considere mais especial. Mas ajustar cada situação até onde a lei permite, ou seja, até onde o aborto não constitui ação contrária aos interesses ditados pelo Estado. Mesmo assim, ainda que a legislação contemple a prática do aborto sem sanções diante de certas circunstâncias, mas se as convicções do médico não lhe permitem indicar ou praticar o aborto, tal recusa deve ser respeitada, a não ser em situações de comprovado perigo de vida.

Não se pune o aborto praticado pelo médico, em nossa legislação, conforme estabelece o artigo 128 do Código Penal brasileiro, nas seguintes eventualidades: I — se não há outro meio de salvar a vida da gestante; II — se a gravidez resulta de estupro e o aborto é precedido de consentimento da gestante ou, quando incapaz, de seu representante legal.

O *aborto seletivo* em fetos anencefálicos não pode ser incluído entre os chamados de "abortos eugênicos", pois estes evitam o nascimento de crianças com graves defeitos físicos ou perturbações psíquicas, enquanto aquele apenas promove a interrupção de uma gravidez cujo feto não tem nenhuma condição de vida autônoma. Em uma das sentenças de permissão para a interrupção seletiva da gravidez por *anencefalia* há o registro de que "não se está admitindo por indicação eugênica com o propósito de melhorar a raça, ou evitar que o ser em gestação venha a nascer cego, aleijado ou mentalmente débil. Busca-se evitar o nascimento de um feto cientificamente sem vida, inteiramente desprovido de cérebro e incapaz de existir por si só" (Alvará emitido pela Comarca de Londrina, 2ª Vara Criminal. Diagnóstico: anencefalia; em 1/12/1992). A situação torna-se menos delicada quando se sabe que estas crianças, ainda que assegurada toda assistência, não apresentam condições para sobreviver por tempo razoável. A certeza de uma vida que não vai continuar. Por isso, em casos de anencefalia não há dilema ético ou legal, existindo assim uma unanimidade quase absoluta pela interrupção da gravidez, em face de argumentos eminentemente técnicos de sobrevivência e não de qualidade de vida. Por outro lado, não seria justo exigir desta mãe o sacrifício de uma gravidez que terminará em uma criança que não vai sobreviver.

O ministro Marco Aurélio, com efeito vinculante, permitiu a interrupção da gravidez em casos de anencefalia fetal.

*HABEAS CORPUS*. PENAL. PEDIDO DE AUTORIZAÇÃO PARA PRÁTICA DO ABORTO. NASCITURO ACOMETIDO DE ANENCEFALIA. INDEFERIMENTO. APELAÇÃO. DECISÃO LIMINAR DA RELATORA RATIFICADA PELO COLEGIADO DEFERINDO O PEDIDO. INEXISTÊNCIA DE PREVISÃO LEGAL. IDONEIDADE DO WRIT PARA A DEFESA DO NASCITURO.

"A legislação penal e a própria Constituição Federal, como é sabido e consabido, tutelam a vida como bem maior a ser preservado. As hipóteses em que se admite atentar contra ela estão elencadas de modo restrito, inadmitindo-se interpretação extensiva, tampouco analogia *in malam partem*. Há de prevalecer, nesses casos, o princípio da reserva legal. Diante da deformação irreversível do feto, há de se lançar mão dos avanços médicos tecnológicos, postos à disposição da humanidade não para simples inserção, no dia a dia, de sentimentos mórbidos, mas, justamente, para fazê-los cessar. No caso da anencefalia, a ciência médica atua com margem de certeza igual a 100%", afirmou o ministro.

E mais: "O determinismo biológico faz com que a mulher seja a portadora de uma nova vida, sobressaindo o sentimento maternal. São nove meses de acompanhamento, minuto a minuto, de avanços, predominando o amor. A alteração física, estética, é suplantada pela alegria de ter em seu interior a sublime gestação. As percepções se aguçam, elevando a sensibilidade. Este o quadro de uma gestação normal, que direciona o desfecho feliz, ao nascimento da criança. Pois bem, a natureza, entrementes, reserva surpresas, às vezes desagradáveis."

O mérito da questão ainda será decidido pelo plenário do STF.

O mais grave certamente será imbutir nesta discussão o critério de "qualidades dos fetos", possibilitando a interrupção seletiva de uma gravidez pela razão de o feto ou embrião ter certas limitações físicas ou mentais e, por isso, uma reduzida capacidade de vida autônoma, como se alguém viesse ao mundo para ganhar torneios e disputas. O ser humano não pode ser julgado, na avaliação de sua existência, pela "plenitude de vida e independência socioeconômica". Esta, no entanto, é uma questão vencida, pois não prosperou entre nós a ideia do chamado aborto eugênico.

Outro fato: nestes últimos anos, com certa insistência, geneticistas e embriologistas vêm propondo técnicas capazes de produzir a clonagem de seres humanos. E sempre se perguntou qual seria na realidade o benefício desta prática.

Agora parece claro que alguns destes objetivos se centram em programas de experiências e manipulações genéticas orientadas para uma terapia com uso de embriões humanos. Havia desconfiança de que alguns dos programas de fertilização assistida seriam apenas uma "cortina de fumaça" para encobrir os verdadeiros interesses em experimentações, como as de aproveitamento de órgãos para o indivíduo matriz no futuro, escamoteando assim alguns óbices éticos e legais. Se aceito tal projeto, estariam consagrados a "*ciência sem limites*", o "*canibalismo científico*" e o "*cobaísmo humano*".

Com certeza, mais uma vez, os defensores desta ideia vão insistir dizendo que o embrião em um estágio de 10 a 14 dias, antes de nidação, não seria uma vida humana. Pois bem, estas pessoas estão desafiadas, antes de qualquer outra coisa, a dizer se isto não for vida humana, afinal o que é? Cabe assim aos que admitem que a vida começa depois da nidação, explicarem, na fase anterior, que tipo de vida é essa.

Chegam a dizer que a nossa vida tem dois estágios: *vida biológica*, antes da nidação; e *vida humana*, a partir desta fase. Está muito claro que todo esse jogo de palavras não tem outro sentido senão disfarçar através de eufemismos a prática do aborto.

Afinal, o embrião humano é "ser humano" ou "coisa"? Em primeiro lugar, não se diga que este assunto é de pura especulação, pois ele transcende ao seu interesse meramente teórico. A vida humana tem algo muito forte de afetivo e ideológico, e, portanto, não pode ter seus limites em simples fases de estruturas celulares. O que se discute não é o tamanho ou o tempo de existência de um ser humano, mas o significado que ele tem, qualquer que seja sua idade ou configuração, na transcendente grandeza que exige a dignidade humana.

Em suma, o Código de Ética Médica, ao anunciar que é vedado ao médico, no exercício de sua profissão, "descumprir legislação específica nos casos de transplantes de órgãos ou tecidos, esterilização, fecundação artificial e abortamento", outra coisa não impede senão a prática médica fora dos limites apregoados pela Lei nº 9.434, de 4 de fevereiro de 1997, para os casos de uso de órgãos e tecidos humanos com fins humanitários e terapêuticos; a prática abusiva da esterilização, ante situações de não comprovada indicação médica, por infringência aos artigos 129 e 132 da norma penal; a prática da fertilização assistida sem as recomendações da Resolução CFM nº 2.168/2017, que adota as normas éticas para a utilização das técnicas de reprodução assistida, sempre em defesa do aperfeiçoamento das práticas e da observância aos princípios éticos e bioéticos que ajudarão a trazer maior segurança e eficácia a tratamentos e procedimentos médicos.

A *manipulação gênica terapêutica* tem o sentido de tratar determinadas doenças hereditárias através da inserção de um gene exógeno dentro da célula humana, tentando dar nova função ou melhoria ao gene anormal. Utilizam-se duas técnicas neste procedimento: a *germinativa*, que se realiza pela introdução do material genético nos espermatozoides ou óvulos; e a *somática*, na qual se introduz o material genético em outra qualquer célula. Todavia, nem sempre os resultados são os desejados em face de uma grande variação oriunda de muitos genes.

A grande polêmica em torno do assunto está na utilização de células embrionárias humanas para fins terapêuticos. Mesmo recomendada pela citada lei, tal permissão tem sido criticada, pois enxergam nesta permissão uma violação do princípio constitucional da dignidade humana e do próprio direito à vida.

A Lei de Biossegurança (Lei nº 11.105 de 24 de março de 2005), em seu artigo 5º, regulamenta o uso de embriões nos seguintes termos: "É permitida, para fins de pesquisa e terapia, a utilização de células-tronco embrionárias obtidas de embriões humanos produzidos por fertilização *in vitro* e não utilizados no respectivo procedimento, atendidas as seguintes condições: I — sejam embriões inviáveis; II — sejam embriões congelados há 3 (três) anos ou mais, na data da publicação desta Lei, ou que, já congelados na data da publicação desta Lei, depois de completarem 3 (três) anos, contados a partir da data de congelamento. § 1º Em qualquer caso, é necessário o consentimento dos genitores. § 2º Instituições de pesquisa e serviços de saúde que realizem pesquisa ou terapia com células-tronco embrionárias humanas deverão submeter seus projetos à apreciação e aprovação dos respectivos comitês de ética em pesquisa. § 3º É vedada a comercialização do material biológico a que se refere este artigo e sua prática implica o crime tipificado no artigo 15 da Lei nº 9.434, de 4 de fevereiro de 1997."

O grande problema é a existência de uma previsão da dignidade da pessoa humana no reconhecimento do homem como pessoa e não apenas como cidadão, outorgada pela personalidade civil. A dignidade tem um valor muito mais emblemático que o de um limite embriológico. Ela não pode ter uma postura puramente personalista. Para muitos, ser pessoa não é simplesmente "existir" ou "estar no mundo" como uma realidade física. Outros acham que a vida humana não se reduz à mera existência físico-biológica, mas a uma realidade dotada de um significado especial, que a distingue de todos os demais seres vivos; por isso, nada impede que o embrião seja usado para fins de manipulação genética com a finalidade terapêutica.

Sempre enxerguei a questão do descarte de embriões congelados como uma questão muito delicada. Há quem considere o embrião humano, desde o estado celular de zigoto, como um indivíduo da espécie humana, em um estágio progressivo que alcançará o ser adulto. Outros entendem que um embrião no estágio de oito células, sem desenvolvimento da placa neural, não pode ser considerado um ser humano.

Esta questão não é fácil. Mas exige uma posição rápida capaz de atender aos imperativos das novas técnicas de fertilização e, ao mesmo tempo, preservar o respeito pela dignidade humana. Uma proposta respeitável seria a adoção de pré-embriões e não a sua simples doação.

É parte do processo de fertilização por meio assistido *in vitro* que se obtenham alguns óvulos para fecundação com o espermatozoide, gerando daí os embriões que serão implantados no útero da mulher. Aqueles que não são implantados são chamados de *embriões supranumerários* e são criopreservados, com a finalidade de serem implantados em uma futura tentativa de gravidez.

Todos sabem — por necessidade de ordem técnica, financeira e emocional —, o que representa a necessidade de se ter mais embriões fecundados do que os que vão ser implantados. Mas, mesmo assim, este é o início de uma longa discussão, em seus aspectos éticos, morais, religiosos e jurídicos. Junte-se a isso a possibilidade de alguém utilizar a fecundação de embriões supranumerários como finalidade de obter células mãe para a produção de clones.

Seria de excessivo rigor exigir do homem e da mulher que se socorrem da fertilização assistida *in vitro* a assinatura de um termo onde se estipulasse a permissão para uma adoção deste embrião congelado que sobrou. De fato, duas são as opções éticas que se colocam nesta relação: uma seria a de fecundar apenas os óvulos a serem implantados, e com isso não se ter embriões excedentários. A outra seria a aceitação da adoção dos embriões criopreservados por casais adotantes.

A primeira alternativa parece ser a solução mais fácil pois simplesmente não se teriam embriões supranumerários. Em contrapartida, em casos de fracasso na implantação dos embriões não se teria outra coisa a fazer senão começar todo processo desde o início, com todos os custos, inconvenientes e frustrações.

A segunda alternativa tem a vantagem de se poder contar com outras tentativas de implantação uterina a partir de embriões criopreservados, e com isso se evitarem os custos financeiros e emocionais. Todavia, poderia encontrar algumas objeções dos pais no sentido de não permitirem a adoção pré-natal por parte de outros casais de um dos seus embriões supranumerários.

Acreditamos, para isso, ser necessária a estipulação de normas na adoção pré-natal de embriões muito próximas das existentes para as adoções de crianças nascidas. Antes de tudo, como primeira cláusula, o consentimento esclarecido dos pais, pessoas capazes civilmente e aptas para entender e considerar razoavelmente o ato que se propõe, isento de coação, influência ou indução. Não pode ser obtido este consentimento através de uma simples assinatura ou de uma leitura apressada em textos minúsculos de formulários. Mas por meio de linguagem acessível ao seu nível de convencimento e compreensão (*princípio da informação adequada*).

Não seria aconselhável que as normas a serem introduzidas nesta forma de adoção permitissem a seleção de embriões levando em conta o sexo da criança que vai nascer, até porque nestes casos não existiria nenhuma razão para se consisderar uma ou outra doença ligada ao sexo.

Em suma, a alternativa da adoção de embriões congelados não é uma opção que se apresente isenta de inconvenientes, pelo que ela implica o campo emocional, técnico e econômico-financeiro. Entretanto, esta forma de escolha, juntamente com a produção de embriões para uma única implantação, seriam as modalidades que não encontrariam os óbices já apontados. Além do mais, seria pela adoção pré-natal a forma de se manter vivo o embrião e a possibilidade de ele vir a termo.

O Código de Ética Médica, de forma pontual, estabelece no desdobramento deste artigo em comento: "§ 1º No caso de procriação medicamente assistida, a fertilização não deve conduzir sistematicamente à ocorrência de embriões supranumerários. § 2º O médico não deve realizar a procriação medicamente assistida com nenhum dos seguintes objetivos: I — criar seres humanos geneticamente modificados; II — criar embriões para investigação; III — criar embriões com finalidades de escolha de sexo, eugenia ou para originar híbridos ou quimeras. § 3º Praticar procedimento de procriação medicamente assistida sem que os participantes estejam de inteiro acordo e devidamente esclarecidos sobre o método."

Não é boa técnica legislativa a pontuação de situações. Amanhã, possivelmente, vamos ter outras situações que vão se atropelando umas às outras, e vamos ficar para trás ou reformar novamente o Código.

*Artigo 16 — Intervir sobre o genoma humano com vista à sua modificação, exceto na terapia gênica, excluindo-se qualquer ação em células germinativas que resulte na modificação genética da descendência.*

Nada mais justo e merecido que a luta que se vem fazendo contra as doenças hereditárias através da inserção de gene exógeno dentro da célula humana no sentido de melhorar ou de excluir as funções anormais. Mesmo diante de uma grande discussão em torno da utilização de células embrionárias humanas como a violação dos princípios constitucionais da dignidade humana e do direito à vida, pode-se dizer que a sua aceitação e seu ajuste a regras de moralidade vêm sendo consagrados pela maioria.

A própria Lei de Biossegurança, que no artigo 5º regulamenta o uso de embriões, diz que é permitida, para fins de pesquisa e terapia, a utilização de células-tronco embrionárias obtidas de embriões humanos produzidos por fertilização *in vitro* e não utilizados no respectivo procedimento, quando esses embriões venham a ser inviáveis ou quando congelados há 3 anos ou mais. Tudo isso com o consentimento dos pais e tendo seus projetos submetidos à apreciação dos comitês de ética em pesquisa, e desde que o material biológico não tenha sido comercializado.

Outra coisa diferente é quando a utilização destas células embrionárias, mesmo com a finalidade terapêutica, seja a partir de casos de reprodução assistida, cujos embriões supranumerários foram previamente para outros interesses, entre eles a intenção voltada exclusivamente para a pesquisa, a criação de embriões com finalidades de escolha de sexo, para projetos de eugenia ou para originar híbridos ou quimeras, como diz o Código. Nem praticar os procedimentos de fertilização assistida medicamente sem que os participantes estejam de inteiro acordo e devidamente esclarecidos sobre o mesmo.

Resumindo: três são as situações em que as células embrionárias podem ser empregadas na terapia gênica: a) em embriões inviáveis; b) em embriões viáveis já congelados na data de publicação da Lei há pelo menos três anos; e c) em embriões congelados há 3 (três) anos ou mais, na data da publicação da Lei nº 11.105, de 24 de março de 2005, ou que, já congelados na data da publicação desta Lei, depois de completarem 3 (três) anos, contados a partir da data de congelamento.

*Artigo 17 — Deixar de cumprir, salvo por motivo justo, as normas emanadas dos Conselhos Federal e Regionais de Medicina e de atender às suas requisições administrativas, intimações ou notificações, no prazo determinado.*

Aos Conselhos Federal e Regionais de Medicina, dotados de personalidade jurídica de direito público, a lei lhes deu competência de órgãos supervisores da ética profissional em todo o País, e, ao mesmo tempo, disciplinadores e julgadores da classe médica, para o perfeito desempenho da profissão, e pelo prestígio e bom conceito dos que exercem a medicina legalmente.

Desta forma, os Conselhos de Medicina assumem a função de verdadeiros serviços públicos federais, com muitas das atribuições que são exclusivamente do Estado ou órgãos por ele credenciados, no sentido de manterem a ordem constituída. Inclusive com a competência privilegiada de julgarem e punirem as infrações éticas comprovadas no desempenho funcional do médico. E, ainda, de promoverem os meios necessários para o efetivo e regular exercício profissional do médico, após o prévio registro de seus títulos e diplomas e de sua inscrição, sob cuja jurisdição se acha o local de suas atividades, conforme estatui o artigo 17, da Lei nº 3.268, de 30 de setembro de 1957.

Por tal subordinação, resta evidente que o médico, sem justificativa plausível, não pode deixar de cumprir e de atender as normas emanadas dos Conselhos Federal e Regionais de Medicina, e de atender as suas requisições administrativas, intimações ou notificações, no prazo estabelecido, sob pena de responder a processo ético-disciplinar e às sanções que possam advir desse não cumprimento.

Entende-se, ainda, que os membros dos Conselhos de Medicina, mesmo cumprindo atividades não remuneradas e transitórias, estão no exercício de uma função pública, como reconhece o artigo 327 do Código Penal brasileiro em vigor: "Considera-se funcionário público, para os efeitos penais, quem, embora transitoriamente ou sem remuneração, exerce cargo, emprego ou função pública."

### *Artigo 18 — Desobedecer aos acórdãos e às resoluções dos Conselhos Federal e Regionais de Medicina ou desrespeitá-los.*

A Lei nº 3.268/57, que dispõe sobre os Conselhos de Medicina, deixa clara sua competência, na qualidade de organismos supervisores da ética profissional, para disciplinar a classe médica, usando de todos os recursos e meios disponíveis para o bom conceito da profissão e de quem a exerce na legalidade. Desses meios, os mais comuns são seus Acórdãos e suas Resoluções, quer do Conselho Federal, quer dos Conselhos Regionais de Medicina.

Entendem alguns que, mesmo quando eram os Conselhos, em seu conjunto, uma autarquia com personalidade jurídica de direito privado e com objetivos definidos em favor da ordem coletiva, seus membros seriam considerados funcionários públicos, ainda que não remunerados. Assim, a desobediência a uma dessas decisões pode incidir, inclusive, nas sanções previstas no artigo 330 do Código Penal brasileiro, que tipifica o crime de desobediência à ordem legal de funcionário público, considerando que o mesmo diploma penal, no seu artigo 327, reconhece como funcionário mesmo os que, embora transitoriamente e sem remuneração, exerçam cargo, emprego ou função pública. Constituem-se, portanto, os Conselhos em um verdadeiro "Serviço Público Federal", executando funções de natureza estatal, muitas delas específicas do Estado.

Está ainda sujeito o médico desobediente às circunstâncias acima a responder competente processo ético-profissional, por infração também ao artigo anterior, ao "deixar de cumprir, salvo por motivo justo, as normas emanadas dos Conselhos Federal e Regionais de Medicina e de atender às suas requisições administrativas, intimações ou notificações, no prazo determinado".

### *Artigo 19 — Deixar de assegurar, quando investido em cargo ou função de direção, os direitos dos médicos e as demais condições adequadas para o desempenho ético-profissional da medicina.*

Aquele que, investido de uma função de direção — qualquer que seja o nível dessa representação —, está obrigado a assegurar as condições necessárias para que a medicina tenha seu desempenho ético-profissional desejado. O Código de Ética Médica, solenemente, em seu item I do Preâmbulo, determina que as normas éticas "devem ser seguidas pelos médicos no exercício da profissão, independentemente da função ou cargo que ocupem".

Devemos reconhecer que a situação dos que dirigem e administram é muito diferente da daqueles que exercem atividades técnicas sem qualquer responsabilidade de decisão e sem qualquer indicação de ordem política. Algumas prerrogativas concedidas aos dirigentes são sempre no sentido de permitir que suas decisões venham facilitar o necessário exercício de suas funções ante o risco do desvio dos padrões que se exigem para uma boa qualidade dos serviços prestados.

Não tem sido fácil, em algumas oportunidades, distinguir a obrigação do médico e a obrigação do administrador. Entendemos que há fortes motivos para que o administrador médico tome certas medidas que nem sempre se mostram simpáticas aos seus subordinados. No entanto, a exigência do presente dispositivo é no sentido de que ele, na condição de chefe ou diretor, não deixe de propiciar os meios necessários, ou não venha interferir contrariamente às condições mínimas para que a medicina seja exercida dentro dos postulados éticos consagrados pela profissão.

O que se roga do médico, investido da função de chefe ou diretor das instituições relacionadas com a prestação ou com o planejamento das ações de saúde, é que ele não oriente seus subordinados na prática de atos antiéticos ou que não ofereça as condições mínimas para que a profissão seja exercida dentro dos critérios adotados pelas recomendações ético-profissionais da medicina. Até mesmo os Secretários de Saúde estão sujeitos aos preceitos éticos e regulamentares da profissão (Parecer-Consulta CFM nº 42/95). Ver também Recomendação de Veneza, adotada pela 35ª Assembleia Geral da AMM, Itália, em outubro de 1983, sobre "Força de trabalho médico".

*Artigo 20 — Permitir que interesses pecuniários, políticos, religiosos ou de quaisquer outras ordens, do seu empregador ou superior hierárquico ou do financiador público ou privado da assistência à saúde interfiram na escolha dos melhores meios de prevenção, diagnóstico ou tratamento disponíveis e cientificamente reconhecidos no interesse da saúde do paciente ou da sociedade.*

Mesmo que este dispositivo possa causar alguma dúvida na sua interpretação, seu preceito ético está bem evidente: A medicina não pode ser explorada por terceiros, qualquer que seja o seu objetivo, político, pecuniário, religioso ou de outra espécie, estando ou não o médico sendo remunerado pelo ato profissional. Nem muito menos que deixe interferir na escolha dos adequados e disponíveis meios de prevenção, de diagnóstico e de tratamento necessários ao paciente.

Desse modo, por exemplo, se um médico é contratado por um esquema partidário para atender exclusivamente aos simpatizantes de determinado partido, e se o faz como benesse dessa agremiação, está sendo explorado com objetivos nitidamente políticos. Se ele trabalha com exclusividade para indivíduos seguidores de determinado credo ou seita e o faz também como apologia a tal doutrina, está sendo explorado com sentido claramente religioso. No entanto, se o médico tem a devida liberdade de usar todos os recursos necessários e disponíveis em favor do seu paciente e possa atender livremente a todos que lhe procuram e que necessitam de assistência, mesmo sendo remunerado ou patrocinado por certas entidades, não se pode dizer, *grosso modo*, que exista exploração com um sentido tão definido. Diferente também é a situação do médico que trabalha para sistemas conveniados, mutualistas, patronais ou cooperativos, pois admite-se que nessas ocasiões subsistem determinados critérios que asseguram aos aderentes do plano o direito de tratar-se e a obrigação do atendimento pelas cláusulas contratuais, desde que também não contrarie os ditames da ética médica.

É também considerada exploração do trabalho médico por terceiros, com objetivos de lucro, a cobrança de taxas administrativas ou de qualquer outro artifício, quando se reduz a remuneração devida ao médico, por dirigentes ou proprietários de estabelecimentos de saúde. Ou a retenção da remuneração profissional, sem nenhum motivo, apenas para a prática da condenável especulação financeira.

Infelizmente, algumas dessas práticas vêm sendo usadas por alguns, muitas vezes, sob indisfarçadas formas de coação. E o pior é que o médico termina aceitando tais expedientes, apenas para não perder uma oportunidade de exercer sua profissão. Ainda assim, admito que há infração aos postulados éticos da medicina, tanto no que explora, como naquele que se deixa explorar.

A aceitação de brindes, presentes e outros benefícios por meio de indústrias farmacêuticas, ou de equipamentos médicos e similares, pode constituir infração ética, conforme dispõe o Parecer-Consulta CFM nº 16/93, em que em certo trecho se lê: "A promoção junto aos médicos é mais desrespeitosa porque invade a intimidade de seu consultório para, cultivando uma fragilidade muito encontrada no ser humano, acenar-lhe com vantagens, induzindo-o a prescrever seus produtos." (...) "O médico, ao aceitar participar desse espetáculo de tapeação, está permitindo que seu trabalho seja explorado."

O mesmo se diga quando da participação do médico em promoções relacionadas com o fornecimento de cupons, cartões de descontos e demais documentos para a aquisição de medicamentos, pois tal procedimento, além de interferir na relação médico-paciente, deixa vulnerável a liberdade profissional, permite a exploração do trabalho médico por terceiros, faculta a criação de um banco de dados com informações clínicas que devem ser confidenciais, permitindo desse modo a transmissão de informações como a revelação de diagnóstico através do tipo de prescrição e finalmente induz o consumo de medicamentos, principalmente aqueles de uso contínuo. Sobre isso dispõe a Resolução CFM nº 1.939/2010: "Artigo 1º — É vedado ao médico participar, direta ou indiretamente, de qualquer espécie de promoção relacionada com o fornecimento de cupons ou cartões de descontos aos pacientes, para a aquisição de medicamentos. Parágrafo único — Inclui-se nessa vedação o preenchimento de qualquer espécie de cadastro, formulário, ficha, cartão de informações ou documentos assemelhados, em função das promoções mencionadas no *caput* deste artigo."

No que diz respeito ao tratamento de seus parentes muito próximos, existe apenas uma tradição oral de que o médico não deve tratar de seus parentes próximos, muito mais por razões emocionais do que por imperativos de ordem legal ou ética. Por isso, não há impedimento expresso que proíba ao médico prestar atendimento a pessoa da própria família, a não ser em casos de toxicomania, impedimento este que desaparece quando se tratar do único médico na localidade (Decreto nº 20.931/32). Outra situação é a que estabelece o Código de Ética Médica quando se tratar de perícia médica (Parecer-Consulta CFM nº 05/1991).

No tocante ao atestado, que me parece a parte mais delicada, entende-se que: (1) à exceção dos casos de perícia judicial, de tratamento de toxicomanias e de situações outras previstas em legislação especifica, o médico não está impedido de emitir atestado médico, pois este procedimento é parte integrante do ato médico, mesmo à pessoa da própria família; (2) somente se admite a recusa do atestado médico se ele não estiver em conformidade com a legislação ou com a norma ética, ou se provada a sua falsidade.

O Conselho Federal de Medicina, por meio do Parecer AJ nº 18/87, já emitiu seu pensamento quanto à eficácia do atestado como instrumento legal, na conformidade de cada finalidade a que ele se destina.

## *Artigo 21 — Deixar de colaborar com as autoridades sanitárias ou infringir a legislação pertinente.*

O médico inserido em uma proposta política de reforma sanitária, através de um sistema único de saúde, não pode deixar de colaborar com aqueles que planejam, organizam e executam os planos de saúde pública, pois esta é a forma mais racional de alcançar melhores resultados nessas ações.

Para atender às demandas dos serviços médicos e para alcançar um bom nível de prestação de assistência e uma boa organização das instituições prestadoras de serviços, espera-se a contribuição do médico, a fim de responder melhor às necessidades da população como um todo. Cada profissional deve ser visto como um agente transformador da relação do homem com o ambiente e com as políticas públicas, rompendo, desse modo, com os fatores sociais e econômicos que favorecem os baixos níveis de vida e de saúde de nossa população.

O processo de universalização e de acesso ao atendimento, e a equidade e a integralidade das ações de saúde, exigem um programa de atividades dos que atuam na rede de serviços. É preciso que estejam todos bem articulados em torno da autoridade sanitária, sem o que qualquer ânimo seria em vão, como, infelizmente, tem sido até agora, malgrado um ou outro esforço. Qualquer projeto em favor de uma política eficiente de saúde só terá êxito se contar com três conjuntos de fatores: os ligados à tecnologia, à disponibilidade dos insumos e à capacidade profissional dos seus agentes.

Por outro lado, não é demais exigir de cada profissional envolvido na assistência à saúde do homem e do bem-estar coletivo sua participação no que se refere ao cumprimento da legislação sanitária vigente. Ao lado dessa determinação ética, o Código Penal brasileiro, em seu artigo 268, diz que é crime "infringir determinação do poder público destinada a impedir introdução de propagação de doenças contagiosas". O artigo 269 do mesmo diploma penal declara também como infração "deixar o médico de denunciar à autoridade pública doença cuja notificação é compulsória". E a Lei das Contravenções Penais, em seu artigo 66, determina punição a quem deixar de comunicar à autoridade competente "crime de ação pública, de que teve conhecimento no exercício da medicina, ou de outra profissão sanitária, desde que a ação penal não dependa de representação e a comunicação não exponha o cliente a procedimento criminal".

# 4

# Direitos Humanos

Toda e qualquer ação que tenha como destino as pessoas e o seu modo de viver implica necessariamente o reconhecimento de certos valores. Qualquer que seja a maneira de abordar esta questão, vamos chegar a um entendimento de que o mais significativo desses valores é sempre o próprio ser humano, no conjunto de seus atributos materiais, físicos e morais. Se não for assim, cada um de nós nada mais representa senão um simples objeto, sem identidade e sem nenhum destino.

Sem estes valores não existe a pessoa humana. Não existe a base de sua identidade. Mesmo diante da proletária tragédia de cada homem e de cada mulher, quase naufragados na luta desesperada pela sobrevivência do dia a dia, ninguém abre mão dos seus direitos de sobrevivência. Essa consciência é que faz da vida e da dignidade humana mais que um bem: um valor.

Vivemos sob a égide de uma Constituição que orienta o Estado no sentido da "dignidade da pessoa humana", tendo como normas a promoção do bem comum, a garantia da integridade física e moral do cidadão e a proteção incondicional do direito à vida. Esta proteção é de tal forma solene que o atentado a essa integridade eleva-se à condição de ato de lesa-Humanidade: um atentado contra todos os homens.

Afirma-se que a Constituição do Brasil protege a vida e a dignidade do homem e que tudo aquilo que soa diferente é contrário ao Direito e por isso não pode realizar-se. Todavia, dizer que elas dependem da proteção que lhe empresta a Carta-Maior é superfetação porque a vida está acima das normas e compõe todos os artigos, parágrafos, incisos e alíneas de todas as Constituintes desta orbe de mundo.

Cada dia que passa, a consciência atual, despertada e aturdida pela insensibilidade e pela indiferença do mundo tecnicista, começa a se reencontrar com a mais lógica de suas normas: a proteção e o respeito mais incondicional aos direitos humanos.

Essa consciência de que a vida humana necessita de uma imperiosa proteção vai criando uma série de regras que se ajusta mais e mais com cada agressão sofrida, não apenas no sentido de se criarem dispositivos legais, mas como maneira de estabelecer formas mais fraternas de convivência. Este sim, seria o melhor caminho.

Tudo isso vai sedimentando uma ideia de que a existência de todo ser humano é ornada de especial dignidade e que isto deve ser colocado de forma clara em defesa da proteção das necessidades e da sobrevivência de cada um. Estes direitos fundamentais e irrecusáveis da pessoa humana devem ser definidos por um conjunto de normas, que possibilitem que cada um tenha condições de desenvolver suas aptidões e suas possibilidades.

O mais efetivo marco em favor da defesa da pessoa humana e consequentemente da sua vida e de sua dignidade vem da vitória da Revolução Francesa, com a edição da Declaração dos Direitos do Homem e do Cidadão em 1789, em que já no seu artigo primeiro se lê: "Todos os homens nascem e permanecem livres e iguais em direitos." E no artigo 5º é mais enfática quando diz: "Ninguém será submetido à tortura, nem a tratamento ou castigo cruel, desumano ou degradante."

A partir da edição da Declaração Universal dos Direitos Humanos pela Assembleia Geral da Organização das Nações Unidas em 1948, embora sem eficácia jurídica, pode-se dizer que ela representa um momento importante na história das liberdades humanas, não apenas pelo que ali se lê em termos do ideal de uma convivência humana, mas pelas declaradas e incisivas adesões dos países-membros desta Organização.

Com certeza uma significativa parcela da sociedade já se conscientizou, de forma isolada ou em grupos, de que a defesa dos direitos humanos não é apenas algo emblemático, mas um argumento muito forte em favor do ideário humano e da própria sobrevivência da espécie. Espera-se que passo a passo a humanidade vá construindo um projeto no qual fiquem evidentes a importância e o reconhecimento irrecusável dos direitos humanos. Não adianta todo esse encantamento com o progresso da técnica e da ciência se tudo isto não for em favor do homem. Se não, esse progresso será uma coisa pobre e mesquinha.

Com este pensamento, o Código de Ética Médica dos Conselhos de Medicina do Brasil repete neste capítulo dos Direitos Humanos o seu avanço mais significativo e a maior exaltação da cidadania, que fizeram dele um marco nas conquistas democráticas de quantos segmentos sociais participaram de sua discussão.

Nesse capítulo, está devidamente selado o compromisso do médico com o humanismo e com a solidariedade humana, como forma incondicional de respeito aos direitos do cidadão, retratados em nova dimensão na relação profissional com o seu paciente e com a coletividade, redefinindo certas posições no campo social e político, de modo que a *sacralidade* e a *qualidade de vida* sejam dois princípios que se conciliem e se justaponham.

Reconhecer que todo indivíduo tem o direito de nascer, existir e ser livre é o seu primeiro compromisso em favor dos direitos fundamentais. Colocar o médico, como profissional, incorporado às necessidades sociais e políticas da população é também outro reconhecimento desses direitos inalienáveis do ser humano. Este é o sentido mais eloquente deste capítulo ao tratar dos direitos humanos, como quem busca reencontrar a dignidade do médico, do seu paciente e da sociedade.

Este capítulo, portanto, tem como base os fundamentos consolidados na Declaração Universal dos Direitos Humanos, aprovados pela Assembleia Geral das Nações Unidas, em Paris, 1978, documento este que tem servido de inspiração a todos os movimentos de mobilização e conscientização dos segmentos sociais organizados. Tal Declaração, levando em conta o reconhecimento da dignidade inerente a todos os homens, o desprezo à barbárie que ultraja a consciência humana, o anseio da livre opção de crença e credo político, a rebelião contra a tirania e a opressão, a necessidade de acesso a melhores condições de vida e de saúde, o direito de cada um ser autor do seu próprio destino e escolher o rumo da sua vida, entre outros, afirma solenemente que todos os homens nascem livres e iguais em dignidade, que devem ter respeitada sua privacidade, que gozam de direitos e de liberdade sem discriminação de qualquer natureza, que devem ser reconhecidos como pessoas pela lei, que não podem ser submetidos à tortura ou outras formas de procedimentos degradantes ou cruéis e que têm o direito de ser informados e de livre expressão do pensamento. Em tais propósitos que foi inspirado o Código de Ética Médica quando trata do capítulo destinado aos direitos humanos. Também lhe motivaram os dispositivos do capítulo dos Direitos e Deveres Individuais e Coletivos contidos na Constituição da República Federativa do Brasil de 1988.

No entanto, esses direitos, mesmo sendo declarados em termos individuais, não devem ser vistos apenas como privilégios do cidadão isoladamente considerado, pois as sociedades, ainda que harmônicas, são formadas de individualidades. Por isso, os direitos humanos, mesmo sendo considerados como prerrogativas pessoais, devem ser canalizados no sentido coletivo de transformar e avançar a sociedade no seu tempo e na sua realidade. Até porque os direitos humanos não são invocados em favor desse ou daquele indivíduo, mas em favor de todos eles. Assim, é preciso dar uma dimensão coletiva e social aos direitos humanos. Seu rumo é na direção do respeito aos direitos consagrados à pessoa humana, mas também no propósito de criar-se uma sociedade solidária e justa, que represente o fim de todas as iniquidades.

Mesmo que o mundo tenha assistido dois grandes conflitos internacionais nesse século que terminou e que algumas pessoas continuem mais e mais em busca de privilégios e vantagens individuais, não se pode negar que algo vem sendo feito em favor dos valores humanos. O que nos faz pensar assim é o crescimento de uma significativa parcela da sociedade que já se conscientizou, de forma isolada ou em grupos, de que a defesa dos direitos humanos não é apenas algo emblemático, mas um argumento muito forte em favor da sobrevivência do homem. Isto não quer dizer que não haja por parte de alguns a alegação de que a defesa dos direitos humanos seja um risco para a sociedade, uma subversão da ordem pública, um jogo de interesses ideológicos ou uma ameaça aos direitos patrimoniais. Outros, por ingenuidade ou má-fé, admitem que a luta em favor dos direitos humanos é uma apologia ao crime e um endosso ao criminoso.

Espera-se que passo a passo a humanidade vá construindo um ideário onde fique evidente a importância da valorização da pessoa e o reconhecimento irrecusável dos direitos humanos. Não adianta todo esse encantamento com o progresso da técnica e da ciência se não for em favor do homem.

O Código de Ética Médica, por sua vez, não se preocupou apenas na retórica desses direitos considerados fundamentais ao homem e ao cidadão. Estipulou ilícitos contra aqueles que, usando da profissão médica, viessem enodoar essas conquistas. Fato grave, nesse particular, é a participação de médicos em sessões de tortura ou outras formas de procedimentos degradantes, cruéis e desumanos, ou a sua conivência, fornecimento de meios, instrumentos ou conhecimentos para tais práticas. Na cidade de Londres, em outubro de 1988, o Centro Internacional de Pesquisa e Reabilitação para Vítimas da Tortura, sabendo da participação de médicos, direta ou indiretamente, em atos dessa natureza, solicitou, em manifesto ao mundo inteiro, que as associações médicas internacionais e nacionais tomem as medidas necessárias para assegurar que os culpados de participação em atos de tortura ou de repressão sejam impedidos de exercer a medicina em qualquer lugar deste planeta.

---

*É vedado ao médico:*

*Artigo 22 — Deixar de obter consentimento do paciente ou de seu representante legal após esclarecê-lo sobre o procedimento a ser realizado, salvo em caso de risco iminente de morte.*

---

Todo ato médico necessita de um consentimento prévio e está justificado pelo direito que cada indivíduo tem de proteger sua integridade e de autodeterminar-se (*princípio da autonomia*).

Todo indivíduo tem o direito de ser autor do seu próprio destino e optar pelo caminho que quer dar a sua vida. A atividade médica, mesmo de indiscutível valor, não implica um poder excepcional sobre a vida ou a saúde de alguém.

O vínculo estabelecido entre o médico e o paciente apenas leva a crer um contrato de prestação de serviços, entendendo-se que houve uma delegação de poderes para aquilo que ordinariamente possa ser feito. Representa, portanto, um pacto entre a consciência e a necessidade.

Por outro lado, isso não exclui do médico a obrigação de esclarecer seu cliente do maior ou menor risco de um tratamento e dos objetivos dos meios diagnósticos, mostrando as vantagens e as desvantagens de uma intervenção ou diligência, devendo, nos momentos mais cruciais, esses esclarecimentos ser feitos aos familiares. O esclarecimento, por seu turno, não pode ter um caráter estritamente técnico em torno de detalhes de uma enfermidade ou de uma conduta. A linguagem própria dos técnicos deve ser decodificada para o leigo, senão ele tende a interpretações duvidosas e temerárias. Exige-se apenas uma explicação simples, objetiva, aproximativa e honesta, permitindo ao paciente uma tomada de posição que lhe satisfaça, salvo nas situações de iminente perigo de vida (*princípio da informação adequada*). O Conselho Federal de Medicina, por meio do Parecer-Consulta CFM nº 10/96, decidiu que "o médico deve esclarecer o paciente sobre práticas diagnósticas e terapêuticas, conforme preceitua o Código de Ética Médica, não sendo considerada obrigatória a fixação de termo por escrito", mas admite que tal consentimento possa ser registrado pelo médico no prontuário.

Se o paciente não pode falar por si ou é incapaz de entender o ato que se pretende executar, estará o médico na obrigação de conseguir o consentimento de seus representantes legais (*consentimento substituto*). Saber também quem pode consentir e o que seja um responsável legal, pois nem toda espécie de parentesco qualifica um indivíduo como tal. Há ocasiões, no entanto, em que, mesmo existindo o consentimento tácito ou expresso, não se justifica a intervenção, nem tal permissão tem valor, pois a norma jurídica pode se impor a essa vontade e a autorização não outorgaria certas desobediências. O consentimento não cria obrigações diante do que é grave e abusivo à vida e à saúde (*princípio da beneficência*) nem, por outro lado, exime o médico da responsabilidade ética ou jurídica, se comprovada a culpa.

Pelo visto, em tese, a ausência de informações suficientes ao paciente ou aos seus representantes legais, sobre riscos ou resultados, visando a uma expectativa de cura, pode caracterizar infração ética ou legal. Assim, a questão não está só no consentimento, mas no *consentimento livre e esclarecido*. Ou seja, a prévia autorização não dispensa do dever das informações devidas ao paciente.

Leve-se em conta também que qualquer mudança significativa no curso terapêutico ou propedêutico deve ter o *consentimento continuado* (*princípio da temporalidade*). E, se em qualquer estágio da relação profissional, o paciente desistir do consentimento dado, ele tem o direito de revogar a permissão (*princípio da revogabilidade*).

Com o advento do Código de Defesa e Proteção do Consumidor (Lei nº 8.078, de 11 de setembro de 1990), por imposição do seu artigo 6º, III, o dever de esclarecer e informar tornou-se também uma regra de direito.

Deve-se também considerar que a capacidade do indivíduo de consentir não tem a mesma proporção entre as normas éticas e as normas jurídicas. A reflexão sob o prisma ético não tem a inflexibilidade da lei, pois certas decisões, mesmo diante de indivíduos considerados civilmente incapazes, devem ser respeitadas, principalmente quando se avalia cada situação de *per si*. Assim, por exemplo, os portadores de transtornos mentais, mesmo legalmente incapazes, não devem ser considerados isentos de seu direito de ser informados.

No entanto, mesmo que se apregoe o princípio da autonomia como o mais eloquente de todos, não se pode deixar de reconhecer que ele pode ser limitado ou condicionado pelos outros princípios, pois nem sempre o indivíduo está total ou emocionalmente capaz de consentir ou em condições físicas, psíquicas ou culturais de receber as informações necessárias, por não compreendê-las, por não avaliá-las ou simplesmente sem condições de decidir. Queira-se ou não, mesmo sabendo-se que este princípio representa a proteção à dignidade de cada um de nós, há de chegar uma situação tão delicada que a pessoa técnica, psicológica e legalmente habilitada para decidir é o médico. Ninguém pode abrir mão da experiência, do saber e do conhecimento que ele tem sobre o que pensa seu paciente. Isso nada tem a ver com a prática condenável do *paternalismo*. Na urgência, esse fato fica bem evidente.

O princípio da autonomia pode, mesmo em situações mais raras, voltar-se contra o próprio indivíduo, basta que ele esteja movido por um capricho ou por uma emoção. Lepargneurs sintetiza tal pensamento dizendo que "a autonomia não significa isolamento estático de um sujeito, é antes a qualidade que enobrece uma decisão que se imprime no itinerário da pessoa, no instante presente em que se situa, em direção ao seu futuro mais ou menos claramente projetado e assumido. A autonomia é, portanto, um conceito psicossocial que inspira um princípio jurídico, norteador de regras que visam harmonizar as esferas de atuação de muitas pessoas supostamente autônoma" (*in Força e fraqueza dos princípios da bioética*, Bioética, 1994, *4*:131-143).

Pelo exposto, mesmo sendo o *princípio da autonomia* exaltado em todo corpo codificador, deve-se entender que em um conflito de princípios o hierarquicamente superior eleito neste diploma foi o *princípio da beneficência*. Isto está bem claro neste artigo 22 e nos artigos 26 e 31.

Sem perder de vista que o *princípio da autonomia* é de fundamental importância pela valorização do indivíduo e de sua livre vontade, o *princípio da beneficência*, além de não excluir esta autonomia, afina-se com o bem consensual e evita todo prejuízo inútil. Por outro lado, quando caprichosa, arbitrária e irresponsável, esta autonomia exclui a beneficência.

Só se pode entender a autonomia como um valor idôneo e imprescindível quando ela é sinônimo de liberdade e quando se ajusta aos interesses da pessoa, da ordem pública e do bem social. Em situações não raras o princípio da autonomia do paciente pode converter-se em um valor contra seus próprios interesses porque aquela manifestação de vontade, antes de representar um bem, repercute como um prejuízo ou um inútil e desnecessário procedimento. Neste particular, a decisão do paciente é desmotivada de um bom resultado e a decisão do médico em não atender encontra fundamentos no raciocínio e na experiência profissional (*lex artis*).

Desta forma, a autonomia só é um princípio absoluto quando ele atende também aos demais princípios, até porque nenhum princípio esclarece sozinho uma conduta eticamente correta. A autonomia está limitada pela beneficência e pela equidade. Quem legitima o ato médico, portanto, não é apenas o consentimento livre e esclarecido. É também a sua indiscutível e imprescindível necessidade. O consentimento do paciente é apenas parte de uma decisão. A outra pertence ao médico com suas razões de ordens técnicas, éticas e legais. Por isso, dizer-se que "a medicina centrada no princípio da beneficência está com os dias contados" é falso. Desde que a "beneficência" não seja a do médico, mas a que constitui um consenso.

O mais significativo, portanto, não é "sacralizar" a autonomia a ponto de se excluírem das decisões os outros princípios. Esta "divinização" do *princípio da autonomia* pode comprometer um interesse, principalmente quando o pedido do paciente está deformado cultural e emocionalmente. Isto não é o mesmo que desvalorizar ou omitir sua autonomia.

De qualquer modo, estabeleceu o Conselho Federal de Medicina em seu Parecer nº 24/97 que "é lícito ao médico ou instituição médico-hospitalar oferecer ao paciente no ato da internação um Termo de Responsabilidade ou Consentimento Livre e Esclarecido". A Assessoria

Jurídica do CFM, ao manifestar-se sobre a matéria, enfatizou os seguintes pontos: 1 — O médico tem o dever de informar o paciente acerca dos riscos do ato médico e das consequências dos medicamentos que forem prescritos; 2 — Além disso, o médico tem responsabilidade civil, penal e disciplinar sobre seus atos, devendo essa responsabilidade ser avaliada em cada caso; 3 — O chamado "termo de consentimento livre e esclarecido" tem como finalidade "formalizar" ou "documentar" o médico e, também, o paciente sobre as consequências que poderão advir do ato médico e da prescrição de medicamentos, inclusive hipóteses de caso "fortuito" e "força maior" desconhecidas da "Ciência" e que escapam ao controle da medicina. Dessa forma, o aludido termo ou autorização não tem a virtude de excluir a responsabilidade do médico. Não pode ser entendido, pois, como excludente de responsabilidade ou cláusula de não indenização; 4 — O aludido "documento" cumpre finalidade ético-jurídica e pode ser apreciado como "prova" da lisura do procedimento médico; 5 — Assim, o "termo de consentimento livre e esclarecido" jamais deverá ser de cunho impositivo, devendo ser sempre grafado em linguagem acessível e simples para entendimento do paciente que subscreverá o "documento", ou de seu representante legal.

---

*Artigo 23 — Tratar o ser humano sem civilidade ou consideração, desrespeitar sua dignidade ou discriminá-lo de qualquer forma ou sob qualquer pretexto.*

*Parágrafo único — O médico deve ter para com seus colegas respeito, consideração e solidariedade.*

---

O preceito de igualdade é o mais eloquente fundamento em favor da cidadania e do conviver justo entre as pessoas.

A medicina, por sua vez, não poderia, em face da sua tradição e de seus objetivos, discriminar o ser humano sob qualquer forma ou sob qualquer argumento. Os direitos fundamentais de cada homem e de cada mulher, consagrados nos ideais de justiça e solidariedade, fizeram dessa profissão uma das mais veneradas e aplaudidas pelo seu conteúdo humanístico e protetor.

O médico, embora um ou outro queira negar, não poderia ficar indiferente aos objetivos de sua profissão, nem ao compromisso que todo cidadão tem em promover o respeito universal às garantias e às liberdades essenciais a todos os homens. Se eles nascem livres e iguais em dignidade e direitos — sem distinção de qualquer espécie, seja de raça, cor, sexo, língua, religião, opinião política, condição social ou outra condição —, não se pode atribuir-lhes qualquer forma de limitação.

O que se observa entre nós, nas mais diferentes atividades profissionais liberais, é que a causa da discriminação não está no fato de alguém ser não branco ou de pertencer a uma das minorias, mas no fato de quem discrimina privar-se de oportunidades de se beneficiar. Em suma, a discriminação é sempre socioeconômica. Essa é a pura verdade.

Outra forma aviltante de discriminação é a que vem sendo feita por determinados setores do empresariado, quando solicitam testes de gravidez ou atestados de esterilização no exame pré-admissional de mulheres no trabalho. O Parecer-Consulta CFM nº 12/83, que relatei e foi aprovado em sessão plenária de 12 de junho de 1987, sobre o assunto, em certos trechos, diz: "Ninguém pode negar a validade do exame médico quando da admissão do empregado no trabalho, a fim de que se possa apurar sua aptidão física ou mental para determinada forma de função que vai exercer. Esse exame visa, portanto, verificar, precisamente, sua capacidade laborativa àquele ofício que deve desempenhar." (...) "Assim, qualquer outro objetivo, fora dos previstos pela lei, a realização do exame ou a solicitação de exames complementares, passa a ser abusivo e intolerante, dando lugar à criação de 'critérios' ou 'requisitos' discriminadores para o ingresso de pessoas no trabalho." (...) "A lei, quando se reporta à maternidade ou à gravidez, o faz como norma protetora e nunca como justificativa para uma empresa impedir a admissão de uma empregada pelo fato de estar gestante. Se tal fato prevalecesse, essa situação, além de nociva aos interesses da comunidade, privando a mulher da sua função social e do seu relevante papel de mãe, seria uma forma de limitar sua capacidade civil, colocando-a em uma classe inferior de pessoas, proibida de desfrutar dos mesmos direitos e privilégios dos outros. Um absurdo, uma grosseira violação constitucional, um vilipêndio aos direitos humanos" (em *Pareceres*, Rio: Editora Guanabara Koogan S/A, 1996).

O Parecer CFM nº 15/97 afirma que "a realização de testes sorológicos para o vírus da imunodeficiência humana sem prévio consentimento do candidato a concursos civis ou militares, bem como a incapacitação destes candidatos pelo fato de apresentarem tais exames sorológicos positivos, constitui violação aos direitos humanos, afronta à Constituição Federal e caracteriza conduta antiética por parte do médico que respalda tal normativa".

A verdade é que não existe indicação técnica ou científica que justifique a compulsória realização de testes admissionais para HIV nem muito menos que o candidato seja reprovado ou excluído pelo fato de apresentar tão somente resultados alterados em exame subsidiário, a não ser que isto acompanhe implicações ou perturbações clínicas consideráveis.

O fato é que o ser humano sofrer de forma deliberada de tratamento desumano, degradante e cruel, com a finalidade de produzir sofrimentos físicos ou morais, é tão antigo quanto a história da própria Humanidade. Houve uma época, não tão distante, em que a Igreja e o Estado usavam a tortura como forma legal de expiação de culpa ou de pena. A Inquisição e a Doutrina de Segurança Nacional não são diferentes em seus métodos, princípios e objetivos.

Na atualidade, malgrado um ou outro esforço, muitos são os países que ainda praticam ou toleram a tortura em pessoas indefesas, sem nenhuma justificativa ou qualquer fundamento de ordem normativa. Muitas dessas práticas têm por finalidade punir tendências ideológicas ou reprovar e inibir os movimentos libertários ou as manifestações políticas de protesto. Muitas dessas práticas cruéis e degradantes nada têm que ver com a chamada "obtenção da verdade", sendo, em vez disso, uma estratégia do sistema repressivo de que dispõe o Estado contra os direitos e as liberdades dos seus opositores para a manutenção do seu poder.

Outro fato condenável é a revista corporal de detentos realizada por médicos no âmbito dos Institutos de Medicina Legal. A Declaração de Budapeste que trata desse assunto foi adotada pela 45ª Assembleia Geral da Associação Médica Mundial em outubro de 1993, preocupada com a forma de procura de objetos no corpo de prisioneiros com o propósito de manter a segurança pública e evitar o tráfico de drogas, alegando razões de segurança. Se isso se aplicar aos prisioneiros detidos pela prática de crimes já seria grave, mais grave ainda quando essa questão se aplica a parentes ou familiares de presos no momento do ingresso para visitar o detento nos presídios.

Os médicos-legistas do estado de Rondônia recusaram tempos atrás praticar esse ato de revista à intimidade do corpo por considerarem uma afronta aos direitos humanos e uma prática que foge às atividades legispericiais que são sempre em favor da Justiça e do interesse da ordem pública. Esse tipo de abordagem, que poderia ser chamada de "perícia vexatória", degrada e humilha o ser humano que, diante de terceiros, é obrigado a expor suas partes íntimas e ser tocado no ânus e na vagina em nome de uma falsa segurança pública. Isso não é diferente de uma prática de tortura. Que o Estado disponibilize aos institutos de perícias forenses meios e instrumentos capazes de respeitar a intimidade dos examinados, como a utilização das imagens por raios X. O velho jargão de que "os fins justificam os meios", princípio despótico baseado nos modelos fascistas, não encontra mais guarida em solos democráticos.

Por fim, este dispositivo enfatiza que o médico deve ter para com seus colegas respeito, consideração e solidariedade, mantendo assim acesa a flama do espírito hipocrático.

---

*Artigo 24 — Deixar de garantir ao paciente o exercício do direito de decidir livremente sobre sua pessoa ou seu bem-estar, bem como exercer sua autoridade para limitá-lo.*

---

O ato médico não pode ser exercido de forma a limitar ou impedir o direito do paciente de decidir livremente sobre sua pessoa ou sobre seu bem-estar. Ele tem o direito até de recusar um tipo ou uma modalidade de tratamento, a não ser diante de comprovada situação de iminente perigo de vida. Se, apesar da objeção e recusa do paciente, o médico insistir no procedimento, ele está cometendo uma violação aos direitos constitucionais, uma afronta à dignidade humana e um desrespeito aos mais elementares princípios de civilidade, além de cometer o crime de constrangimento ilegal, previsto no artigo 146 do Código Penal. Só se admite o ato coativo do constrangimento ilegal, repito, em casos extremos de perigo de vida e quando o procedimento profissional for imperativo e inadiável. Ainda mais, o ato médico deve ser previamente consentido e esclarecido, em linguagem simples e honesta, podendo, inclusive, ser revogado esse consentimento a qualquer momento.

Mesmo que a atividade médica seja reconhecida como necessária e os seus meios idôneos e moderados, isso não implica um poder excepcional sobre a vida e a saúde de uma pessoa. Ela tem o direito de resguardar sua liberdade e defender sua integridade física ou psíquica (*princípio da autonomia*). A medicina não é um valor que possa sobrelevar-se a todos os outros valores e subordinar a si todos os interesses. No momento em que ela esbarra nos direitos humanos, não pode ser considerada uma atividade legítima e necessária.

Por outro lado, o simples consentimento, mesmo informado, nem sempre assegura obrigatoriamente a licitude do ato médico, pois isso pode representar uma situação abusiva e grave contra quem consente, e a norma pode levantar-se contra tal permissão por não autorizar a prática de certas desobediências. A licitude de um ato médico, nessas condições, não se legitimaria pela autorização, mas por sua indiscutível necessidade (*princípio da não maleficência*).

Se o paciente é menor, incapaz ou está na condição de não poder falar por si, deve-se obter o consentimento dos responsáveis legais que, salvo diante dos casos de iminente perigo de vida, estão autorizados a permitir ou não permitir o ato médico solicitado (*consentimento substituto*). É preciso também saber que nem todo parentesco qualifica um indivíduo como representante legal (ver Declaração de Direitos do Deficiente Mental, proclamada pela Assembleia Geral das Nações Unidas, em 20 de dezembro de 1971).

Sendo assim, excluindo-se os casos declarados de perigo de vida (*princípio da beneficência*), não se justifica a intervenção médica limitando o direito do paciente de decidir com liberdade, naquilo que diz respeito à sua saúde e ao seu bem-estar, porque isso resultaria em uma forma de constrangimento ilegal, subvertendo a noção de autodeterminação e de defesa de sua integridade.

Tão íntima é a relação entre a saúde e a liberdade que não se pode admitir qualquer proposta em favor da melhoria das condições de vida e de saúde das pessoas sem se respeitar a autonomia delas, mesmo quando elas não estão dispostas a se submeterem a certas condutas que venham considerar como de riscos, a exemplos das práticas invasivas da nova tecnologia médica. Assim, também não é exagero admitir-se que elas não possam ter o direito, quando possível, de optar por determinadas práticas ou condutas técnicas que lhes pareçam mais confortáveis ou mais seguras segundo sua compreensão, pois em alguns casos, em não se atendendo, pode-se configurar uma ameaça a sua liberdade individual.

O ideal será sempre se encontrar um modelo em que se conciliem a liberdade do profissional com a liberdade do indivíduo assistido, pois assim será mais fácil corrigir as perturbações e alterações que distorcem os rumos da vida e da saúde individual e coletiva. Assim, o certo é encontrar um caminho no qual se procure minimizar o sofrimento e o dano por meios que não atentem contra as liberdades fundamentais, usando-se de um paternalismo secular de proteção. Não há como se aceitar de forma imperiosa a chamada "superioridade de juízo".

Deve-se, sim, utilizar-se de um projeto que priorize a saúde como uma preocupação de caráter público e de interesse social, respaldado por recursos substanciais capazes de garantir toda essa proposta. E é neste instante que a sociedade livre e organizada pode e deve contribuir. E mais: não é apenas com a garantia de um termo exigido rotulado como "consentimento livre e esclarecido", pois esse documento por si próprio não é bastante para assegurar uma relação mais respeitosa nem para isentar possíveis culpas. Com isso pode-se criar uma "medicina contratual" de bases falsas.

Entender ainda que consentimento livre e esclarecido, operacionalizado no princípio da autonomia, não deve constituir-se em um fato de interesse do médico, mas antes de tudo em uma questão de respeito e garantia aos direitos de liberdade de cada homem e de cada mulher. Todos têm o direito de saber sua verdade e participar ativamente das decisões que dizem respeito a sua vida social e, portanto, das decisões médicas e sanitárias que afetam sua vida e sua saúde.

Não se pode mais aceitar o modelo paternalista de relação no qual somente cabia dar informação ao paciente e pedir seu consentimento quando isso representasse uma forma imprescindível de se ter um bom resultado mediante sua colaboração na realização de um procedimento médico. Está claro que tal conduta não responde mais aos interesses da realidade atual. Por outro lado, pode-se dizer também que o indivíduo tem o "direito de não saber", ele próprio, quando ao seu entendimento isso lhe traria perturbações de ordem psíquica capazes de alterar suas emoções, a exemplo de doenças futuras ou incuráveis, principalmente quando tais exames foram impostos por interesses de terceiros.

Se não levarmos em conta a liberdade das pessoas, qualquer conceito que se tenha de saúde torna-se ambíguo, e fica difícil para quem quer que seja impor regras médicas ou sanitárias, simplesmente porque tanto a saúde como a doença exigem explicações.

---

*Artigo 25 — Deixar de denunciar prática de tortura ou de procedimentos degradantes, desumanos ou cruéis, praticá-las, bem como ser conivente com quem as realize ou fornecer meios, instrumentos, substâncias ou conhecimentos que as facilitem.*

---

A Lei nº 9.455, de 7 de abril de 1997, que regulamenta o inciso XLIII do artigo 5º da Constituição do Brasil de 1988, define tortura como o sofrimento físico ou mental causado a alguém com emprego de violência ou grave ameaça, com o fim de obter informação, declaração ou confissão de vítima ou de terceira pessoa, outrossim, para provocar ação ou omissão de natureza criminosa ou então em razão de discriminação racial ou religiosa.

A Convenção da Organização das Nações Unidas contra a Tortura a define como "um ato pelo qual são infligidos, intencionalmente, a uma pessoa, dores ou sofrimentos graves, sejam eles físicos ou mentais, com o fim de obter informações ou uma confissão, de castigá-la por um ato cometido ou que se suspeita que tenha cometido, de intimidá-la ou coagi-la, ou por qualquer razão baseada em qualquer tipo de discriminação".

A Convenção Interamericana para Prevenir e Sancionar a Tortura dá definição mais avançada que esta da Convenção da ONU quando define a tortura como "a aplicação, em uma pessoa, de métodos que tendem a anular a personalidade da vítima ou diminuir sua capacidade física ou mental, embora não causem dor física ou angústia psíquica".

A verdade é que o fato de o ser humano sofrer de forma deliberada de tratamento desumano, degradante e cruel, com a finalidade de produzir sofrimentos físicos ou morais, é tão antigo quanto a história da própria Humanidade. Houve uma época, não tão distante, que a Igreja e o Estado usavam a tortura como formas legais de expiação de culpa ou como forma legal de pena. A Inquisição e a Doutrina de Segurança Nacional não são diferentes em seus métodos, princípios e objetivos.

A Declaração de Tóquio, adotada em outubro de 1975 pela 29ª Assembleia Geral da Associação Médica Mundial, no Japão, diz que o médico deve manter o mais absoluto respeito pela vida humana, mesmo sob ameaça, e que não deve ser feito uso de qualquer conhecimento profissional contrário às leis humanas. E mais: que o médico não aprovará, tolerará ou participará de aplicação de tortura, ou de outra forma de procedimento cruel, desumano ou degradante, qualquer que seja a ofensa da qual a vítima de tal procedimento seja suspeita, acusada ou culpada, e quaisquer que sejam os credos ou razões da vítima. Isso em todas as situações, inclusive conflito armado ou comoção civil.

A Declaração abomina também aquele que está presente, não denuncia e é conivente de qualquer forma com práticas em que se tortura ou se trata cruel, desumana ou degradantemente o ser humano.

Para fins dessa Declaração, é considerado tortura qualquer ato através do qual dor ou sofrimento agudo, quer físico, quer mental, é intencionalmente imposto por ou mediante utilização de um servidor público a uma pessoa, visando obter dela, ou de uma terceira pessoa, informações ou confissão, punindo-a por um ato que ela tenha cometido ou seja suspeita de ter cometido, ou ainda, intimidando-a ou a outras pessoas.

A verdade é que, de vários lugares do mundo, têm-se realizado gestões no sentido de averiguar a participação de médicos em casos de torturas. Mais recentemente, em Paris, durante a realização do XI Congresso Internacional de Medicina Legal e Medicina Social, foi votado um documento que se resume nos seguintes pontos: 1 — os médicos devem manter sempre o respeito incondicionado pela vida humana; 2 — sua primeira obrigação é ajudar a quem está sob seus cuidados, curando-o das ofensas recebidas e evitando que se repitam as sevícias; 3 — as autoridades não devem usar o médico como instrumento de tortura em interrogatório ou meios de castigo; 4 — conseguir recursos para proteger o médico dos regimes totalitários, contra a pessoa que os sujeita aos aparelhos repressivos; 5 — criação de um núcleo médico encarregado de fiscalizar e denunciar os médicos que participam de violência contra o homem.

Como deve agir o médico que atende uma vítima, sabendo que está sendo torturada e depois será novamente submetida à repressão? Não parece existir outro caminho senão tratá-la, pois esta é a sua missão. Mas seu trabalho não está concluído com o tratamento das feridas. Deve levar o fato ao conhecimento da autoridade competente. E se porventura souber que desse procedimento participou algum médico, está obrigado a denunciá-lo ao Conselho Regional de Medicina ou à autoridade que se determine coibir absurdos dessa natureza.

Não poderia deixar de registrar o fato de que médicos vítimas da tortura ou que cuidam dos sobreviventes da repressão enfrentam ainda ameaças, especialmente nos países do Terceiro Mundo. Em Londres, em outubro de 1988, o Centro Internacional de Pesquisa e Reabilitação para Vítimas da Tortura, expressando esse tipo de preocupação, percebendo que os médicos estavam tendo dificuldades de exercerem a profissão e reafirmando os ditames das declarações internacionais que expressam respeito pelos direitos humanos, declarou apoio aos colegas empenhados no tratamento dos sobreviventes da tortura e da repressão; solicitou a todos os organismos nacionais e internacionais que representam médicos a encorajarem aqueles colegas e a tomarem as medidas apropriadas nos casos de perseguição e maus-tratos; e convocou os governos onde médicos e outros profissionais de saúde estão lutando pelos sobreviventes da tortura e da repressão para que adotem medidas para assegurar-lhes o cumprimento de sua missão junto a esses sobreviventes, sem limitação e sem intimidação. E, finalmente, recomendou que os médicos considerados culpados de participação em tortura sejam impedidos de exercer a medicina em qualquer lugar do mundo.

Tais postulados estão referendados em acordos internacionais e nos princípios da benignidade humanitária, que cobram imperiosamente respeito pelos direitos humanos e os deveres e obrigações éticas de quem exerce uma profissão de saúde.

Por fim, deve-se considerar atentatório a este dispositivo o fato de o médico ou a direção técnica do hospital permitir a permanência de pacientes detentos algemados ao leito ou serem examinados na presença ostensiva de policiais armados, ou qualquer outro procedimento degradante, por expressa manifestação dos órgãos de repressão, pois isso não só macula os ditames da Ética como compromete os postulados enaltecidos pela luta em favor dos direitos humanos. É um vilipêndio às conquistas da cidadania e uma preconceituosa medida transformar alguém, sentenciado ou não, em um cidadão de terceira ou quarta classe. Qualquer que seja a intenção, qualquer que seja o direito alegado, trata-se de um atentado à dignidade da pessoa e um desrespeito à condição humana. É muito grave que um componente do corpo clínico de um hospital ou seu diretor clínico ou técnico aceite pacificamente as regras do aparelho policial, quando lhe cabia exigir desses indivíduos respeito e proteção da justiça, pois qualquer que tenha sido seu delito o detento tem o direito de cumprir a justa medida punitiva. Não é consolo dizer que, de outras vezes, pacientes comatosos ou agitados foram imobilizados nas macas ou nos leitos por meio de ataduras de crepom ou gaze. Isso é outra coisa. Aqui, tem o sentido de protegê-lo. É feito em seu favor, sem nenhum resquício de humilhação. Feito para ele não cair no chão. A respeito da atenção ao paciente psiquiátrico, ver a Declaração de Caracas, adotada pela 42ª Assembleia Geral da Associação Médica Mundial, Venezuela, em novembro de 1990, e a Declaração do Hawaii, adotada pela 31ª Assembleia Geral da Associação Médica Mundial, Estados Unidos, em outubro de 1977.

A consciência dos que sofreram ou dos que não sofreram, mas que ainda hoje maldizem os tempos da ditadura — pois era assim que se tratavam homens, mulheres e jovens quase crianças —, não pode calar diante disto. A serem confirmados tais procedimentos desumanos ou degradantes, a primeira obrigação do médico é denunciar a quem de direito. Ele tem de ajudar a quem se encontre sob seus cuidados, qualquer que seja o nível dessas pessoas, qualquer que seja o crime cometido por elas, quaisquer que sejam os credos e as razões de quem assim professa. E isto em todas as situações — inclusive nos conflitos armados ou nas comoções civis, quando tudo parece perdido, dadas as condições mais excepcionais e precárias.

Outro fato desalentador que cresce dia a dia é a violência familiar, principalmente contra crianças e anciãos, à qual o médico não pode ficar indiferente (ver Declaração de Somerset West, adotada pela 48ª Assembleia Geral da AMM, República da África do Sul, sobre "Violência familiar" e a Declaração de Hong Kong, adotada pela 41ª Assembleia Geral da AMM, China, em setembro de 1989, sobre "Maus-tratos ao ancião").

Embora não constitua um problema entre nós, deve ficar desde logo manifestada nossa repulsa às mutilações genitais femininas (ver Declaração de Budapeste, adotada pela 45ª Assembleia Geral da AMM, Hungria, em outubro de 1993).

Por outro lado, a Declaração de Tóquio anteriormente citada repudia o médico que fornece instrumento, substâncias, local ou conhecimentos para facilitar a prática de tortura, ou de outro tratamento cruel, desumano ou degradante, ou para reduzir a capacidade das vítimas de resistir a tal tratamento. Considera que qualquer ato de tortura, ou de outro procedimento degradante, é uma ofensa à dignidade humana e será condenado como uma violação dos direitos e das liberdades fundamentais contidos na Declaração Universal dos Direitos Humanos. Recomenda aos Estados que mantenham sob supervisão permanente os métodos usados por seus funcionários públicos em práticas de interrogatório, assim como as providências para a custódia e tratamento de pessoas privadas de sua liberdade em seu território, com vistas a evitar quaisquer formas de tortura ou tratamento desumanos.

A Associação Médica Mundial apoia e encoraja a comunidade internacional, as associações médicas nacionais e os médicos associados a ajudarem o médico e sua família no caso de ameaças ou represálias resultantes de uma recusa em tolerar o uso da tortura, ou de outra forma de procedimento degradante.

A Declaração de Hamburgo, adotada pela 49ª Assembleia Geral da AMM, em outubro de 1997 na Alemanha, sobre "Apoio aos médicos que se recusam participar ou tolerar atos de tortura ou outra forma de tratamento cruel, desumano ou degradante", exorta as associações médicas internacionais e nacionais a protestarem contra qualquer envolvimento ou pressão para incluir médicos em práticas de tortura; apoiarem profissionais que estejam resistindo ao envolvimento com tais procedimentos ou que estejam trabalhando em tratamento e reabilitação das vítimas; e encorajarem as associações nacionais a levarem às entidades acadêmicas e às escolas de medicina e hospitais as consequências da tortura, seu tratamento e reabilitação dos sobreviventes e ainda a forma como documentar a prática da tortura.

Sobre a maneira como documentar em laudos, recomendo que em todos os casos de alegação ou presunção de tortura proceda-se sempre da seguinte forma: 1º — valorizar de maneira incisiva o exame esquelético-tegumentar da vítima; 2º — descrever detalhadamente a sede e as características de cada lesão, qualquer que seja o seu tipo, e localizá-la precisamente na sua respectiva região; 3º — registrar em esquemas corporais todas as lesões eventualmente encontradas; 4º — detalhar, em todas as lesões, independentemente de seu vulto, a forma, idade, dimensões, localização e particularidades; 5º — fotografar todas as lesões e alterações encontradas no exame externo ou interno, dando ênfase àqueles que se mostram de origem violenta; 6º — radiografar, quando possível, todos os segmentos e regiões agredidos ou suspeitos de violência; 7º — examinar a vítima de tortura sem a presença dos agentes do poder; 8º — examinar sempre em equipe; 9º — examinar à luz do dia; 10º — usar os meios subsidiários de diagnóstico disponíveis e indispensáveis, com destaque para o exame toxicológico.

O Protocolo de Istambul (Manual para Investigação e Documentação Eficazes da Tortura e de Outras Formas Cruéis, Desumanas ou Degradantes de Castigo ou Punição), apresentado ao Alto Comissariado das Nações Unidas para os Direitos Humanos em 9 de agosto de 1999, admite que o examinador possa usar determinados termos em suas conclusões, como:

1 — *Inconsistente*: a lesão não poderia ter sido causada pelo trauma descrito;

2 — *Consistente*: a lesão poderia ter sido causada pelo trauma descrito; mas não é específica dele e existem muitas outras causas possíveis;

3 — *Altamente consistente*: a lesão poderia ter sido causada pelo trauma descrito e são poucas as outras causas possíveis;

4 — *Típica de*: esta lesão é geralmente encontrada em casos desse tipo de trauma, mas existem outras causas possíveis;

5 — *Diagnóstico de*: esta lesão não poderia ter sido causada em nenhuma outra circunstância, a não ser na descrita.

Mesmo assim, somos de opinião que nos casos em que não estejam presentes manifestações de tortura ou meio cruel, responda-se àquele quesito usando-se os termos "*sem elementos de convicção*" ou "*sem meios para afirmar ou negar*". Responder afirmativamente quando se tiver a plena certeza de que há lesões tipicamente produzidas por aqueles meios. E, finalmente, nunca responder "não", pois além de certas formas de tortura ou crueldade não deixarem marcas evidentes, há aquelas formas de tortura e crueldade eminentemente psicológicas.

Um movimento intitulado Anistia Internacional vem comprovando, através de diversos fatos, que alguns países, inclusive os da América do Sul, vêm utilizando médicos em interrogatórios de presos políticos, a fim de obter confissões por meios farmacológicos, entre eles uma mistura de taquiflexil e pentotal sódico. O primeiro levaria a uma paralisia muscular terrivelmente dolorosa, e nesse sofrimento seriam aplicadas pequenas doses de pentotal sódico, o qual produz relaxamento e um estado semi-inconsciente de euforia, que é aproveitado pelos inquisidores para obter seus fins (Valtueña, J. A. *Los Médicos y la Tortura,* Nuestro Tiempo, Madrid, jun/1988, pág. 33).

Há, todavia, outras formas de participação nesses monstruosos processos: 1 — exame do interrogado no sentido de verificar suas condições físicas e mentais para resistir à tortura; 2 — participação do médico como espectador da tortura a fim de interrompê-la quando existe perigo de morte; 3 — tratamento dos efeitos das sevícias, com o objetivo de recuperar de imediato o indivíduo para prosseguimento das torturas; 4 — *check-up* inicial para adequar o quadro clínico do preso ao melhor tipo de tortura; 5 — utilização de algumas patologias ou perturbações como instrumento de pressão psicológica; 6 — processos de recuperação rápidos para presos com a anunciada quebra da incomunicabilidade, audiências ou soltura.

Fatos dessa ordem, além de sua manifesta vileza, do ponto de vista dos direitos humanos, põem em risco e comprometem profundamente uma profissão que a tradição consagrou no mais elevado respeito, como incondicional forma de fazer sempre o bem. E, por isso, não poderia tal estado de coisas deixar de merecer o mais veemente protesto e a mais enérgica repulsa dos médicos do mundo inteiro, e constituir-se em um dos graves ilícitos capitulados no Código de Ética Médica.

A Anistia Internacional, já em 1973, em Paris, durante a Conferência para a Abolição da Tortura, entre outros, chamava a atenção para alguns aspectos, resumidos nos seguintes pontos: "Os médicos e os profissionais de saúde em geral devem recusar terminantemente qualquer tipo de exploração de suas atividades para a execução de torturas ou castigos e não devem participar na formação de outras pessoas para esses fins" (ver Recomendação de Budapeste, adotada pela 45ª Assembleia Geral da AMM, Hungria, em outubro de 1993, sobre "Procura de objetos em corpos de prisioneiros").

Tendo-se em conta as características e as singularidades da perícia médica em casos de tortura ou outro meio cruel ou degradante, há certos cuidados que estão dentro dos chamados *direitos do periciando*. Eis alguns dos seus direitos:

1 — *Recusar o exame no todo ou em parte*. O periciando, ao manifestar a recusa de se submeter ao exame ou parte dele, não estaria cometendo o crime de desobediência, tampouco arcando com as duras consequências da confissão ficta; a uma, pela total falta de amparo legal que possa tipificá-lo no delito mencionado; a duas, porque ninguém, por autoridade que seja, poderia obrigar a alguém a submeter-se a um exame. 2 — *Ter conhecimento dos objetivos das perícias e dos exames*. A informação é um pressuposto ou requisito prévio do "consentimento livre e esclarecido". É necessário que o examinando dê seu consentimento sempre de

forma livre e consciente e que as informações sejam acessíveis aos seus conhecimentos para evitar a compreensão defeituosa, principalmente quando a situação é complexa e difícil de avaliar (*princípio da informação adequada*). 3 — *Ser submetido a exame em condições higiênicas e por meios adequados*. Nada mais justo do que ser examinado, independentemente de sua condição de periciando, dentro de um ambiente recatado, higiênico e dotado das condições mínimas do exercício do ato pericial. Fora dessas condições, além do comprometimento da qualidade do atendimento prestado, há um evidente desrespeito à dignidade humana. Não é de hoje que se pede à administração pública pertinente a melhoria dos equipamentos, insumos básicos e recursos humanos para a efetiva prática da perícia nas instituições médico-periciais. Essa realidade vem contribuindo para justificar a má prática pericial médica e o descaso que se tem com a pessoa do examinando. 4 — *Ser examinado em clima de respeito e confiança*. Mesmo para aqueles que cometerem ou sejam suspeitos de práticas de delitos, qualquer que seja sua gravidade ou intensidade, o exame legispericial deve ser procedido em um ambiente de respeito e sem a censura que possa causar a quem os examina. Se o periciando é a vítima, com muito mais razão. 5 — *Rejeitar determinado examinador*. O examinando não tem o direito de escolher determinado examinador, mas pode, por qualquer razão apontada, ou mesmo sem explicar os motivos, rejeitar determinado examinador, por suspeição ou impedimento, ou mesmo por questões de ordem pessoal que podem ir desde a inimizade até mesmo a amizade próxima. 6 — *Ter suas confidências respeitadas*. Certas confidências contadas pelo periciando, cujas confirmações ele não queira ver registradas, podem ser omitidas, desde que isso não venha comprometer o exame cuja verdade deve ser apurada, algumas delas até em seu próprio favor. 7 — *Exigir privacidade no exame*. O exame do periciando sempre deve ser realizado respeitando sua privacidade, evitando-se a presença de pessoas estranhas ao feito. Quando se tratar de estagiários, residentes ou estudantes, deve-se pedir a autorização do examinando, respeitando sempre seu pudor e permitindo a presença de pequenos grupos. Caso queira o examinando a presença de algum parente ou pessoa de sua intimidade e confiança, isso não compromete a privacidade exigida. 8 — *Rejeitar a presença de peritos de outro gênero*. Esta é outra questão que se apresenta como justa e razoável. É o respeito ao pudor do examinando, seja ele homem ou mulher, atender ao pedido na escolha de um perito do seu gênero. 9 — *Ter um médico de sua confiança como observador durante o exame pericial*. Mesmo que na fase da produção da prova ainda não seja a oportunidade de indicação do assistente técnico nas ações de ordem criminal, não vemos nenhum óbice justificável para se impedir a presença de um médico da confiança do examinando durante a perícia, seja em um exame de lesão corporal, necropsia ou exumação. Como se sabe, agora é facultada ao Ministério Público e às partes a indicação de assistentes técnicos durante o curso do processo judicial, que poderão apresentar seus pareceres em prazo a ser fixado pelo juiz ou ser inquiridos em audiência. Quando ainda no Inquérito Policial, na produção de provas, esse médico não teria as prerrogativas elencadas na Lei nº 11.690, de 9 de junho de 2008, que altera o artigo 159 do Código de Processo Penal. Trata-se apenas de uma forma de segurança que tranquiliza o periciando ao ser examinado pela perícia oficial. Isso não é desdouro ou ofensa à credibilidade do órgão periciador, muito menos a quem o examina. 10 — *Exigir a presença de familiares e advogados durante os exames*. Quanto à presença de um familiar durante o exame pericial, tudo faz crer não existir qualquer rejeição, principalmente quando isso se verifica a pedido do examinando. Todavia, no tocante à presença de um advogado, a questão é muito controvertida.

A Lei nº 8.906, de 4 de julho de 1994, que dispõe sobre o Estatuto da Advocacia e a Ordem dos Advogados do Brasil (OAB), em seu Capítulo II, "Dos Direitos do Advogado", artigo 7º, diz em seu inciso VI, letra "c", que são direitos do advogado "ingressar livremente em qualquer edifício ou recinto em que funcione repartição judicial ou outro serviço público onde o advogado deva praticar ato ou colher prova ou informação útil ao exercício da atividade profissional, dentro do expediente ou fora dele, e ser atendido, desde que se ache presente qualquer servidor ou empregado". Para tanto, seria necessário que o advogado, devidamente habilitado naquela ação, se essa é a vontade do seu assistido, não lhe cause constrangimento, desde que o advogado entenda que o perito necessita exercer suas atividades com total liberdade e independência, que não pode ter participação ativa, e sim discreta e sem causar confrontos. Isso amplia a lisura e a transparência dos atos do inquérito ou do processo.

*Artigo 26 — Deixar de respeitar a vontade de qualquer pessoa, considerada capaz física e mentalmente, em greve de fome, ou alimentá-la compulsoriamente, devendo cientificá-la das prováveis complicações do jejum prolongado e, na hipótese de risco iminente de morte, tratá-la.*

De forma individual ou coletiva, a greve de fome tem sido um recurso muito utilizado como meio de protesto, tanto por prisioneiros como por ativistas defensores de ideias e propostas políticas ou sociais. Além dos problemas médicos, administrativos e legais, surgem também alguns dilemas éticos, pois ela surge quase sempre em momentos muito delicados.

Conceitua-se greve de fome a recusa de uma pessoa, livre e consciente, a alimentar-se, no propósito deliberado de protestar contra uma postura ou um procedimento considerado injusto, ou como forma de valorização, de protesto ou de chamamento da atenção em defesa de certos ideais.

A Declaração de Tóquio, adotada pela 29ª Assembleia Geral da Associação Médica Mundial, em outubro de 1975, no Japão, sobre o assunto, diz textualmente: "Quando um prisioneiro recusar alimento mas for considerado capaz de elaborar um raciocínio correto e racional relativo às consequências de tal recusa voluntária ao alimento, ele não será alimentado artificialmente. A decisão quanto à capacidade do prisioneiro de formar tal raciocínio deverá ser confirmada por, pelo menos, um outro médico independente. As consequências da recusa ao alimento serão explicadas pelos médicos ao prisioneiro."

É importante, também, que o grevista de fome seja permanentemente informado dos possíveis riscos e de algumas sequelas irreversíveis. Não só isso. Deixar também à sua disposição água simples ou açucarada, porções de sal e vitaminas. Fazer ver a ele que isso não descaracteriza seu protesto nem desqualifica a greve de fome. Assim, não se pode abandonar pura e simplesmente o grevista pelo fato de ele ter optado por tal atitude. É condenável ainda privá-lo de água, dando apenas leite e sucos, como forma de forçar a alimentação, desde que vencido pelo suplício da sede.

O próprio médico não deve dar a entender que o está tratando, nem que está ali sob ordem da administração. Mesmo que esses objetivos possam ser justificados, eles não deixam de representar uma forma escamoteada de coação. Deve tratá-lo com respeito e compreensão, entendendo que está diante de um ser humano que, de forma consciente e voluntária, luta por seus objetivos, acreditando no êxito do seu gesto, embora sabedor de um risco e de um possível desfecho fatal, mas sem que isso seja sua finalidade.

No entanto, no momento em que alguém, em greve de fome, chega ao limite crítico do perigo de vida, daí em diante o compromisso do médico deve ser o de salvar-lhe a vida, mesmo contra a vontade do grevista. Se ele está inconsciente, maior a razão da intervenção, pois talvez fosse essa sua vontade, se pudesse manifestá-la. O ato de alimentar um prisioneiro em greve de fome, e em extremo perigo de vida, somente pode ser realizado por decisão, orientação e vigilância do médico, embora caiba à administração carcerária colocar à disposição do preso todas as formas possíveis de assistência. Neste dispositivo fica claro que o presente Código elegeu o *princípio da beneficência* como o primeiro na hierarquia dos princípios fundamentais da Bioética.

Mesmo que o Código Penal puna o constrangimento ilegal no seu artigo 146, seu parágrafo 3º exclui da antijuridicidade a coação médica frente ao iminente perigo de vida. Cabe lembrar, todavia, que o grevista de fome não é um doente mental, nem seu gesto tem algo a ver com suicídio. A inanição voluntária, como forma de protesto político, pode ser considerada uma maneira consciente de luta e uma postura altiva capazes de permitir tempo e diálogo com as partes em litígio. O grevista de fome quer viver e viver melhor. Ele age de maneira consciente, livre e programada, acreditando no êxito de sua atitude.

Sabemos o quanto custa agir nesses momentos, notadamente quando uma causa justa se choca com uma mentalidade insensível e arbitrária. Ainda assim, a obrigação de alimentar alguém em perigo iminente de morte é não só um imperativo ético, mas a essência da própria profissão médica, como instrumento inescusável em favor da vida. Se o médico não o tratar dentro dessas considerações, responde ética e legalmente por omissão de socorro (ver Declaração de Malta, adotada pela 43ª Assembleia Geral da Associação Médica Mundial, em setembro de 1992, sobre "Pessoas em greve de fome").

Quando o médico estiver diante de um encarcerado em greve de fome, deve observar o estado físico e psíquico no qual ele se encontra e oferecer-lhe todos os recursos necessários, sem coagi-lo nem aviltá-lo, pois até aí ele é apenas um grevista de fome, com plena consciência do seu gesto. Impor qualquer recurso nesse instante é constrangimento ilegal. Porém, se de grevista de fome ele passa à condição de paciente em perigo de vida, daí em diante outro tipo de compromisso tem o médico: o de salvar-lhe a vida, a vida de um homem, seu semelhante, seu irmão infeliz, privado de liberdade e que se propôs consciente e deliberadamente a não aceitar alimentos como forma de protesto ou de reivindicação. E, se ele fica inconsciente, maior a razão da intervenção, pois talvez essa fosse sua vontade, se pudesse dizer. Outra coisa: na recusa de alimentos por doentes mentais, inconscientes do seu gesto, a forma de abordagem não apresenta as mesmas características do grevista de fome, pois essa recusa é sempre, ao mesmo tempo, sintoma e complicação da doença, e como tal deve ser tratada.

É necessário que se repita ser apenas ante o perigo imediato de vida que se pode levar um indivíduo à alimentação compulsiva; do contrário, seria uma forma indiscutível de violação dos direitos de liberdade e, portanto, delito de constrangimento ilegal. É preciso que a intervenção seja de caráter urgente, incondicional e inadiável ante a morte iminente. E nessa circunstância a não intervenção constitui, indubitavelmente, crime de omissão de socorro.

Diante do exposto, fica evidente que a legitimidade de uma intervenção médica ou cirúrgica, qualquer que seja sua especialidade, está perfeitamente justificada quando a indicação é precisa e quando há permissão do paciente ou de seus responsáveis legais por um consentimento esclarecido.

No entanto, quando o ato médico é processado no interesse irrecusável de resguardar alguém de um perigo certo e iminente, e quando é preciso e perfeitamente indicado, o médico estaria autorizado a agir, e jamais tal atitude poderia ser passível de punição.

Há ocasiões, tão graves e tão delicadas, nas quais o que vai legitimar o ato médico não é o consentimento livre e consciente do paciente ou de seus familiares, mas a sua indiscutível, inadiável e imperiosa necessidade.

Tais questões, embora raras, têm suscitado prolongados e acirrados debates doutrinários, mas estão hoje plenamente justificadas pela nossa legislação penal e pelo nosso Código de Ética Médica. Recomenda-se apenas a delicadeza e a prudência de atitudes diante dessas situações tão pungentes, mas também a firme e decisiva disposição de salvar uma vida.

---

*Artigo 27 — Desrespeitar a integridade física e mental do paciente ou utilizar-se de meio que possa alterar sua personalidade ou sua consciência em investigação policial ou de qualquer outra natureza.*

---

O médico não pode, sob qualquer pretexto, participar, ser conivente, calar, fornecer meios, substâncias ou instrumentos, ou ser cúmplice em outras modalidades de procedimentos desumanos e degradantes, com a finalidade de alterar a consciência ou a resistência física ou mental de uma pessoa, sujeita a interrogatório em investigação policial ou de outra qualquer espécie.

A Declaração de Tóquio, adotada pela Associação Médica Mundial, diz que "a missão fundamental do médico é aliviar o sofrimento do próximo, e nenhum motivo — quer pessoal, coletivo ou político — prevalecerá sobre este propósito superior" e que "o médico não estará presente durante qualquer procedimento em que tortura, ou outro tratamento cruel, desumano ou degradante, seja usado ou ameaçado". E, finalmente, que "todo Estado manterá sob supervisão sistemática os métodos e práticas de interrogatório, assim como as providências para a custódia e tratamento a pessoas privadas de sua liberdade em seu território, com vistas a evitar quaisquer casos de tortura, ou de outro tratamento ou castigo cruel, desumano e degradante".

Infelizmente, alguns aparelhos policiais, viciados pelo arbítrio e pela corrupção, despreparados tecnicamente e imbuídos de uma mentalidade repressiva, reacionária e preconceituosa, na mais absoluta fidelidade ao que o sistema lhes impõe, não somente perderam a credibilidade da população, como lhe causam medo. Dentro desse quadro, a confissão tornou-se um instrumento tão discutível e temerário que, antes de ser aceito, deve ser provado por recursos honestos.

Os meios utilizados na confissão são os mais variados, desde os astuciosos, coercitivos, tóxicos, aos chamados científicos. Os métodos astuciosos constituem-se dos truques, das armadilhas para envolver o interrogado em contradição e dos ardis tão ao gosto dessa atividade; os coercitivos são os mais primitivos, que se valem da força bruta e da violência mais abjeta, conhecidos como métodos do *terceiro grau,* porque assim os chamou Lavine quando divulgou em sua obra os meios utilizados pela polícia norte-americana na época do macartismo; os meios tóxicos — aparentemente menos violentos, mas tão imorais quanto o anterior, e que por isso não podem deixar de merecer o mais severo repúdio — consistem na administração oral, parenteral ou intravenosa de substâncias químicas ou tóxicas, capazes de suprimir o controle do indivíduo e deixá-lo à mercê dos interesses dos inquisidores, sendo o mais comum o conhecido *soro da verdade*, uma mistura de escopolamina e morfina, para obter uma forma de semiconsciência e de automatismo onírico, em que as pessoas passariam as informações desejadas; finalmente, os denominados métodos científicos, como os *detectores de mentira* ou *máquina da verdade*, que de científico nada têm, como dizia Nelson Hungria, "por não passarem de simples experiências de laboratório, pois que, à parte a questão do seu valor probante, não deixam de suscitar fundados escrúpulos quanto à legitimidade do seu emprego, notadamente quando dá impressão de um retorno aos antigos métodos inquisitoriais, de ominosa memória" (em *Comentários ao Código Penal,* vol. *V,* 5ª edição, Rio: Forense, 1979).

Por isso, o Código de Ética não poderia deixar de considerar como atentatória aos postulados da medicina a participação médica em qualquer um desses processos, cujo interesse é diminuir a resistência física ou psíquica de uma pessoa, alterando-lhe a personalidade e a consciência, no propósito indesculpável de obter informações em interrogatórios policiais ou de qualquer natureza e de mesmos fins.

*Artigo 28 — Desrespeitar o interesse e a integridade do paciente em qualquer instituição na qual esteja recolhido, independentemente da própria vontade.*

*Parágrafo único — Caso ocorram quaisquer atos lesivos à personalidade e à saúde física ou mental dos pacientes confiados ao médico, este estará obrigado a denunciar o fato à autoridade competente e ao Conselho Regional de Medicina.*

Este dispositivo está dirigido, quase exclusivamente, aos médicos que trabalham em presídios, manicômios ou instituições que abrigam pessoas privadas da liberdade, por decisão de autoridade policial ou judiciária.

Qualquer que seja a pena, qualquer que tenha sido o crime cometido pelo detento, ao necessitar ele de assistência médica, o profissional que o tem sob sua responsabilidade está na obrigação de tratá-lo. Nenhum motivo poderia prevalecer sobre esse interesse e qualquer outra forma de conduta constitui ofensa à dignidade humana, não interessando ao médico o motivo daquela prisão ou a alegada gravidade do crime. Tais fatos não podem ser invocados como justificativa de descaso na proteção da integridade física ou psíquica do paciente. Qualquer que seja a hediondez do seu delito, estando ele doente, o médico tem obrigação de atendê-lo, pois não lhe dizem respeito, como profissional, os antecedentes e o grau da culpabilidade. Estando ele enfermo, seu compromisso é tratá-lo, cuidar da saúde desse homem, seu semelhante como ser humano, que paga uma pena imposta e que deve cumpri-la.

Por outro lado, não é preciso ir muito longe para entender o que representa a violência institucional em nosso país, produzida, direta ou indiretamente, pelas repartições policiais e penitenciárias do Estado, principalmente os aparelhos e órgãos de polícia repressiva e da administração carcerária. O aparelho policial — como um corpo hierarquizado e organizado no interesse do poder político, para informar, prevenir e controlar os "desmandos" públicos dos deserdados e famintos, "perturbadores" da ordem pública e localizados nos cinturões de pobreza dos grandes centros urbanos — só tem servido às classes privilegiadas que se dizem "ameaçadas". O aparelho carcerário, inundado de teses jurídicas ultrapassadas, em busca de uma penologia mais imediatista e baseada na teoria da recuperação específica, nada mais tem sido que um instrumento de coação do poder político e social, e que, no fundo, pouco tem de ressocializante ou reassimilador, mas tão só de intimidativo e repressor.

É nesse contexto, de insensibilidade e violência, que se coloca o médico ao exercer sua profissão nas instituições penais ou manicomiais judiciárias, quase sempre tão precárias. Por isso, o cuidado e a determinação do Código de Ética para que ele nunca venha a se envolver em maus-tratos, que exerça a medicina com a dignidade de que ela se reveste, independente das culpas de quem quer que seja, e que, ao tomar conhecimento de atos lesivos contra a pessoa do seu paciente recluso, está obrigado a denunciar o fato à autoridade competente e ao Conselho Regional de Medicina de sua jurisdição.

*Artigo 29 — Participar, direta ou indiretamente, da execução de pena de morte.*

Não é recente a discussão sobre a licitude e a aludida necessidade da pena de morte — o matar legal — sob inspiração, proteção e ordem do Estado. E o pior: até em nome de Deus.

No bojo dessa onda polemizante não falta quem defenda o uso, na condenação à morte, do método de execução baseado na injeção intravenosa de substâncias letais. Além do aspecto discutível da pena de morte, surge também, no palco dessa tragédia, um novo personagem: o médico.

Se não bastassem as deploráveis participações de médicos nos campos de concentração nazistas, onde homens de mentes frias e abomináveis, em nome da "ciência", utilizaram indefesos prisioneiros como cobaias de torpes e indecentes experiências, ou as repetidas denúncias da Anistia Internacional de que, no Cone Sul, médicos estariam participando de sessões de torturas contra prisioneiros políticos, ora aplicando o *soro da verdade,* ora verificando as condições físicas do interrogado para resistir às sevícias, agora, da maneira mais insólita e descabida, insistem que o médico participe e acompanhe as fases do suplício e da morte nas execuções.

Tudo isso sem nenhuma discrição, sem nenhum escrúpulo, sem acanhamento ou disfarce. Querem que o médico pratique o homicídio a sangue-frio e de forma cínica, pois, para tanto, defendem a ideia da morte assistida e sem sofrimento. A pena de morte, a mais primitiva das punições e a mais ilusória das soluções, é uma terapêutica desesperada, extrema, antiestética e odiosa, uma ideia defendida por mentes apressadas e uma forma aparentemente simplista de resolver um problema de tamanha complexidade. O alvo da pena é ressocializar, tratar corrigindo e disciplinar elevando. A pena de morte compromete a ordem social, tem um caráter eminentemente vingativo e subverte toda filosofia penal. Até o seu poder intimidativo é enganoso e falso.

Por seu turno, a participação do médico, direta ou indiretamente, em práticas dessa natureza não deixa de representar uma triste forma de sublevação da ordem e do pensamento médico, e não se pode, de jeito algum, excluir desse profissional a responsabilidade moral e a agressão aos mais elementares princípios da Ética Médica. Enfim, defender a participação médica na pena de morte como forma de suavizar a pena capital é um consolo muito cínico e uma desculpa insólita e desprezível.

A vida de um homem, qualquer que seja a sua condição, qualquer que seja o crime por ele praticado, representa para o médico, em qualquer circunstância, um valor absoluto e incondicionado, ficando relegado a plano menor o interesse de terceiros e até algumas razões do Estado.

Mesmo que não se tenha a pena de morte em nosso país, o Código, prevenindo-se, dogmaticamente revelou-se contrário. Até admite que individualmente o médico possa ter opiniões divergentes, mas ele não pode participar direta ou indiretamente de uma execução (ver a Declaração adotada pela Anistia Internacional, sobre "A participação de médicos na pena de morte", e a Resolução de Lisboa, adotada pela 34ª Assembleia Geral da AMM, em Portugal, em outubro de 1981, sobre o mesmo tema).

### *Artigo 30 — Usar da profissão para corromper costumes, cometer ou favorecer crime.*

Os preceitos de ética e moralidade são de tal forma imprescindíveis, que dificilmente se poderia encontrar uma atividade humana que ficasse indiferente a estas qualidades. A probidade é um princípio inseparável da relação entre as pessoas.

O médico, no exercício de sua profissão e, se possível, fora dela, deve manter-se sempre no respeito e na consideração das pessoas, no cumprimento de suas obrigações funcionais e no acato à ordem pública, aos costumes e ao bem-estar social. Mesmo que o seu Código, no que diz respeito à tipificação de infrações aos postulados éticos, entenda que há de se levar em conta apenas as irregularidades verificadas no exercício ou em face do exercício da profissão, não se pode esquecer a existência de uma relação muito estreita entre as qualidades morais do cidadão e a sua respeitabilidade como médico.

O Conselho Federal de Medicina acatou um Parecer da sua Assessoria Jurídica, em sessão plenária de 11 de janeiro de 1986, sobre a possibilidade de os Regionais terem competência ou não para apurar e decidir a respeito de prática de atos médicos fora do exercício da medicina. Tal consulta teve em vista o possível conflito existente entre o Princípio XI e o artigo 33 do antigo Código Brasileiro de Deontologia Médica. O primeiro se reportava sobre "o respeito e a solidariedade que reflitam a harmonia de classe, de forma a não diminuir o seu conceito perante a sociedade", e o outro, "deixar de ter, no exercício da profissão, apreço, solidariedade e consideração". A conclusão do Parecer é a de que os Conselhos devem zelar e exigir o cumprimento das normas específicas e, só em havendo lacuna dessas normas, aplicarem-se os princípios gerais. Prevaleceu, assim, o entendimento de que "não há competência dos Conselhos Regionais de Medicina para punir o profissional médico fora de sua área de atuação, ou seja, fora do âmbito da prática do exercício da medicina".

Aqui, neste dispositivo, o que se condena, portanto, é o uso da profissão como maneira de corromper os costumes, atingir a dignidade alheia, ofender a moralidade pública e favorecer, direta ou indiretamente, o crime.

Em suma, qualquer forma como alguém use a profissão para corromper os costumes ou favorecer o crime é uma insólita violação dos direitos de cada homem e de cada mulher e uma omissão da dignidade e da cidadania de cada um e de todos.

# 5

# Relação com Pacientes e Familiares

No capítulo da Relação com Pacientes e Familiares, trata o Código de Ética Médica de uma série de deveres e obrigações a que estão sujeitos os médicos no exercício de suas atividades profissionais, e cujo descumprimento configura infração aos postulados ético-morais da profissão. Além dessa exigência de conduta, no que diz respeito à postura do médico no exercício da medicina, exigem-se dele também outros deveres, como o de informar, de colocar à disposição do paciente e da sociedade os recursos disponíveis, de dar acessos à documentação médica, de tratar o paciente qualquer que seja o prognóstico e de não abandonar seu assistido.

O sentido dessa relação, mais íntima e mais responsável do médico com os pacientes e seus familiares, tem o propósito de democratizar o tratamento e fazer dessa interação uma convivência mais participativa, transparente e respeitosa. Essa consideração que se deve a eles faz parte das conquistas inalienáveis da cidadania e dos princípios consagrados na luta pelos direitos humanos.

Assim, a relação médico-paciente-família deve ser sempre no sentido do respeito recíproco e na indispensável cordialidade que se exige em qualquer forma de exercício profissional. Muitos desses deveres são cobrados na Constituição da República Federativa do Brasil, entre eles o direito à informação, consagrado pelo instituto do *habeas data,* em que todo cidadão tem assegurado o acesso aos registros a seu respeito.

No momento em que essa relação se torna desrespeitosa e trágica, golpeia-se a urbanidade, criam-se cidadãos de terceira categoria e subverte-se o estado de direito. Essa é uma forma de humilhação que depõe contra todos e nos compromete como pessoas.

Outro dado importante é que o paciente e seus familiares começam a entender que a medicina, pelo seu alto envolvimento tecnológico, passou a criar riscos. Não existe médico, por menos experiente que seja, ou paciente, por mais ingênuo que possa parecer, que não estejam cientes do risco gerado na relação profissional quando se cuida da saúde de uma pessoa. Este é o preço que vêm pagando todos pelos mais espetaculares e prodigiosos avanços que a tecnologia tem emprestado à medicina. É o tributo que pagam todas as comunidades beneficiadas pela civilização hodierna. Chegaremos, creia-se ou não, a uma verdadeira *tecnologia de catástrofe,* a rapidez alucinante dos transportes, o uso indiscriminado de algumas modalidades de energia e o emprego assustador das substâncias nocivas, possibilitando, assim, a oportunidade das grandes tragédias.

A medicina de hoje também nada mais é que uma sucessão de riscos. O grande arsenal tecnológico de que a ciência médica dispõe trouxe, para o homem, inúmeros proveitos. Por outro lado, essa nova ordem não pôde evitar que surgissem mais acidentes e mais danos no exercício da profissão. O homem vive a *era do risco* ou as vantagens do *risco criado*.

A medicina antiga, inibida, solitária e quase espiritual, incapaz de grandes feitos, era menos danosa porque gerava pouco risco. Nos nossos dias, há uma possibilidade tão grande de risco e de dano que, em certas ocasiões, o médico procura omitir-se. Por isso, entre outros, a medicina de agora é tão contestada.

Em face de tais ocorrências, nada mais justo que a sociedade, aqui representada pelo paciente e seus familiares, entenda que a falibilidade do médico é inquestionável e que a medicina não é uma ciência exata como a matemática, e daí reconheça suas limitações e que certos resultados ou posturas não interessam a ninguém. Se houver melhor forma de entendimento entre todas as partes envolvidas no ato médico, a relação médico-paciente-família terá outra dimensão e outros significados.

Entende-se também que vários fatores sociais, econômicos e tecnológicos determinaram a quebra de um elo de ligação muito importante nessa relação profissional: a extinção do chamado "médico de família". Com o crescimento urbano, as cidades, que eram pequenas e pouco densas, cresceram em complexidade e população, passando a exigir uma assistência mais sofisticada. E assim os velhos médicos "de cabeceira" foram substituídos pelos especialistas, de trabalho programado e frio, que parecem tudo saber e tudo explicar. A relação médico-paciente-família, em certos momentos, parece descambar para o trágico e o insensível.

Em vista disso, a relação do médico com o paciente e seus familiares, mesmo em um diálogo respeitoso, não pode ser traçada em uma linguagem cifrada que só os técnicos entendem, mas em uma dimensão ética, política e afetiva capaz de alcançar o indivíduo como paciente e como cidadão. O humanismo será sempre o corretivo das distorções em que a ciência, por vezes, se envolve tornando-se tão distante e tão alheia às necessidades de ordem social.

Quando o trabalho médico não está bem dirigido em favor do bem comum, ele se transforma em um elemento de pressão capaz de influenciar negativamente sobre a vida e a saúde dos indivíduos e da coletividade. Toda vez, por exemplo, que um paciente procura um médico ou um serviço para ser examinado, é o médico que toma todas as decisões. Não é o paciente que se medica, que se opera, que fixa sua permanência no hospital ou que estabelece sua alta. Sob a ótica da medicina-empresa, o verdadeiro consumidor é o médico.

Por isso, é necessário que o médico ganhe uma identidade, saindo do elitismo científico e do colonialismo tecnológico, e assuma a profissão como um instrumento social. Tem faltado a esse médico não a urbanidade no trato com seus doentes, mas a consciência da dimensão que representam suas atividades, como vetor de fomentação do bem comum e de que entre as possibilidades da ciência e o bem-estar real existe um abismo insondável e profundo.

Sendo assim, a relação do médico com o paciente e seus familiares não deve esgotar-se no trato respeitoso e na escolha dos melhores recursos. Não. Deve também ser na luta para que existam meios de acesso às comunidades nos serviços de assistência à saúde, e que o poder público competente se coloque como órgão gestor e disciplinador do processo assistencial, cuja meta seja a universalização do ato médico e do ato sanitário, sem nenhuma forma de discriminação geográfica ou social.

Incentivar a sociedade para que ela lute cada vez mais pela melhoria dos níveis de vida e saúde, pois essas questões não podem nem devem ser da exclusiva competência dos médicos. É preciso refazer todo esse itinerário de iniquidades, denunciando os horrores que flagelam as populações mais desgraçadas pela injustiça e pelo sofrimento. Afinal, cabe uma *mea culpa* coletiva.

A boa relação médico-paciente-família é também levar à população a necessidade de desospitalizar a assistência médica, deixando a internação como recurso de exceção, dando-se prioridade ao tratamento ambulatorial ou domiciliar, não só como modalidade mais econômica, mas como forma racional e honesta de cura.

Estabelecer essa prefalada relação é estimular a abertura social e política às comunidades nas discussões sobre a saúde e os níveis de vida, pois eles são fenômenos que necessitam da participação do próprio indivíduo como consumidor da saúde, em que seja imprescindível a existência da liberdade, não só para quem se cura, como para quem trata. Essa é uma forma de respeito aos direitos humanos e uma condição indispensável para o homem manter-se com sua dignidade, pois só assim ele participa mais efetivamente do seu condicionamento físico e psíquico. Só em uma sociedade livre o homem será total e definitivamente curado.

---

*É vedado ao médico:*

*Artigo 31 — Desrespeitar o direito do paciente ou de seu representante legal de decidir livremente sobre a execução de práticas diagnósticas ou terapêuticas, salvo em caso de iminente risco de morte.*

---

A ideia geral é a de que todo ato médico representa uma aliança de uma consciência e de uma confiança. Isso não quer dizer que, pelo fato de o paciente confiar, venha o médico a fazer tudo o que ele admite poder realizar, mesmo supondo estar agindo em favor do paciente (*paternalismo*). É falso também dizer-se que "devemos fazer aquilo que gostaríamos que nos fizessem", pois isso é impor às outras pessoas os nossos próprios gostos. O paciente, salvo nos casos de comprovada iminência de morte, pode decidir não aceitar certas práticas propedêuticas ou terapêuticas, e o médico terá de respeitar essa decisão (*princípio da autonomia*).

Assim, para que tenha validade a aceitação de uma prática diagnóstica ou de uma forma de tratamento, deve o paciente ter informações em linguagem simples e acessível sobre riscos, vantagens e desvantagens, a fim de configurar-se um *consentimento livre e esclarecido* (*princípio da informação adequada*).

Entretanto, ainda que se diga ser o *princípio da autonomia* o mais importante e mais fundamental na estrutura da dignidade humana, não se pode dizer que ele seja absoluto e capaz de por si só resolver todos os dilemas éticos verificados no decorrer da relação profissional, pois nem sempre o paciente se encontra em condições psíquicas ou emocionais capazes de lhe permitir o entendimento de fatos à altura das suas necessidades, ora por não entendê-los, ora por lhe faltarem condições para decidir. Não é por outra razão que autores de peso, como Engelhardt, defendem a denominação do *princípio de permissão* como o modelo de considerar as escolhas individuais (*apud* Schramm, *A autonomia difícil*, Bioética, 1998, *6*:27-37). Isso nada tem a ver com um regresso à época do *paternalismo médico* intransigente (*hard paternalism*), nem uma abdicação do que representa a dignidade e a cidadania. Essa abordagem *casuística* não exclui a importância que se deve à introdução da assimilação *principialista* aos problemas de bioética.

Todavia, para que haja legitimidade no descumprimento do princípio da autonomia, é necessário que esteja caracterizado de forma induvidosa o *iminente perigo de vida,* sem o qual não haverá justificativas éticas ou morais.

Certamente uma das questões mais delicadas, neste particular, é a do *tratamento psiquiátrico involuntário*, aquele que ocorre sem o consentimento do paciente ou de seus responsáveis legais. Mesmo que possam existir uma cura improvável, uma suposta periculosidade e uma falta de discernimento nesse tipo de paciente, ainda assim, sob o ponto de vista moral, não se pode dizer que ele perdeu sua autonomia ou seu *status* de cidadania. Sendo assim, a utilização de força física, de substâncias químicas ou de qualquer outro meio que lhe venha diminuir a resistência ao tratamento indesejado, tais procedimentos são ultrajantes e ofensivos.

Só se pode admitir um tratamento dito arbitrário quando se caracterizar um perigo real para si ou para outrem. Na proteção do mais irrecusável de todos os direitos — o direito à vida, nossa legislação penal despenalizou o constrangimento ilegal, desde que a vida de uma pessoa corra perigo iminente de morte, e que alguém faça isso por meios moderados e sem colocar em risco a sua própria segurança.

Mesmo sendo a liberdade um bem juridicamente protegido, não pode ela ser tolerada de forma irresponsável e contra o interesse comum. Quando essa liberdade é inconsequente porque passa a conflitar-se com a liberdade das outras pessoas ou com as exigências de uma ordem pública e de um bem social, aí começam algumas de suas restrições. A liberdade existe para fazer do indivíduo um ser harmônico. Fora dessas considerações torna-se ela um abuso.

O que o Estado protege não é a *liberdade natural* de o homem fazer ou deixar de fazer o que não quer, mas a liberdade social, a qual assegura a qualquer um de nós o exercício da própria vontade, dentro de um limite permitido pela norma regulamentadora. Em suma, o que se tutela é a liberdade responsável.

Uma enfermidade, mesmo grave, mas sem perigo imediato ou risco remoto de morte, não justifica tal intervenção médica. O elemento que caracteriza a exclusão da sanção penal é o estado de necessidade de terceiro, que a doutrina moderna aceitou, dirimindo dúvidas e afastando as controvérsias. Sacrifica-se um bem — a liberdade, para salvar um outro, de maior interesse e significação que é a vida, da qual ninguém pode dispor incondicionalmente, pois a reclama outro titular de direito — a sociedade, para a qual o indivíduo não é apenas uma unidade demográfica, mas sobretudo um imensurável valor social e político.

Deve-se entender como perigo de vida a situação em que existe uma possibilidade concreta de êxito letal e que exige uma atuação rápida, decisiva e inadiável, a fim de evitar a morte. A emergência e a urgência médicas são situações de fácil entendimento para o profissional da medicina, não sendo necessário muito apuro e muitos recursos para delimitá-las plenamente.

Em outras formas de atendimento, quando o médico estiver diante de um caso de recusa de formas terapêuticas ou de práticas diagnósticas, o ideal será um acordo eticamente defensável entre ele, o paciente e/ou a família até chegar-se a uma solução em que o paciente seja o mais favorecido. O mais difícil nessa questão é quando o paciente ou seus familiares não aceitam ou não admitem continuar com o tratamento ou fazer os exames necessários, por considerá-los fúteis ou imprestáveis, diante de alguns estados considerados incuráveis. Em tais ocorrências, o médico deve esgotar todos os meios para conquistar a adesão deles, só podendo intervir quando a lei e o seu código permitirem: diante do iminente perigo de vida (*princípio da beneficência*).

Por outro lado, o conceito de *futilidade terapêutica* começa a ganhar espaço nas discussões sobre assuntos de Bioética, principalmente nos casos de prolongamento da vida de pacientes gravemente enfermos e presos e nos quadros de coma irreversível (*estado vegetativo permanente*). Essa é uma situação muito delicada para o médico por tratar-se de uma condição de iminente perigo de vida em um paciente grave, com comprometimento da vida de relação, como nos casos de coma, mas que não apresentam ainda os critérios para caracterização da parada total e irreversível das funções encefálicas, como recomenda a Resolução CFM nº 2.173/2017. Hoje tem-se como justificativa considerar um tratamento fútil aquele que não tem objetivo imediato, que é inútil ou ineficaz, que não é capaz de oferecer uma qualidade de vida mínima e que não permite uma possibilidade de sobrevida (*princípio da não maleficência*).

Deve ficar bem claro que todo ato médico fora da urgência ou da emergência necessita de um consentimento prévio e que esse consentimento seja antecedido de esclarecimento. E que o paciente tem o direito, mesmo após os devidos esclarecimentos, de recusar a execução de práticas diagnósticas ou terapêuticas, e o médico não pode desrespeitar tal decisão. Agir em contrário a essa recusa, salvo diante dos casos de iminente perigo de vida, constitui também infração às normas penais, como crime de constrangimento ilegal: "Constranger alguém, mediante violência, ou depois de lhe haver reduzido, por qualquer outro meio, a capacidade de resistência, a não fazer o que a lei permite, ou a fazer o que ela não manda: pena — detenção de três meses a um ano, ou multa de quinhentos cruzeiros a cinco mil cruzeiros."

O que fazer se um seguidor de determinada religião, como o testemunha de Jeová, recusar uma transfusão de sangue, quando este é o único recurso para salvar-lhe a vida? Deve o médico atender tal recusa ou está obrigado a fazê-la?

Há uma corrente que afirma ser a liberdade o primeiro direito na hierarquia dos direitos fundamentais do indivíduo e chega mesmo a enfatizar que, entre o direito à vida e o direito à liberdade, a escolha é do titular desse privilégio, atendendo-se ao *princípio da autonomia*. Desta forma, teria o paciente o direito de aceitar ou não um tratamento por imperativo religioso, mesmo que ele fosse o único meio de salvar-lhe a vida, pois isto estaria constitucionalmente consagrado em nossa Carta-Magna (incisos VI e X do artigo 5º), em respeito à liberdade de consciência e de crença.

Afirma-se ainda que o dever do médico é de fonte legal e o direito do paciente de aceitar ou recusar um tratamento é "expressão de sua liberdade", segundo a Constituição brasileira em vigor. O médico cumpriria suas obrigações apenas informando ao paciente ou ao seu responsável legal da necessidade ou da conveniência de uma conduta ou de um tratamento e de suas consequências advindas pela não aceitação, mesmo que seu Código de Ética se expresse claramente dizendo que "é vedado ao médico deixar de obter consentimento do paciente ou de seu representante legal, salvo em caso de risco iminente de morte".

Insiste-se dizendo que a interpretação literal deste dispositivo do Código de Ética Médica é absurda, pois pelo fato de o paciente estar diante de um perigo de vida ele não perdeu o direito fundamental à liberdade, seja no aspecto religioso, seja no aspecto de sua privacidade.

Há ainda a afirmação de que no atendimento médico à recusa do paciente não existe crime porque isto se deu por manifestação tácita ou expressa do assistido ou de seus responsáveis legais. Houve, apenas, segundo aqueles defensores desta ideia, uma recusa de tratamento por parte do paciente.

Mesmo no caso de crianças, reconhecem que os pais ou representantes gozam do direito de aceitarem ou não determinada forma de assistência médica destinada a elas. E quando o menor for capaz de demonstrar maturidade para decidir, afirmam, pode também recusar o tratamento.

Todavia, entendo que os médicos neste particular enfrentam um grande desafio quando têm de salvar uma vida em iminente perigo de morte e de respeitar um sentimento religioso. Deve o médico entender, no caso das testemunhas de Jeová, que em muitas ocasiões o sangue pode ser substituído por outros fluidos ou não ser usado e, por isso, poderá desenvolver uma forma de tratamento que não sacrifique a vida nem comprometa seus princípios religiosos. Não esquecer também que esses adeptos não abriram mão da vida e não desacreditam na medicina, mas apenas diante de sua convicção religiosa solicitam abster-se de sangue.

Infelizmente nem sempre é possível tal conciliação. Como se viu antes, nossa legislação penal substantiva em vigor admite como crime deixar de prestar assistência a pessoas em grave e iminente perigo de morte (artigo 135) e exclui da categoria de delito a intervenção médica ou cirúrgica, mesmo sem consentimento do paciente ou de seu responsável legal, se justificada por iminente perigo de vida (artigo 146). Neste caso, o médico deve agir poque está amparado no exercício regular de seus direitos e no cumprimento do dever legal. Assim determina a Resolução CFM nº 1.021, de 26 de setembro de 1980.

O presente Código de Ética adota o *princípio da beneficência* como o mais relevante na hierarquia de valores entre os fundamentos da Bioética. No entanto, recomenda-se que sejam utilizados todos os outros meios alternativos e só se use da terapêutica hemoterápica se esse for o único recurso para salvar-lhe a vida. Entendo que, neste particular, os médicos enfrentem um grande desafio quando têm de salvar uma vida e respeitar um sentimento religioso. Não esquecer, por outro lado, que aqueles adeptos não desejam a morte e nem têm qualquer desabono à medicina, mas apenas resistem tomar sangue por razões dogmáticas. Infelizmente nem sempre é possível conciliar. O médico deve agir porque está amparado no exercício regular de sua profissão e no cumprimento do dever legal.

Resta evidente que a questão do *consentimento esclarecido* é um fato que está bem equacionado no tocante a nossas normas deontológicas, a partir do Código de Ética Médica. Todavia, não há uma regulamentação específica em nosso sistema jurídico.

Mesmo se constituindo em uma infração ético-moral, como forma de agressão à autonomia do paciente e como tal uma ofensa aos direitos da personalidade, não está claro que exista uma responsabilidade civil no tocante ao aspecto integral do dano. A única coisa que se pode arguir é que o paciente, pela falta de informações, foi privado de poder recusar determinado ato médico.

Para alguns, quando o médico intervém sem a permissão do paciente sobre os devidos esclarecimentos a respeito de riscos — o que é diferente de intervir sem sua permissão — assume com isso unilateralmente os riscos próprios da intervenção, mesmo que não tenha tido culpa de um resultado adverso. Entendem que a não advertência ao paciente sobre possíveis riscos em uma determinada conduta médica só possa ser entendida como de relevante importância se ficar provado que a omissão de informações poderia ter evitado um dano.

Desta forma, o paciente seria ressarcido não pelos danos em si, mas por danos extrapatrimoniais, pela ofensa à sua autonomia quando omitidas as devidas informações.

É preciso ficar bem clara a relação de nexo causal entre a falta de informação e o dano. Por exemplo: deixar o médico de informar o paciente sobre condutas a serem seguidas pelo próprio paciente.

Outra coisa importante é saber se o paciente de fato não foi informado sobre determinados riscos e se, tendo em conta seu grau de cultura, ele seria ou não capaz de entender razoavelmente quais os riscos inerentes a determinada conduta ou enfermidade. Em situações muito raras um paciente com mediana compreensão iria para uma sala de cirurgia sem nenhum tipo de informação ou conhecimentos, principalmente se seu mal fosse de certa gravidade.

E o que fazer quando no transcurso de uma intervenção surge uma nova situação que exige conduta emergencial ante a gravidade do caso, porém não conhecida pelo paciente? O médico não poderia ter outra conduta senão intervir tendo em vista o indiscutível interesse do paciente (*princípio da beneficência*). Estaria ele legitimado e obrigado a intervir. Todavia, entender que a solução em tais casos é sempre casuística.

Valem a pena alguns comentários sobre as condutas de contenção de pacientes. Assim, por exemplo, a permanência de pacientes apenados ou reclusos em unidades hospitalares ou ambulatoriais — qualquer que tenha sido sua infração ou qualquer que seja o tamanho da revolta de alguém — não autoriza quem quer que seja a usar de procedimentos degradantes, desumanos ou cruéis, ou ser conivente com tais práticas — ou não as denunciar quando delas tiver conhecimento.

O fato de se aceitar um paciente-detento acorrentado ao leito, por expressa manifestação do aparelho policial ou de outro órgão ligado à Segurança Pública, como forma de evitar a evasão do detento, não só macula dispositivos da norma ética, como compromete os postulados enaltecidos pela luta em favor dos direitos humanos. Isso representa um gesto atentatório à condição humana, um vilipêndio aos seus direitos de cidadania e uma preconceituosa e discriminatória medida, transformando alguém, sentenciado ou não, em um cidadão de terceira ou quarta classe.

Infelizmente, em certas oportunidades, os aparelhos do poder organizado em nosso país que disciplinam as relações sociais e que administram a repressão (*polícia*), que julgam e aplicam as sanções (*justiça*) e que executam a punição (*prisão*) não deixam, de certo modo, de exercer ou tolerar a violência. E esta é sem dúvida a forma mais grave de arbítrio, porque ela flui de um órgão de proteção e contra a qual dificilmente se tem remédio.

A violência do aparelho de tutela da polícia judiciária é certamente a mais impiedosa e humilhante, porque o presidiário, principalmente o de crimes comuns, representa para o poder e para uma fração da sociedade uma escória. Não passa pelos critérios dessas pessoas que a pena seja uma medida de recuperação e de ressocialização, mas tão só um instrumento de vindita e de execração. O próprio sentido de intimidação e de humilhação no rigor punitivo não deixa de constituir uma modalidade de terrorismo oficial.

Não é consolo dizer que, de outras vezes, pacientes comatosos ou agitados foram amarrados às macas ou aos leitos por meio de ataduras de crepom ou gaze. Isso é outra coisa. Tem o sentido de protegê-lo. É feito em seu favor, sem nenhum resquício de humilhação. Feito para ele não cair no chão.

A consciência dos que sofreram e reagiram, e ainda hoje maldizem os tempos da ditadura — pois era assim que se tratavam homens, mulheres e jovens quase crianças —, não pode concordar com isso. Muitos foram tratados assim, acorrentados ao leito de dor, após as mais torpes e degradantes sessões de tortura, que encheram de espanto os subterrâneos habitados pela desgraça e pelo terror.

É muito grave que o corpo clínico de uma unidade hospitalar, pelo seu diretor técnico ou pelo seu chefe de serviço, aceite candidamente as ordens do agente policial, quando lhe cabia exigir dos órgãos de segurança os meios adequados para que o detento venha a cumprir sua pena de forma justa e merecida.

O médico não pode participar de qualquer forma de procedimentos desumanos ou cruéis, nem ser conveniente com tais práticas, ou não as denunciar, quando delas tiver conhecimento. Ele deve manter respeito incondicional pela pessoa humana.

Pelo visto, a permanência indiscriminada de pacientes apenados ou reclusos em unidades hospitalares ou ambulatoriais — qualquer que tenha sido sua infração ou qualquer que seja o tamanho da revolta de alguém — não justifica ninguém usar de procedimentos degradantes, desumanos ou cruéis, ou ser conivente com tais práticas — ou não as denunciar quando delas tiver conhecimento, entre estas a de prender pacientes às macas ou aos leitos por meio de algemas ou outros meios similares. Isso não tem o sentido de protegê-lo nem efeito em seu favor, mas um resquício de humilhação.

---

*Artigo 32 — Deixar de usar todos os meios disponíveis de promoção de saúde e de prevenção, diagnóstico e tratamento de doenças cientificamente reconhecidos e a seu alcance, em favor do paciente.*

---

O médico, no exercício de sua profissão, não pode deixar de utilizar todos os recursos propedêuticos e terapêuticos em favor do seu paciente, que estejam disponíveis e sejam considerados necessários. Ele também não pode omitir-se de colocar à disposição dos seus assistidos aquilo que lhes é indicado, pelo fato de restrição imposta por quem quer que seja, autoridade ou não, proprietário ou sócio de instituição de saúde para a qual ele trabalhe.

O princípio técnico da liberdade de trabalho impede que, em uma profissão como a medicina, seja o profissional limitado na sua forma de assistir o paciente, tanto na terapêutica indicada, como nos exames solicitados. Exige-se apenas que o ato médico praticado, o tratamento feito e os exames pedidos sejam legítimos e necessários, e que haja o consentimento livre e esclarecido do paciente. Se o médico aceita esse tipo de restrição, também comete ilícito ético passível de punição.

Qualquer forma de restrição ao comportamento terapêutico ou propedêutico, em que fique caracterizada a privação de recursos disponíveis por simples economia ou por qualquer outra razão, configura desrespeito aos postulados éticos da medicina e pode, até, frente a um dano consumado, constituir-se em negligência médica. Assim, fica evidente que o médico está obrigado a usar todos os meios e recursos disponíveis ou a seu alcance em favor da vida e da saúde do seu paciente, independentemente das condições sociais e econômicas de quem ele assiste. Ver a Resolução CFM nº 1.401/93, que determina às empresas de seguro-saúde, empresas de medicina de grupo, cooperativas de trabalho médico, ou setores que atuam sob a forma de prestação direta ou de intermediação dos serviços médico-hospitalares, garantirem o atendimento a todas as enfermidades relacionadas no Código Internacional de Doenças da Organização Mundial da Saúde (OMS), não podendo existir qualquer restrição quantitativa ou qualitativa de atendimento.

*Artigo 33 — Deixar de atender paciente que procure seus cuidados profissionais em caso de urgência ou emergência, quando não houver outro médico ou serviço médico em condições de fazê-lo.*

Das incondicionalidades do atendimento médico, a mais imperiosa delas é, sem dúvida, a do atendimento ao paciente que procura o médico em casos de confirmada urgência ou emergência médica. Além de representar uma grosseira violação aos princípios ético-morais da profissão, essa falta de assistência constitui a forma mais grave da infração de omissão de socorro, tratada na nossa legislação penal entre os crimes de periclitação da vida e da saúde, com o seguinte enunciado: "Deixar de prestar assistência, quando possível fazê-lo sem risco pessoal, a criança abandonada ou extraviada, ou a pessoa inválida ou ferida, ao desamparo ou em grave e iminente perigo; ou não pedir, nesses casos, o auxílio da autoridade pública." Pelo visto, todas as pessoas estão obrigadas a fazer algo em favor do periclitante. Mas o médico, pela própria natureza do seu ofício, está muito mais obrigado.

Na omissão de socorro o bem protegido é a vida e a saúde do homem. É uma forma de delito consignada pela falta de solidariedade civil e humana. Atender uma pessoa em situações tão dramáticas passou a ser não só um dever moral, mas, sobretudo, uma obrigação legal. De simples bem ético, passou a ser um dever jurídico.

Por grave e iminente perigo de vida devem-se entender as situações de grande vulto e consideráveis proporções, prestes a desencadear um dano ou consequência mais dramática. Não é uma situação de difícil avaliação para o médico, bastando a certeza de grande sofrimento ou a presunção de resultado letal, exigindo-se a intervenção imediata.

Quando internado nas Unidades de Terapia Intensiva (UTI), o paciente deve ter um médico responsável, além do intensivista, e cada medida tomada, entre elas a alta, deve ter também sua participação (ver Parecer-Consulta CFM nº 04/90).

Entendo, por outro lado, que na UTI realizam-se atividades de vigilância contínua a pacientes graves ou de risco, potencialmente recuperáveis. Lá não é lugar para os pacientes sem condições de sobrevivência. O apoio e o conforto necessários devem ser dados noutro ambiente. Tal forma de paternalismo médico é condenável.

A prioridade de atendimento na urgência e emergência pode ser avaliada por meio do Protocolo de Manchester, que classifica, após uma triagem criteriosa baseada em sinais e sintomas do paciente, o tempo recomendado para o atendimento. Portanto, esse Protocolo tem a finalidade de estabelecer uma classificação de risco. O ideal seria que essa avaliação fosse feita por um médico urgentista. Nessa avaliação o paciente é rotulado de acordo com a gravidade por meio de cores: a cor *vermelha* (emergência) tem atendimento imediato; a *laranja* (muito urgente) prevê atendimento em 10 minutos; a *amarela* (urgente), 1 hora; a *verde* (pouco urgente), 2 horas; e a *azul* (não urgente), 4 horas.

Quanto à prioridade do atendimento médico em desastres de massa, podem também ser obedecidos os critérios estabelecidos na Recomendação de Estocolmo, adotada pela 46ª Assembleia Geral da AMM, Suécia, em setembro de 1994.

O Conselho Federal de Medicina, por meio da Resolução CFM nº 2.110/2014 (modificada pelas Resoluções CFM nº 2.132/2015 e 2.139/2016), dispondo sobre a normatização do funcionamento dos Serviços Pré-Hospitalares Móveis de Urgência e Emergência (SAMU), estabelece que essa resolução se aplica aos serviços pré-hospitalares móveis de urgência e emergência, públicos e privados, civis e militares, em todos os campos de especialidade.

Determina que, sendo este sistema um serviço médico, deverá ter sua coordenação, regulação e supervisão direta e a distância por médico, com ações que possibilitem a realização de diagnóstico imediato nos agravos ocorridos, com a consequente terapêutica. Deverá ter diretor clínico e diretor técnico, ambos com registro no CRM da jurisdição onde se localiza o serviço, os quais responderão pelas ocorrências de acordo com as normas legais vigentes. E deverá ter comissão de ética, comissão de óbito, comissão de prontuários ou quaisquer outras que sejam obrigatórias pela legislação.

Regulamenta também tal resolução que o serviço pré-hospitalar móvel de urgência e emergência deve, obrigatoriamente, priorizar os atendimentos primários em domicílio, ambiente público ou via pública, por ordem de complexidade, e não a transferência de pacientes na rede. E que não é atribuição do serviço hospitalar móvel de urgência e emergência o transporte de pacientes de baixa e média complexidade na rede, assim como o transporte de pacientes para realizarem exames complementares, devendo ser acionado apenas para o transporte de pacientes de alta complexidade na rede.

Os serviços pré-hospitalares móveis privados de urgência e emergência deverão ter central de regulação médica própria, com médicos reguladores e intervencionistas, que estará subordinada à Central de Regulação de Urgência e Emergência do Sistema Único de Saúde (SUS), sempre que necessitar encaminhar pacientes para o SUS, a qual definirá os fluxos de encaminhamentos para os serviços públicos.

Quanto à responsabilidade da transferência de pacientes na rede privada, observa que é de competência das instituições ou operadoras dos planos de saúde, devendo as mesmas oferecer as condições ideais para a remoção.

A Central de Regulação do serviço pré-hospitalar móvel de urgência e emergência deve contar com a presença permanente de médicos reguladores 24 horas por dia, que regularão as chamadas de acordo com sua complexidade. A comunicação da Central é permanente, seja repassando informações, via rádio ou outro meio, à equipe da ambulância, ou no contato com os hospitais referenciados para o encaminhamento do acidente. Para fins de boa assistência e segurança aos pacientes, é obrigatória a gravação de todas as ocorrências médicas pela central de regulação do serviço de atendimento pré-hospitalar móvel de urgência e emergência.

Recomenda que para o médico regulador, quando em jornada de 12 horas de plantão, seja observada 1 hora de descanso remunerado para cada 5 horas de trabalho; que os intervalos de descanso não poderão coincidir com os horários de maior demanda, tais como a primeira e última hora de cada plantão, bem como não poderão comprometer o pronto atendimento às demandas do serviço.

O número mínimo de médicos reguladores e de ambulâncias capaz de atender à demanda de uma determinada região está dimensionado na Portaria GM/MS nº 1.010/2012. Nesse dimensionamento, outros aspectos devem ser contabilizados como instrumento de controle que visam determinar um quantitativo adequado de médicos e de ambulâncias para o atendimento, de acordo com a demanda.

A decisão técnica de todo o processo de regulação do serviço pré-hospitalar móvel de urgência e emergência passa a ser de competência do médico regulador, ficando o médico intervencionista a ele subordinado em relação à regulação, porém mantida a autonomia deste quanto à assistência local.

O médico regulador, assim como o médico intervencionista no pré-hospitalar móvel, terá a função de supervisão médica direta ou a distância, nas intervenções conservadoras dos bombeiros, agentes da defesa civil e policiais militares, definindo a conduta e o destino dos pacientes.

O médico regulador do serviço pré-hospitalar móvel de urgência e emergência não poderá ser responsabilizado por ações que não tenham sido executadas por motivos que não dependam de seu controle, como indisponibilidade de ambulâncias e condições viárias adversas no momento.

No que se refere à vaga zero, fica esta prerrogativa e responsabilidade exclusiva do médico regulador de urgências, e este é um recurso essencial para garantir acesso imediato aos pacientes com risco de morte ou sofrimento intenso, devendo ser considerada como situação de exceção, e não uma prática cotidiana na atenção às urgências.

O médico regulador, no caso de utilizar o recurso "vaga zero", deverá, obrigatoriamente, tentar fazer contato telefônico com o médico que irá receber o paciente no hospital de referência, detalhando o quadro clínico e justificando o encaminhamento.

O médico regulador do serviço pré-hospitalar móvel de urgência e emergência, frente a uma situação de risco, somente enviará a equipe após ser acionada a força de segurança pública e serem asseguradas as condições de segurança para a equipe no local do atendimento. A equipe pré-hospitalar móvel de urgência e emergência, frente a situações de risco evidente, deverá solicitar ao médico regulador que acione a força de segurança pública, de forma a garantir sua segurança, e na falta desta, avaliar a possibilidade ou não do atendimento.

Observadas as condições de segurança, o médico intervencionista é a autoridade na assistência ao paciente, obrigatoriamente assumindo a responsabilidade do atendimento do doente, mesmo no caso em que não médicos estejam no local realizando o mesmo, como civis, bombeiros ou qualquer outra força policial.

Todo paciente transferido de unidade de saúde para hospitais de maior complexidade deve ser acompanhado por relatório completo do quadro clínico, legível e assinado, com o número do CRM do médico assistente, que passará a integrar o prontuário no hospital de destino.

A equipe do atendimento pré-hospitalar móvel de urgência e emergência, ao chegar à unidade de saúde de referência com o paciente, deve passar todas as informações clínicas do mesmo, bem como o boletim de atendimento por escrito, ao médico, no caso de paciente grave na sala de reanimação, ou ao enfermeiro, no caso de pacientes com agravo de menor complexidade, para serem classificados no setor de acolhimento com classificação de risco. Nas unidades de saúde que não disponham de Acolhimento com Classificação de Risco, a recepção do paciente transportado pela equipe do atendimento pré-hospitalar móvel de urgência e emergência deverá ser feita obrigatoriamente por médico da unidade.

O médico receptor na unidade de saúde de referência deverá, obrigatoriamente, assinar a folha de atendimento do serviço pré-hospitalar móvel de urgência e emergência ao receber o caso, cabendo ao coordenador de fluxo e/ou diretor técnico estabelecer a obrigatoriedade para que as enfermeiras assinem o documento dos pacientes por elas recebidos no setor de acolhimento com classificação de risco.

É de responsabilidade do médico receptor da unidade de saúde que faz o primeiro atendimento a paciente grave na sala de reanimação liberar a ambulância e a equipe, juntamente com seus equipamentos, que não poderão ficar retidos em nenhuma hipótese. No caso de falta de macas ou qualquer outra condição que impossibilite a liberação da equipe, dos equipamentos e da ambulância, o médico plantonista responsável pelo setor deverá comunicar imediatamente o fato ao coordenador de fluxo e/ou diretor técnico, que deverá(ão) tomar as providências imediatas para a liberação da equipe com a ambulância, sob pena de ser(em) responsabilizado(s) pela retenção da mesma.

Não é responsabilidade da equipe do atendimento pré-hospitalar móvel de urgência e emergência o encaminhamento ou acompanhamento do paciente a outros setores do hospital fora do serviço hospitalar de urgência e emergência, para a realização de exames complementares, pareceres, ou outros procedimentos.

A Resolução CFM nº 2.139/2016 alterou o artigo 23 da Resolução CFM nº 2.110/2014, que passou a ter a seguinte redação: "Artigo 23 — O médico intervencionista, quando envolvido em atendimento que resulte em óbito de suposta causa violenta ou não natural (homicídio, acidente, suicídio, morte suspeita), deverá obrigatoriamente constatá-lo, mas não atestá-lo. Neste caso, deverá comunicar o fato ao médico regulador, que adotará as medidas necessárias para o encaminhamento do corpo para o Instituto Médico Legal (IML). Parágrafo único — Em caso de atendimento a paciente que resulte em morte natural (com ou sem assistência médica) ou óbito fetal em que estiver envolvido, o médico intervencionista deverá observar o disposto na Resolução CFM nº 1.779/05 em relação ao fornecimento da declaração de óbito."

Aquela Resolução também revogou a Resolução CFM nº 2.132/2015.

*Artigo 34 — Deixar de informar ao paciente o diagnóstico, o prognóstico, os riscos e objetivos do tratamento, salvo quando a comunicação direta possa lhe provocar dano, devendo, nesse caso, fazer a comunicação a seu responsável legal.*

Entre os mais diversos direitos do paciente está o de saber a verdade sobre o seu diagnóstico, prognóstico, riscos e objetivos do tratamento. Hoje, em grupos ou isoladamente, os pacientes já começam a levantar questões que se conflitam, muitas vezes, com a postura mais paternalista do exercício médico (*paternalismo* é a atitude coativa do ato médico como justificativa de beneficiar o paciente). Muitos até acreditam que a não revelação do que necessariamente devem saber constitui-se em um golpe aos seus direitos fundamentais (ver Declaração de Lisboa, aprovada pela 34ª Assembleia Geral da AMM, Portugal, em setembro de 1981, sobre "Os direitos do paciente").

Assim, alguns documentos nesse sentido, como a Carta dos Direitos do Paciente, o Projeto de Libertação dos Doentes Mentais e a Declaração dos Direitos das Pessoas Mentalmente Deficientes, defendidos pelo Comitê Médico dos Direitos Humanos, Serviço Legal de Assistência aos Pacientes e Assembleia Geral das Nações

Unidas, respectivamente, defendem a informação minuciosa sobre os problemas do paciente, detalhes completos para facilitar certas tomadas de posição e informações circunstanciadas à família dos casos mais dramáticos, quando os pacientes não souberem ou não puderem falar por si.

É claro que muitas dessas decisões já têm sido respeitadas, como também ninguém discute que algumas das circunstâncias mais cruciais ainda sejam da iniciativa do médico. O certo é que o *direito de saber a verdade* começa a ser mais e mais exigido, de forma insistente, por enfermos e familiares, porque eles sabem que os médicos, não muito raro, por motivos óbvios, mentem ou contam meias verdades, e que essa mudez tem criado uma barreira de silêncio que os isola e maltrata ainda mais.

No entanto, se o médico sabe que a informação pode trazer algum dano ao paciente, a comunicação deve ser feita aos seus familiares, para que eles tomem as medidas que melhor lhes convier. Assim, diante de um agonizante ou de um incurável, a regra tem sido não dizer a verdade, pois isso só poderia agravar ainda mais seu estado, mesmo que para alguns sejam os pacientes já sabedores da verdade, pelas atitudes, locais de assistência e tipos de tratamento utilizados.

---

*Artigo 35 — Exagerar a gravidade do diagnóstico ou do prognóstico, complicar a terapêutica, ou exceder-se no número de visitas, consultas ou quaisquer outros procedimentos médicos.*

---

O Conselho Federal de Medicina, por sua Resolução CFM nº 1958/2010, que define e regulamenta o ato da consulta médica, a possibilidade de sua complementação e reconhece que deve ser do médico assistente a identificação das hipóteses tipificadas nesta resolução, assim resolve: Artigo 1º — Definir que a consulta médica compreende a anamnese, o exame físico e a elaboração de hipóteses ou conclusões diagnósticas, solicitação de exames complementares, quando necessários, e prescrição terapêutica como ato médico completo e que pode ser concluído ou não em um único momento. § 1º — Quando houver necessidade de exames complementares que não possam ser apreciados nesta mesma consulta, o ato terá continuidade para sua finalização, com tempo determinado a critério do médico, não gerando cobrança de honorário. § 2º — Mesmo dentro da hipótese prevista no parágrafo 1º, existe a possibilidade do atendimento de distinta doença no mesmo paciente, o que caracteriza novo ato profissional passível de cobrança de novos honorários médicos. Artigo 2º — No caso de alterações de sinais e/ou sintomas que venham a requerer nova anamnese, exame físico, hipóteses ou conclusão diagnóstica e prescrição terapêutica, o procedimento deverá ser considerado como nova consulta e dessa forma ser remunerado. Artigo 3º — Nas doenças que requeiram tratamentos prolongados com reavaliações e até modificações terapêuticas, as respectivas consultas poderão, a critério do médico assistente, ser cobradas. Artigo 4º — A identificação das hipóteses tipificadas nesta resolução cabe somente ao médico assistente, quando do atendimento. Artigo 5º — Instituições de assistência hospitalar ou ambulatorial, empresas que atuam na saúde suplementar e operadoras de planos de saúde não podem estabelecer prazos específicos que interfiram na autonomia do médico e na relação médico-paciente, nem estabelecer prazo de intervalo entre consultas. Parágrafo único — Os diretores técnicos das entidades referidas no caput deste artigo serão eticamente responsabilizados pela desobediência a esta resolução.

Neste dispositivo agora comentado, o Código de Ética considera, como ilícito moral e conduta reprovável, o médico exagerar-se em alguns procedimentos do ato profissional, por interesses injustificáveis. Entre eles está o de desproporcionar o diagnóstico ou o prognóstico do paciente, fato esse quase sempre para justificar uma cobrança mais vultosa ou como forma de vaidade, para mostrar sua capacidade e habilidade profissionais.

Outra postura condenada neste artigo é a complicação intencional do tratamento do paciente, seja por medicamentos ainda desconhecidos ou de resultados incertos, seja, ainda, por práticas cirúrgicas não convencionais, realizadas apenas no sentido de experimentar nova técnica ou de aventurar-se em alternativas mais ousadas.

No entanto, a mais comum dessas infrações é o exagero no número de consultas ou visitas, cujo alvo é quase sempre o de justificar novas cobranças. Ou dar a impressão da gravidade de um mal, tão só para permitir cobranças mais elevadas.

Neste particular, uma questão muito discutida é o prazo de validade de uma consulta médica. Mesmo que não exista nenhuma norma a respeito, sabe-se que dela constam a anamnese, o exame físico, a conclusão diagnóstica e a prescrição terapêutica, podendo constar ainda a solicitação de exames complementares. Por isso, a consulta pode ser concluída em uma etapa só ou em períodos diferentes. Se o médico necessita de exames subsidiários para concluir o diagnóstico, a consulta não terminou e, portanto, não se pode cobrar novamente. Se após o término da medicação o médico pede que o paciente volte para ver o resultado do tratamento, não é admissível nova cobrança. Nesses casos, devem ser considerados os preceitos éticos e morais da boa relação médico-paciente, conforme recomenda tão prudentemente o Parecer-Consulta CFM nº 05/92.

Portanto, o que caracteriza um novo ato médico não é necessariamente um novo atendimento em um breve intervalo de tempo decorrido entre uma visita e outra. O que vem caracterizar um novo procedimento médico é a nova abordagem semiológica e terapêutica, diferente daquelas que motivaram a primeira consulta e que, por isso, independem do tempo transcorrido entre as duas consultas.

Por outro lado, nos casos de tratamentos prolongados, quando há necessidade de acompanhamento de doenças crônicas, cada ida ao médico para avaliação e controle deve ser considerada como nova consulta e, em face do exposto, cada uma delas poderá ser cobrada.

Se o paciente é atendido em uma clínica de médicos associados e tem o retorno marcado para outro profissional de mesma especialidade, deve-se seguir a mesma regra anteriormente sugerida.

Quanto aos outros procedimentos médicos abusivos, os mais comuns são o pedido de exames subsidiários dispensáveis e o excesso de medicamentos em cada receita. Podem existir nesses abusos alguns interesses de ordem financeira ou de favorecimento recíproco, ou, o que é mais observado nestas ocasiões, manifestação total e indiscutível de ignorância e despreparo.

---

*Artigo 36 — Abandonar paciente sob seus cuidados.*

*§ 1º — Ocorrendo fatos que, a seu critério, prejudiquem o bom relacionamento com o paciente ou o pleno desempenho profissional, o médico tem o direito de renunciar ao atendimento, desde que comunique previamente ao paciente ou a seu representante legal, assegurando-se da continuidade dos cuidados e fornecendo todas as informações necessárias ao médico que o suceder.*

*§ 2º — Salvo por motivo justo, comunicado ao paciente ou à sua família, o médico não o abandonará por este ter doença crônica ou incurável e continuará a assisti-lo e a propiciar-lhe os cuidados necessários, inclusive os paliativos.*

---

Se o médico reconhece existirem fatos que, a seu juízo, possam trazer desconforto ou implicações no relacionamento profissional com o seu paciente, ou que venham prejudicar um melhor andamento em favor da sua recuperação, pode ele renunciar ao tratamento, desde que leve isso ao conhecimento do seu assistido ou dos seus familiares, fazendo-se ver dos prejuízos que essa relação possa trazer. É muito natural que, em uma relação profissional, não existindo mais a confiança do paciente, ou quando ele não atende às recomendações e à prescrição médicas, cheguem as partes a um acordo, em que o médico possa ser dispensado de sua assistência.

O que não pode ocorrer, de forma alguma, é o simples e total abandono, sem nenhuma comunicação prévia, sem as oportunidades de continuação do tratamento e sem as informações necessárias ao profissional que lhe vai suceder. Isso, no entanto, não pode acontecer se o paciente estiver com um quadro de urgência ou emergência, pois sua recusa, em tais circunstâncias, fere os princípios éticos da profissão e o Código torna o atendimento imperativo.

Por outro lado, sem nenhuma causa mais procedente, o médico não pode abandonar seu paciente pelo simples fato de ele apresentar uma doença crônica ou ser um doente terminal. A missão do médico não é só curar. É também assistir, confortar e mitigar o sofrimento físico e psíquico. O médico tem de manter sua assistência, usando dos recursos ordinários e disponíveis, mesmo que tenha consciência da incurabilidade e da certeza do êxito letal. A medicina não pode ser uma atividade praticada à sombra das conveniências ou dos resultados, mas exercida à luz da razão e dos propósitos que sempre a moveram, no sentido de cristalizar-se a imagem de veneração e respeito que lhe conferiram todas as gerações que passaram por este orbe (ver Parecer-Consulta CFM nº 31/92, aprovado em 11 de dezembro de 1992).

Considera-se paciente terminal aquele que, na evolução de sua doença, é incurável ou sem condições de prolongar a sobrevida, apesar da disponibilidade dos recursos, estando, pois, em um processo de morte inevitável (ver Declaração de Veneza, adotada pela 35ª Assembleia Geral da AMM, Itália, em outubro de 1983, sobre "O paciente terminal").

Qualquer que seja a posição da equipe médica em relação a um doente terminal, é necessário que essa posição seja discutida com a família e, quando possível, com o próprio paciente, levando sempre em conta o que é melhor para o assistido. No entanto, é preciso saber que, pelo fato de ele ser considerado em fase de morte inevitável, isso não quer dizer que deva ser abandonado ou que se venham a tomar medidas eutanásicas. O médico terá de usar todos os meios que propiciem o seu conforto e o alívio do seu sofrimento, sem deixar registrado nenhum ato de omissão ou de negligência. O que se discute, a partir daí, é a utilização de recursos ou procedimentos considerados inúteis e capazes de trazer desconforto e sofrimento ao paciente chamado terminal (ver Recomendação de Rancho Mirage, adotada pela 42ª Assembleia Geral da AMM, Estados Unidos, em outubro de 1990, sobre "Cuidados a pacientes com dor crônica severa em enfermidade terminal").

Muitas vezes é difícil dizer o que é *procedimento ordinário* ou *procedimento extraordinário*. Mas não é difícil saber se um determinado cuidado é necessário ou desnecessário.

Admite-se também que o paciente, ou aquele que possa vir a ser um doente terminal, possa manifestar-se desde logo no que se refere ao tipo de conduta por ele aceita e escolhida, se diante de um quadro de morte inevitável. Esse é o princípio da *autonomia*. Há também que se julgar o que é melhor para ele, tanto para salvar-lhe a vida como para evitar seus sofrimentos. É o princípio da *beneficência* ou da *não maleficência*. E, finalmente, uma avaliação criteriosa das vantagens e desvantagens de cada recurso. No conflito desses dois interesses e ante as disponibilidades dos meios, ajustar-se sempre a uma macroalocação dos recursos. Se possível, até com a participação da sociedade organizada. É o *princípio da justiça*, ou *da equidade* ou *da imparcialidade*, no qual deve-se agir com imparcialidade na distribuição dos riscos e benefícios, onde as pessoas devem ser tratadas de forma igual, a não ser que entre elas exista manifesta e gritante desigualdade.

Esse princípio é de difícil aplicação entre nós, pois não dispomos de segmentos comunitários organizados que possam avaliar, nesse sentido, o que é e o que não é legítimo atender em termos de equacionamento social. Depois, não sabemos se o conceito de justiça ali empregado refere-se à *imparcialidade* (atitude imparcial) ou à *equidade* (conveniência social).

Se um paciente portador de câncer intratável necessita de uma traqueostomia e a família recusa o tratamento por considerar desnecessário e capaz de prolongar o sofrimento, o médico não deve aceitar tal pedido, pois isso se reveste de cuidados ordinários e necessários, em favor de uma situação mais confortável e de menos sofrimento. Se o mesmo paciente necessitasse de uma série de diálises renais, esse procedimento deveria ser discutido com os familiares, avaliando-se sob o *princípio da não maleficência,* pelo fato de o paciente ser submetido a condições desconfortáveis e de sofrimento. Há momentos em que o médico deve seguir os passos do doente, abandonando a obstinação terapêutica e assumindo uma posição acima das convenções e comunicar a verdade inspirada no "*sprit de finesse*". Em suma, o maior problema não é a morte, se ela é justa e digna. O problema que deve ser enfrentado com maior empenho é a qualidade da vida e os riscos em torno dela.

Considera-se que a morte é digna e justa quando ela corresponde às expectativas de prognóstico e ao decoro que merece a pessoa a que ela sobrevém. Caso contrário, a morte será injusta e indigna.

Finalmente, entender que nenhum princípio, isoladamente, tem uma solução ética. Neste particular, quando a questão se tornar muito complexa, lembrar que o Código elegeu o *princípio da beneficência,* porque cabe ao médico, que conhece a patologia e as opções de tratamento, fazer aquilo que é tecnicamente recomendável para o paciente. É na urgência, no entanto, que tal fato se evidencia de forma muito cristalina.

---

*Artigo 37 — Prescrever tratamento ou outros procedimentos sem exame direto do paciente, salvo em casos de urgência ou emergência e impossibilidade comprovada de realizá-lo, devendo, nesse caso, fazê-lo imediatamente depois de cessado o impedimento, assim como consultar, diagnosticar ou prescrever por qualquer meio de comunicação de massa.*

*§ 1º — O atendimento médico a distância, nos moldes da telemedicina ou de outro método, dar-se-á sob regulamentação do Conselho Federal de Medicina.*

*§ 2º — Ao utilizar mídias sociais e instrumentos correlatos, o médico deve respeitar as normas elaboradas pelo Conselho Federal de Medicina.*

---

Não se poderia admitir forma de imprudência mais grave como a de o médico prescrever tratamento ou outro procedimento sem o necessário exame direto do paciente. Por incrível que pareça, essa forma de infração não é tão rara quanto pareça. Vão desde as prescrições feitas aos pacientes por intermédio dos enfermeiros ou atendentes dos hospitais até as chamadas prescrições "por telefone".

No entanto, diante de uma ocorrência qualificada como de iminente perigo de morte, e tendo o médico o conhecimento do paciente e do seu quadro nosológico, pode, em um primeiro momento, existir a prescrição, sendo depois complementada essa assistência pelo exame direto do paciente, o que será registrado devidamente na sua papeleta.

Por outro lado, se um paciente é atendido "por telefone", em casos de urgência ou emergência, não tendo o médico comprovado o diagnóstico após o seu impedimento, tal fato, independente de resultado, pode ser considerado como omissão de socorro.

A verdade é que de um certo tempo para cá, inúmeras têm sido as oportunidades em que os médicos se valem dos recursos tecnológicos da comunicação, a exemplo do *fax*, do telefone, da videoconferência e do correio eletrônico, como forma de atender melhor e beneficiar seus pacientes. Já é possível hoje detectar enfartes por exames através do telefone em tempo real, ter os sinais vitais do paciente transmitidos ao médico pela *Web* e poder realizar por especialistas internacionais cirurgias por videoconferências.

A *telemedicina* é sem dúvida a maior revolução na assistência em saúde nestes últimos anos. Desta forma, pode-se conceituá-la como todo esforço organizado e eficiente do exercício médico a distância que tenha como objetivos a prevenção, o diagnóstico e o tratamento de indivíduos isoladamente ou em grupo, desde que baseados em dados, documentos ou outro qualquer tipo de informação confiável, sempre transmitida através dos recursos da telecomunicação. Some-se a isto a possibilidade efetiva do acesso à informação através dos diversos modelos de ensino médico continuado. Tal conceito e prática foram recomendados pela Declaração de Tel Aviv, adotada pela 51ª Assembleia Geral da Associação Médica Mundial, em outubro de 1999, em Israel, a qual trata das "Normas Éticas na Utilização da Telemedicina".

Hoje não cabe mais discutir se as tecnologias de informação serão ou não utilizadas nos projetos terapêuticos, preventivos e propedêuticos em favor dos níveis de vida e de saúde das populações, mas como estas informações vão-se proceder ao longo do tempo com segurança e com proteção da confidencialidade. Ainda mais porque há um nível na proteção da saúde, como nas ações preventivas, em que a informação é um elemento de necessidade absoluta para propagação e animação coletivas.

Por outro lado, a *telemedicina* ainda traz consigo algumas posturas que se confrontam com os princípios mais tradicionais da ética médica, principalmente no aspecto da relação médico-paciente, além de certos problemas de ordem jurídica que podem despontar na utilização deste processo, pois ele suprime o momento mais eloquente do ato médico que é a interação física do exame clínico, entre o profissional e o paciente. Ao se eliminar de uma consulta médica a relação pessoal médico-paciente, de imediato se alteram algumas regras tradicionais que regulam o exercício ético da medicina.

Neste processo, muitas vezes a relação médico-paciente exige a transmissão de informações eletrônicas — como pressão arterial e eletrocardiogramas, chamada de *televigilância*, e para tanto é necessário que se faculte um certo aprendizado ao paciente e a seus familiares para que eles possam receber e transmitir informações necessárias e imprescindíveis na assistência de certas doenças crônicas como diabetes e hipertensão, ou em algumas deficiências físicas e gravidezes difíceis. Quando existem profissionais de saúde no local, a informação desses dados se apresenta de forma mais segura. Esta *televigilância*, que se utiliza com mais frequência aos pacientes com enfermidades crônicas, como diabetes, hipertensão, deficiências físicas ou gravidezes de alto risco, necessita envolver o paciente e a própria família em um processo de formação para que receba e transmita as informações necessárias.

Já se cogita da consulta normal do paciente com seu médico através dos meios de telecomunicação, como a *internet*, e por isso chamada de *teleconsulta* ou *consulta em conexão direta*, na qual não existe o contato frontal com o examinado nem os dados semióticos disponíveis e, desta forma, sem a presença de outro médico no local. Começa a partir daí uma série de riscos que passa pela incerteza, pela insegurança e pela desconfiança das informações e, por outro lado, o paciente teme pela não identidade e qualificação do médico, e pela confidencialidade das suas declarações.

O fundamento basilar de todos os procedimentos nesta forma de relação médico-paciente — independente do valor e do tipo de processo eletrônico utilizados —, não pode afastar-se dos incondicionais princípios da ética médica a que estão sujeitos os médicos por irrecusáveis compromissos históricos e profissionais.

Todos sabem que a relação médico-paciente deve ser construída através da confiança e do respeito mútuo, em que exista a independência técnica de opinião e de conduta e o princípio da autonomia que outorga ao paciente o direito de ser respeitado na sua privacidade. Por isso, impõe-se nesta relação uma dupla identidade de crédito e de respeito. Inclusive está o médico obrigado a informar o paciente de todos os riscos potenciais nesta forma de assistência e não o influenciar simplesmente para conseguir dele sua adesão.

Todavia, há situações, como na urgência e na emergência, em que deve prevalecer a situação periclitante do paciente, ficando com o médico a decisão daquela consulta e daquelas recomendações, embora apenas isso não isente o médico de responder por outros deveres de conduta, como o *de vigilância* e o *de abstenção de abuso.*

O médico que utiliza a *telemedicina* diretamente ao paciente, mesmo com seu consentimento livre e esclarecido, não deixa de ser responsável pelos maus resultados advindos deste recurso, seja na conclusão do diagnóstico, do tratamento ou das intervenções realizadas, quando comprovado o descumprimento dos seus deveres de conduta. O médico que solicita de outro colega uma opinião fica responsável pela condução do tratamento e de outra qualquer decisão que ele venha tomar na assistência do seu paciente. O mesmo se diga quanto ao teleconsultado no tocante à sua responsabilidade naquilo que é atinente à qualidade e à quantidade da informação, a não ser que fique provada a existência do recebimento de informações precárias ou equivocadas. Ele não pode responder se não obteve suficiente informação do paciente ou mesmo do médico local para que pudesse dar uma opinião bem fundamentada.

Quando essas informações são repassadas por pessoas não médicas, é muito importante que o médico teleconsultado se assegure bem da formação e da competência destes outros profissionais de saúde, no sentido de garantir uma utilização devidamente apropriada e que não tenha nenhuma implicação nos seus aspectos ético-legais.

Há outro fato bem complexo: o uso por médicos de *programas* chamados "sistemas especialistas", com possibilidade de um certo raciocínio dedutivo e por isso capaz de diagnosticar e tratar alguns problemas de saúde. Rotulados de "sistemas especialistas" porque são específicos a certas especialidades médicas. Em casos de danos produzidos no paciente pergunta-se: de quem é a responsabilidade? Da empresa que comercializa, do autor do programa ou do médico que o utilizou?

Por outro lado, já correm ações na Justiça de alguns países de tecnologia mais avançada contra médicos e hospitais que não utilizaram determinados programas para garantir melhor um diagnóstico. Isto porque, já se diz da existência de programas voltados para "urgências abdominais" que apresentam um desempenho superior ao de uma fração considerável de médicos, como residentes e assistentes. E o que dizer de aparelhos comerciais de EEG que conseguem interpretar corretamente as alterações obtidas em 100% das vezes e ainda oferecerem sugestões ao médico? E quando alguns serviços já tornam obrigatório o uso desses programas?

Daí se perguntar: Estaria o médico impelido a usar sempre esse tipo de *software*, quando seu código diz que é vedado a ele "deixar de utilizar todos os meios disponíveis de diagnóstico e tratamento a seu alcance em favor do paciente"? O risco está em se transformar o computador em um especialista.

Vencida a euforia de muitos e superados alguns obstáculos que ainda persistem, principalmente ligados à relação médico-paciente, a experiência vem demonstrando que em certas especialidades a contribuição será bem efetiva, sem, contudo, deixar de enfatizar ser este método uma opção quando não se tem condições de exercer a medicina nos seus padrões habituais. E mais: nem todas as comunidades e nem todo cidadão têm condições de adquirir os equipamentos de alta definição e as vias de transmissão de alta velocidade.

Em face do exposto, fica evidente que a *telemedicina* ainda se encontra em uma fase de franca expansão e muito necessita de ser estruturada e regulada, notadamente no que diz respeito a suas implicações éticas e legais. Não acredito que a velha fórmula da medicina tradicional venha a ser de todo superada, mas com certeza a *teleassistência* será uma ferramenta a mais que contará o médico no futuro para vencer as distâncias e estabelecer propostas mais objetivas de acesso a procedimentos de alta complexidade em favor de comunidades hoje ainda tão desassistidas.

A relação física médico-paciente necessita ser mais bem regulada, entendendo que entre eles vai existir a presença da máquina e que o sigilo das informações recebidas e transmitidas deve ser mantido por mecanismos de total segurança, pois os prontuários eletrônicos dos assistidos não podem ser devassados, tendo em vista o respeito e a garantia da privacidade que merece todo homem e toda mulher. Lamentavelmente o sistema de informações criptografadas é inúmeras vezes mais inseguro que os baseados nas velhas fichas e papéis.

Resta tão só entender que, mesmo diante de tantos recursos e de tanta necessidade na expansão da assistência médica às comunidades mais desarrimadas, deverá existir sempre o cuidado de se regular por normas de conduta que respeitem a dignidade do paciente e que permitam entender que a presença física do médico junto ao seu paciente é uma prática dificilmente substituível.

No que diz respeito à teleinformação: o Conselho Federal de Medicina, por meio de seu Parecer-Consulta CFM nº 12/2002, recomenda que os cursos de formação médica via *internet*, quando viáveis do ponto de vista científico e ético, devem ser preferencialmente promovidos por instituições de ensino ou sociedades médicas de especialidades.

A Resolução CFM nº 1.643/2002 conceitua *telemedicina* como o exercício da medicina através da utilização de metodologias interativas de comunicação audiovisual e de dados, com o objetivo de assistência, educação e pesquisa em saúde. Os serviços prestados deverão apresentar infraestrutura tecnológica apropriada e medidas que garantam a confidencialidade, a privacidade e o sigilo profissional. Em casos de emergência, ou quando solicitado pelo médico responsável, o médico que emitir o laudo a distância poderá prestar o devido suporte diagnóstico e terapêutico. E a responsabilidade profissional do atendimento caberá ao médico assistente do paciente, e os demais envolvidos responderão solidariamente na proporção em que contribuírem por eventual dano ao mesmo.

Mais recentemente, o Conselho Federal, por meio de sua Resolução nº 2.107/2014, define a telerradiologia como o exercício da Medicina, em que o fator crítico é a distância, utilizando as tecnologias de informação e de comunicação para o envio de dados e imagens radiológicas com o propósito de emissão de relatório, como suporte às atividades desenvolvidas localmente.

Os serviços prestados pela telerradiologia deverão ter a infraestrutura tecnológica apropriada e obedecer às normas técnicas e éticas do CFM pertinentes a guarda, manuseio, transmissão de dados, confidencialidade, privacidade e garantia do sigilo profissional. Diz ainda esta Resolução que a transmissão dos exames por telerradiologia deverá ser acompanhada dos dados clínicos necessários do paciente, coletados pelo médico solicitante, para a elaboração do relatório, e que o paciente deverá autorizar a transmissão das suas imagens e dados por meio de consentimento informado, livre e esclarecido. Diz também que a responsabilidade pela transmissão de exames e relatórios a distância será assumida obrigatoriamente por médico especialista em radiologia e diagnóstico por imagem e com o respectivo registro no CRM, e que portadores de Certificados de Atuação em mamografia e densitometria óssea só poderão assumir a responsabilidade pela transmissão de exames e emitir relatório na respectiva área.

Esta resolução reconhece como áreas abrangidas pela telerradiologia: radiologia geral e especializada; tomografia geral e especializada; ressonância magnética; mamografia; densitometria óssea; medicina nuclear.

Finalmente, vale a pena ver a Resolução CFM nº 1.821/2007, que aprova as normas técnicas concernentes à digitalização e uso dos sistemas informatizados para guarda e manuseio dos documentos dos prontuários dos pacientes, autorizando a eliminação do papel e a troca de informação identificada em saúde: "Artigo 1º — Aprovar o Manual de Certificação para Sistemas de Registro Eletrônico em Saúde, versão 3.0 e/ou outra versão aprovada pelo Conselho Federal de Medicina, anexo e também disponível nos *sites* do Conselho Federal de Medicina e Sociedade Brasileira de Informática em Saúde (SBIS), respectivamente, www.portalmedico.org.br e www.sbis.org.br. Artigo 2º — Autorizar a digitalização dos prontuários dos pacientes, desde que o modo de armazenamento dos documentos digitalizados obedeça à norma específica de digitalização contida nos parágrafos abaixo e, após análise obrigatória da Comissão de Revisão de Prontuários, às normas da Comissão Permanente de Avaliação de Documentos da unidade médico-hospitalar geradora do arquivo. § 1º — Os métodos de digitalização devem reproduzir todas as informações dos documentos originais. § 2º — Os arquivos digitais oriundos da digitalização dos documentos do prontuário dos pacientes deverão ser controlados por sistema especializado (gerenciamento eletrônico de documentos [GED]), que possua, minimamente, as seguintes características: a) Capacidade de utilizar base de dados adequada para o armazenamento dos arquivos digitalizados; b) Método de indexação que permita criar um arquivamento organizado, possibilitando a pesquisa de maneira simples e eficiente; c) Obediência aos requisitos do 'Nível de garantia de segurança 2 (NGS2)', estabelecidos no Manual de Certificação para Sistemas de Registro Eletrônico em Saúde. Artigo 3º — Autorizar o uso de sistemas informatizados para a guarda e manuseio de prontuários de pacientes e para a troca de informação identificada em saúde, eliminando a obrigatoriedade do registro em papel, desde que esses sistemas atendam integralmente aos requisitos do 'Nível de garantia de segurança 2 (NGS2)', estabelecidos no Manual de Certificação para Sistemas de Registro Eletrônico em Saúde. Artigo 4º — Não autorizar a eliminação do papel quando da utilização somente do 'Nível de garantia de segurança 1 (NGS1)', por falta de amparo legal. Artigo 5º — Como o 'Nível de garantia de segurança 2 (NGS2)', exige o uso de assinatura digital, e, conforme os artigos 2º e 3º desta resolução, está autorizada a utilização de certificado digital padrão ICP-Brasil, até a implantação do CRM Digital pelo CFM, quando então será dado um prazo de 360 (trezentos e sessenta) dias para que os sistemas informatizados incorporem este novo certificado. Artigo 6º — No caso de microfilmagem, os prontuários microfilmados poderão ser eliminados de acordo com a legislação específica que regulamenta essa área e após análise obrigatória da Comissão de Revisão de Prontuários da unidade médico-hospitalar geradora do arquivo. Artigo 7º — Estabelecer a guarda permanente, considerando a evolução tecnológica, para os prontuários dos pacientes arquivados eletronicamente em meio óptico, microfilmado ou digitalizado. Artigo 8º — Estabelecer o prazo mínimo de 20 (vinte) anos, a partir do último registro, para a preservação dos prontuários dos pacientes em suporte de papel, que não foram arquivados eletronicamente em meio óptico, microfilmado ou digitalizado. Artigo 9º — As atribuições da Comissão Permanente de Avaliação de Documentos em todas as unidades que prestam assistência médica e são detentoras de arquivos de prontuários de pacientes, tomando como base as atribuições estabelecidas na legislação arquivística brasileira, podem ser exercidas pela Comissão de Revisão de Prontuários. Artigo 10 — Estabelecer que o Conselho Federal de Medicina (CFM) e a Sociedade Brasileira de Informática em Saúde (SBIS), mediante convênio específico, expedirão selo de qualidade dos sistemas informatizados que estejam de acordo com o Manual de Certificação para Sistemas de Registro Eletrônico em Saúde, aprovado nesta resolução. Artigo 11 — Ficam revogadas as Resoluções CFM nºs 1.331/89 e 1.639/02, e demais disposições em contrário. Artigo 12 — Esta resolução entra em vigor na data de sua publicação."

Este novo Código incorpora a utilização das mídias sociais e instrumentos correlatos sempre no sentido de manter e proteger os princípios deontológicos da profissão, de forma absoluta e em favor do ser humano e da coletividade. A inspiração veio da Resolução CFM nº 2.126/2015, que, entre outros, altera a Resolução CFM nº 1.974/2011 quando diz em seu artigo 2º: O artigo 13 da Resolução CFM nº 1.974/2011 passa vigorar com a seguinte redação: "As mídias sociais dos médicos e dos estabelecimentos assistenciais em Medicina deverão obedecer à lei, às resoluções normativas e ao Manual da Comissão de Divulgação de Assuntos Médicos (Codame). §1º — Para efeitos de aplicação desta Resolução, são consideradas mídias sociais: *sites*, *blogs*, Facebook, Twiter, Instagram, YouTube, WhatsApp e similares. §2º — É vedada a publicação nas mídias sociais de autorretrato (*selfie*), imagens e/ou áudios que caracterizem sensacionalismo, autopromoção ou concorrência desleal. §3º — É vedado ao médico e aos estabelecimentos de assistência médica a publicação de imagens do 'antes e depois' de procedimentos, conforme previsto na alínea 'g' do artigo 3º da Resolução CFM nº 1.974/11. §4º — A publicação por pacientes ou terceiros, de modo reiterado e/ou sistemático, de imagens mostrando o 'antes e depois' ou de elogios a técnicas e resultados de procedimentos nas mídias sociais, deve ser investigada pelos Conselhos Regionais de Medicina."

## *Artigo 38 — Desrespeitar o pudor de qualquer pessoa sob seus cuidados profissionais.*

A medicina não é uma profissão melhor ou pior que as demais. Mas ela é diferente, em face das circunstâncias mais inusitadas e dos momentos mais delicados do seu exercício, quando uma vida humana está em jogo. Não é rara a necessidade de vasculhar a intimidade física ou psíquica do paciente, e isso é entendido como parte da profissão e do interesse do próprio paciente. *Ipso facto*, nada mais justo do que colocar-se o profissional da medicina dentro do mais alto respeito ao pudor de quem ele assiste e cuida.

Por mais que se queira negar, há uma relação muito estreita entre as qualidades morais do médico e a respeitabilidade profissional. Entre nós, a tendência é julgar o médico apenas no exercício de sua profissão. No entanto, há países que chegam a revogar a permissão do exercício da medicina quando a conduta moral de determinado profissional, mesmo fora da profissão, alcance um limite de censura, em que ele passa a ser indigno de confiança para exercer as atividades médicas. Consideram que é muito grave que ele seja imoral com seus pacientes, mas que também é grave que ele o seja com relação a seus hábitos gerais.

No que diz respeito à tipificação de infração junto ao Código de Ética Médica, a punibilidade atende apenas às irregularidades verificadas no exercício ou em face do exercício da profissão. Dessa forma, o presente dispositivo, de forma muito clara, diz que é vedado ao médico, no exercício de suas atividades profissionais, desrespeitar o pudor de qualquer pessoa sob seus cuidados. Isso tem muito a ver com os pacientes examinados em enfermarias de hospitais universitários, onde, na presença de tantas pessoas, não se leva em conta o respeito dessas exigências.

Com maior gravidade deve-se considerar o assédio sexual contra paciente ou acompanhantes quando ou em face do exercício profissional (ver Gomes, JCM. Assédio Sexual no exercício da medicina: desvio ético ou doença? São Paulo: Grupo Editorial Scortecci, 2007).

## *Artigo 39 — Opor-se à realização de junta médica ou segunda opinião solicitada pelo paciente ou por seu representante legal.*

Mesmo tornando-se cada vez mais raras as chamadas conferências médicas, o paciente ou seus familiares têm o direito de procurar outros profissionais, com ou sem aprovação do médico assistente, para uma avaliação do caso, para ajudar no tratamento ou, simplesmente, para assumir a assistência. Este é um direito inalienável deles, o de escolher o médico ou os médicos de sua confiança, cabendo, ainda, ao profissional assistente entender essa situação e, no possível, colaborar, fornecendo todas as informações necessárias.

Embora o Conselho Federal de Medicina, através de seu Parecer-Consulta CFM nº 09/2001, tenha considerado inconveniente credenciar empresas organizadas para realizar a chamada "segunda consulta" ou "segunda opinião", entende que o paciente ou seus familiares têm ampla liberdade de pedir, a quem julgue de sua confiança, tantas opiniões ou consultas que acharem necessárias sobre aquilo que é do seu interesse.

Acredito que, em muitas circunstâncias, havendo necessidade de uma reavaliação de diagnóstico ou de terapêutica, por considerá-los incorretos ou inadequados, deve ser do próprio médico assistente a iniciativa de consultar outros colegas ou de formar uma junta médica. Se é a família ou o paciente quem indica esse profissional, qualquer que seja a razão dos solicitantes, deve ela ser respeitada.

No entanto, se a família ou o paciente chama um outro médico para acompanhar o caso, sendo ele da mesma especialidade daquele que já tratava do paciente, cabe ao primeiro médico decidir se continua ou não dando a sua contribuição. Nesse caso, não se pode aludir abandono de tratamento.

O Parecer-Consulta CFM nº 49/2017 diz em sua conclusão: "Depois dessa análise, podemos assegurar que a segunda opinião deve preencher os requisitos previstos no artigo 39 do Código de Ética Médica, sendo vedado ao médico se opor à segunda opinião quando solicitada pelo paciente ou seu responsável legal, resguardados os dispositivos éticos da livre escolha de quem se deseje consultar. Fica evidente que essa segunda opinião questionada pelo consulente não tem o perfil do previsto no Código de Ética Médica, pois é imposta pelo plano de saúde, contendo mais elementos auditoriais do que o de uma banca ou de ato individual para retirada de dúvidas pelas partes."

A Junta Médica, quando no interesse da administração pública, prende-se a avaliar as condições físicas e psíquicas dos funcionários na sua admissão, retorno ao trabalho, afastamento para tratamento ou aposentadoria. No Serviço Público Federal, sua composição, atribuição e características são definidas em lei, decreto, regulamento, resolução ou orientação normativa. A Orientação Normativa nº 41 do Departamento de Recursos Humanos da Secretaria de Administração Federal (SAF) estabelece: "Compete aos dirigentes de pessoal dos órgãos da administração direta, das autarquias e das fundações federais a designação de juntas médicas oficiais, compostas de 3 (três) membros." Para alguns pode a Junta ser constituída por dois membros, mas corre-se o risco de haver a necessidade de desempate.

O ideal seria que elas fossem constituídas por especialistas caso a caso. Mas, como isto é impossível, tendo o médico competência legal para exercer a medicina em sua amplitude, pode ele ser de uma especialidade mais próxima possível do que avalia, e quando for necessário pode se socorrer de atestados ou laudos de especialistas para esclarecer diagnóstico ou fundamentar suas conclusões. Assim estabelece a Lei nº 3.268, de 30 de setembro de 1957: "Artigo 17 — Os médicos só poderão exercer legalmente a Medicina, em qualquer de seus ramos ou especialidades, após o prévio registro de seus títulos, diploma, certificados ou cartas no Ministério da Educação, e de sua inscrição no Conselho Regional de Medicina sob cuja jurisdição se achar o local de sua atividade."

Por analogia, pode-se dizer que o médico não pode participar de uma Junta que examine seu próprio paciente, pessoas da família ou de alguém com o qual tenha relações capazes de influir em seu trabalho (CEM, artigo 93).

No que diz respeito aos atestados às Juntas Médicas, o Parecer-Consulta CFM nº 01/2002 diz: "A Junta Médica pode e deve, quando em situações de conflito entre o atestado médico emitido pelo médico assistente e o observado pela própria Junta, no exame físico e na análise dos exames complementares do periciado, recusar ou homologar o entendimento semelhante ou diverso do médico assistente, atendendo ao previsto nas diretrizes recomendadas em consenso das Sociedades de Especialidades."

Dentistas ou outros profissionais de saúde não podem fazer parte de junta médica, exceto quando convidados ou designados para opinar em assuntos de sua competência, diz o Parecer-Consulta CFM nº 34/2002.

---

*Artigo 40 — Aproveitar-se de situações decorrentes da relação médico-paciente para obter vantagem física, emocional, financeira ou de qualquer outra natureza.*

---

O que se condena neste dispositivo é utilizar-se o médico da intimidade da sua relação profissional com o paciente para obter vantagens de qualquer natureza, seja ela física, financeira, emocional ou política. Em face da condição do paciente — de gratidão e afeição ao médico —, é muito natural que ele se sinta constrangido em não o atender, terminando por ceder às solicitações.

Portanto, o presente artigo não tem outro sentido senão mostrar que na relação profissional com o paciente o médico não demonstre outro interesse que não seja o da recuperação da saúde e do bem-estar do seu assistido, e que não existam entre eles outras vantagens que possam surgir decorrentes dessa relação.

Ainda no que diz respeito ao uso das situações decorrentes da relação médico-paciente, o Conselho Federal de Medicina, por meio de sua Resolução CFM nº 1.595/2000, resolveu: Art. 1º — Proibir a vinculação da prescrição médica ao recebimento de vantagens materiais oferecidas por agentes econômicos interessados na produção ou comercialização de produtos farmacêuticos ou equipamentos de uso na área médica; Art. 2º — Determinar que os médicos, ao proferir palestras ou escrever artigos divulgando ou promovendo produtos farmacêuticos ou equipamentos para uso na medicina, declarem os agentes financeiros que patrocinam suas pesquisas e/ou apresentações, cabendo-lhes ainda indicar a metodologia empregada em suas pesquisas — quando for o caso — ou referir a literatura e bibliografia que serviram de base à apresentação, quando essa tiver por natureza a transmissão de conhecimento proveniente de fontes alheias. Parágrafo Único — Os editores médicos de periódicos, os responsáveis pelos eventos científicos em que artigos, mensagens e matérias promocionais forem apresentadas são corresponsáveis pelo cumprimento das formalidades prescritas no *caput* deste artigo.

---

*Artigo 41 — Abreviar a vida do paciente, ainda que a pedido deste ou de seu representante legal.*

*Parágrafo único. Nos casos de doença incurável e terminal, deve o médico oferecer todos os cuidados paliativos disponíveis sem empreender ações diagnósticas ou terapêuticas inúteis ou obstinadas, levando sempre em consideração a vontade expressa do paciente ou, na sua impossibilidade, a de seu representante legal.*

---

Hoje, na medida em que a medicina avança na possibilidade de salvar e prolongar a vida, criam-se inevitavelmente complexos dilemas éticos que permitem maiores dificuldades para um conceito mais ajustado do fim da existência humana. Assim, esta crescente eficácia e a segurança das novas propostas terapêuticas não deixam de motivar questionamentos quanto aos aspectos econômicos, emocionais, éticos e legais resultantes do emprego desproporcionado de tais medidas e das possíveis indicações inadequadas de sua aplicação. O cenário da morte e a situação do paciente que vai morrer são as condições que ensejam maiores conflitos neste contexto, levando em conta os princípios, às vezes antagônicos, da *preservação da vida* e do *alívio do sofrimento*.

A edição da Resolução nº 2.173/2017, do Conselho Federal de Medicina, afirma que os procedimentos para determinação de morte encefálica (ME) devem ser iniciados em todos os pacientes que apresentem coma não perceptivo, ausência de reatividade supraespinal e apneia persistente, e que atendam a todos os seguintes pré-requisitos: a) presença de lesão encefálica de causa conhecida, irreversível e capaz de causar morte encefálica; b) ausência de fatores tratáveis que possam confundir o diagnóstico de morte encefálica; c) tratamento e observação em hospital pelo período mínimo de seis horas. Quando a causa primária do quadro for encefalopatia hipóxico-isquêmica, esse período de tratamento e observação deverá ser de, no mínimo, 24 horas; d) temperatura corporal (esofagiana, vesical ou retal) superior a 35°C, saturação arterial de oxigênio acima de 94% e pressão arterial sistólica maior ou igual a 100 mmHg ou pressão arterial média maior ou igual a 65 mmHg para adultos, ou conforme a tabela recomendada naquela Resolução para menores de 16 anos.

É obrigatória a realização mínima dos seguintes procedimentos para determinação da morte encefálica: a) dois exames clínicos que confirmem coma não perceptivo e ausência de função do tronco encefálico; b) teste de apneia que confirme ausência de movimentos respiratórios após estimulação máxima dos centros respiratórios; c) exame complementar que comprove ausência de atividade encefálica.

O exame clínico deve demonstrar de forma inequívoca a existência das seguintes condições: a) coma não perceptivo; b) ausência de reatividade supraespinal manifestada pela ausência dos reflexos fotomotor, córneo-palpebral, oculocefálico, vestíbulo-calórico e de tosse.

Serão realizados dois exames clínicos, cada um deles por um médico diferente, especificamente capacitado a realizar esses procedimentos para a determinação de morte encefálica. Serão considerados especificamente capacitados médicos com no mínimo 1 ano de experiência no atendimento de pacientes em coma e que tenham acompanhado ou realizado pelo menos dez determinações de ME ou curso de capacitação para determinação em ME, conforme anexo III da citada Resolução.

Um dos médicos especificamente capacitados deverá ser especialista em uma das seguintes especialidades: medicina intensiva, medicina intensiva pediátrica, neurologia, neurologia pediátrica, neurocirurgia ou medicina de emergência. Na indisponibilidade de qualquer um dos especialistas anteriormente citados, o procedimento deverá ser concluído por outro médico especificamente capacitado.

Em crianças com menos de 2 (dois) anos, o intervalo mínimo de tempo entre os dois exames clínicos variará conforme a faixa etária: dos 7 dias completos (recém-nascido a termo) até 2 meses incompletos, será de 24 horas; de 2 a 24 meses incompletos, será de 12 horas. Acima de 2 (dois) anos de idade, o intervalo mínimo será de 1 (uma) hora.

O teste de apneia deverá ser realizado uma única vez por um dos médicos responsáveis pelo exame clínico e deverá comprovar ausência de movimentos respiratórios na presença de hipercapnia ($PaCO_2$ superior a 55 mmHg). Parágrafo único — Nas situações clínicas que cursam com ausência de movimentos respiratórios de causas extracranianas ou farmacológicas, é vedada a realização do teste de apneia, até a reversão da situação.

O exame complementar deve comprovar de forma inequívoca uma das condições: a) ausência de perfusão sanguínea encefálica; ou b) ausência de atividade metabólica encefálica; ou c) ausência de atividade elétrica encefálica. A escolha do exame complementar levará em consideração situação clínica e disponibilidades locais. Na realização do exame complementar escolhido, deverá ser utilizada a metodologia específica para determinação de morte encefálica. O laudo do exame complementar deverá ser elaborado e assinado por médico especialista no método em situações de morte encefálica.

Na presença de alterações morfológicas ou orgânicas, congênitas ou adquiridas, que impossibilitem a avaliação bilateral dos reflexos fotomotor, córneo-palpebral, oculocefálico ou vestíbulo-calórico, sendo possível o exame em um dos lados e constatada ausência de reflexos do lado sem alterações morfológicas, orgânicas, congênitas ou adquiridas, dar-se-á prosseguimento às demais etapas para determinação de morte encefálica. A causa dessa impossibilidade deverá ser fundamentada no prontuário.

As conclusões do exame clínico e o resultado do exame complementar deverão ser registrados pelos médicos examinadores no Termo de Declaração de Morte Encefálica (Anexo II) e no prontuário do paciente ao final de cada etapa.

O médico assistente do paciente ou seu substituto deverá esclarecer aos familiares do paciente sobre o processo de diagnóstico de ME e os resultados de cada etapa, registrando no prontuário do paciente essas comunicações.

Os médicos que determinaram o diagnóstico de ME ou médicos assistentes ou seus substitutos deverão preencher a Declaração de Óbito, definindo como data e hora da morte aquelas que correspondem ao momento da conclusão do último procedimento para determinação da ME. Nos casos de morte por causas externas, a Declaração de Óbito será de responsabilidade do médico-legista, que deverá receber o relatório de encaminhamento médico e uma cópia do Termo de Declaração de Morte Encefálica.

Artigo 10 — A direção técnica do hospital onde ocorrerá a determinação de ME deverá indicar os médicos especificamente capacitados para realização dos exames clínicos e complementares. Nenhum desses médicos poderá participar de equipe de remoção e transplante, conforme estabelecido no artigo 3º da Lei nº 9.434/1997 e no Código de Ética Médica. Essas indicações e suas atualizações deverão ser encaminhadas para a Central Estadual de Transplantes (CET).

Na realização dos procedimentos para determinação de ME, deverão ser utilizadas a metodologia e as orientações especificadas no Anexo I (Manual de Procedimentos para Determinação da Morte Encefálica), no Anexo II (Termo de Declaração de Morte Encefálica) e no Anexo III (Capacitação para Determinação em Morte Encefálica) elaborados e atualizados quando necessários pelo Conselho Federal de Medicina.

Há, neste quadro, cinco situações críticas que encerram alguns dilemas éticos: pacientes *em morte encefálica*, pacientes *terminais,* pacientes *em estado vegetativo persistente* ou *continuado,* pacientes *em estado vegetativo permanente* e *pacientes sem possibilidades terapêuticas.*

O *paciente em morte encefálica*, caracterizada naquela Resolução, deverá ter causa conhecida e ser um processo irreversível, clinicamente justificado por coma aperceptivo, ausência da atividade motora supraespinal e apneia, e complementarmente por exames que comprovem a ausência da atividade elétrica cerebral ou ausência da atividade metabólica cerebral ou ausência de perfusão sanguínea cerebral.

A suspensão dos meios artificiais de um paciente com diagnóstico baseado nos critérios rigorosos de *morte encefálica*, nem se pode dizer que exista eutanásia, pois este indivíduo já está morto pelo conceito atual que se tem de óbito. Não se pode considerar tal ocorrência como uma forma de matar porque, neste tipo de suspensão dos meios mecânicos de suporte da vida, diz Mackie (*in The cement of the universe*, London: Oxford University Press, 1974), o médico não deu início ao curso dos eventos que levará o paciente à morte. Segre (*in Eutanásia: aspectos médico-legais*, Rev Ass Med Brasil — vol. 32, nº 77/8 — jul./ago., 1966) vai mais longe quando afirma: "vê-se que já não se trata de autorizar, ou de proibir a prática da eutanásia, mas apenas de definir se o paciente está vivo ou morto."

Muitas das alternativas eutanásicas hoje propostas para esses casos seriam desnecessárias, pois a morte dessas pessoas já havia-se verificado. O que o Código de Ética Médica condena é "utilizar, em qualquer caso, meios destinados a abreviar a vida do paciente, ainda que a pedido deste ou de seu representante legal", e não a suspensão dos meios artificiais mantidos em um indivíduo já considerado morto. Hoje admito que a tendência é aceitar-se a *morte encefálica*, traduzida como aquela que compromete irreversivelmente a vida de relação e a coordenação da vida vegetativa, diferente, pois, da *morte cerebral* ou *morte cortical*, que compromete apenas a vida de relação (em *Medicina Legal*, 8ª edição, Rio: Editora Guanabara Koogan, 2008).

Como *paciente terminal* entende-se aquele que, na evolução de sua doença, não responde mais a nenhuma medida terapêutica conhecida e aplicada, sem condições, portanto, de cura ou de prolongamento da sobrevivência. Aquele que apresenta duas características fundamentais: a da incurabilidade e a do fracasso terapêutico. Mesmo nestas condições, qualquer iniciativa de supressão da vida, ainda que a pedido dele ou da família, constitui ato ilegal e antiético e, por isto, incompatível com o exercício médico.

Como paciente *em estado vegetativo persistente ou continuado* entende-se aquele que apresenta lesões recentes do sistema nervoso central, com ou sem diagnóstico definido, mas que deve ter seus cuidados conduzidos nos moldes dos pacientes salváveis, merecendo assim todo suporte vital necessário e disponível.

Como *paciente em estado vegetativo permanente*, aquele que não tem nenhuma evidência de consciência, não se expressa e não entende os fatos em torno de si, que não responde a estímulos visuais, auditivos, táteis e dolorosos, mas que tem preservadas as funções do hipotálamo e do tronco cerebral e por isso sobrevive com respiração autônoma, por muitos meses ou anos, necessitando, no entanto, de outros cuidados médicos e de enfermagem. Ainda aqui entendo que não há como se opor a esta vida, mesmo em tais circunstâncias, pois ela é sempre um homicídio e não é justo que se ofereça à profissão médica tão triste espetáculo e que se criem situações que podem iniciar constrangedores e nocivos conceitos de valores ao conjunto da sociedade.

A eutanásia não pode deixar de merecer os rótulos de homicídio e de infração ética, tendo ou não o médico o consentimento do paciente ou de seus responsáveis. E se induziu ou forneceu meios, através do chamado *suicídio assistido,* não há que negar também a antijuridicidade e a agressão aos postulados éticos, atribuindo-lhe o delito que se caracteriza pela indução ou instigação ao suicídio.

O que se condena é a "obstinação terapêutica" ou "terapêutica fútil", que doutra coisa não se reveste senão dum comportamento médico insistente que utiliza meios ou recursos cujos resultados são muito mais nocivos que os produzidos pelas doenças e de efeitos inúteis em face da impossibilidade de cura e de sobrevivência. Não confundir *futilidade terapêutica* com *cuidados paliativos*, pois estes representam o apoio permanente e necessário para preservar uma qualidade de vida do paciente terminal, dentro de um enfoque multidisciplinar. Em suma: o ideal será sempre harmonizar o discurso moral com o discurso técnico, pois eles não são inconciliáveis. E entender que, como já disse antes, o "inimigo número um" não é a morte, desde que ela seja justa.

Assim, *distanásia* (morte defeituosa) não seria outra coisa senão a "morte lenta, ansiosa e com muito sofrimento", em cujo processo promove-se o prolongamento da agonia, a continuação do sofrimento e o retardamento da morte, quando o tratamento tornou-se inútil em face da obstinação terapêutica do "paternalismo médico". A morte deve ocorrer "no seu tempo", sem antecipação ou prolongamento desmedidos. É preciso entender que a limitação das possibilidades de cura não deve interromper a relação médico-paciente. Apenas obriga a repensar um novo modelo, em que o médico segue os passos do paciente, e a ética mais obstinada e o legalismo menos consequente apontem caminhos mais delicados. Aqui, impõe-se o chamado "*sprit de finesse*". Daí, a criação da expressão *ortotanásia* (morte correta), que seria a morte em seu tempo certo — sem a antecipação precipitada e sem o adiamento abusivo.

E finalmente os pacientes sem possibilidades terapêuticas que são cuidados com medidas paliativas, cujas famílias desarrimas não têm condições de uma assistência médica e das necessidades básicas. Não são apenas os casos dos portadores de câncer terminal os rotulados como pacientes sem possibilidade terapêutica, mas todo aquele para o qual a ciência médica não conta ainda com nenhum recurso de cura, estando entre eles os portadores de doenças degenerativas avançadas do tipo Alzheimer, sequelados graves de acidente vascular cerebral (AVC), pacientes em estágio avançado de degenerações neuromotoras, na sua maior parte idosos com problemas familiares e dificuldades socioeconômicas. Esses pacientes podem viver dias, meses e até anos.

No entanto, nestas tantas situações, existe uma interminável polêmica: deve prevalecer a *sacralidade* ou a *qualidade da vida*? A primeira representaria aquilo que a vida humana tem na dimensão que exige a dignidade de cada homem e de cada mulher. E a qualidade da vida representaria um conjunto de habilidades físicas e psíquicas que facultam o ser humano viver razoavelmente bem.

Rachels (*in La fine della vita. La moralità de eutanasia*. Turim: Sonda, 1986) faz uma distinção entre "estar vivo" e "ter vida", ou seja, entre a vida no sentido *biológico* e a vida no seu aspecto *biográfico*. Com isso ele quer individualizar um tipo de seres humanos que, mesmo estando vivos, não têm vida. O exemplo por ele apontado seria o de um portador da doença de Alzheimer. Para este autor, estar vivo no sentido biológico tem pouca importância e, na ausência de uma vida consciente, é indiferente para o indivíduo estar vivo ou não. Além do mais, defende ele a chamada "tese da equivalência", segundo a qual não existiria nenhuma diferença entre "matar uma pessoa" e "deixá-la morrer".

Em sua visão utilitarista e pragmática, ele só considera imoral matar se isso vai privar o indivíduo dos seus desejos, de suas crenças e dos anseios que constituem um projeto de vida, atributos esses que justificariam continuar sua existência. A morte seria um mal não porque pôs fim ao "estar vivo", mas ao fim da vida na sua perspectiva biográfica. Para ele, em certos casos, "matar não implica a destruição de uma vida".

Tal posicionamento não apenas alcançaria as situações terminais da vida humana, mas avançaria a todos aqueles que por uma outra razão estivessem privados da consciência ou de um tipo de vida dependente.

Assim, por exemplo, até que ponto seria eticamente correto ou imperativo manter uma vida em condições bastante precárias, como a de um prematuro com menos de vinte semanas de vida quando se sabe que sequelas definitivas podem ocorrer? No caso "Baby Doe", não se o alimentou pelo fato de ele ser portador de síndrome de Down e atresia do esôfago.

O que se vinha discutindo era a condenação de uma terapêutica abusiva e obstinada em um paciente terminal cuja assistência obsessiva era inútil, onerosa e desumana. Agora não, discute-se a qualidade de uma vida futura que alguém pode ter daqui a muitos anos. É preciso saber o que é exatamente "qualidade da vida", para não se chegar a um conceito demasiadamente elitista, como se alguém existisse para disputar torneios e não para realizar o destino de simples criatura humana. O risco é que hoje o conceito pode ser aquele, mas amanhã pode ser outro muito mais exigente ainda.

O mais surpreendente daquela posição é que a vida não é um valor no sentido moral, mas um bem apenas. Diante de tal postura, independe a condição de o paciente estar consciente e solicitar a ação eutanásica, pois não restaria um valor humano para se proteger, mas apenas um estado biológico de uma vida subnormal.

Essa posição, além de ser moralmente inconsistente por considerar a vida como coisa possuída — na qualidade do "ter" e não na do "ser" —, admite ainda um pensamento consequencialista de que matar só é diferente do roubar pelo valor estimativo dos bens perdidos.

Quando se defende a ética da qualidade da vida, diante de situações bem concretas, em confronto com a posição tradicional da sacralidade da vida, não se quer com isso desprezar os valores da natureza humana nem "coisificar" a pessoa que existe em cada um de nós. A vida humana, independente da sua qualidade e ainda que se venha tomar certas medidas, tem o mesmo valor e o mesmo direito de ser preservada em sua dignidade. Todavia, se qualidade de vida significa tão somente a habilidade de alguém realizar certos objetivos na vida e quando essas habilidades não mais existem, venha a desaparecer a obrigação de tratar, aí então esse conceito é pobre e mesquinho. Outra coisa: na conceituação de qualidade e quantidade da vida vem-se procurando determinar o que deve ser considerado ordinário ou extraordinário.

Para alguns, como Beristain (*in Prolegômenos para a reflexão penal-criminológica sobre o direito de culminar a vida com dignidade*, Porto Alegre, Fasc. Ciênc. Penais, vol. 4, nº 4, 1991, 11-31), o Vaticano colocou-se sobre isso de forma muito subjetiva e simplista, em *Declaração sobre a Eutanásia*, ao afirmar: "Não se pode impor a ninguém a obrigação de recorrer a uma técnica que, embora já em uso, representa um risco ou é demasiado onerosa. Recusá-la não equivale a um suicídio; significa, antes, a aceitação da condição humana, ou preocupação de evitar adotar um procedimento médico desproporcional aos resultados que se podem esperar, ou vontade de não impor despesas demasiado pesadas à família ou à coletividade." E, quando afirma que, "tomar decisões corresponderá em última análise à consciência do enfermo ou das pessoas qualificadas para falar em seu nome ou inclusive dos médicos, à luz das obrigações morais e dos distintos aspectos do caso", parece-nos demasiado permissivo para que em certos momentos, até mesmo por questões inconfessáveis, alguém venha a decidir sobre a licitude ética do que constitui morrer com dignidade.

Se o critério para o uso de um medicamento é fundamental na possibilidade de oferecer resultado a um paciente salvável, então isto é que vai determinar o que é ordinário ou não. A avaliação é sobre a qualidade da vida e não sobre a qualidade do meio. O difícil, parece-me, é conceituar o que é "qualidade de vida" e estabelecer os limites mais objetivos ante a diversidade das situações apresentadas, e não conceituar o que seja "qualidade de meios". O conceito de qualidade de vida torna-se complexo a partir do instante em que se admite ser todo baseado em considerações qualitativas. Este juízo é até certo ponto preconceituoso. E mais difícil ainda é classificar as pessoas baseadas em critérios de tipos de vida, ou justificar uma ética da qualidade da vida que se fundamenta no princípio simplista de que a um determinado paciente se ofereçam todos os cuidados disponíveis ou não se ofereça nenhum (ver Recomendação de Hong Kong, adotada pela 41ª Assembleia Geral da AMM, China, em setembro de 1989, sobre "Estado vegetativo persistente").

Entender também que a qualidade da vida de uma pessoa não pode ser avaliada como uma capacidade plena para o exercício de todas as habilidades. Não. O ser humano merece respeito a sua dignidade, independente do que ele consegue realizar. Ninguém existe para disputar competições de habilidades. A qualidade e a sacralidade da vida são valores que podem estar aliados. É inaceitável essa desvinculação absoluta que se faz entre sacralidade e qualidade da vida. Poderíamos até dizer que o princípio da sacralidade é o primeiro princípio, pelo menos do ponto de vista teórico, para se iniciar uma discussão sobre eutanásia. Por sua vez, a qualidade da vida não é um valor estranho ou um valor alternativo de um determinado conceito de vida. É um critério de referência capaz de contribuir também com o respeito que se deve à vida humana. McCormick (*in The quality of life, the sanctity of life*. Hostings Center Report, 1978, *8*:30; 35-36) deixa isso bem claro quando afirma: "Ambos enfoques não deveriam contrapor-se dessa maneira. A valorização da qualidade da vida deve fazer-se com absoluta reverência, como uma extensão do próprio respeito pela sacralidade da vida."

Deve ficar claro que o juízo de valor sobre a proporcionalidade dos cuidados não é tão simples, pois ele não termina na avaliação da qualidade da vida. Devem influenciar o raciocínio médico, as razões da família e o que admite o paciente sobre a insistência das medidas terapêuticas. O fundamento ético impositivo de uma necessária assistência a um paciente terminal é a predisposição de melhores condições para que este doente conviva com sua doença e eventualmente com sua morte. Um dos erros dos defensores mais intransigentes da ética da qualidade da vida, como já disse, é admitir que ao paciente se deem todos os cuidados ou não se dê nenhum, agindo assim de maneira tão caprichosa e simplista sobre questões quase sempre complexas e difíceis.

O pensamento utilitarista que se inclina obstinadamente para o lado do valor biográfico do indivíduo — desprezando o "estar vivo" sob o aspecto biológico — erra ainda quando procura resolver as questões pela aplicação de um só critério, transformando os problemas morais em meros problemas técnicos ou estatísticos, não deixando espaço para uma reflexão sobre os valores que definem a dignidade humana nem reconhecendo a oportunidade de se avaliarem outras considerações. O significado da racionalidade iluminista não é compatível com uma ética biomédica que se ajusta ao princípio da ponderação e do respeito à dignidade de ser humano.

Extremamente difíceis são aquelas situações em que pode se encontrar um médico, pela carência ou indisponibilidade de meios, quando tiver de optar entre um ou outro paciente, em uma verdadeira "escolha de Sofia", o que chamei de *sobrevivência privilegiada*.

Surge, como exemplo, o caso dos gêmeos siameses — sejam eles *toracopagus, anfalopagus, pigopagus, ischiopagus* ou *craniopagus* —, em que um deles tem de ser sacrificado em favor do outro.

Ninguém discute a licitude e a legalidade da intervenção cirúrgica no sentido de separá-los, sem que isso traga qualquer prejuízo a cada um deles. O que se discute aqui é a separação que, antecipadamente, já se sabe que vai trazer o sacrifício de um dos gêmeos.

Qualquer que seja a motivação de tal prática, mesmo com o consentimento dos seus responsáveis legais, é difícil justificar o sacrifício de um deles pela cirurgia separadora, pois isto incide em graves violações éticas e penais previstas nas normas específicas. Vale a pena repetir as palavras de Bernhard Häering: "Na criança honramos a humanidade para além da utilidade e da recompensa. Toda criança, sobretudo a deficiente, a retardada ou a anormal, é *caso test* de respeito para todo gênero humano. A criança que não satisfaz a expectativa do adulto para sua felicidade utilitária tem o direito de viver e à existência humana. Essa pergunta fundamental refere-se tanto à criança ainda para nascer como a que já nasceu, tanto à normal como à anormal" (*in Medicina e manipulação*, São Paulo: Edições Paulinas, 1977).

Acredito que a separação de gêmeos unidos com ampla possibilidade de sobrevivência de ambos é uma prática perfeitamente justa e recomendável, porque atende ao *princípio da beneficência*. Todavia, se essa separação implica inexoravelmente o sacrifício de um deles, há sérios dilemas éticos e legais e não há o que decidir, em que pese o ônus dos irmãos, ainda mais quando eles têm plena condição de sobreviverem assim.

Deve a equipe multiprofissional protegê-los de toda investida sensacionalista da imprensa, prestar a necessária assistência médica, social e moral, apelando para a compreensão dos pais, ante circunstância tão aflitiva. Devem ser registrados no Cartório do Registro Civil cada um com seu nome próprio, pois apesar das suas situações de dependência, são indivíduos distintos, de personalidades preservadas e de direitos assegurados, e, por isso, não cabe a ninguém, autoridade ou não, decidir quem deve viver e quem deve morrer.

Há ainda outra situação desafiadora e crucial: a dos *neonatos prematuros problemáticos* nascidos com anomalias congênitas graves, mas que não necessitam de meios artificiais de sustentação de vida. Como se sabe alguns deles podem ter sua sobrevivência seriamente comprometida. A pergunta que se faz: Tratar ou "deixar a natureza agir"? Acredito que independente do pedido dos pais e dos danos, seu primeiro compromisso é cuidar da criança, qualquer que seja o prognóstico da condição que esta criança venha a ter a seguir. Assim, por exemplo, um neonato com síndrome de Down, cardiopatia congênita e "goela de lobo" deve ser tratado como os demais prematuros. Nesta situação, não se pode falar em "tratamento fútil", mas no que se denomina "cuidado médico padrão prevalecente". Em suma, uma coisa é "estar no caminho da morte" e outra é ser portador de uma grave anomalia. Não é fácil estabelecer sempre tais limites, mas há uma regra básica: a chance de benefício para o pequeno paciente.

Concluindo: Fica claro que a *eutanásia* — aquela na qual se utilizam meios ou que se facilita a supressão de uma vida, é prática condenável e, quando praticada pelo médico, constitui subversão de toda doutrina hipocrática e distorção do exercício da medicina, cujo compromisso é voltar-se sempre em favor da vida do homem, prevenindo doenças, tratando dos enfermos e minorando o sofrimento, sem discriminação ou preconceito de qualquer natureza. Não é fácil descobrir nela o espírito utilitarista e a ultrapassagem ilícita dos limites hierárquicos, elementos esses que, na prática, caracterizam todas as formas de manipulação nocivas para o homem.

No que se refere à suspensão dos meios artificiais de manutenção da vida no caso de morte encefálica, isto não pode ser considerado ato ilícito, pois em tais casos, se os critérios de morte encefálica utilizados na conceituação diagnóstica forem corretos, o indivíduo já está morto. Os pacientes com diagnóstico de morte encefálica, pelos critérios da Resolução CFM nº 2.173/2017, em face da impossibilidade de qualquer recurso para reversibilidade da vida, podem ter os meios artificiais de sustentação das funções vegetativas suspensos, depois de comunicação feita à família e esclarecidos os fundamentos de tal diagnóstico e a impossibilidade da medicina atual em reverter uma situação naquele estado. Além do mais, não há hoje necessidade do uso da expressão "eutanásia passiva" pelo seu sentido dúbio, chamando de eutanásia a qualquer forma de supressão da vida, de forma direta ou indireta, passiva ou ativa, voluntária ou involuntária, que tenha por medida antecipar a morte de um paciente incurável, evitando-lhe o sofrimento e a agonia. Até porque moralmente não existe nenhuma diferença entre alcançar um resultado por ação ou por omissão.

Quanto aos pacientes terminais e aos pacientes *em estado vegetativo permanente*, mesmo que a doença não possa ser debelada ou curada, é imperioso que se mantenha a assistência e os cuidados para uma sobrevivência confortável e sem sofrimento físico ou psíquico, ainda que paliativos, incluindo até alguns pequenos atos cirúrgicos, ou o uso de quimioterápicos e antibióticos.

Por outro lado, deve ficar bem claro que, ao se tratar de um paciente *em estado vegetativo continuado ou persistente* (com lesões recentes do sistema nervoso central), como ele está no rol dos pacientes salváveis, deve merecer todo suporte vital necessário e disponível.

Finalmente, não poderia deixar de comentar sobre a existência de um documento chamado Testamento Vital ou Declaração de Vontade Antecipada, previamente assinado por alguém maior e capaz, no sentido de que seja respeitado quando, por causa de uma doença grave e incurável ou em estado terminal, já não tenha condições de expressar sua vontade. O que isso procura assegurar é a não utilização de condutas ou tratamento fúteis e o impedimento de uma "morte digna". Este é um assunto em que as opiniões não são unânimes.

Para uns, mesmo que se inclinem cada vez mais em favor do modelo autonomista em respeito aos pacientes, nem sempre as situações de paciente terminal ou de portador de estado vegetativo irreversível são claras a ponto de se tomar uma decisão tão imediata e tão radical. Há também o problema de a definição da suspensão dos meios e tratamentos paliativos ficar nas mãos de parentes ou até de amigos, quando deveria ser do médico a tarefa de conduzir o paciente no fim. Dizer que o médico necessita de um documento que lhe dê amparo e orientação para agir profissionalmente, para alguns, soa mal.

Os que defendem a ideia do testamento vital dizem que a questão não é institucionalizar a eutanásia nem abreviar a morte de uma pessoa que assinou um documento, de forma livre e consciente, mesmo que o tenha feito em um momento crucial de sua vida. Afirmam tratar-se de um documento assinado por alguém que usou de um direito fundamental de sua autonomia em matéria de cuidados médicos e que deve ser respeitado integralmente conforme sua vontade. Assim, isso iria influir de forma respeitosa no não tratamento em face de uma determinação do paciente que estivesse em momento crítico de não poder manifestar sua vontade.

Um dos itens constantes desses testamentos está representado pela sigla *DNR-Order* (ordem de não ressuscitar) e, entre nós, por NR (não ressuscitar). Agora ampliou-se para *Do Not Attempt Resuscitation Order* (ordem para não tentar ressuscitar). Outro item constante de alguns testamentos vitais é o de não alimentar os portadores de *estado vegetativo permanente*.

Ser a favor ou contra a declaração de vontade antecipada do paciente pode até ser um assunto permanente nas discussões e nas teses acadêmicas dos bioeticistas. Todavia, diz a experiência que a questão do fim da vida, como é uma situação muito complexa e cheia de dúvidas, deve ser tratada pelos meios mais conservadores e ser sempre avaliada de forma correta e respeitosa quando chegar o momento exato da retirada dos meios artificiais de vida ou da suspensão dos recursos terapêuticos.

É claro que nesta discussão certamente estarão interessados os gestores de empresas de seguros e planos de saúde que enxergarão o problema sob a ótica de outros interesses, sem esquecer ainda as razões inconfessáveis de certo grupo de familiares.

Mesmo que a maioria dos países aceite o testamento vital, no Brasil não há regulamentação sobre o assunto. Ninguém está impedido de fazer um registro cartorial de sua vontade em relação a sua assistência médica nos momentos críticos. No entanto, na hora de fazer valer esse documento, é preciso saber que amparo a lei dá ao médico para cumprir esta vontade e em que dispositivo do Código de Ética Médica está estatuída tal prerrogativa.

Muitas vezes, o momento em que o individuo subscreve esse documento é de muita tensão e sofrimento. Alguns deles talvez nem venham a ler tal declaração. As maiores vítimas serão os idosos, nesse momento em que eles estão cada vez mais desvalorizados. Não será nenhuma surpresa se amanhã alguém for obrigado ou pressionado a assinar um termo dessa natureza como condição necessária para o internamento de uma doença grave, ou até mesmo no momento em que venha a aderir a um seguro ou plano de saúde como condição obrigatória de ter seus benefícios.

Uma das questões mal definidas neste assunto está nos limites dos requisitos formais do documento, pois qualquer ato normativo impõe pressupostos dessa ordem. Na prática pode ocorrer a não sujeição do médico às cláusulas constantes desses testamentos.

*Artigo 42 — Desrespeitar o direito do paciente de decidir livremente sobre método conceptivo, devendo sempre esclarecê-lo sobre indicação, segurança, reversibilidade e risco de cada método.*

O médico não pode desrespeitar o direito da paciente de decidir sobre o uso de determinado método contraceptivo, ainda mais se esta decisão está incluída entre os vários fatores que favorecem um melhor nível de vida e de saúde à mulher. Ninguém poderia, sob qualquer pretexto, ser contrário a um programa que tivesse como meta melhorar o padrão de vida das pessoas e da população.

Não há como se opor a uma família que, conscientemente e sob orientação médica, planeja o número de filhos, utilizando o esparsamento orientado das gravidezes. O que não se pode admitir é a contracepção dirigida, indiscriminada e permanente, na pretensa ilusão de combater a fome, o aborto criminoso, a promiscuidade, ou como forma de acelerar o desenvolvimento. Por isso, ao mesmo tempo em que o médico não deve nem pode contrariar o direito do homem ou da mulher de utilizar-se do método contraceptivo ou conceptivo, cabe-lhe orientar no sentido do que se vem fazendo em nome de um suposto "planejamento familiar", que, além de nocivo às pessoas, mostra interesses escusos por trás de tais práticas. Sob a penumbra desse ostensivo controle da natalidade feito entre nós, existem manobras sub-reptícias de grupos racistas e colonialistas, discriminação do patriarcado, do machismo científico e industrial, principalmente contra as mulheres dos países fracos. O consumismo dos países ricos e utilitaristas contribui muito mais para o desgaste do meio ambiente e das condições de vida dos povos em geral do que o crescimento demográfico do chamado Terceiro Mundo.

O propalado "planejamento familiar", anunciado e repetido como um programa que tem por objetivo elevar o padrão de saúde e de bem-estar da população, tal como está sendo posto em prática, entra em conflito com os interesses de ordem social e tem conotações ultrajantes à própria dignidade humana. Além de nocivo, notadamente à saúde da mulher, esse controle aleatório e ostensivo nada mais representa senão a expressão de estratégias arquitetadas pelos resíduos do intervencionismo dos países industriais, de que se tornaram vítimas as pessoas dos países desarrimados.

Isso não quer dizer, no entanto, que o médico não possa incluir, entre as formas de assistência, a orientação sobre métodos conceptivos ou contraceptivos, sempre respeitando a livre decisão de cada um, esclarecendo sobre a indicação de cada processo, sua segurança, sua reversibilidade, seus riscos e desvantagens em relação à saúde de quem ele assiste (ver Declaração de Viena, adotada pela 40ª Assembleia Geral da AMM, Áustria, em setembro de 1988, sobre "O papel do médico em assuntos ambientais e demográficos", e Recomendação de Somerset West, adotada pela Assembleia Geral da AMM, República da África do Sul, em outubro de 1985, sobre "Planejamento familiar e direito da mulher à contracepção").

O Conselho Federal de Medicina, através da Resolução CFM nº 1.811, de 14 de dezembro de 2006, estabelece normas éticas para utilização, pelos médicos, da *anticoncepção de emergência*, considerando que a mesma não fere dispositivos legais vigentes em nosso país, nos seguintes termos: "Artigo 1º — Aceitar a Anticoncepção de Emergência como método alternativo para a prevenção da gravidez, por não provocar danos nem interrupção da mesma. Artigo 2º — Cabe ao médico a responsabilidade pela prescrição da Anticoncepção de Emergência como medida de prevenção, visando interferir no impacto negativo da gravidez não planejada e suas consequências na Saúde Pública, particularmente na saúde reprodutiva. Artigo 3º — Para a prática da Anticoncepção de Emergência poderão ser utilizados os métodos atualmente em uso ou que porventura sejam desenvolvidos, aceitos pela comunidade científica e que obedeçam à legislação brasileira, ou seja, que não sejam abortivos. Artigo 4º — A Anticoncepção de Emergência pode ser utilizada em todas as etapas da vida reprodutiva."

Ainda nesta linha de pensamento, no que diz respeito ao direito do paciente de optar por uma forma de tratamento, é claro que o médico deve sempre esclarecer sobre indicação, segurança e risco de cada método. Assim, por exemplo, se uma gestante escolhe um parto do tipo cesariana, acredito também que esse direito seja justo desde que a gravidez tenha sido devidamente acompanhada com informações adequadas e que não haja um sério risco que poderia ser evitado por outra via.

Nesta questão, creio eu, é muito importante que as coisas fiquem em seu devido lugar: de um lado, as indicações médicas a serem tomadas de forma inflexível quando diante da gravidade de cada caso e, de outro, a dignidade da mulher enaltecida e protegida cada vez mais pelos direitos humanos, principalmente quando tudo transcorreu em pré-natal de baixo risco, em idade gestacional compatível e com as permanentes e necessárias informações sobre riscos e benefícios.

Dizer-se, por exemplo, que aceita a cesárea a pedido apenas fora do serviço público não parece um bom critério. Mesmo no serviço público ou nos hospitais universitários, pode-se perfeitamente defender o parto vaginal como o parto natural, mas não enxergo nenhuma ofensa à moralidade aceitar-se outra via de parto a pedido quando isso for possível. Não se pode atingir a autonomia da gestante baseando-se em limites de não ultrapassagem de cifras de cesarianas. O padrão não pode ser medido entre a mulher e os números, mas entre ela e seus direitos fundamentais.

Tem-se corrido sérios riscos quando se força o parto por via vaginal até as últimas consequências. Em casos dessa ordem, as perguntas mais comuns que se ouvem são: "O retardo no nascimento teria sido a causa da morte do bebê? Teria sido possível diagnosticar sofrimento fetal mais cedo? Havia indicação de cesariana em algum momento antes da ocorrência do parto vaginal?" Acredito que há mais arrependimento em quem não fez uma cesariana do que naquele que a realizou.

Quanto aos médicos, é claro, podem eles ter postura pessoal diante desse assunto. Podem até mostrar a suas pacientes as vantagens sobre um ou outro procedimento, e até indicar um deles. Isso faz parte da relação entre o médico e a paciente. O que o médico não pode nem deve é proceder de forma radical, contrariando um pedido que poderia ser concedido desde que tal desejo não colocasse em risco a vida e a saúde da paciente.

O Conselho Federal de Medicina, por meio da Resolução CFM nº 2.144/2016, diz que é direito da gestante, nas situações eletivas, optar pela realização de cesariana, garantida por sua autonomia, desde que tenha recebido todas as informações de forma pormenorizada sobre o parto vaginal e cesariana, seus respectivos benefícios e riscos. A decisão deve ser registrada em termo de consentimento livre e esclarecido, elaborado em linguagem de fácil compreensão, respeitando as características socioculturais da gestante.

O que se repete como um mantra, "normal é parto natural", pode ter seu sentido absoluto tendo em conta a história do homem. A literatura especializada não é unânime em relação aos riscos do parto normal e das cesarianas, tanto para as mães como para os fetos.

Inibir as mulheres quanto ao parto abdominal exigindo delas o recolhimento de uma taxa e por meio de Documento de Arrecadação da Receita Federal (DARF), como direito à opção de cesariana a pedido, é mais uma forma descabida de punir as mulheres pobres. Certamente tal modelo seria usado depois para outros procedimentos.

Podemos até admitir que as complicações maternas são um pouco maiores nos partos abdominais, mas essa menor prevalência vem diminuindo a cada dia a partir dos cuidados com a infecção hospitalar, com a sistematização das técnicas cirúrgicas e com a melhoria das condições de vida e de saúde da população-alvo. No que diz respeito aos fetos, quando tomadas as medidas necessárias quanto à prematuridade, o parto cirúrgico continua sendo o de menor risco. Não tardará o tempo em que riscos, benefícios e custos entre o parto dito normal e a cesariana terão a mesma equivalência, e a decisão do tipo de parto será tomada sempre que possível em favor do bem-estar da mulher grávida e do seu direito de autonomia, e não do aclamado *princípio da justiça*, que atende aos interesses da tecnoburocracia, sempre preocupada na relação de despesa e receita. Nem o percentual de cesarianas praticadas deve ser o parâmetro para se medir a qualidade científica de um hospital obstétrico. Nem, por fim, querer estabelecer índices equivalentes entre as brasileiras nordestinas e as mulheres que habitam o continente gelado.

Para garantir a segurança do feto, a cesariana a pedido da gestante, nas situações de risco habitual, somente poderá ser realizada a partir da 39ª semana de gestação, devendo haver o registro em prontuário.

Considera, ainda, que é ético realizar a cesariana a pedido, e, se houver discordância entre a decisão médica e a vontade da gestante, o médico poderá alegar o seu direito de autonomia profissional e, nesses casos, referenciar a gestante a outro profissional.

Enfim, é ético o médico atender à vontade da gestante de realizar parto cesariano, garantidas a autonomia do médico, da paciente e a segurança do binômio materno-fetal.

# 6

# Doação e Transplante de Órgãos e Tecidos

O Poder Executivo volta a regulamentar a Lei nº 9.434, de 4 de fevereiro de 1997, que dispõe sobre a remoção de órgãos, tecidos e partes do corpo humano para fins de transplante por meio do Decreto nº 9.175, de 18 de outubro de 2017. Recria o Sistema Nacional de Transplante (SNT), a partir do conhecimento de morte encefálica em qualquer ponto do território nacional, assim como o destino daquelas estruturas.

Integram o SNT: (1) o Ministério da Saúde; (2) as Secretarias de Saúde dos Estados e do Distrito Federal; (3) as Secretarias de Saúde dos Municípios; (4) as Centrais Estaduais de Transplantes (CET); (5) a Central Nacional de Transplantes (CNT); (6) as estruturas especializadas integrantes da rede de procura e doação de órgãos, tecidos, células e partes do corpo humano para transplantes; (7) as estruturas especializadas no processamento para preservação *ex situ* de órgãos, tecidos, células e partes do corpo humano para transplantes; (8) os estabelecimentos de saúde transplantadores e as equipes especializadas; e (9) a rede de serviços auxiliares específicos para a realização de transplantes.

O SNT tem como âmbito de intervenção: (1) as atividades de doação e transplante de órgãos, tecidos, células e partes do corpo humano, a partir de doadores vivos ou falecidos; (2) o conhecimento dos casos de morte encefálica; e (3) a determinação do destino de órgãos, tecidos, células e partes do corpo humano retirados para transplante em qualquer ponto do território nacional.

Esse Decreto legaliza a retirada de órgãos, tecidos, células e partes do corpo humano, que poderá ser efetuada após a morte encefálica, com o consentimento expresso da família. Nestes casos, o diagnóstico de morte encefálica será confirmado com base nos critérios neurológicos definidos em resolução específica do CFM. Serão dispensáveis os procedimentos previstos para o diagnóstico de morte encefálica quando ela decorrer de parada cardíaca irreversível, diagnosticada por critérios circulatórios. A autorização deverá ser do cônjuge, do companheiro ou de parente consanguíneo, de maior idade e juridicamente capaz, na linha reta ou colateral, até o segundo grau, e firmada em documento subscrito por duas testemunhas presentes à verificação da morte. Caso seja utilizada autorização de parente de segundo grau, deverão estar circunstanciadas, no termo de autorização, as razões de impedimento dos familiares de primeiro grau.

A retirada de órgãos, tecidos, células e partes do corpo humano de falecidos incapazes, nos termos da lei civil, dependerá de autorização expressa de ambos os pais, se vivos, ou de quem lhes detinha, ao tempo da morte, o poder familiar exclusivo, a tutela ou a curatela. Assim, o novo texto retira a possibilidade de consentimento presumido para doação e reforça a decisão expressa da família do doador no processo.

A retirada de que trata esse estatuto será realizada com o conhecimento prévio do serviço médico-legal ou do serviço de verificação de óbito responsável pela investigação, e os dados pertinentes serão circunstanciados no relatório de encaminhamento do corpo para necropsia. O corpo será acompanhado do relatório com a descrição da cirurgia de retirada e dos eventuais procedimentos realizados, e a documentação, anexada ao prontuário legal do doador, com cópia destinada à instituição responsável pela realização da necropsia.

Na hipótese de o receptor ser juridicamente incapaz ou estar privado de meio de comunicação oral ou escrita, o consentimento para a realização do transplante será dado pelo cônjuge, pelo companheiro ou por parente consanguíneo ou afim, de maior idade e juridicamente capaz, na linha reta ou colateral, até o quarto grau, inclusive, firmada em documento subscrito por duas testemunhas presentes na assinatura do termo.

A necropsia será realizada obrigatoriamente no caso de morte por causas externas ou em outras situações nas quais houver indicação de verificação médica da causa da morte. A retirada de órgãos, tecidos, células e partes do corpo humano poderá ser efetuada desde que não prejudique a análise e a identificação das circunstâncias da morte.

A retirada será realizada com o conhecimento prévio do serviço médico-legal ou do serviço de verificação de óbito responsável pela investigação, e os dados pertinentes serão circunstanciados no relatório de encaminhamento do corpo para necropsia. O corpo será acompanhado do relatório com a descrição da cirurgia de retirada e dos eventuais procedimentos realizados, e a documentação será anexada ao prontuário legal do doador, com cópia destinada à instituição responsável pela realização da necropsia.

A retirada de órgãos, tecidos, células e partes do corpo humano, após a morte, somente poderá ser realizada com o consentimento livre e esclarecido da família do falecido, consignado de forma expressa em termo específico de autorização. A autorização deverá ser do cônjuge, do companheiro ou de parente consanguíneo, de maior idade e juridicamente capaz, na linha reta ou colateral, até o segundo grau, e firmada em documento subscrito por duas testemunhas presentes à verificação da morte. Caso seja utilizada autorização de parente de segundo grau, deverão estar circunstanciadas, no termo de autorização, as razões de impedimento dos familiares de primeiro grau. A retirada de órgãos, tecidos, células e partes do corpo humano de falecidos incapazes, nos termos da lei civil, dependerá de autorização expressa de ambos os pais, se vivos, ou de quem lhes detinha, ao tempo da morte, o poder familiar exclusivo, a tutela ou a curatela. Fica proibida a doação de órgãos, tecidos, células e partes do corpo humano em casos de não identificação do potencial doador falecido.

Não supre as exigências do estatuto o simples reconhecimento de familiares se nenhum dos documentos de identificação do falecido for encontrado, exceto nas hipóteses em que autoridade oficial que detenha fé pública certifique a identidade.

Os estrangeiros que vierem a falecer em solo brasileiro poderão ser doadores de órgãos, tecidos, células e partes do corpo humano. Aos potenciais doadores estrangeiros falecidos, aplicam-se as mesmas exigências referentes aos potenciais doadores brasileiros. O estrangeiro poderá dispor de órgãos, tecidos, células e partes de seu corpo para serem retirados em vida, para fins de transplantes ou enxerto em receptores cônjuges, companheiros ou parentes até o quarto grau, na linha reta ou colateral, sejam estes brasileiros ou estrangeiros.

É vedada a realização de procedimento de transplante ou enxerto em potencial receptor estrangeiro não residente no País, exceto nos casos de doação entre indivíduos vivos em que o doador seja comprovadamente cônjuge, companheiro ou parente consanguíneo do receptor até o quarto grau, em linha reta ou colateral.

É vedada a inclusão de potenciais receptores estrangeiros não residentes no País na lista de espera para transplante ou enxerto de órgãos, tecidos, células e partes do corpo humano a seu favor, provenientes de doadores falecidos, exceto se houver tratado internacional com promessa de reciprocidade. Na hipótese de indicação aguda de transplante com risco de morte iminente em um potencial receptor estrangeiro em que se verifique que a remoção para o seu país seja comprovadamente impossível, o SNT poderá autorizar, em caráter excepcional, a sua inscrição em lista de espera para transplante ou enxerto. Fica vedado o financiamento do procedimento de transplante em estrangeiros não residentes com recursos do SUS, exceto se houver tratado internacional com promessa de reciprocidade ou em caso de autorização do órgão central do SNT.

O sangue, o esperma e o óvulo não estão compreendidos entre os tecidos e as células a que se refere esse Decreto.

Por fim, o Conselho Federal de Medicina, por meio da Resolução CFM nº 2.173/2017, quando define os critérios do diagnóstico de morte encefálica, acentua: "Artigo 1º — [...]. Artigo 2º — É obrigatória a realização mínima dos seguintes procedimentos para determinação da morte encefálica: a) dois exames clínicos que confirmem coma não perceptivo e ausência de função do tronco encefálico; b) teste de apneia que confirme ausência de movimentos respiratórios após estimulação máxima dos centros respiratórios; c) exame complementar que comprove ausência de atividade encefálica. Artigo 3º — O exame clínico deve demonstrar de forma inequívoca a existência das seguintes condições: a) coma não perceptivo; b) ausência de reatividade supraespinhal manifestada pela ausência dos reflexos fotomotor, córneo-palpebral, oculocefálico, vestíbulo-calórico e de tosse. § 1º — Serão realizados dois exames clínicos, cada um deles por um médico diferente, especificamente capacitado a realizar esses procedimentos para a determinação de morte encefálica. § 2º — Serão considerados especificamente capacitados médicos com no mínimo um ano de experiência no atendimento de pacientes em coma e que tenham acompanhado ou realizado pelo menos dez determinações de ME ou curso de capacitação para determinação em ME, conforme anexo III desta Resolução. § 3º — Um dos médicos especificamente capacitados deverá ser especialista em uma das seguintes especialidades: medicina intensiva, medicina intensiva pediátrica, neurologia, neurologia pediátrica, neurocirurgia ou medicina de emergência. Na indisponibilidade de qualquer um dos especialistas anteriormente citados, o procedimento deverá ser concluído por outro médico especificamente capacitado. § 4º — Em crianças com menos de 2 (dois) anos, o intervalo mínimo de tempo entre os dois exames clínicos variará conforme a faixa etária: dos sete dias completos (recém-nato a termo) até dois meses incompletos será de 24 horas; de dois a 24 meses incompletos será de doze horas. Acima de 2 (dois) anos de idade o intervalo mínimo será de 1 (uma) hora. Artigo 4º — O teste de apneia devera ser realizado uma única vez por um dos médicos responsáveis pelo exame clínico e deverá comprovar ausência de movimentos respiratórios na presença de hipercapnia ($PaCO_2$ superior a 55 mmHg). Parágrafo único — Nas situações clínicas que cursam com ausência de movimentos respiratórios de causas extracranianas ou farmacológicas, é vedada a realização do teste de apneia, até a reversão da situação. Artigo 5º — O exame complementar deve comprovar de forma inequívoca uma das condições: a) ausência de perfusão sanguínea encefálica ou b) ausência de atividade metabólica encefálica ou c) ausência de atividade elétrica encefálica. § 1º — A escolha do exame complementar levará em consideração situação clínica e disponibilidades locais. § 2º — Na realização do exame complementar escolhido, deverá ser utilizada a metodologia específica para determinação de morte encefálica. § 3º — O laudo do exame complementar deverá ser elaborado e assinado por médico especialista no método em situações de morte encefálica. Artigo 6º — Na presença de alterações morfológicas ou orgânicas, congênitas ou adquiridas, que impossibilitam a avaliação bilateral dos reflexos fotomotor, córneo-palpebral, oculocefálico ou vestíbulo-calórico, sendo possível o exame em um dos lados e constatada ausência de reflexos do lado sem alterações morfológicas, orgânicas, congênitas ou adquiridas, dar-se-á prosseguimento às demais etapas para determinação de morte encefálica. Parágrafo único — A causa dessa impossibilidade deverá ser fundamentada no prontuário. Artigo 7º — As conclusões do exame clínico e o resultado do exame complementar deverão ser registrados pelos médicos examinadores no Termo de Declaração de Morte Encefálica (Anexo II) e no prontuário do paciente ao final de cada etapa. Artigo 8º — O médico assistente do paciente ou seu substituto deverá esclarecer aos familiares do paciente sobre o processo de diagnóstico de ME e os resultados de cada etapa, registrando no prontuário do paciente essas comunicações. Artigo 9º — Os médicos que determinaram o diagnóstico de ME ou médicos assistentes ou seus substitutos deverão preencher a Declaração de Óbito, definindo como data e hora da morte aquela que corresponde ao momento da conclusão do último procedimento para determinação da ME. Parágrafo único — Nos casos de morte por causas externas, a Declaração de Óbito será de responsabilidade do médico-legista, que deverá receber o relatório de encaminhamento médico e uma cópia do Termo de Declaração de Morte Encefálica. Artigo 10 — A direção técnica do hospital onde ocorrerá a determinação de ME deverá indicar os médicos especificamente capacitados para realização dos exames clínicos e complementares. § 1º — Nenhum desses médicos poderá participar de equipe de remoção e transplante, conforme estabelecido no artigo 3º da Lei nº 9.434/1997 e no Código de Ética Médica. § 2º — Essas indicações e suas atualizações deverão ser encaminhadas para a Central Estadual de Transplantes (CET). Artigo 11 — Na realização dos procedimentos para determinação de ME, deverá ser utilizada a metodologia e as orientações especificadas no Anexo I (Manual de Procedimentos para Determinação da Morte Encefálica), no Anexo II (Termo de Declaração de Morte Encefálica) e no Anexo III (Capacitação para Determinação em Morte Encefálica) elaborados e atualizados quando necessários pelo Conselho Federal de Medicina."

O Parecer-Consulta CFM nº 25/2018 afirma que no diagnóstico de morte encefálica é obrigatória a realização do exame de gasometria arterial antes e após o teste de apneia e que deverão ser efetuados ajustes de modalidade de ventilação mecânica, sempre com técnica protetora, para atingir a meta de $PaCO_2$ entre 35 e 45 mmHg antes do teste de apneia.

---

*É vedado ao médico:*

*Artigo 43 — Participar do processo de diagnóstico da morte ou da decisão de suspender meios artificiais para prolongar a vida do possível doador, quando pertencente à equipe de transplante.*

---

Fica bem claro neste dispositivo que os médicos componentes da equipe encarregada de transplante estão impedidos de participar do diagnóstico de morte ou da decisão de suspender os meios artificiais da vida de um provável doador. Justifica-se plenamente, por uma questão de bom senso e de escrúpulo, evitando, inclusive, insinuações maldosas que possam surgir em tais acontecimentos. Por mais isenção que possa existir na decisão do profissional, ninguém está absolutamente imune a determinados interesses capazes de influenciar no momento de uma decisão tão imparcial.

O Conselho Federal de Medicina, por meio de sua Resolução CFM nº 2.173/2017, assim se manifesta sobre o assunto: "Artigo 10 — A direção técnica do hospital onde ocorrerá a determinação de morte encefálica deverá indicar os médicos especificamente capacitados para realização dos exames clínicos e complementares. § 1º — Nenhum desses médicos poderá participar de equipe de remoção e transplante, conforme estabelecido no artigo 3º da Lei nº 9.434/1997 e no Código de Ética Médica. § 2º — Essas indicações e suas atualizações deverão ser encaminhadas para a Central Estadual de Transplantes (CET)."

Caso delicado é o de gravidez e morte encefálica com vistas a transplantes de órgãos.

O cenário da morte, quando envolve uma paciente grávida em estado grave, sempre merece considerações em virtude dos conflitos existentes, levando em conta os princípios da preservação de uma vida incipiente e dos cuidados que exigem o fim da existência humana.

Neste complexo quadro há cinco situações que podem ensejar alguns dilemas éticos: a das *pacientes em estado vegetativo continuado ou persistente, em estado vegetativo permanente,* das *pacientes terminais*, das *pacientes em morte encefálica* e *das pacientes sem possibilidades terapêuticas*.

A manutenção da gestação de uma grávida *paciente terminal* (quando sua doença não responde mais a nenhuma medida terapêutica conhecida e aplicada, sem condições portanto de cura ou de prolongamento da sobrevivência) ou mesmo enquanto paciente em *estado vegetativo continuado ou persistente* (quando apresenta lesões recentes do sistema nervoso central, com ou sem diagnóstico definido, mas que deve ter seus cuidados conduzidos nos moldes dos pacientes salváveis, merecendo assim todo suporte vital necessário e disponível), ou na qualidade de paciente em *estado vegetativo permanente* (quando não tem nenhuma evidência de consciência, não se expressa e não entende os fatos em torno de si, não responde a estímulos visuais, auditivos, táteis e dolorosos, mas que tem preservadas as funções do hipotálamo e do tronco cerebral e por isso sobrevive com respiração autônoma, por muitos meses ou anos), não é a mesma coisa de uma gestação que ocorre em uma mulher com o diagnóstico de morte encefálica (quando diante de um processo irreversível, clinicamente justificado por coma aperceptivo, ausência da atividade motora supraespinhal e apneia, e complementarmente por exames que comprovem ausência da atividade elétrica cerebral ou ausência da atividade metabólica cerebral, ou ausência de perfusão sanguínea cerebral) ou nos casos das pacientes sem *possibilidades terapêuticas* (quando mesmo sem risco iminente de morte necessitam de cuidados por medidas paliativas, pois suas famílias não têm condições de assistência médica nem de atender às suas necessidades básicas, como portadoras de doenças degenerativas avançadas do tipo Alzheimer, sequelas graves de acidentes vascular cerebral, pacientes em estágio avançado de degenerações neuromotoras, com problemas familiares e dificuldades socioeconômicas).

Quando esta gravidez incide sobre uma paciente *terminal* ou em *estado vegetativo permanente*, mesmo que a doença não possa ser debelada ou curada, é imperioso que se mantenham a assistência e os cuidados para uma sobrevivência confortável e sem sofrimento físico ou psíquico, ainda que paliativos. Ao lado disso não há como negar, estando ela grávida, que tenha toda assistência de um pré-natal que, mesmo tão complexo e difícil, deve ser conduzido da melhor forma possível.

Com mais razão se esta gravidez incide sobre uma paciente em *estado vegetativo continuado ou persistente* (com lesões recentes do sistema nervoso central), pois como tal ela está no rol dos pacientes salváveis, devendo merecer todo suporte vital necessário e disponível, além dos cuidados que se deve ter com uma gestante e com o filho que vai nascer, protegendo-o dos eventuais danos que possam ocorrer com os meios e medicamentos usados. Até porque não se pode descartar a recuperação da gestante.

Por outro lado, mais complexa fica a situação em que a grávida se encontra em morte encefálica.

Se não fora a gravidez, a suspensão dos meios artificiais de um paciente com diagnóstico baseado nos critérios rigorosos do protocolo de *morte encefálica* não traria nenhum problema nem se poderia falar em *eutanásia*, pois este indivíduo já estaria morto pelo conceito atual que se tem de óbito. A morte teria ocorrido "no seu tempo", sem antecipação ou prolongamento desmedidos.

Desta forma, permitir que alguém continue vivendo uma vida apenas biológica, mantida por aparelhos, sem levar em consideração o sofrimento do paciente e a inutilidade do tratamento, é agir contra a dignidade humana. Se alguém defende tal permanência, apenas por considerar a "santidade da vida", certamente tem nessa obstinação uma forma indisfarçável de atentado à dignidade dessa pessoa.

Todavia, é diferente se neste contexto existe uma gravidez cujo feto se desenvolve normalmente. Daí a pergunta: o que fazer?

Para aqueles que são contrários à manutenção deste estado de *morte encefálica*, embora seja possível do ponto de vista médico, há aspectos econômicos, bioéticos e emocionais que invalidam o uso desproporcionado de tal conduta e a inadequação de sua aplicação. Os defensores do princípio bioético da *justiça* ou da *equidade* indicam o alto custo operacional desta conduta de preservar a paciente e o feto pelo alto custo do tratamento em um centro de terapia intensiva. E mais: pelo fato de se privar este leito na recuperação de pacientes salváveis.

Outros se baseiam na própria lei penal brasileira, que não se refere a casos de interrupção de gravidez em mulheres em *morte encefálica*, não punindo apenas nas situações em que aborto é feito em casos de estupro ou de perigo real da mãe.

E finalmente aqueles que não aceitam a continuidade deste estado de *morte encefálica* em face do desgaste emocional da família e do respeito que se deve à vida humana na dimensão que exige a dignidade de cada homem e de cada mulher.

Se perguntassem minha opinião, mesmo diante da possibilidade da utilização de órgãos para transplantes em diversas pessoas, enxergaria a situação por outro ângulo. A vida humana, independente da sua qualidade, tem finalidades e objetivos que ultrapassam seu aspecto meramente imediatista. Esta qualidade de vida não significa tão somente a habilidade de alguém realizar certos atos e habilidades. Há compromissos sociais e humanitários que transcendem estas aptidões. Senão seu conceito seria pobre e mesquinho.

A qualidade e a sacralidade da vida são valores que podem estar aliados. É inaceitável essa desvinculação absoluta que se faz entre sacralidade e qualidade da vida. Estes princípios não se excluem. A qualidade da vida deve ter uma compreensão mais delicada, como se fora uma extensão do próprio respeito à sua sacralidade.

A vida é um bem tão intangível que é supérfluo dizer que está protegida pela Constituição Federal, pois como bem mais fundamental ela supera e excede todos os seus dispositivos. É a partir da vida que emergem todas as necessidades de legislar. E quando excepcionalmente se admite um ato contra ela, em caráter mais que desesperado, é sempre em defesa irrefutável da própria vida, como na legítima defesa, no estado de necessidade e no estrito cumprimento do dever legal.

A vida humana tem algo muito forte de ideológico e, portanto, não pode ter seus limites em simples fases de estruturas celulares. Se o embrião humano é ou não pessoa de direito, parece-nos mais uma discussão de ordem jurídico-civil, que não adota os fundamentos da biologia, embora seja difícil entender como podem existir, entre indivíduos da mesma espécie, uns como seres humanos pessoas e outros como seres humanos não pessoas.

Os pacientes que aguardam órgãos para transplante com certeza terão outras oportunidades. Mas o feto tem apenas esta oportunidade para realizar seu destino de criatura. Assim, estaremos ajudando a salvar o mundo. Apesar de todos os seus horrores, este é o mundo dos homens. Esta é também a forma de ele reencontrar o caminho de volta a si mesmo, em espírito e em liberdade.

Se nada restar, ficará o exemplo que não morre e é maior em cada novo gesto.

Desta forma, entendo que do ponto de vista ético o correto será, quando possível, levar esta gestação até que o feto adquira maturidade capaz de ser resgatado com plenas condições de sobrevivência.

---

*Artigo 44 — Deixar de esclarecer o doador, o receptor ou seus representantes legais sobre os riscos decorrentes de exames, intervenções cirúrgicas e outros procedimentos nos casos de transplantes de órgãos.*

---

Este artigo torna evidente que não é necessário apenas ter o consentimento puro e simples do doador, do receptor ou de seus representantes legais, senão um *consentimento livre e esclarecido*. Devem-se passar para eles todas as informações procedentes quanto aos riscos e as vantagens dos exames realizados, das cirurgias e dos outros procedimentos que se façam importantes. É também muito justo que o doador, por exemplo, conheça o destino do seu próprio órgão extraído, ou seja, que o transplante venha a ser realizado em um receptor concreto e nunca no sentido de estocagem.

Mesmo diante de um ato médico necessário, isso não impede esclarecer o paciente do maior ou menor risco de um tratamento ou de outro procedimento, ressaltando-se as vantagens e as desvantagens dessa intervenção, ainda que nos momentos mais cruciais certos esclarecimentos devam ser feitos, quando possíveis, aos seus familiares.

Em tese, a ausência de informações suficientes ao paciente ou aos seus representantes legais, sobre riscos ou resultados, visando a uma expectativa de cura ou de condições pós-intervenção, pode caracterizar uma infração ética, conforme preceitua o artigo 31 do Código de Ética Médica vigente. Assim, a questão não está só no consentimento, mas no chamado *consentimento livre e esclarecido* (*princípio da autonomia*). Por outro lado, o esclarecimento não pode ter um caráter estritamente técnico em torno de detalhes de uma enfermidade ou de certas condutas. A linguagem cifrada dos técnicos deve ser adaptada ao leigo, de forma que este venha a entendê-la, senão ele tende a interpretações incompletas ou duvidosas (*princípio da informação adequada*).

Destarte, cada doador vivo ou cada receptor deve ter um grau de informação compatível com o seu entendimento, a respeito da prática do transplante, da retirada de órgãos e de suas consequências. É dever do médico levar essas informações, de modo que fique o paciente orientado em relação aos tempos e aos modos do transplante.

O doador assinará documento especificando os tecidos, órgãos ou partes do corpo que doa, dizendo estar ciente de todos os fatos e riscos, e essa documentação ficará arquivada no prontuário médico do hospital responsável pela retirada das estruturas, entregando-se a ele uma cópia. Quando for por determinação do juiz, junta-se ao prontuário uma cópia da sentença judicial. Sendo analfabetos o doador e seus familiares, as assinaturas serão substituídas pela impressão digital na presença de duas testemunhas alfabetizadas.

Sobre a "doação presumida", ou seja, quando todos passariam a ser doadores por falta de manifestação expressa em contrário, o Conselho Federal de Medicina, através do Parecer-Consulta CFM nº 13/93, posicionou-se em sentido contrário, mesmo que outros argumentos se inclinem em favor das facilidades e da expansão do número de cirurgias de transplante por maior oferta de órgãos. O Parecer-Consulta CFM nº 34/95 ratifica, afirmando que a doação deve ser manifesta e não presumida.

O artigo 4º da Lei nº 9.434/97 estabelecia que todos os brasileiros eram doadores automáticos, desde que não tivessem se manifestado em contrário na carteira de identidade ou de motorista.

Tal expressão em si já é absurda. Não existe doação que não seja manifesta e espontânea, traduzida como gesto de solidariedade e altruísmo. A presunção deveria ser em sentido contrário, isto é, o corpo só poderia ser usado como reserva de tecidos e órgãos após a morte de quem houvesse se manifestado expressamente como "doador". Nos casos de não manifestação como doador, a decisão seria da família.

Se a justificativa para tal disposição for a de permitir a incrementação do número de transplantes entre nós, acredito existir um sério engano, pois, na verdade, se não há mais transplantados, isso se deve à inexistência de condições de atendimento a esse tipo de paciente, vítima, como outros, do aviltamento do setor assistencial médico-hospitalar, que peca desde a falta de leitos até o desestímulo dos profissionais do setor público, ante seus vergonhosos salários.

O aumento de transplantes noutros países, mesmo naqueles onde se adotou o eufemismo da "doação presumida", deve-se muito mais à organização das estruturas que promovem os transplantes e às notificações mais precoces da ocorrência de morte encefálica, sem deixar de considerar que o esclarecimento e a conscientização da comunidade são muito importantes em tais propostas. Acreditamos que será muito prejudicial aos programas de transplantes a retirada de órgãos de uma pessoa que não se manifestou como "não doadora", principalmente quando em confronto com a vontade dos familiares que, em muitas ocasiões, não aceitam ainda a suspensão dos meios artificiais de vida em um quadro de coma *dépassé*. É muito justo que os familiares dos doadores decidam se os órgãos devem ser ou não retirados para o transplante. Também é negativo para esse projeto que indivíduos sejam constrangidos a declarar em documento público que não querem doar seus órgãos, muitas vezes por simples convicção religiosa.

Atualmente, o artigo 4º da Lei nº 9.434/97 tem a seguinte redação: "A retirada de tecidos, órgãos e partes do corpo de pessoas falecidas para transplantes ou outra finalidade terapêutica dependerá da autorização do cônjuge ou parente, maior de idade, obedecida a linha sucessória, reta ou colateral, até o segundo grau inclusive, firmada em documento subscrito por duas testemunhas presentes à verificação da morte" (redação dada pela Lei nº 10.211, de 23/03/2001).

### *Artigo 45 — Retirar órgão de doador vivo quando este for juridicamente incapaz, mesmo se houver autorização de seu representante legal, exceto nos casos permitidos e regulamentados em lei.*

Prevalece a tese de que é permitido à pessoa maior e capaz dispor de órgãos e partes do próprio corpo vivo, para fins humanitários e terapêuticos, limitado no que prevê a lei. É também necessário que o doador vivo seja maior de idade, goze de plenas faculdades mentais e de um estado de saúde compatível com a privação da estrutura retirada. Os menores de idade ou portadores de transtorno mental, ainda que autorizados pelos seus representantes legais, não podem doar órgãos ou tecidos para fins de transplantes. Excetuam-se as situações de estruturas renováveis, como, por exemplo, nos transplantes de medula e nas transfusões de sangue.

Os defensores da utilização de órgãos dos bebês anencéfalos, após o nascimento, admitem não ser necessário esperar a morte do tronco cerebral e a cessação da vida vegetativa autônoma, pois as crianças sem cérebro já foram consideradas cientificamente sem vida e incapazes de existir por si só, quando das sentenças repetidas dos magistrados ao se pronunciarem autorizando o aborto. Muitos chegam até a considerar o anencéfalo como uma criança morta.

A situação é menos delicada quando se sabe que essas crianças, ainda que assegurada uma certa assistência, não apresentam condições para sobreviver por tempo razoável.

Diz-se que a retirada de órgãos de um recém-nascido anencéfalo é uma questão de apreciação legal. No entanto, não esquecer que a norma alusiva à utilização de órgãos e tecidos humanos para transplantes faz referência à morte encefálica, traduzida pelos critérios adotados pelo Conselho Federal de Medicina.

Todo problema está aí. Saber se as condições neurofisiológicas de uma criança que nasce sem parte do cérebro são as mesmas dos critérios apontados pela Resolução CFM nº 2.173/2017, a qual é clara no que diz respeito à definição dos critérios diagnósticos de morte encefálica.

Mesmo que haja o comovente gesto do consentimento materno da criança que vai nascer com essa alteração, é discutível a legalidade e a eticidade daquela conduta, principalmente se levarmos em conta os critérios adotados para o conceito de morte.

Um conceito de morte, sob o ponto de vista biológico, deve estar fundamentado em um fato que tenha uma linha divisória, irreversível e precisa, marcada por parâmetros semiológicos e técnicos, em que fique bem claro se um indivíduo está vivo ou morto, tudo isso sem nenhuma abstração de ordem metafísica.

Diagnosticar a morte não é apenas comprovar a morte de um órgão, mesmo sendo ele importante para a vida. É, muito mais, comprovar a ausência de funções vitais que evidenciem danos estruturais ou orgânicos.

Alguns princípios tornam-se muito delicados a partir do momento em que tratamos das exceções, transformando-as em "casos especiais" e criando para cada uma delas regras casuísticas, tão só para resolver situações imediatas.

Os anencéfalos nascidos vivos, ainda que tendo uma atividade cerebral muito reduzida, apresentam manifestações de vida organizada e, por isso, dentro dos critérios atuais, seria difícil considerá-los em morte encefálica. Essa, por sua vez, não é um tipo especial de morte, mas um estado definitivo de morte.

E mais. Com certeza, quando essas crianças nascerem serão transferidas para as unidades de cuidados intensivos, submetidas à ventilação eletiva como potenciais doadoras de órgãos, até se encontrar um receptor ideal, nos moldes de verdadeiros armarinhos de estruturas humanas.

Enfim, resta saber se é possível reformular os critérios atuais da definição de morte, considerando-a como a perda irreversível das funções cerebrais superiores, sem levar em conta as funções do tronco cerebral. Isso, no entanto, não deixa de ser temerário — mudar no sentido permissivo, apenas para atender situações limitadas e esporádicas na utilização de estruturas humanas para transplante. Ou entender que a retirada de órgãos de anencéfalos já acata as recomendações hoje adotadas no protocolo de morte encefálica de recém-nascidos, ou, finalmente, se tais procedimentos estão ultrapassando os limites tolerados pela ética e pela lei. Dizer, no entanto, que o anencéfalo está mais ou menos morto é um argumento no mínimo astucioso.

---

### *Artigo 46 — Participar direta ou indiretamente da comercialização de órgãos ou tecidos humanos.*

---

O médico não pode intermediar uma doação de órgãos em que possa existir o interesse puramente financeiro nessa cessão, pois fica claramente tipificada uma infração ao seu Código de Ética Médica. A conivência na venda de órgãos de uma pessoa para outra não encontra amparo neste estatuto e sua prática, nesses moldes, caracteriza uma violação ética (ver Recomendação de Bruxelas, adotada pela 45ª Assembleia Geral da AMM, Bélgica, em outubro de 1993, sobre "Comércio de órgãos em vivo").

Ainda que moralmente não se possa resistir a uma doação entre indivíduos não aparentados, o ideal seria que o médico pudesse sempre influir nos transplantes intervivos, cujos participantes fossem parentes entre si — avós, netos, filhos, irmãos, sobrinhos e cônjuges —, para deixar de lado qualquer risco de comercialização.

A Lei nº 9.434, de 4 de fevereiro de 1997, chamada "Lei dos Transplantes", já no seu início fala expressamente em "disposição gratuita de tecidos, órgãos e partes do corpo humano em vida ou *post mortem*, para fins de transplante e tratamento". No Capítulo das Sanções Penais, consoante o artigo 15, pune com reclusão de três a oito anos, e multa, de 200 a 360 dias-multa, "comprar ou vender tecidos, órgãos e partes do corpo humano", incorrendo nas mesmas penas de "quem promove, intermedeia, facilita ou aufere qualquer vantagem com a transação".

Mesmo que surjam algumas manifestações tentando modificar o comportamento em relação *a um mercado de estruturas humanas* — desde a pura compra e venda, até os chamados "incentivos" financeiros —, essa prática deve ser plenamente condenada não só pelas graves violações éticas e morais, senão, ainda, pelas nocivas e desastrosas repercussões que isso pode causar entre as pessoas. A condição de o corpo ser *res extra commercium* é no sentido de se garantir sempre o princípio da integridade e da dignidade da pessoa humana.

Ainda assim, há uma minoria que defende a doação de órgãos, tecidos e partes do corpo humano mediante recompensa, considerando não existir nada de imoral nem nenhum atentado à ordem pública, e porque sua proibição iria gerar os negócios clandestinos muito mais perigosos e de difícil controle. E fazem uma diferença entre a doação recompensada e o comércio desmedido, pois enquanto este último, entre outros, descamba para o mercado de "compra e venda" e para os indefectíveis anúncios de jornais, a doação recompensada (*rewarded donors*) tem um processo menos degradante, afirmam eles (ver Declaração de Madrid, adotada pela 39ª Assembleia Geral da AMM, Espanha, em outubro de 1987, sobre "Transplantes de órgãos humanos" e a Recomendação de Hong Kong, adotada pela 41ª Assembleia Geral da AMM, China, em setembro de 1989, sobre "Transplante de tecido fetal").

A discussão sobre a questão da doação de órgãos deve passar sempre pelo campo da ética, no qual se tenha a firme convicção contrária a compra e venda de estruturas humanas qualquer que seja o argumento, e imbuído de um projeto voltado para salvar a vida de outras pessoas, tudo isso traduzido por um gesto de altruísmo e solidariedade humana.

# 7

# Relação entre Médicos

Neste capítulo denominado Relação entre Médicos, não trata o Código de simples cortesias entre colegas, nem de dispositivos formais que digam respeito a regras de etiqueta ou de convivência entre os que exercem a mesma profissão. Ao contrário, cuida das relações entre profissionais, no sentido de favorecer sempre os interesses do paciente, dos seus familiares e da coletividade, sem os quais não existiria ato médico, por mais elementar que ele fosse.

Mesmo assim, pelo fato de o médico ter, para com seus colegas, respeito, consideração e solidariedade, isso não o exime de denunciar atos que contrariem os postulados éticos da profissão ou que possam agredir os direitos assimilados na luta pela cidadania e tributados pelo respeito à dignidade humana. Não se pode falar em solidariedade de classe quando alguém viola princípios da ética profissional ou usa da profissão para favorecer o crime. Não é justo falar em solidariedade de classe quando o médico usa de sua posição de dirigente para impedir seu colega de utilizar as instalações ou os recursos da instituição sob sua direção; quando um médico assume cargo ou função de colega demitido em represália a atitude de defesa aos movimentos legítimos da categoria; quando alguém pratica concorrência desleal; quando altera prescrição desnecessariamente e sem comunicação ao profissional responsável; quando deixa de passar a seu colega informações sobre o paciente que está transferindo; ou quando um chefe usa de sua posição para impedir seus subordinados de atuarem dentro dos princípios éticos. Na verdade, isso não se reveste apenas de faltas contra companheiros de uma mesma atividade profissional, mas, antes de tudo, de graves e irreparáveis prejuízos na condução dos interesses dos pacientes ou da coletividade.

Por outro lado, os médicos conscientes têm manifestado sua profunda frustração em face da crescente disparidade entre as possibilidades da ciência e o bem-estar real. A medicina, mesmo vivendo seu mais vertiginoso progresso tecnológico, cura em termos absolutos cada vez menos. E quando se sabe que muitas pessoas sofrem, sem nenhuma razão, de doenças evitáveis e curáveis, eles começam a sentir que não podem permanecer agindo apenas na periferia das doenças e que necessitam iniciar um processo de consciência crítica, não perdendo de vista o seu direito de decisão política.

É inegável existir uma crise médica, que ao observador mais desatento não poderia passar sem reparo. Esse é um fenômeno universal, parte de uma crise generalizada que assola todas as atividades, neste momento tão crítico que vivemos. Porém, não se pode vulgarizar, criticando uma categoria inteira pela falta de um ou outro que falhasse sob o rótulo de médico. Seria uma injustiça, um equívoco, para não dizer um absurdo.

Por isso, não se pode esquecer que a maioria dos profissionais está voltada à sua nobre missão, nas clínicas do interior, nas regiões endêmicas de fronteira, nos hospitais de caridade, nos serviços de urgência, nas maternidades e nas salas de cirurgia, lutando heroicamente contra a morte, muitas vezes em condições as mais limitadas e precárias de exercer seu trabalho e sabendo que não se morre, neste país, no hospital, mas, muito antes, de fome, de ignorância e de falta de saneamento básico. É preciso dizer que os médicos não são melhores ou piores que os outros profissionais; no entanto, é nas suas mãos que terminam os pacientes em seus momentos mais graves e mais dramáticos, em razão do próprio ofício.

Portanto, que as pessoas se confortem: a medicina jamais se constituirá em um perigo a quem quer que seja. Que se console a sociedade: os médicos não deixarão de cumprir os postulados éticos da profissão, gravados nos ditames de sua consciência. E que se alivie o médico: a reputação e a glória de quem exerce tão importante mister, com tantas vantagens para a humanidade, não serão comprometidas pela falta de alguém que venha errar isoladamente. Não se pode concluir, indo do individual ao geral, ou de fatos que nada têm a ver com aquilo que o conjunto vem fazendo em favor da sociedade.

---

*É vedado ao médico:*

*Artigo 47 — Usar de sua posição hierárquica para impedir, por motivo de crença religiosa, convicção filosófica, política, interesse econômico ou qualquer outro, que não técnico-científico ou ético, que as instalações e os demais recursos da instituição sob sua direção sejam utilizados por outros médicos no exercício da profissão, particularmente se forem os únicos existentes no local.*

---

O médico, quando em posição de chefia, não pode impedir que seu colega utilize as instalações ou recursos de estabelecimento de saúde que dirige, alegando qualquer motivo, seja ele econômico, político ou ideológico, ainda mais quando se tratar de única instituição existente no lugar. Por outro lado, o paciente jamais pode ficar privado de ser atendido pelo médico de sua confiança, pelo simples fato de não pertencer ao corpo clínico de determinado hospital. Esse é o pensamento emitido no Parecer-Consulta CFM nº 13/90, aprovado em sessão plenária de 12 de julho de 1990.

Um procedimento dessa natureza, que proíbe o médico de utilizar as instalações e demais auxílios de uma instituição, usurpa dois direitos: o de o médico exercer sua profissão como forma de garantia constitucional e o de o paciente ser internado e assistido em estabelecimento de saúde, simplesmente pelo fato de o profissional escolhido não pertencer a seus quadros. Com maior gravidade, se este é o único serviço existente na localidade.

É necessário ainda que os dirigentes das unidades hospitalares entendam que esse direito não é um privilégio ou uma cortesia, que isso não subverte as razões da existência de um corpo clínico, que não compromete os postulados éticos da profissão e que tal abertura não se configura como desprezo e desrespeito à hierarquia funcional. Também é preciso saber que o hospital é uma instituição indispensável para o trato de certas enfermidades e o local onde o médico pode desempenhar as atividades mais delicadas. É uma instituição que deve estar sempre a serviço do homem e da coletividade, e não sujeita a propósitos e a interesses de menor monta. O hospital será sempre o centro das grandes decisões médicas, e não devem existir medidas que visem à manutenção de um monopólio de trabalho médico, pois isso configura o cerceamento da prática profissional de quem necessita exercer suas atividades, até como forma de sobrevivência digna.

Sendo assim, o médico não pode servir-se de sua posição de dirigente para impedir que seu colega use as instalações e demais recursos ali existentes, principalmente quando este é o único hospital do lugar. Usurpar-lhe esse direito é, ao mesmo tempo, um obstáculo ao exercício pleno de sua profissão e um desrespeito ao paciente que o elegeu como seu médico.

### *Artigo 48 — Assumir emprego, cargo ou função para suceder médico demitido ou afastado em represália à atitude de defesa de movimentos legítimos da categoria ou da aplicação deste Código.*

O item XVIII de Princípios Fundamentais do Código de Ética Médica, solenemente, afirma: "O médico terá, para com os colegas, respeito, consideração e solidariedade." Disso, entre outras coisas, deduz-se que ele não poderia assumir emprego, cargo ou função do seu colega injustamente afastado ou demitido, em represália a atitude de defesa dos movimentos legítimos da sua categoria ou da aplicação do seu Código. Por mais que algumas mentalidades equivocadas propalem que o Código está exorbitando neste particular, não poderiam tais fatos deixar de constituir uma agressão aos postulados ético-morais de uma sociedade organizada ou de uma profissão, e uma solerte agressão aos princípios de solidariedade humana e de classe, que devem existir entre os membros de uma mesma categoria obreira. Ainda mais quando a demissão ou o afastamento é uma represália insólita à defesa dos justos anseios profissionais ou à preservação dos ditames do seu Código de Ética.

Outro aspecto: não é por qualquer motivo que se impede o médico de assumir emprego, cargo ou função de seu colega demitido ou afastado. Mas por motivos relevantes, em favor da dignidade profissional e em defesa dos princípios basilares que alicerçam a ética do médico, inseridos no seu mais solene documento. Não há extrapolação do Código neste particular. Não existem razões, em tais fatos, para se arguir inconstitucionalidade. A conduta ética do médico e a sua avaliação são da competência exclusiva dos Conselhos de Medicina.

### *Artigo 49 — Assumir condutas contrárias a movimentos legítimos da categoria médica, com a finalidade de obter vantagens.*

Neste dispositivo não se inibe a prática democrática de contestação e de posições contrárias que se possam ter diante dos movimentos de reivindicação, mesmo os mais legítimos, da categoria médica. Claro que este é um direito consagrado pelos princípios mais elementares da convivência humana e assegurado nas conquistas da cidadania e dos preceitos constitucionais. Não é a obrigação de alguém sujeitar-se à ditadura da maioria, como imposição de um grupo que obrigue um outro minoritário a acatar compulsoriamente determinada decisão. Até porque, afinal, não existe nenhum dispositivo ético ou legal que obrigue um indivíduo a aderir a toda manifestação, seja ela de simples protesto ou como forma de repúdio.

O que o Código proíbe, acertadamente, é a tomada de posição contrária aos legítimos interesses de sua categoria, com a manifesta finalidade de obter vantagens pessoais, conspurcando o sentido da solidariedade e traindo seus companheiros, representando, com isso, um caráter que não revela senão fraqueza, ganância ou subserviência. Não vamos discutir aqui a obrigação ou não de o médico concordar com as decisões de sua categoria, mesmo sendo elas nobres em si mesmas e em favor da dignidade profissional e dos seus pacientes. Há, apenas, de censurar-se, e nisso o Código andou certo, aquele que, aproveitando-se de uma decisão majoritária do movimento de classe, posicionou-se contrariamente à sua categoria única e exclusivamente para obter lucros ou vantagens pessoais. Só isso.

A medicina como profissão experimentou, nestes últimos anos, grandes transformações. De uma atividade elitista e quase exclusivamente liberal, passou ela a ser exercida em instituições públicas ou empresariais, e o médico, um mero assalariado. Assim, ao se colocar na condição de empregado, inevitavelmente teria ele de usar os mesmos meios utilizados pelos demais obreiros, no sentido de conquistar melhores condições de trabalho e forma mais adequada na prestação de serviços e, também, não há como negar, de conseguir remuneração justa e capaz de assegurar-lhe, juntamente com a família, uma existência compatível com a dignidade humana e com as necessidades vigentes de sua categoria.

Assim, ninguém discute mais o fato de os médicos exercerem o direito de greve como recurso extremo de pressão social, de forma consensual e temporária, quando defendem interesses públicos ou de sua categoria, e desde que respeitadas as necessidades inadiáveis e essenciais da população.

Por outro lado, não há como deixar de reconhecer que toda greve médica fere interesses vitais e traz prejuízos indiscutíveis, e que não deixa de apresentar, para alguns, aspectos antipáticos e contraditórios. No entanto, todos passaram a entender que, em certos momentos, é a greve o único caminho para alcançar melhores condições de vida, utilizada como *ultima ratio*, em face da intransigência do patronato avaro ou do poder público insensível ante a população assalariada. Não há como aceitar mais a velha e surrada ideia de que servir à comunidade está acima do direito de fazer greve, como se os grevistas não fossem pessoas iguais às outras, omitidas e aviltadas, nas suas humanas e desesperadas tragédias. Excluir o médico do direito de greve é uma discriminação imperdoável e um desprezo às suas prerrogativas de cidadania, porque a garantia constitucional desse direito está fundada nos princípios mais elementares da liberdade do trabalho. Seria injusto exigir dele apenas a condição de sacerdote e negar-lhe o que todo ser humano necessita para sobreviver.

Não há também como censurar o médico que participa dos movimentos organizados da categoria e das lutas coletivas, na busca de garantir vantagens como forma de proteção social. Isso está assegurado em seu Código de Ética, quando se lê: "O médico será solidário com os movimentos de defesa da dignidade profissional, seja por remuneração digna e justa, seja por condições de trabalho compatíveis com o exercício ético-profissional da Medicina e seu aprimoramento técnico-científico." Mais adiante, enfatiza que é proibido "assumir condutas contrárias a movimentos legítimos da categoria médica com a finalidade de obter vantagens".

Esse mesmo Código, no entanto, de forma peremptória, diz que é vedado ao médico "deixar de atender em setores de urgência e emergência, quando for sua atribuição fazê-lo, colocando em risco a vida dos pacientes, mesmo respaldado por decisão majoritária da categoria". Nada mais claro para se entender que o direito de greve não é absoluto e que o médico não pode nunca, nem de forma alguma, paralisar suas atividades em serviços de pronto atendimento.

## *Artigo 50 — Acobertar erro ou conduta antiética de médico.*

O mesmo dispositivo do Código de Ética que recomenda ao médico ter, para com seus colegas, respeito, consideração e solidariedade diz que isso não o exime de denunciar atos que contrariem os postulados éticos da medicina e que tais inobservâncias devem ser levadas ao conhecimento das Comissões de Ética da instituição em que exerce seu trabalho profissional ou, se necessário, ao Conselho Regional de Medicina de sua jurisdição. Em outras palavras, isso quer dizer que o médico não deve acobertar erro ou conduta antiética de seu colega, pois tais fatos, quase sempre, comprometem os interesses do paciente, da sociedade e da própria profissão.

Acredito que o primeiro passo, nesse sentido, deva ser o da conversa amistosa, levando o médico infrator a um nível de consciência capaz de entender que aquela postura não se concilia com o exercício da medicina. E, somente diante de uma infração mais grave ou da sua insistência no erro, levar o fato ao conhecimento de quem de direito.

Uma coisa, portanto, é manter o elevado sentido da solidariedade de classe, como uma conquista fraternal dos grupos civilizados; outra, muito diferente, é acobertar erros ou condutas atípicas e censuráveis do colega, principalmente quando se sabe que muitos desses gestos trazem consequências indesejáveis aos interesses do paciente, da coletividade e da categoria. Também não é através da edição de normas para "neutralizar fatores externos agressivos e preconceituosos" contra a categoria médica, em uma lógica eminentemente corporativista, que se vai fortalecer a profissão no respeito e na estima que sempre mereceu. Acredito que um equívoco dessa ordem, por melhores que sejam as intenções, não interessa a ninguém: a não ser ao incentivo à prática desaconselhável.

---

*Artigo 51 — Praticar concorrência desleal com outro médico.*

---

Uma das formas mais comuns de praticar concorrência desleal com outro colega é o médico anunciar e receber remuneração pela prestação de serviços profissionais a preços vis, com o intuito exclusivo de angariar clientela. Mesmo que não se tenha ainda um meio de determinar quantitativamente o que represente preço vil, seu entendimento pode ser firmado como aquele que está muito abaixo do uso do lugar e acintosamente orientado para outras formas de interesse.

Não deixa também de constituir concorrência desleal o médico utilizar-se de instituições públicas para a execução de procedimentos médicos de sua clínica privada, como expediente para obter vantagens pessoais ou, com isso, angariar simpatia do paciente pelas gentilezas prestadas. É também considerada uma modalidade de concorrência desleal e uma indisfarçável forma de mercantilização da medicina oferecer, o médico, seus serviços profissionais como prêmio em concurso de qualquer natureza, entre eles o de anunciar cobrança de honorário abaixo da praxe habitual ou de atendimento gratuito em consultório particular.

A concorrência desleal também constitui infração, prevista no artigo 196 do Código Penal brasileiro, àquele que publique, pela imprensa ou por outro meio, falsa informação, em detrimento de concorrência, com o fim de obter vantagem indevida; que preste ou divulgue, com intuito de lucro, acerca de concorrente, falsa informação capaz de causar-lhe prejuízo; e que empregue meio fraudulento para desviar, em proveito próprio ou alheio, clientela de outrem.

Não é difícil a aplicação deste dispositivo.

---

*Artigo 52 — Desrespeitar a prescrição ou o tratamento de paciente, determinados por outro médico, mesmo quando em função de chefia ou de auditoria, salvo em situação de indiscutível benefício para o paciente, devendo comunicar imediatamente o fato ao médico responsável.*

---

O médico não deve, mesmo quando investido de função de chefia ou de auditor, alterar a prescrição ou o tratamento de paciente de outro colega, a não ser em situações em que exista a evidência de dano ao assistido e, mesmo assim, deve comunicar a ocorrência ao médico responsável. Uma das situações de mais justa e indiscutível intervenção é aquela diante da medicação errada, com perigo iminente de vida para o paciente.

Desse jeito, o médico não deve interferir açodadamente nas atividades profissionais de outro colega, mesmo que hierarquicamente esteja acima dele, ou em funções que lhe permitam uma fiscalização, salvo em circunstâncias de pleno e irrefutável interesse do paciente. Nem, muito menos, fazer observação em prontuário de forma desairosa ao seu colega, permitindo-se apenas o registro da medicação suspensa ou substituída, ou o dos recursos de que porventura o paciente venha necessitar.

A esse respeito, o Conselho Federal de Medicina, de forma clara, em seu Parecer-Consulta CFM nº 01/96 diz que "a liberdade do exercício profissional da medicina contempla, entre outras prerrogativas, o direito da melhor escolha terapêutica a ser empregada no paciente, obedecendo a boa prática médica vigente e a vontade do paciente". E enfatiza: "mesmo quando feito pelo médico auditor, caracteriza falta ética."

Já disse noutra oportunidade que a análise do auditor sobre o prontuário, a alteração da prescrição, as anotações em exames solicitados, as críticas às técnicas cirúrgicas realizadas, às dietas especiais, ao internamento e à alta e a alteração da medicação em curso e do atendimento do doente são interferências descabidas e afrontosas à dignidade do profissional e à autonomia técnica e científica de cada médico, que a tradição consagrou de forma irretrucável (*in Direito Médico*, 10ª edição, Rio de Janeiro; Editora Forense, 2010).

A própria expressão "auditoria", incluída em um contexto médico profissional, que se apresenta pela abnegação e competência ao paciente, já é um insulto.

Mais recentemente, através do Parecer-Consulta CFM nº 11/99, ficou reafirmado que "não é atribuição dos médicos auditores interferir na autonomia médica" especificamente no que diz respeito aos exames complementares e aos procedimentos solicitados.

Acredito que neste espaço cabe a seguinte indagação: pode o médico especialista incluir comentários ou sugestões em laudos de exames laboratoriais ou radiológicos? Acredito que sim, mas ao médico assistente cabe a decisão de aceitá-los ou não. Em igual sentido está a conclusão do Parecer-Consulta CFM nº 29/2018: "conclui-se que a colocação de comentários nos resultados de exames não confronte a norma sanitária, muito menos o CEM, visto que a Resolução CFM nº 813/1977 não veda essa prática e que deverá ser feita com base científica, trazendo benefício para o médico solicitante, o qual poderá acatá-la ou não, sempre em favor do paciente."

*Artigo 53 — Deixar de encaminhar o paciente que lhe foi enviado para procedimento especializado de volta ao médico assistente e, na ocasião, fornecer-lhe as devidas informações sobre o ocorrido no período em que por ele se responsabilizou.*

É falta disciplinar, sujeita a sanção em processo ético-profissional, deixar o médico de encaminhar de volta ao médico assistente o paciente que lhe foi enviado para procedimento complementar, devendo fornecer-lhe as informações circunstanciadas sobre todo o período em que ele o esteve assistindo.

Mesmo que o Código não se refira ao tipo de informações, fica muito claro tratar-se do máximo de registros que devam ser considerados em um determinado quadro clínico. Convém, ainda, assinalar que não se trata de simples urbanidade entre colegas, nem de exigências de caráter puramente burocrático. São práticas recomendadas em favor dos inalienáveis interesses do paciente, para quem muitas medidas deverão ser tomadas, sem esquecer que o alvo de toda atenção do médico é a saúde e o bem-estar do ser humano.

Se é grave deixar de encaminhar de volta o paciente com as informações sobre o tratamento e os recursos complementares, muito mais sério é enviar o paciente para esses procedimentos subsidiários sem as devidas informações, deixando o outro médico ignorante dos detalhes necessários para iniciar sua intervenção. Isso tem muita importância na continuidade correta do tratamento e como medida profilática para se evitarem exames e procedimentos repetidos e desnecessários.

## *Artigo 54 — Deixar de fornecer a outro médico informações sobre o quadro clínico de paciente, desde que autorizado por este ou por seu representante legal.*

Neste dispositivo, é vedado ao médico deixar de passar a outro colega informações sobre as condições do paciente, desde que autorizado por este ou por seus responsáveis legais. Aqui, a situação é muito mais grave que a do artigo anterior, pois a negativa é a outro médico que vai acompanhar o paciente e que necessita de detalhes para o devido tratamento. Muitas dessas informações são negadas por simples capricho do médico ao ver seu paciente transferir-se para outro profissional.

A suposição mais lógica é a de o médico, que recebe um paciente vindo de outro colega, necessitar de informações detalhadas, por saber, inclusive, que ele está em tratamento, que fez uso de medicamentos e que se submeteu a certos exames complementares e, por isso, não deve ser novamente submetido aos mesmos exames e tratamentos, dos quais muitos poderiam ser evitados.

Acredito, por outro lado, que não deva existir nenhuma forma de limitação dessas informações ao outro médico, a não ser que desautorize o paciente ou seus representantes legais. Mesmo assim, chega um momento em que o médico terá de avaliar essa restrição de informações. Alguns acham que, em muitas oportunidades, essa omissão pode trazer insanáveis prejuízos ao próprio paciente e que não há nada que um médico não possa saber a respeito da saúde do seu paciente, por mais confidente que seja essa informação. Assim, se o paciente deseja mudar de médico ou ouvir outra opinião, e pede que seu médico forneça um dossiê ao outro médico, é claro que ele deve enviar todas as informações que julgue importantes para o seu caso, independentemente da autorização ou não do paciente ou de seus familiares, por considerar que essa omissão possa trazer irreparáveis prejuízos para o doente. Invoca-se, nesses casos, o instituto do *estado de necessidade* e o princípio da *justa causa*.

## *Artigo 55 — Deixar de informar ao substituto o quadro clínico dos pacientes sob sua responsabilidade ao ser substituído no final do turno de trabalho.*

Neste artigo do Código de Ética Médica está especificada a obrigação que tem o plantonista, que termina sua jornada de trabalho, de informar ao seu substituto a situação clínica de seus pacientes internados, principalmente dos mais graves, seja de forma verbal ou por meio do registro circunstanciado nos livros de ocorrências. Não se admite que um médico assuma seu plantão sem o conhecimento dos casos que mereçam maior cuidado ou que um outro se ausente sem passar ao seu colega tais informações.

Dessa forma, o ideal será sempre esperar que o seu colega chegue ao plantão, a fim de passar para ele todas as informações que se façam necessárias sobre os pacientes internados, notadamente daqueles que inspirem maiores cuidados e exijam procedimentos mais imediatos. Só assim é possível alguém assumir seu plantão, organizar e planificar suas ações, em um serviço de tanta importância, como é o de urgência ou emergência, que não se destina apenas aos atendimentos imediatos, mas também dos que necessitam complementar seu tratamento.

---

*Artigo 56 — Utilizar-se de sua posição hierárquica para impedir que seus subordinados atuem dentro dos princípios éticos.*

---

Qualquer que seja a função — de Diretor Clínico ou Diretor Técnico de uma instituição de saúde — é importante saber que o médico responsável por uma destas funções não pode utilizar-se de sua posição de chefia para impedir que seus subordinados atuem dentro dos postulados éticos defendidos no exercício da profissão médica, seja em estabelecimento público ou privado.

A Resolução CFM nº 2.147/2016, que impõe normas sobre a responsabilidade, atribuições e direitos de diretores técnicos, diretores clínicos e chefias de serviço em ambientes médicos, estabelece: "O diretor técnico, nos termos da lei, é o responsável perante os Conselhos Regionais de Medicina, autoridades sanitárias, Ministério Público, Judiciário e demais autoridades pelos aspectos formais do funcionamento do estabelecimento assistencial que represente. O provisionamento do cargo, ou função de diretor técnico, se dará por designação da administração pública ou, nas entidades privadas de qualquer natureza, por seu corpo societário ou mesa diretora. Nos impedimentos do diretor técnico, a administração deverá designar substituto médico imediatamente enquanto durar o impedimento. São deveres do diretor técnico: I) Zelar pelo cumprimento das disposições legais e regulamentares em vigor; II) Assegurar condições dignas de trabalho e os meios indispensáveis à prática médica, visando ao melhor desempenho do corpo clínico e dos demais profissionais de saúde, em benefício da população, sendo responsável por faltas éticas decorrentes de deficiências materiais, instrumentais e técnicas da instituição; III) Assegurar o pleno e autônomo funcionamento das Comissões de Ética Médica; IV) Certificar-se da regular habilitação dos médicos perante o Conselho de Medicina, bem como sua qualificação como especialista, exigindo a apresentação formal dos documentos, cujas cópias devem constar da pasta funcional do médico perante o setor responsável, aplicando-se essa mesma regra aos demais profissionais da área da saúde que atuem na instituição; V) Organizar a escala de plantonistas, zelando para que não haja lacunas durante as 24 horas de funcionamento da instituição, de acordo com regramento da Resolução CFM nº 2.056, de 20 de setembro de 2013; VI) Tomar providências para solucionar a ausência de plantonistas; VII) Nas áreas de apoio ao trabalho médico, de caráter administrativo, envidar esforços para assegurar a correção do repasse dos honorários e do pagamento de salários, comprovando documentalmente as providências tomadas junto das instâncias superiores para solucionar eventuais problemas; VIII) Assegurar que as condições de trabalho dos médicos sejam adequadas no que diz respeito aos serviços de manutenção predial; IX) Assegurar que o abastecimento de produtos e insumos de quaisquer naturezas seja adequado ao suprimento do consumo do estabelecimento assistencial, inclusive alimentos e produtos farmacêuticos, conforme padronização da instituição; X) Cumprir o que determina a Resolução CFM nº 2.056/2013, no que for atinente à organização dos demais setores assistenciais, coordenando as ações e pugnando pela harmonia intra e interprofissional; XI) Cumprir o que determina a norma quanto às demais comissões oficiais, garantindo seu pleno funcionamento; XII) Assegurar que as propagandas institucionais obedeçam ao disposto na Resolução CFM nº 1.974, de 14 de julho de 2011, ou aquela que a suceder; XIII) Assegurar que os médicos que prestam serviço no estabelecimento assistencial médico, independente do seu vínculo, obedeçam ao disposto no Regimento Interno da instituição; XIV) Assegurar que as pessoas jurídicas que atuam na instituição estejam regularmente inscritas no CRM; XV) Assegurar que os convênios na área de ensino sejam formulados dentro das normas vigentes, garantindo seus cumprimentos; XVI) Não contratar médicos formados no exterior sem registro nos Conselhos de Medicina."

Destarte, qualquer que seja a restrição imposta pelo dirigente, como, por exemplo, no sentido de baratear custo, suprimindo meios e recursos em detrimento dos interesses do paciente e favorecendo uma prática médica inadequada, está configurada uma agressão aos princípios éticos, e o médico não deve aceitar tal imposição. Se um chefe de serviço adota o sistema de "plantão a distância" em especialidades que exijam um pronto atendimento, está afrontando o presente dispositivo. Se um outro limita o número de exames complementares ou aumenta o número de pacientes a serem atendidos em um turno de trabalho ambulatorial, além do que decidiu o corpo clínico, ficando demonstrada a má assistência médica, é também um atentado ao Código. Enfim, qualquer medida, proposta ou conduta que leve um superior hierárquico a impedir que seus chefiados atuem dentro dos princípios deontológicos apregoados na profissão constitui, à luz deste Código aqui comentado, uma infração passível de sanção em processos ético-disciplinares pelos Conselhos Regionais de Medicina.

Mesmo suspensa por força de liminar em mandado de segurança, vale a pena ver a Resolução CFM nº 1.401/93, que tratava da obrigação das empresas de seguro-médico, medicina de grupo e cooperativas médicas de garantir o atendimento a todas as enfermidades relacionadas no Código Internacional de Doenças da Organização Mundial da Saúde, não podendo impor restrições quantitativas ou de qualquer natureza, além da ampla e total liberdade de escolha dos meios diagnósticos e terapêuticos pelo médico assistente, sempre que se fizerem necessários em favor do paciente, e a inteira liberdade que eles têm de escolher os estabelecimentos hospitalares, laboratoriais e demais serviços complementares. Finalmente, a citada Resolução proíbe qualquer exigência que implique a revelação de diagnósticos sobre fatos de que o médico assistente tenha conhecimento no exercício de sua profissão e a ampla e total liberdade de escolha do médico pelo paciente.

---

*Artigo 57 — Deixar de denunciar atos que contrariem os postulados éticos à comissão de ética da instituição em que exerce seu trabalho profissional e, se necessário, ao Conselho Regional de Medicina.*

---

Sempre foi da tradição da profissão médica que, no seu exercício, existam entre seus membros solidariedade, respeito e consideração. Isso não os leva a corporativismo sectário e a uma forma de proteção incondicionada e absoluta. Não. Pode até existir corporativismo consequente, natural dos que se organizam como meio de conquistar seus direitos e formas melhores de trabalho, através da pressão social. Não quer dizer também que o médico, em face dessa consideração, deixe de apontar os erros dos seus colegas e, com prudência e consideração, tente reverter uma ou outra situação. Se isso não é o bastante, resta-lhe levar o fato ao conhecimento da Comissão de Ética do seu hospital ou, noutras circunstâncias, ao próprio Conselho Regional de Medicina de sua jurisdição. Tudo isso com respeito e moderação. Esse é o "princípio da responsabilidade profissional pela qualidade".

Essa solidariedade, no entanto, não deve ficar apenas no trato pessoal, nas relações amistosas entre um e outro colega. Os médicos, como quaisquer outros profissionais, necessitam da organização política e da mobilização do seu contingente, única via através da qual seu projeto profissional se modelaria de forma mais eficiente.

Esse é um tipo de estratégia que fortalece a categoria, evita certas posições mais conservadoras ou elitistas e desmotiva algumas vantagens imediatistas e pessoais.

O Parecer-Consulta CFM nº 13/2002 estabelece que a relação entre o médico-residente e seu preceptor deve ser respeitosa, exigindo qualidade ética e profissional do preceptor no exercício de sua atividade, que tem responsabilidade compartida com o residente, na prática do ato médico durante o treinamento do Programa de Residência Médica. Os requisitos exigidos para o exercício da atuação do preceptor, previstos na legislação que normatiza a Residência Médica, que abordam a relação do médico residente com seu preceptor, valorizam dois aspectos relevantes e que considero importante citar: 1) a capacitação ético-profissional do preceptor, assegurando a qualidade necessária para uma boa formação; 2) e a proporcionalidade numérica entre preceptor e residente, permitindo uma preceptoria mais efetiva e adequada para o desempenho do treinamento.

# 8

# Remuneração Profissional

É bem verdade que muitos são os fatores que têm contribuído, de uma ou de outra forma, para uma mudança de mentalidade no que diz respeito à remuneração profissional do médico. Entre eles, há um fato arrasador: assistimos à expansão econômica de outras atividades profissionais, enquanto a situação econômica do médico é tão comovente que assusta. A própria "socialização" da medicina, tal qual foi encaminhada entre nós, proletarizando o médico e despersonalizando o paciente, como forma de instituir uma assistência legal em grande escala e a preços baixos, esvaziou a relação médico-paciente e tornou-a, em certos momentos, trágica e assustadora.

Com todos esses problemas a enfrentar, é claro que o médico vê-se diante de um grande dilema toda vez que tem oportunidade de cobrar honorários nos atos profissionais privados mais complexos. Mesmo assim, por mais hesitante que ele esteja nessa hora, não deve esquecer que os honorários estão cercados, antes e apesar de tudo, de condicionamentos morais, e por isso não os pode colocar na mesma situação de lucro. Mesmo que as aparências atuais queiram negar, o médico está exercendo mais que uma profissão. Por outro lado, não quer dizer que a cobrança de honorários exclua o valor e a procedência do alto significado do exercício da profissão médica.

Todos admitem que na avaliação da cobrança de um honorário médico devam-se levar em conta as condições econômicas do paciente, as circunstâncias do atendimento, o valor do trabalho, o uso do lugar e, até, a qualificação profissional do médico. O que não se pode, parece-me, é condicionar o valor da cobrança ao êxito dos serviços prestados, pois se o médico dedica o máximo do seu esforço e a sua melhor capacidade para tratar e salvar uma vida e não consegue, por razões adversas à sua vontade e aos seus conhecimentos, isso não o priva do direito de cobrar, até porque ele não tem com o paciente uma obrigação de resultado, mas um contrato de meios. Ele faz jus à sua justa retribuição pelo trabalho que prestou e não pelo resultado que tanto se esperou.

Outra questão discutida é a forma de cobrança dos honorários. Assim, por exemplo, indaga-se da licitude dos honorários parcelados. À primeira vista, não há nenhuma norma ética ou legal que obrigue ser o honorário médico pago de maneira integral. O que não se aceita é que essa forma de retribuição seja vulgarizada, a ponto de ser colocada como modo de propaganda para angariar clientela, ficando o médico na posição de algumas casas comerciais. Assim, na clínica privada, sobretudo nos tratamentos mais onerosos, indaga-se a licitude dos chamados honorários parcelados. Todavia, é necessária uma boa dosagem de habilidade do médico, no sentido de conduzir esse fracionamento de modo que o seu trabalho não seja vulgarizado, colocando-o na posição de algumas casas comerciais que parcelam a longo prazo seus pagamentos, servindo, assim, como modalidade de propaganda e concorrência. Destarte, é imprescindível usar sempre o bom senso, permitindo tão só em casos especiais o rápido fracionamento, e sempre da maneira mais reservada possível. Ademais, essa liberdade do médico em parcelar seus honorários deve sempre atender a certas e determinadas conveniências do paciente, diante de um tratamento estritamente necessário, de indicação emergente e indispensável, cuja atividade profissional tenha um cunho curativo ou preventivo, quando se tenta restabelecer uma saúde ou salvar uma vida. O mesmo se diga quanto à maneira de pagamento feita por meio de cartões de crédito, a não ser que isso venha constituir-se em uma estratégia de publicidade profissional. Mesmo considerando-se a inclusão do nome do médico na relação dos que trabalham com determinado sistema de cartões de crédito, e que seu nome seja inserido em impressos e estes distribuídos entre os portadores desses cartões, não considero infringência ética. Seria o mesmo que considerar os livretos das cooperativas médicas, contendo nomes, endereços e especialidades, como mercantilização da medicina.

Deve-se entender também que, para existir validade contratual do serviço médico, dentro das obrigações dele resultantes, tanto éticas como jurídicas, há necessidade de existir capacidade das partes, vontade livre, objeto lícito e forma prescrita ou não defesa em lei. Desse modo, não têm legitimidade os contratos de atos autorizados por menores ou incapazes que não sejam imprescindíveis; a prática médica não solicitada ou que o paciente não permita, salvo nas situações extremas e inadiáveis; os atos médicos proibidos pela legislação do país ou que não tenham respaldo das comunidades científicas e dos órgãos de fiscalização que regulam a prática médica.

Por determinadas razões, discute-se ainda a necessidade de viabilizar, em nível nacional, uma tabela de honorários como tentativa de uniformizar a cobrança do ato médico, pelo menos nos interesses dos convênios. Foi assim que surgiu a Tabela de Honorários Médicos da AMB, hoje reconhecida e autorizada por alguns Conselhos Regionais de Medicina, embora o Conselho Federal tenha tão só recomendado sua utilização como forma de luta na busca da remuneração médica mais justa, em favor dos que exercem a medicina. Reconhece, no entanto, sua dificuldade em estabelecer seu uso de maneira imediata e coercitiva, através de Resolução, em face das circunstâncias conflitantes das disponibilidades econômicas das nossas comunidades, da complexidade do ato médico e do risco da inflexibilidade que uma tabela possa trazer. Diante disso, pouco resultado poderia advir da imposição desse modelo aos médicos, correndo, inclusive, o risco da desmoralização da norma. O que se deve fazer, isto sim, é estimular a mobilização da categoria médica no empenho de favorecer a criação de critérios justos na cobrança de honorários, de forma que sejam atendidos todos os interesses: os da categoria médica e os da população, principalmente daquela mais desassistida e mais desarrimada.

Não se poderia deixar de mencionar, também, a modalidade de cobrança de honorários suplementares aos pacientes do Sistema Único de Saúde, internados em enfermarias comuns, ou aos que procuram os consultórios médicos em busca de diagnóstico e de tratamento. Essa forma de assistência patrocinada pelo poder público é regulada por normas contratuais, as quais dão à população o direito de ser tratada dentro das cláusulas estipuladas e aceitas, como obrigação mínima assegurada pelo Estado e sem ônus de qualquer natureza para o paciente. Se os valores pagos não são suficientes ou não estão à altura do serviço prestado, isso é outra coisa, não podendo ser responsáveis os assalariados e a população desassistida. Fora dessas considerações, implicaria a atitude do médico a configuração da quebra de contrato por justa causa, com possível rescisão contratual, em descredenciamento ou demissão do serviço público; a possível capitulação em crime de peculato, estabelecido no artigo 117 do Código Penal; e crime contra a economia popular, previsto no artigo 2º, item VI, da Lei nº 1.521, de 26 de dezembro de 1951. Assim pronunciou-se a própria Assessoria Jurídica da AMB, em parecer datado de 23 de agosto de 1983. Por outro lado, no caso de cobrança de honorários de beneficiários do SUS que fizerem opção por acomodações diferenciadas, distintas, pois, das instalações permitidas no convênio, a situação é outra e será tratada nas considerações do artigo 65 do Código de Ética Médica.

Deve-se salientar que o devedor fica liberado de sua obrigação aos honorários médicos após cinco anos, a contar da data da última consulta feita, conforme estabelece o artigo 206 do novo Código Civil, atualmente em vigor: "Prescreve: § 5º Em cinco anos (...); II – a pretensão dos profissionais liberais em geral, procuradores judiciais, curadores e professores pelos seus honorários, contando o prazo da conclusão dos serviços, da cessação dos respectivos contratos ou mandatos; (...)."

Entende-se que, a partir deste prazo, o titular de direito perde a faculdade de agir por demonstrar negligência ou renúncia, admitindo-se que a iniciativa compete ao credor e não ao devedor, como forma de saldar a dívida. Quanto à prescrição nos casos de visitas médicas avulsas, sem caráter de assistência permanente, a data é a partir de cada visita. Quando se tratar de enfermidades múltiplas, a data da prescrição começa a partir do último ato profissional da derradeira doença tratada. Nas enfermidades crônicas, de tratamento continuado, a prescrição é a partir do dia do último serviço prestado, mesmo que as solicitações tenham sido próximas umas das outras. Cada visita dessas que se repete significa novo tratamento.

Entende-se, também, que o médico tem o direito de cobrar honorários por meio judicial, através de uma ação executiva, quando houver contrato escrito; ou de uma ação ordinária, quando na falta de um contrato documentado. Pode-se acionar diretamente o paciente, seu representante legal, terceiros responsáveis pelo tratamento, ou pleiteados no processo de inventário, de falência ou de arrecadação de bens do morto. Tudo isso, respeitadas as normas do segredo profissional previstas no Código de Ética Médica.

Por fim, admito que nos casos de atendimento de pacientes a bordo de transportes aéreos, marítimos ou fluviais, quando isso se torna imperioso, apesar da obrigação do atendimento de urgência, o médico não está impedido de cobrar seus honorários. Tal cobrança, embora eventual e fora da jurisdição de sua inscrição, é justa e não se podem invocar nesse instante os aspectos legalistas da habilitação. Quanto ao ônus desse honorário, acredito ser do passageiro, o qual certamente será ressarcido pela empresa, em cujo contrato obrigou-se a transportá-lo com a devida segurança.

Esse também é o ponto de vista exarado no Parecer-Consulta CFM nº 20/97, que entende ser o paciente o responsável em primeira instância, pois a empresa não tem com o médico nenhuma obrigação contratual. O fato de funcionários da empresa solicitarem pelos "alto-falantes" a presença de um médico não a torna um terceiro responsável.

*É vedado ao médico:*

*Artigo 58 — O exercício mercantilista da medicina.*

"Conservarei puras minha vida e minha arte", preceitua, em tom grave e solene, o Juramento de Hipócrates. No entanto, nem sempre isso é cumprido à risca pelos que exercem a medicina, pois uma ou outra mentalidade mercantilista tem ameaçado a nossa profissão, transformando, com seu espírito ganancioso, a atividade médica em um comércio desonesto. Até mesmo os mais otimistas não escondem seu temor pelo que pode ocorrer mais adiante.

O certo é conciliar a ética e o ganho justo na determinação dos honorários. Ninguém esconde que a atividade médica deva ser devidamente recompensada, pois, sem as condições essenciais de sobrevivência, ninguém pode exercer com dignidade qualquer profissão. A todo serviço profissional deve corresponder uma justa remuneração. No entanto, nunca é demais repetir que a medicina não é simplesmente um negócio destinado a render lucros, porém uma atividade que não pode estar submetida estritamente às leis comerciais. Por isso, por mais difícil que lhe pareça agir assim, não deve o médico ficar indiferente às necessidades sociais e políticas da sua profissão, nem transformá-la, única e exclusivamente, em uma maneira alucinada de ganhar dinheiro fácil. Deve, isto sim, exercê-la, tendo em vista os seus elevados fins e a imensurável significação do ato médico como uma proposta capaz de resgatar a dignidade de sua profissão e proteger os indeclináveis interesses de ordem pública.

Talvez pareça, para muitos, que a ética represente um freio às justas aspirações econômicas de cada um. Puro engano. Sua contribuição é no sentido de harmonizar os interesses do médico e da ciência com os interesses do conjunto da sociedade. Não existe nisso um conflito entre valorizar-se profissionalmente e fazer de sua profissão uma atividade integrada aos direitos conquistados na luta em favor da cidadania e do respeito mútuo.

*Artigo 59 — Oferecer ou aceitar remuneração ou vantagens por paciente encaminhado ou recebido, bem como por atendimentos não prestados.*

A primeira parte deste dispositivo, de forma muito direta, condena e proíbe uma forma de mercantilismo conhecida pelo nome de *dicotomia*. Essa forma de infração, desafortunadamente, não é muito rara e consiste naquela dupla modalidade de ganância: uma a título de comissões em honorários e a outra na intenção da reciprocidade, mediante acordo entre dois ou mais profissionais e, às vezes, até por pessoas completamente alheias à profissão médica. O Código Internacional de Ética Médica (adotado pela 3ª Assembleia Geral da Associação Médica Mundial, Londres, em outubro de 1949) condena o médico que "receber qualquer pagamento em conexão com serviços prestados a um paciente, além de sua remuneração profissional, mesmo com o seu consentimento".

Na maioria das vezes, o que se observa é o encaminhamento de pacientes por razões de mútua reciprocidade, por amizade ou por parentesco. As percentagens sobre doentes encaminhados ou exames solicitados são mais raras, mas não se pode dizer que não existam os encaminhamentos às clínicas, laboratórios, farmácias e casas comerciais. Por outro lado, isso não é o mesmo que a divisão de honorários do cirurgião com seus assistentes, embora a forma mais correta fosse a apresentação separada dos honorários de cada um. Nesse particular, o que se condena é a possível exploração no serviço profissional pela instituição ou por colegas de maior prestígio que venham a beneficiar-se pelo trabalho dos seus colegas auxiliares.

A segunda parte do artigo aqui tratado refere-se a uma prática hoje tão disseminada que alguns já admitem como "normal". É o caso, por exemplo, dos auxiliares constantes nas faturas de cobrança às instituições financiadoras das ações de saúde, quando na realidade eles não estiveram presentes naquele ato médico. Ou, ainda, na situação em que se utilizam colegas estagiários e até acadêmicos, saindo na conta os honorários referentes a outro médico que nem participou daquela atividade.

Uma forma de mercantilismo é conhecida com o nome de *dicotomia*. Essa expressão, etimologicamente, quer dizer dividido em dois. É uma forma de dupla ganância, uma das quais a título de honorários, mediante um acordo privado do médico com outros colegas ou profissionais ligados à medicina, ou mesmo entre pessoas completamente alheias ao caso.

Há certas ocasiões em que a dicotomia não envolve, na realidade, a divisão de honorários, mas o profissional encaminha seu paciente a outro médico por questões de reciprocidade de conduta ou por amizade pessoal.

Chega-se a tal ponto que há profissionais que ganham partilha, através de percentagens, por exames realizados em determinadas clínicas, laboratórios ou casas de comércio.

Existe, embora pareça impossível, uma forma de dicotomia que consiste no recebimento de percentagens pela indicação de determinados produtos farmacêuticos. Aqueles que as recebem defendem-se alegando o seguinte: "não se justifica que alguém, com menos trabalho e menos responsabilidade, venha se beneficiar mais do que o profissional com seu trabalho."

Em contrapartida, a divisão de honorários entre o cirurgião e seus assistentes não se pode considerar ilícita e antiética. Também não é desonesta a divisão de honorários entre vários membros de uma clínica ou cooperativa médica, ou entre aqueles que prestam serviços indistintamente a todos os clientes. O que é desonesto é a exploração do serviço profissional pela instituição, com a finalidade lucrativa, ou que colegas de maior prestígio venham a se beneficiar com trabalho de outros de menor projeção.

---

*Artigo 60 — Permitir a inclusão de nomes de profissionais que não participaram do ato médico, para efeito de cobrança de honorários.*

---

Aqui, a proibição é dirigida àquele que permite a inclusão de nomes de profissionais que efetivamente não estiverem participando de determinado ato médico. Em geral, isso ocorre mais nas cobranças de honorários nos convênios com as entidades públicas ou privadas que financiam a prestação de assistência médica.

Visto assim, parece tratar-se apenas de mais uma infração ao Código de Ética Médica, nas questões ligadas à remuneração profissional. No entanto, se levarmos em consideração o que trata a lei penal brasileira, vamos observar que a prática acima condenada pode levar o médico a ser capitulado no artigo 299, por falsidade ideológica, que diz: "omitir, em documento público ou particular, declaração que dele devia constar, ou nele inserir ou fazer inserir declaração falsa ou diversa da que devia ser escrita, com o fim de prejudicar direito, criar obrigação, ou alterar a verdade sobre fato juridicamente relevante." Não poderia haver redação mais clara.

Não fica apenas nisso. Pode ainda o autor, em casos dessa natureza, responder por crime de estelionato, estatuído no artigo 171 do mesmo diploma penal, que enfatiza: "Obter, para si ou para outrem, vantagem ilícita, em prejuízo alheio, induzindo ou mantendo alguém em erro, mediante artifício, ardil, ou qualquer outro meio fraudulento." E o parágrafo 3º desse artigo ainda é mais específico quando afirma: "A pena aumenta-se de um terço, se o crime é cometido em detrimento de entidade de direito público ou de instituto de economia popular, assistência social ou beneficência." Quase que dizia: "contra o Sistema Único de Saúde."

---

*Artigo 61 — Deixar de ajustar previamente com o paciente o custo estimado dos procedimentos.*

---

Neste aspecto, o Código condena e proíbe a falta de fixação no arbitramento de honorários, quando esse custo tenha sido solicitado pelo paciente ou por seus responsáveis.

A boa prática da convivência entre médico e paciente, nas questões de honorários, sempre ensinou que deve ser combinado o valor dos honorários profissionais antes da execução do ato médico, principalmente aqueles que se revestem de certa quantidade ou qualidade, facilitando muito esse bom relacionamento que deve existir sempre entre eles.

No entanto, com o advento do Código do Consumidor, através da Lei nº 8.078, de 11 de outubro de 1990, colocando-se como um instrumento de equilíbrio e disciplina na relação de consumo entre o prestador de serviços e o usuário, no seu artigo 39, item VI, diz que está vedado ao prestador de serviços "executar serviços sem a prévia elaboração do orçamento e autorização expressa do consumidor, ressalvados os decorrentes de práticas anteriores entre as partes", e no artigo 40 afirma que "o fornecedor de serviços está obrigado a entregar ao consumidor orçamento prévio, discriminando o valor da mão de obra, dos materiais e equipamentos a serem empregados, as condições de pagamento, bem como as datas de início e término dos serviços". É claro que não se pode cogitar no ato médico do início e do término da prestação de serviços, por ser a doença e a saúde de cursos muito imprevisíveis. No entanto, acredito que são procedentes os cuidados ali recomendados.

Caso essa elaboração de orçamento não seja considerada, com exceção dos casos de urgência ou emergência, tal descumprimento pode levar o médico a ser punido na forma dos artigos 56, I e 57 do supradito Código, podendo ainda sofrer sanções administrativas sobre a pessoa física ou a pessoa jurídica, e, no caso desta última, até a intervenção com nomeação de interventores ou suspensão temporária ou definitiva da atividade de prestador de serviços.

O Parecer-Consulta CFM nº 24/97 vai mais longe quando considera lícito o médico ou a instituição médico-hospitalar "oferecer ao paciente no ato da internação um *Termo de Orçamento* a título de ajuste prévio dos serviços contratados", admitindo que essa fixação de honorários represente um acerto entre as partes.

Todavia, quanto a caução ou depósito, a Lei Municipal nº 3.359, de 07 de janeiro de 2002, da cidade do Rio de Janeiro, de forma enfática menciona: "Artigo 1º — Fica proibida a exigência de depósito de qualquer natureza, para possibilitar internamento de doentes em situação de urgência e emergência, em hospitais da rede privada. Artigo 2º — Comprovada a exigência do depósito, o hospital será obrigado a devolver em dobro o valor depositado ao responsável pelo internamento. Artigo 3º — Ficam os hospitais da rede privada obrigados a fixarem em local visível e dar possibilidade a presente Lei."

Há inconstitucionalidade em tal prática e ela reside na afronta direta ao disposto nos artigos 196 e 197 da Constituição da República Federal no Brasil, *in verbis*: "Artigo 196. A saúde é direito de todos e dever do Estado, garantido mediante políticas sociais e econômicas que visem à redução do risco de doença e de outros agravos e ao acesso universal e igualitário às ações e serviços para sua promoção, proteção e recuperação. Artigo 197. São de relevância pública as ações e serviços de saúde, cabendo ao Poder Público dispor, nos termos da lei, sobre sua regulamentação, fiscalização e controle, devendo sua execução ser feita diretamente ou através de terceiros e, também, por pessoa física ou jurídica de direito privado."

### *Artigo 62 — Subordinar os honorários ao resultado do tratamento ou à cura do paciente.*

O médico não pode firmar nenhum contrato de assistência que tenha como cláusula um certo resultado ou a cura do paciente, ou subordinar a isso seus honorários. Como se sabe, ele tem com o seu assistido uma obrigação chamada "de meios" ou "de diligência", e não uma obrigação "de resultado". Por isso, seu dever é usar todo seu esforço e seus conhecimentos para atender da melhor forma o paciente, no sentido de tratar, recuperar e minorar seus sofrimentos. Seu objetivo, é claro, será sempre a cura. Mas ele não pode incluir esse resultado como fator ponderável na avaliação dos honorários. O médico não pode assumir a responsabilidade de curar o paciente. Obriga-se a tratar e lutar para alcançar a cura.

Assim, não se pode admitir como lícita a retribuição pecuniária que condiciona seu valor ao êxito nos serviços prestados, pois, qualquer que seja a forma ou o valor dos honorários, o médico está sempre obrigado a dedicar o melhor dos seus esforços, capacidade e o cuidado máximo de sua dedicação no tratamento do seu paciente, porque esse é o tipo de obrigação profissional que não pode ser de resultado.

A natureza contratual entre o médico e o paciente não permite nem que se exijam, nem que se prometam resultados de cura, pois o profissional não pode oferecer mais do que uma obrigação de empregar todos os recursos ao seu alcance, sem prometer o resultado, cabendo-lhe, todavia, dedicar-se da melhor maneira e usar os meios disponíveis. O objeto do contrato do médico com o paciente é a sua própria atividade, sem com isso assegurar um sucesso determinado. Todos sabem que isso é impossível, principalmente diante de ocorrências mais complexas, pois não existe segurança que seja dada como cumprimento de obrigação da cura ou de resultados de tratamento satisfatório. Garantia desse tipo ou é pura ingenuidade, ou é leviano quem a promete.

Referindo-se à Cirurgia Plástica, o Conselho Federal de Medicina, em sua Resolução CFM nº 1.621/2001, determina: "Artigo 1º — A Cirurgia Plástica é especialidade única, indivisível e como tal deve ser exercida por médicos devidamente qualificados, utilizando técnicas habituais reconhecidas cientificamente; Artigo 2º — O tratamento pela Cirurgia Plástica constitui ato médico cuja finalidade é trazer benefício à saúde do paciente, seja física, psicológica ou social; Artigo 3º — Na Cirurgia Plástica, como em qualquer especialidade médica, não se pode prometer resultados ou garantir o sucesso do tratamento, devendo o médico informar ao paciente, de forma clara, os benefícios e riscos do procedimento; Artigo 4º — O objetivo do ato médico na Cirurgia Plástica como em toda a prática médica constitui obrigação de meio e não de fim ou resultado."

Resta saber se os tribunais vão aceitar candidamente e de forma absoluta esta modalidade de obrigação em todos os procedimentos da Cirurgia Plástica.

---

*Artigo 63 — Explorar o trabalho de outro médico, isoladamente ou em equipe, na condição de proprietário, sócio, dirigente ou gestor de empresas ou instituições prestadoras de serviços médicos.*

---

Acredito que essa situação, de o médico ser explorado no seu trabalho por proprietários, sócios ou dirigentes de hospitais privados, não seja muito rara. No entanto, só esporadicamente tem-se denúncia de tais procedimentos. Dá a entender que isso faz parte do "jogo", admitindo-se como "normal" o desconto de taxas por serviços administrativos, descontos referentes a refeições e, até, taxação sobre roupa e instrumentais usados no ato médico. E o pior é que muitos se acomodam e não permitem que se tome uma providência contra abusos dessa ordem.

Tais fatos, somados a outros tantos, como o da cobrança de percentuais sobre os honorários de convênios, ou mesmo de cliente particular, constituem-se em formas de ilícitos que não podiam deixar de ser repudiados em nosso Código.

Não se podem defender tais atitudes simplesmente afirmando que é a mesma coisa de um empresário que arrenda a outrem certas horas de seu negócio. Nem se pode dizer que o proprietário, sócio ou dirigente de uma instituição prestadora de serviços médicos não tenha o direito de ter seus lucros lícitos, ganhos eticamente. O que se deplora é a avidez desmedida do patronato mais insensível, que não se satisfaz com a renda do seu estabelecimento de saúde, avançando ostensivamente sobre os salários dos médicos que trabalham em seu hospital ou clínica. O mais grave é que ainda existe quem admita serem corretas tais atitudes.

O Código de Ética Médica não poderia ser mais atento do que foi, quando acertadamente colocou tais situações na qualidade de ilícitos éticos puníveis. Falta apenas os prejudicados aparecerem com suas denúncias, mesmo que para isso corram o risco de perder algumas oportunidades de trabalho.

*Artigo 64 — Agenciar, aliciar ou desviar, por qualquer meio, para clínica particular ou instituições de qualquer natureza, paciente atendido pelo sistema público de saúde ou dele utilizar-se para a execução de procedimentos médicos em sua clínica privada, como forma de obter vantagens pessoais.*

Esta é outra forma muito comum de infração ética — a do agenciamento, aliciamento ou desvio de pacientes atendidos em instituições públicas para clínica particular ou instituição de qualquer natureza, sempre com a finalidade de auferir lucros. Essa prática, na maioria das vezes, é feita por terceiros sob a orientação do próprio médico, que deixa de utilizar os recursos do serviço público, onde trabalha, para favorecer sua clínica privada. O próprio sistema de credenciamento de clínicas particulares e de laboratórios de exames complementares tem favorecido essa forma de infração.

Na prática, o que se observa, quando da infração referida, é a utilização de meios ou recursos de diagnóstico e tratamento em favor de pacientes particulares, como forma manifesta de obter vantagens financeiras ou angariar simpatia e clientela.

Pode ainda, tal procedimento, constituir crime de estelionato, se considerarmos que o agente quer, por esse meio, "obter, para si ou para outrem, vantagem ilícita, em prejuízo alheio, induzindo ou mantendo alguém em erro, mediante artifício, ardil, ou qualquer outro meio fraudulento". E completa afirmando que "a pena aumenta-se de um terço, se o crime é cometido em detrimento da entidade de direito público ou de instituto de economia popular, assistência social ou beneficência".

*Artigo 65 — Cobrar honorários de paciente assistido em instituição que se destina à prestação de serviços públicos, ou receber remuneração de paciente como complemento de salário ou de honorários.*

O presente dispositivo está dividido em duas partes bem distintas: em uma, veda-se a cobrança de honorários a pacientes assistidos em instituições que se destinam à prestação de serviços médicos públicos; na outra, proíbe-se o médico de cobrar adicionais como complemento de salários ou honorários.

Na primeira situação, não existe nenhuma dúvida quanto ao descabimento da cobrança, pois o médico como servidor público, empregado ou credenciado de uma instituição de saúde, já percebendo honorários por ela, está na obrigação de atender os pacientes internados em estabelecimentos de saúde, cuja assistência é patrocinada pelo poder público. Nesse modelo, o médico já faz jus às vantagens pecuniárias na sua forma de contrato de trabalho, seja como servidor, empregado ou credenciado, não se justificando que o paciente internado ou tratado pela rede pública venha a ter algum ônus sobre essa assistência. O médico já recebe do poder público ou de seu empregador. Podem-se até contestar os valores pagos, mas esta é outra questão. Qualquer posição diferente dessa orientação pode implicar a capitulação de crime de peculato, previsto no artigo 117 do Código Penal; o delito contra a economia popular, conforme o artigo 2º, item VI, da Lei nº 1.521, de 26 de dezembro de 1951; ou sofrer as sanções como servidor público ou ter a rescisão de seu contrato de trabalho por justa causa ou o seu descredenciamento.

Na segunda situação, entende-se que o paciente optou por instalações diferenciadas, distintas, pois, das acomodações previstas no convênio ou na forma de assistência devida. Aqui, é o paciente que não aceita as condições do convênio e escolhe instalações mais confortáveis e de certa privacidade. Nesses casos, o poder público contratante permite que o paciente, ao mudar de acomodações, pague a diferença à instituição.

Pela leitura da segunda parte deste dispositivo, entende-se que, caso o paciente venha a optar por acomodações especiais diversas das previstas no convênio, passa ele a ser considerado um paciente privado, ficando o médico e o hospital impedidos do recebimento dos valores do convênio, sendo, daí em diante, as despesas pagas pelo paciente ou por seus responsáveis, na qualidade de cliente particular.

Se o paciente, ao se internar, preferir acomodações diversas das instalações previstas no convênio, nada impede moralmente a complementação de despesas hospitalares, procedimento este plenamente amparado pela Portaria MPAS nº 2.837, de 27 de abril de 1982. Nesse caso, nada implica que o médico também receba, além da complementação do honorário, o valor constante da tabela do convênio, sendo ele apenas credenciado. Este é o mesmo ponto de vista elaborado pelo relator do Parecer-Consulta CFM nº 22/90, aprovado em sessão plenária de 10 de agosto de 1990, ao afirmar que "é cabível cobrança de complementação de honorários aos pacientes que tenham feito opção por acomodações individuais em hospitais privados contratados por médicos que não sejam assalariados da instituição ou por aqueles que, o sendo, venham a exercer atividades distintas daquelas previstas em seu contrato de trabalho".

Nesse particular, aguarda-se apenas que o médico evite cobranças imoderadas, principalmente quando muitos desses pacientes são pessoas de limitadas condições econômicas, e que essa opção, por condições diferenciadas, seja sempre da iniciativa do paciente.

---

*Artigo 66 — Praticar dupla cobrança por ato médico realizado.*

*Parágrafo único. A complementação de honorários em serviço privado pode ser cobrada quando prevista em contrato.*

---

Neste artigo proíbe-se a cobrança dupla de honorários por ato médico realizado, principalmente como complementação de salários em instituições que se destinam à prestação exclusiva de serviços públicos. Já a complementação de salários ou honorários em serviços médicos privados pode ser feita desde que prevista em contrato. Algumas vezes isso se dá quando os pacientes fazem opção por instalações diferenciadas.

Entendo que a cobrança de honorários, por exemplo, a segurados do sistema, quando internados em serviços próprios ou credenciados pelo SUS, é indevida e ilegal. A assistência médica patrocinada pelo SUS é regida por normas, as quais dão ao segurado determinados privilégios, entre eles o de ser tratado em condições estipuladas pelo setor público e sem ônus, como direito mínimo assegurado pelo Estado. Desse modo, o médico funcionário ou credenciado por tal sistema não pode exigir honorários como complementação para o que já dispõe a disciplina da instituição. Qualquer atitude diferente dessa orientação implica o médico responder a inquérito administrativo, ter seu contrato suspenso por justa causa ou perder o seu credenciamento, além de responder a inquérito criminal.

No entanto, se o paciente, ao se internar, preferir acomodações diferenciadas, diversas das instalações e das regras do convênio, deve pagar complementação de despesas hospitalares e de honorários médicos, procedimento este amparado desde a Portaria MPAS nº 2.837, de 27 de abril de 1982. Nesse caso, nada impediria que o hospital, além da complementação, recebesse o estipulado nas tabelas do convênio, ficando na responsabilidade do paciente a complementação das diárias, as despesas consideradas "extras" e algum procedimento não estipulado no convênio.

No que diz respeito à chamada disponibilidade obstétrica, o Parecer-Consulta CFM nº 39/12 orienta que os honorários médicos não podem ser custeados parte pelo plano de saúde e parte pela paciente, e desta forma o pagamento deve ter origem em apenas uma fonte. Assim, em tal situação, não pode haver dupla cobrança. Em suma, se a paciente tem interesse em que o obstetra a acompanhe em todas as etapas da gestação (inclusive no parto), ambos poderão fazer um acordo, fixando valor para que a disponibilidade do obstetra aconteça fora do plano de saúde. Aquela que não optar por tal forma de acompanhamento presencial poderá fazer o pré-natal com um médico e o parto com profissional disponibilizado na instituição de saúde credenciada pelo plano, situações estas já cobertas em suas mensalidades. Em suma: é ético e não configura dupla cobrança o pagamento de honorário pela gestante referente ao acompanhamento presencial do trabalho de parto, desde que o obstetra não esteja de plantão e que este procedimento seja acordado com a gestante na primeira consulta. Tal circunstância não caracteriza lesão ao contrato estabelecido entre o profissional e a operadora de plano de seguro de saúde.

---

*Artigo 67 — Deixar de manter a integralidade do pagamento e permitir descontos ou retenção de honorários, salvo os previstos em lei, quando em função de direção ou de chefia.*

---

Este artigo tem uma destinação àqueles, quase sempre na rede hospitalar privada, que descontam indevidamente, a título de taxas administrativas ou quaisquer outros artifícios, percentuais dos salários ou dos honorários de convênios dos médicos que ali trabalham.

Nada mais lamentável e mais mesquinho que atitudes como essa. Infelizmente, tem sido esse tipo de ardil usado por alguns dirigentes ou proprietários de estabelecimentos de saúde privados, que justificam tais procedimentos como uma forma de ressarcimento, em face das despesas de vestuário, alimentação e, principalmente, de administração em virtude da cobrança dos honorários médicos juntamente com as faturas do hospital.

Entendo que, mesmo muitas vezes existindo o consentimento do médico a tal expediente, isto não deixa de se revestir de uma indisfarçável coação contra o profissional, que se vê na contingência de aceitar essa indevida redução, apenas para não perder uma oportunidade de trabalho.

Se essa redução é coativa, sem a autorização do médico, pode caracterizar apropriação indébita, por "posse de coisa alheia de que tem a guarda ou a detenção", e de estelionato, pela "obtenção de vantagens ilícitas, em prejuízo alheio, através de artifícios ou qualquer outro meio fraudulento". São crimes previstos no Código Penal brasileiro. Falta apenas a coragem para denunciá-los.

Entende-se que é infração ética a retenção indevida de remuneração de médicos ou de outros profissionais, qualquer que seja o motivo alegado. Essa forma de ilícito, quando ocorre, quase sempre é na retenção de honorários profissionais de convênios pelas empresas médicas privadas, com a manifesta intenção de beneficiar-se da especulação financeira. Às vezes, chegam a reter por alguns meses, usando sempre de evasivas e desculpas pouco convincentes.

Além da manifesta postura antiética de quem retém indevidamente numerários dos profissionais que ali trabalham, pode esse dirigente responder por crime de apropriação indébita ("apropriar-se de coisa alheia móvel, de que tem a posse ou a detenção") ou crime de estelionato ("obter, para si ou para outrem, vantagem ilícita, em prejuízo alheio, induzindo ou mantendo alguém em erro, mediante artifício, ardil ou qualquer outro meio fraudulento").

Assim, é inadmissível que, sob qualquer hipótese, alguém venha a reter honorários legitimamente devidos aos médicos ou a outros profissionais, sob forma de expedientes fraudulentos, apenas para satisfazer interesses injustificáveis que só a avareza e a ganância podem entender. Cabe aqui o que foi dito no dispositivo anterior: falta apenas a coragem para denunciá-los, pois a lei já considera tais artifícios como crimes.

*Artigo 68 — Exercer a profissão com interação ou dependência, de farmácia, indústria farmacêutica, ótica ou qualquer organização destinada à fabricação, manipulação, promoção ou comercialização de produtos de prescrição médica, qualquer que seja sua natureza.*

Considera-se atentatória aos postulados éticos da profissão médica a instalação de consultórios em instituições comerciais, como farmácias, laboratórios farmacêuticos, óticas ou outro equivalente que tenha atividades correlatas com o exercício da medicina, ou que venha a estabelecer qualquer relação com essas empresas que fabricam, manipulam ou comercializam produtos sujeitos à prescrição médica.

Nesse sentido, por exemplo, decidiu o Conselho Federal de Medicina, no Parecer-Consulta CFM nº 12/90, que o médico, estando no exercício da profissão, não pode participar de empresa que se dedica ao ato de fornecer medicamentos, insumos farmacêuticos ou correlatos, a título remunerado ou não. Considera tal atitude antiética e desrespeitosa ao Decreto nº 20.931/32, no seu artigo 16, letra *c*, com a nova redação dada pelo Decreto nº 26.747/49, em que, de forma textual, diz que "é vedado ao médico indicar suas receitas a determinados estabelecimentos farmacêuticos ou dar consulta no local contíguo a esse, nas circunstâncias que induzem a existência de qualquer ligação com o mesmo". O mesmo instrumento legal proíbe o médico de fazer parte, quando exerça a clínica, de empresa que explore indústria farmacêutica ou seu comércio.

Por outro lado, o Conselho Regional de Medicina do Estado da Paraíba, no Parecer-Consulta CRM-PB nº 02/89, admitiu eticidade na instalação de um Centro Médico de Medicina Natural, composto de um ambulatório médico, fisioterapia, ioga, *tai chi chuan* e ginástica, por considerar, nesta circunstância, a licitude "no princípio da atividade interdisciplinar e multiprofissional, na busca de contemplar a totalidade singular dos indivíduos, em uma unidade biopsíquica e social manifestamente complexa". E acrescenta: "... é louvável o esforço no sentido de oferecer à coletividade os serviços de uma instituição que busque responder a essa totalidade complexa em que se constitui o ser humano." Este parecer foi aceito integralmente e incorporado às normas do Conselho Federal de Medicina, através do Parecer-Consulta CFM nº 31/90, e aprovado em sessão plenária de 14 de setembro de 1990.

Recentemente, o Conselho Federal, através de sua Resolução CFM nº 1.939/2010, estabeleceu que "é vedado ao médico participar, direta ou indiretamente, de qualquer espécie de promoção relacionada com o fornecimento de cupons ou cartões de descontos aos pacientes, para a aquisição de medicamentos". Inclui nesta vedação o preenchimento de qualquer espécie de cadastro, formulário, ficha, cartão de informações ou documentos assemelhados, em função das promoções mencionadas. Considera, portanto, que a prática da promoção relacionada com o fornecimento de cupons ou cartões de descontos para aquisição de medicamentos baseia-se na constituição de um banco de dados com informações clínicas e a consequente estratificação e qualificação de usuários saudáveis e diagnosticados de acordo com o risco; que a utilização dessa metodologia caracteriza-se como prática cujos objetivos são eminentemente comerciais; que o médico, ao se inserir como peça indispensável para esse tipo de promoção de vendas da indústria farmacêutica, exerce a Medicina como comércio, atuando em interação com o laboratório farmacêutico; que, ao fornecer o cupom ou o cartão para descontos, aderindo às regras da promoção que envolve a transmissão de dados, o médico praticamente revela o diagnóstico na medida em que possibilita seu conhecimento por inferência a partir da prescrição, o que fere o sigilo profissional.

Sobre a relação com óticas, o Decreto nº 24.492, de 28 de junho de 1934, ainda em vigor, diz no seu artigo 16 que os estabelecimentos de vendas de lentes de grau não podem ter consultório médico em qualquer de suas dependências nem fora delas ou indicar médico oculista que dê aos seus recomendados vantagens não concedidas aos demais clientes. Por outro lado, pergunta-se: pode o médico indicar ótica de sua preferência? O parágrafo segundo do citado artigo afirma de forma muito clara: "É proibido aos médicos oftalmologistas, seja por que processo for, indicar determinados estabelecimentos de vendas de lentes de grau para o aviamento de suas prescrições." E vai mais além quando proíbe a existência de câmaras escuras ou funcionamento de aparelhos próprios para exame dos olhos, cartazes ou anúncios de oferecimento de exame de vista em estabelecimento de comércio ótico.

Deve-se entender, sobre essa questão de indicar óticas, que o médico encerra suas obrigações com o fornecimento da receita e só as retoma na fase de adaptação das lentes de contato ou da avaliação da compatibilidade de grau das lentes em geral. Todavia, fica sempre a dúvida: será que é lícito o médico dizer ao seu paciente quais os estabelecimentos de ótica que costumeiramente vêm-se mostrando incapazes de confeccionarem as lentes conforme a prescrição? Acredito que sim.

No que concerne à exploração de laboratórios de análises e pesquisas clínicas, de anatomia patológica ou citologia, no comércio e na indústria de produtos químicos e reagentes, através de representação por conta própria ou de terceiros, emiti minha opinião no Parecer-Consulta CFM nº 02/89, afirmando que tais atividades, além de ferirem os artigos 98 e 99 do Código de Ética Médica, colidiam com o Decreto-lei nº 20.931/32, quando o mesmo tratava da relação médico-farmácia, cujo negócio se dê em face das atividades do médico. A atividade médica deve ser sempre em favor da saúde e do bem-estar do paciente e da sociedade, e nunca servindo-se de ferramenta para a mercância e para a pecúnia (em *Pareceres*, Rio: Editora Guanabara Koogan, 1996).

---

*Artigo 69 — Exercer simultaneamente a medicina e a farmácia ou obter vantagem pelo encaminhamento de procedimentos, pela prescrição e/ou comercialização de medicamentos, órteses, próteses ou implantes de qualquer natureza, cuja compra decorra de influência direta em virtude de sua atividade profissional.*

---

O início deste artigo, embora de entendimento incorreto, por atender ao que dispõe a letra *h*, do artigo 16, do Decreto nº 20.931, de 11 de janeiro de 1932, deveria ter sua redação nos seguintes termos: "Exercer simultaneamente a medicina e o comércio farmacêutico, bem...." Na verdade, o que se coíbe é a convivência do médico, no exercício de sua profissão, com o comércio ou como auferimento de vantagens da comercialização de medicamentos, órteses, próteses ou outra forma de comércio decorrente da influência que possa existir em face das suas atividades profissionais. Portanto, ter o indivíduo as duas profissões, sendo ele, por exemplo, médico de Universidade e farmacêutico do SUS, em horários e locais diferentes, não há como se ter nesse fato uma convivência antiética.

Por outro lado, o médico que, no seu consultório, concomitantemente, comercializa artefatos diretamente com seus clientes, contraria princípios éticos, pois isso implica mercantilização da medicina, em virtude de tal comércio não corresponder a serviços efetivamente prestados no exercício profissional médico. O mesmo se diga quanto à sua antijuridicidade, porquanto o Decreto nº 30.931/32 torna impeditiva a exploração do comércio farmacêutico e, por extensão, também proíbe, com muito mais razão, a venda de artefatos e aparatos médicos em consultório. Isso não deixaria de subordinar os princípios éticos e jurídicos da profissão aos interesses meramente mercantis.

Assim, não há por que negar a ilicitude e a antieticidade do médico que, extrapolando o efetivo desempenho de sua profissão no consultório, venha a comercializar artefatos ou aparatos médicos no exercício real de sua atividade com o cliente. Basta ver os dispositivos éticos e legais que regem essa forma de comportamento.

A comercialização do médico, no seu consultório, de lentes de contato é prática antiética por infringência aos Princípios Fundamentais IX e X e aos artigos 68 e 69 do Código de Ética Médica. Não se considera como comercialização quando o médico cobra seus honorários de maneira distinta do custo das lentes, os quais são cobrados contra a apresentação da nota fiscal da empresa fornecedora, em nome do paciente. Assim, consta do meu entendimento no Parecer-Consulta CFM nº 19/85.

O artigo 14 do Decreto nº 24.492, de 28 de junho de 1934, estabelece que "nenhum médico oculista, na localidade em que exercer a clínica, nem a respectiva esposa, poderá possuir ou ter sociedade para explorar o comércio de lentes de grau".

*Artigo 70 — Deixar de apresentar, separadamente, seus honorários quando outros profissionais participarem do atendimento ao paciente.*

O bom senso indica que, no tratamento de um paciente do qual participarem vários médicos, cada um deles deve apresentar separadamente seus honorários, não somente para que o paciente fique sabendo quanto lhe cobrou cada um, senão, ainda, para evitar que apenas um deles, pelo fato de sua ascendência sobre os demais, venha a reter ou explorar o trabalho de seus auxiliares, pagando-lhes o que acha razoável. Deveria estar mais explícita neste artigo a proibição da inclusão de honorários médicos em contas hospitalares, forma essa não muito rara, cujo expediente é pressionar mais o paciente à cobrança, tendo em vista as contas nosocomiais serem mais imediatas e mais ostensivas.

Mesmo que o cirurgião ou o médico coordenador do tratamento de um paciente tenha sua autorização para buscar recursos ou trazer outros colegas de sua confiança e por necessidade comprovada, como em uma espécie de mandato lícito — admitido pelos artigos 653 e 656 do Código Civil —, a cobrança dos honorários será feita por cada um isoladamente e não pelo médico que coordenou a assistência. O Parecer-Consulta CFM nº 20/2001 diz textualmente: "A cobrança dos honorários é atribuição individual de cada médico de uma equipe."

Por outro lado, devem-se evitar recibos com o valor de consultas e de medicamentos ou acessórios não especificados em seus valores. O certo é dar o recibo ao paciente de forma especificada tanto no valor dos honorários como no tipo e no valor dos medicamentos, vacinas, órteses, próteses, lentes de contato, entre outros, que venham a ser utilizados, desde que regulamentados por normas do CFM. Cobrar sempre de forma separada os valores dos honorários profissionais e dos materiais empregados. Estes deverão ter seus custos repassados aos pacientes, sem qualquer acréscimo para que não se constitua em comércio, comprovando-se sempre os valores através do fornecimento de recibo e cópia da nota fiscal emitida pelos fornecedores em nome de quem os adquiriu, no caso, o médico oftalmologista. Assim decidiu o Conselho Federal de Medicina no Parecer CFM nº 23/94 sobre fornecimento de lentes de contato aos pacientes.

*Artigo 71 — Oferecer seus serviços profissionais como prêmio, qualquer que seja sua natureza.*

Esta é uma modalidade de infração ética que se caracteriza como uma das formas de concorrência desleal, prevista também como ilícito penal e como indisfarçável prática de mercantilização da medicina.

Uma das posturas mais comuns nessa infringência ao Código de Ética é o anúncio de cobrança de honorários abaixo da praxe habitual, como forma de angariar clientela, ou simplesmente anunciar atendimento gratuito em consultório particular. Esta última infração está prevista no Decreto-lei nº 4.133, de 14 de fevereiro de 1942, em seu artigo 1º, inciso VI. O Código de Ética Médica também pune no seu artigo 58, quando proíbe o mercantilismo no exercício da medicina.

Por fim, no que diz respeito à divulgação do parcelamento de honorários, em planos de saúde, o Conselho Regional de Medicina do Paraná, através do Parecer-Consulta CRM-PR nº 774/96, assim se expressou: "Os Contratos celebrados através de empresas especializadas em convênios médicos e outros com fulcro no parcelamento antecipado dos componentes financeiros que envolvem uma cirurgia, bem como a divulgação de valores cobrados, e também os atos médicos que venham a traduzir comércio puro da medicina e exploração do trabalho médico por terceiros com objetivo de lucro, tipificam infração ao Código de Ética Médica."

*Artigo 72 — Estabelecer vínculo de qualquer natureza com empresas que anunciam ou comercializam planos de financiamento ou consórcios para procedimentos médicos (Modificado pela Resolução CFM nº 2.226/2019).*

Uma certa mentalidade mercantilista parece, infelizmente, surgir em nosso meio, transformando, com seu espírito mercenário, a medicina em um comércio desonesto em que não falta a aproximação com entidades que estão sempre preocupadas com certas vantagens, nem sempre defensáveis. O vínculo com empresas que anunciam ou comercializam planos de financiamento, cartões de descontos ou consórcios para procedimentos médicos são exemplo desta ordem.

É certo que a atividade médica deve ser justamente recompensada, pois, sem um mínimo de condições, ninguém é capaz de exercer com dignidade qualquer profissão. Mas nunca é demais repetir que a medicina não é tão somente um negócio destinado a render lucros, porém uma profissão que não está rigidamente adstrita a simples leis comerciais.

Por isso, por mais difícil que lhe pareça agir desse modo, não deve o médico ficar indiferente à finalidade de sua profissão, nem transformá-la, única e exclusivamente, em uma maneira mais fácil de ganhar dinheiro. Deve, isso sim, exercê-la tendo em vista os seus devidos fins e, sobretudo, os interesses vitais de seu próprio semelhante.

Por mais hesitante que esteja o médico a esse respeito, não deve nunca esquecer que, acima de tudo, encerra a remuneração um problema moral, não se devendo colocar em uma situação de lucro, uma vez que, por mais que as aparências atuais queiram negar, está o médico exercendo quase um ministério, e não um comércio.

Nunca aceitar determinados vínculos mercantilistas com sua atividade médica, qualquer que seja a sua natureza, pois a medicina, a despeito de tudo, ainda se constitui em um sacerdócio.

# 9

# Sigilo Profissional

O segredo médico é, sem dúvida, a questão mais polêmica e controvertida em deontologia, em virtude dos múltiplos aspectos que se oferecem na prática médica. Sua obrigação moral encontra-se fundamentada no mais remoto e respeitado documento médico: o Juramento de Hipócrates, em que, em certo trecho, se lê: "O que no exercício ou fora do exercício e no comércio da vida eu vir ou ouvir, que não seja necessário revelar, conservarei como segredo."

A regra é que todo homem tem o direito de se proteger da arbitrária e desnecessária invasão da sua intimidade, mantendo fatos de sua vida em segredo, como forma de proteção ao seu crédito, reputação e interesses morais e econômicos. E a sociedade tem de ser solidária nesse projeto, como forma de não prejudicar a vida de relação. A violação do sigilo profissional é uma circunstância que compromete a liberdade individual e os interesses de ordem coletiva. A Declaração Universal dos Direitos Humanos assegura "o direito de cada pessoa ao respeito de sua vida privada".

A privacidade de um indivíduo é, pois, uma conquista consagrada em todas as sociedades organizadas, um princípio constitucional e um ganho amplamente protegido pelo direito público, regulamentado em nosso país pelo Código Penal. A natureza confidencial do relacionamento médico-paciente é aceita pelos médicos como da maior importância e exigida pela sociedade como forma de proteção. Deve-se entender também que o segredo não pertence ao médico. Ele é apenas o guardião da confidência. A proteção do segredo foi criada por exigência das necessidades públicas: em favor do paciente, dos familiares e da sociedade em geral. Em suma: o segredo médico é um patrimônio do paciente.

Desta forma, entende-se por sigilo médico o silêncio que o profissional da medicina está obrigado a manter sobre fatos de que tomou conhecimento no exercício de seu mister, e que não seja imperativo revelar. Nosso Código, portanto, afastou-se do conceito absolutista — que impõe o sigilo incondicional em qualquer situação —, adotando o critério relativo do sigilo, quando admite a revelação por justa causa, dever legal ou autorização expressa do paciente ou de seus representantes legais. Fica entendido que o sigilo médico não pode mais revestir-se do mesmo caráter de sacralidade e inviolabilidade da confissão. Nos dias atuais, ele constitui-se em uma forma de instrumento social em favor do bem comum e da ordem pública. Por isso, a revelação do segredo médico não pode, em situações mais que justificadas, revestir-se de um crime, pela necessidade de proteger-se um interesse contrário superior e mais importante.

Assim, deve-se entender que nas sociedades organizadas a medicina converte-se, queiram ou não, em um autêntico serviço público, pois a vida e a saúde das pessoas têm de ser protegidas pelo Estado como um bem comum. O próprio progresso médico do momento impõe uma evolução que, pouco a pouco, vai substituindo esta deontologia clássica e universal por um sistema de normas compatíveis com a realidade atual, mesmo que os médicos nem sempre aceitem. Chega-se a admitir que, hoje em dia, o sigilo médico deve tolerar certas limitações, prevalecendo no entendimento de quase todos o interesse coletivo sobre o interesse particular. O caráter de inviolabilidade e sacralidade do segredo surge, nos tempos de hoje, contraditório em várias ocasiões do exercício profissional. Essa sacralização do sigilo, essa assimilação em nível do sacramento da confissão e o fato da violação constituir-se sempre em um crime são coisas que não podem ser mais admitidas, nem mesmo pelos moralistas mais exigentes.

Para a caracterização do delito de quebra do sigilo é necessário: 1. *Existência de um segredo:* Que seja conhecido um fato por um número limitado de pessoas interessadas na sua inviolabilidade. 2. *Conhecimento em razão de função, ofício, ministério ou profissão:* considera-se sigilo médico o silêncio que o profissional deve manter sobre fatos conhecidos no exercício ou em face do exercício de sua profissão. 3. *Ausência de justa causa:* entende-se por justa causa o interesse de ordem moral ou social que autorize o não cumprimento de uma obrigação, contanto que os motivos apresentados sejam, na verdade, justificadores de tal violação. 4. *Possibilidade de dano a outrem:* não é necessária a produção de um dano moral ou material para que se concretize a infração por quebra do sigilo. Basta a presunção de um dano. 5. *Existência de dolo:* entendo que a infração por quebra do segredo médico deve ser caracterizada sempre por dolo. Para alguns, pode-se discutir a culpa.

Outro aspecto que nos preocupa, em nível de sigilo médico, é o fato de já estarmos utilizando a capacidade dos computadores em nossa profissão e de não podermos abrir mão de tão importante subsídio. Ainda mais, quando necessitamos ampliar o número de informações e o seu poder comparativo, através da memória infalível dessas máquinas, com seus cálculos sem erros e com a formidável velocidade de seus registros. O sistema computadorizado apresenta maior capacidade de absorção e sofisticação de programas, uma grande quantidade de informações fora do alcance do especialista e uma espantosa rapidez de respostas (ver Recomendação de Munique, baseada em Resolução adotada pela 27ª Assembleia Geral da AMM, em outubro de 1973, sobre "O uso do computador em medicina").

Mesmo assim, não se pode esquecer que o homem poderá ter sua vida controlada pela máquina, ficando à mercê de uma nova ordem de burocratas e programadores, capazes de concentrar em suas mãos o terrível poder da informação. Todo cidadão seria transformado em prisioneiro da máquina ou em possível vítima das injúrias eletrônicas, com a possibilidade de ser manipulado por interesses dominantes, em que os grupos privilegiados poderiam dispor do poder de pressão sobre o segmento social mais fraco.

Até algum tempo atrás, a ideia que passava era a de que toda informação sobre o corpo de alguém, inclusive a informação médica, era confidencial. E, em parte, é. Assim, as de caráter pessoal necessitam ser discutidas e analisadas dentro de um sistema ético preciso, de um processo seguro e de uma participação com pessoas estritamente responsáveis. Quanto maior for o número de informações manipuladas em um programa de computador, maior será o risco da proteção da confidencialidade, através da quebra do sigilo de fatos que necessariamente se deve preservar.

Todo indivíduo tem o direito de se proteger da intolerável e desnecessária indiscrição sobre fatos de sua vida, principalmente quando ele exige mantê-los em segredo. E a sociedade tem de ser solidária nesse sentido, como forma de não prejudicar o equilíbrio entre os interesses dos indivíduos e os interesses de ordem pública.

À medida que o sistema de arquivo tradicional vai-se tornando obsoleto, e quando os prontuários médicos passam a ser usados cada vez mais nos cuidados dispensados aos pacientes, o processamento eletrônico de dados passa a ser quase incondicional. A primeira medida a ser tomada, pela instituição ou pelo médico, é a de ter um critério definido do uso e da revelação dessas informações, no sentido de que apenas se limitem ao essencial e ao justo fim invocado. E mais: que se omitam, ao máximo, os detalhes pessoais nos sistemas usados pela informática médica.

Por outro lado, tem sido matéria controvertida se o sigilo imposto refere-se somente aos fatos revelados pelos doentes confidencialmente ou também aos outros fatos que, de uma ou outra maneira, cheguem ao conhecimento do médico quando do exercício profissional. A se louvar no *Juramento de Hipócrates*, que manda calar apenas "os segredos que lhe forem confiados", tem-se a ideia de que estaria o profissional obrigado a manter sigilo apenas daquilo que foi objeto da confidência do paciente.

Assim, sigilo médico é o silêncio a que o profissional da medicina está obrigado a manter sobre fatos de que tomou conhecimento quando esteve na relação médico-paciente, portanto, no pleno exercício de sua profissão. E por segredo médico o fato para o qual se exige o sigilo quando durante suas atividades profissionais pelo exercício de um ato médico.

Por ato médico, deve-se entender a assistência profissional a um paciente quando se utilizam estratégias e recursos para prevenir a doença, recuperar e manter a saúde do ser humano ou da coletividade, inseridos nas normas técnicas (*lex artis*) dos conhecimentos adquiridos nos cursos regulares de medicina e aceitos pelos órgãos competentes, estando quem o executa, supervisiona ou solicita profissional e legalmente habilitado.

Este ato médico em favor de um certo paciente está delimitado por um núcleo conceitual que inclui a propedêutica e a terapêutica médicas como atividades estritamente privativas do médico.

Deste modo, o ato médico seria o conjunto de práticas e de ensinamentos exercidos ou supervisionados de forma exclusiva pelos que estão legalmente habilitados para o exercício da profissão médica, e aceito e recomendado pelas instituições responsáveis pela fiscalização da medicina, pelas instituições médicas científicas e pelos aparelhos formadores desta profissão em favor do ser humano de forma isolada ou coletiva.

No que diz respeito ao segredo profissional, se o médico não está no efetivo exercício de um ato médico pode até vir a responder por aquilo que qualquer cidadão responderia quando diante de um relato descabido e inverídico, mas nunca como infrator por quebra do sigilo médico.

Basta ver a redação do artigo 73 do Código de Ética Médica: "É vedado ao médico: Revelar fato de que tenha conhecimento em virtude do exercício de sua profissão, salvo por motivo justo, dever legal ou consentimento, por escrito, do paciente."

Desta forma, fica bem evidente que deve prevalecer não só a qualidade da informação prestada, mas acima de tudo que o médico esteja não apenas qualificado para o exercício de sua profissão, senão também que esteja no específico exercício da medicina. Em tal avaliação o que se leva em conta é a quebra de uma confiança na relação contratual do médico com o paciente e a forma como isso se traduz e repercute como infringência aos dispositivos daquele diploma ético.

Se analisarmos ainda a redação do artigo 154 do Código Penal vamos ver que o entendimento não pode ser diferente: "Revelar alguém, sem justa causa, segredo de que tenha ciência, em razão de função, ministério, ofício ou profissão, e cuja revelação possa produzir dano a outrem: Pena de detenção de 3 meses a um ano ou multa." Mais uma vez se vê o cuidado do legislador de especificar de maneira clara que a infração se verifica sempre que a revelação do fato se dê "em razão de função, ministério, ofício ou profissão". Ou seja, se alguém revela um fato verdadeiro que sabe na exclusiva condição de cidadão, igual aos demais, sem que esta revelação seja em razão de sua profissão ou ofício, pelo que nos acode não se pode falar de quebra de segredo profissional.

O que deve prevalecer atualmente é o fato de ser o sigilo médico relativo, sendo sua revelação sempre fundamentada por razões éticas, legais e sociais, e que isso venha a ocorrer com certa cautela e em situações muito especiais do exercício da medicina, quando se diz que um interesse superior exigiu tal violação.

Em suma, sigilo médico é o silêncio que o profissional da medicina está obrigado a manter sobre fatos de que tomou conhecimento tão somente no exercício de suas atividades, e que não seja imperativo divulgar.

*Ipso facto*, é o silêncio que ele deve manter sobre aquilo de que teve ciência pelo motivo de manter uma relação profissional com o paciente durante suas atividades de médico. Se porventura ele não está no exercício de suas atividades médicas, pode até vir a responder por aquilo que qualquer cidadão responderia por determinada impropriedade, mas nunca como infrator por quebra do sigilo médico.

Se o médico revela um fato verdadeiro, no intuito de contribuir com uma verdade que se quer apurar, e sem que esta revelação seja em razão de sua profissão ou ofício, mas na condição de cidadão, igual aos demais, não há o que se falar de quebra de segredo profissional.

---

*É vedado ao médico:*

*Artigo 73 — Revelar fato de que tenha conhecimento em virtude do exercício de sua profissão, salvo por motivo justo, dever legal ou consentimento, por escrito, do paciente.*

*Parágrafo único. Permanece essa proibição:*

*a) mesmo que o fato seja de conhecimento público ou o paciente tenha falecido.*

*b) quando de seu depoimento como testemunha. Nesta hipótese, o médico comparecerá perante a autoridade e declarará seu impedimento.*

*c) na investigação de suspeita de crime, o médico estará impedido de revelar segredo que possa expor o paciente a processo penal.*

---

O silêncio exigido aos médicos tem a finalidade de impedir a publicidade sobre certos fatos conhecidos no exercício ou em face do exercício profissional, cuja desnecessária revelação traria prejuízos aos interesses morais e econômicos dos pacientes. São partes integrantes do segredo médico a *natureza da enfermidade*, as *circunstâncias* que a rodeiam e o seu *prognóstico*.

O direito à privacidade de um indivíduo é, pois, um ganho que consagra a defesa da liberdade e a segurança das relações íntimas, por princípio constitucional e por privilégio garantido na conquista da cidadania como parte integrante do seu patrimônio ético jurídico. É uma dimensão de liberdade que não admite a intrusão. A Declaração Universal dos Direitos Humanos assegura "o direito de cada pessoa ao respeito de sua vida privada".

Por sua vez, a confidencialidade, entendida como uma forma de *privacidade informacional*, implica um compromisso que alguém assume de compartilhar de uma informação e somente usá-la em favor de quem a revela, em uma íntima relação de fidelidade e confiança. O não cumprimento desta obrigação é uma violação ao direito individual à intimidade compartilhada, em uma relação de fidelidade e confiança. Já a *segurança da informação* é um sistema de proteção da privacidade do paciente e é exercida pelas entidades prestadoras de assistência.

A obrigação ao sigilo médico nasceu por exigência das necessidades individuais e coletivas: em favor dos pacientes, dos familiares e da sociedade em geral. Todavia, ainda que o segredo pertença ao paciente, o dever de guarda da informação existe não pela exigência de quem conta uma confidência, mas pela condição de quem a ele é confiada e pela natureza dos deveres que são impostos a certos profissionais. Este segredo profissional é um *ato de confiança* de quem necessita de ajuda.

Está claro que existe também um interesse comum na tutela do segredo. A discrição e a reserva de determinados fatos assimilados no exercício de uma profissão visam à proteção e à defesa da reputação e do crédito das pessoas, e o Estado está diretamente interessado em que o indivíduo encontre soluções e guarida na inviolabilidade desse segredo. Há, também, por isso, um interesse coletivo. A prova disto é que o Estado define como crime sua violação.

Mesmo assim, o sigilo médico nos dias atuais não pode mais ser defendido em termos absolutos como sugeria Francisco de Castro: "Esse segredo ou há de ser formal e absoluto, ou, se não o for, não passará de um embuste grosseiro, de uma arlequinada indecorosa, de uma farsa infamante de um homem de bem." Nem muito menos no conceito de confissão, que o direito canônico consagrou e prescreveu com o máximo rigor nas palavras de Santo Agostinho: "O que sei por confissão, sei-o menos do que aquilo que nunca soube."

Esse conceito absoluto de sigilo, com o caráter de inviolabilidade e sacralidade, surge nos tempos atuais contraditório em vários momentos do exercício profissional. Essa sacralização do sigilo, essa assimilação da relação médico-paciente ao sacramento da confissão, essa elevação do silêncio do médico a uma virtude transcendente, esse fato de a violação do segredo ser tida em nível de pecado não podem ser admitidos nem mesmo pelos teólogos mais radicais. O sigilo médico é de ordem natural e racional; a confissão é de natureza sacramental e transcendente.

Também não se podem defender as ideias abolicionistas do sigilo quando se o compara a uma farsa entre o doente e o médico, ou quando se censura a proteção de um interesse individual em prejuízo dos interesses coletivos. Essa estranha e inconcebível corrente não deve ter muitos adeptos.

O que deve prevalecer atualmente é o fato de ser o sigilo médico relativo, sendo sua revelação sempre fundamentada por razões éticas, legais e sociais, e que isso venha a ocorrer com certa cautela e em situações muito especiais do exercício da medicina, quando se diz que um interesse superior exigiu tal violação. É o princípio da justiça que deve condicionar uma não obrigação absoluta à confidencialidade, na particularidade de cada caso.

Consagra-se neste dispositivo o conceito relativista do sigilo profissional, fundamentado em razões jurídicas, morais e sociais. Entende-se também que a regra é a manutenção do segredo, sendo sua quebra admitida apenas em situações muito especiais do exercício da medicina, quando um interesse superior exigir e quando justificada pela justa causa, pelo dever legal e pelo consentimento expresso do paciente. Isso não descaracteriza a regra de ser o segredo médico um patrimônio do paciente e de a norma reprimir quem indevidamente o revela.

Não há de se confundir justa causa com dever legal. São duas coisas distintas e que merecem ser colocadas cada qual no seu devido lugar.

Admite-se por justa causa um interesse de ordem moral ou social que justifique o não cumprimento da norma, contanto que os motivos apresentados sejam, de fato, capazes de legitimar tal violação. Confunde-se, assim, com a noção do bem e do útil social, quando imperiosos de justificar um ato coativo. Pode-se dizer que o universo da justa causa é tão amplo que pode existir nos fatos mais triviais da convivência humana de quem exerce uma atividade essencial, ou na desesperada tragédia proletária dos que se veem ameaçados de naufragar nas suas lutas cotidianas.

É engano pensar-se que a justa causa deve estar prevista, caso a caso, na lei. O que está previsto na lei é dever legal. O Código de Ética Médica não foi redundante. Teve o cuidado de especificar as duas coisas.

É claro que no corpo dos estatutos não poderiam caber todas as situações imagináveis, até porque a lei tende a ser genérica e, por isso, refratária ao casuísmo. Destarte, existe uma multidão incalculável de acontecimentos e situações que não está normatizada, capaz de tumultuar nossa consciência e desafiar os mais experientes. Essas dúvidas crescem na medida das enormes conquistas da medicina moderna. Não estamos mais nos tempos em que a relação médico-paciente era o simples diálogo entre a ciência e a consciência. A medicina-arte agoniza nas mãos da medicina cibernética.

Assim, no que tange àquilo que não estiver especificamente estatuído nos Códigos, mas for de necessidade e de decisão inadiáveis em favor do paciente, da ordem pública e do interesse social, não há outro caminho senão fazer da consciência médica o tribunal decisório. O certo é que, no exercício prático da medicina, no desespero e na sofrida solidão do médico, nem sempre vamos encontrar claramente nos textos a forma simplificada de agir. Desse conflito, deve prevalecer o respeito às justas e imediatas necessidades.

Nesse particular, fica entendido como justa causa o interesse de ordem política e social que autoriza o não cumprimento do sigilo, mesmo sabendo-se que essa violação agride a tese do segredo profissional, mas que se o faz em favor de interesses relevantes. O que se protege não é a vontade caprichosa e exclusivista de uma ou outra pessoa isoladamente, mas a tutela do bem comum, o equilíbrio social e os interesses da ordem constituída. O que se proíbe revelar é a informação desproposital que tenha por motivo a má-fé, a leviandade e o baixo interesse.

Por outro lado, por dever legal entende-se o cumprimento do que está registrado na lei, e a sua não execução constitui crime. No que concerne ao segredo médico, pode-se dizer que poucas são as situações apontadas na norma, como por exemplo na notificação compulsória de doenças transmissíveis, tal qual está disciplinada na Lei nº 6.259, de 30 de outubro de 1975, que dispõe sobre a organização das ações de Vigilância Epidemiológica, sobre o Programa Nacional de Imunizações, estabelece normas relativas à notificação compulsória de doenças e dá outras providências.

Entende-se, também, por dever legal a desobrigação do sigilo, quando o médico exercer atividades periciais que o obriguem a relatar fielmente o que observar em seus exames, como determina a Lei nº 8.112, de 11 de dezembro de 1990, que dispõe sobre o regime jurídico dos servidores públicos civis da União, das autarquias e das fundações públicas federais, por considerar-se o médico no estrito cumprimento de dever legal ou no exercício regular de direito. Desse modo, os médicos participantes de juntas médicas oficiais, considerando a necessidade do andamento dos processos, estão autorizados legalmente a revelar textualmente a lesão verificada ou o nome ou a natureza da doença, quando se tratar de tuberculose ativa, alienação mental, esclerose múltipla, neoplasia maligna, cegueira posterior ao ingresso no serviço, hanseníase, cardiopatia grave, doença de Parkinson, paralisia irreversível e incapacitante, espondiloartrose, nefropatia grave, estados avançados do mal de Paget (osteíte deformante), síndrome de imunodeficiência adquirida (AIDS) e outros que a lei indicar, com base na medicina especializada (artigo 186, § 1º).

Quando o paciente é capaz, a melhor forma de se obter sua autorização, para a quebra do sigilo, é por escrito; ou a do seu representante legal, quando incapaz ou menor. Todavia, essa permissão do paciente deve ser precedida de explicações detalhadas e em linguagem acessível sobre sua doença e de suas consequências. Ou seja, o paciente deve saber o que está consentindo, pois isto pode constituir um feito lesivo aos seus próprios interesses. Daí, tomar-se como autorização expressa o pedido por escrito, manifestado de forma livre, consciente e informada, como modalidade imperiosa de comprovar o pedido de quem requer a quebra do sigilo. Nos atestados e relatórios fazer constar sempre que a revelação das condições ou do diagnóstico do paciente foi a pedido dele ou de seus responsáveis legais. Em situações de claro comprometimento dos interesses do paciente, negar aquele pedido. Por outro prisma, saber o que seja representante legal, pois nem toda espécie de parentesco qualifica o indivíduo como tal. O consentimento, pois, tem de ser analisado no conjunto dos interesses de todos quantos possam ser envolvidos.

Há situações em que várias pessoas estão interessadas na manutenção de um mesmo segredo. Como exemplo o caso de uma fecundação assistida heteróloga, em que tanto o doador do sêmen como os pais e a criança concebida são titulares de direito deste segredo. Por outro lado, nenhum deles isoladamente poderá abrir mão do sigilo, a não ser que haja o consenso de todos os envolvidos tidos como capazes de consentir. Ainda assim, neste caso em particular, há quem afirme não estar o médico obrigado a tal revelação, a não ser diante de justa causa e dever legal.

No prosseguimento do enunciado deste artigo, existe a imposição do sigilo profissional, mesmo que o fato seja do conhecimento público ou que o paciente tenha falecido. O que é público pode não ser notório, e o fato só é considerado notório quando ele está avalizado pela palavra do profissional que assiste ou participa do diagnóstico ou da terapêutica em favor daquele paciente. Outra coisa: a pessoa se extingue com a morte, mas os interesses na preservação de sua memória continuam, conforme estabelece o Código Penal brasileiro, no Capítulo "Dos Crimes contra o Respeito aos Mortos". Afora, ainda, os danos morais e materiais que podem ser causados aos seus familiares.

Quando se encontrar na qualidade de testemunha e for arguido sobre fatos preservados pelo sigilo médico, deve comparecer na presença da autoridade e declarar seu impedimento, notadamente quando se tratar de uma ação penal que não dependa de representação ou se a comunicação vier expor o paciente a procedimento criminal. No entanto, entendem alguns que o juiz pode ouvir o médico em segredo de justiça ou desobrigá-lo ao sigilo profissional, fundamentando-se no relevante valor social e moral de uma causa considerada justa.

*Pari passu*, o artigo 66, II, da Lei das Contravenções Penais, exime o médico de responsabilidade "caso seu pronunciamento enseje procedimento criminal contrário ao seu cliente". Essa é uma posição decorrente da necessidade do paciente em poder confiar de forma absoluta no seu médico assistente, no sentido de o tratamento transcorrer dentro de um clima de total confiança e possibilitar o melhor resultado à saúde do assistido. É claro que, se o paciente não confiar totalmente no seu médico, ocultando informações de absoluto interesse, certamente estará pondo risco a sua própria vida. Sem essa confiabilidade, dificilmente o exercício da medicina poderia ser efetivado com o resultado que se espera.

O médico deve denunciar a paciente que provocou um aborto? Não. Quando um aborto é provocado pela própria paciente, de livre e espontânea vontade, sem pressão, coação ou insinuação, e ela necessita de assistência médica, o caso torna-se mais imperativo porque a questão do sigilo passa a ser tão só em favor da paciente, e não de um agente provocador. Se o segredo pertence ao paciente e se a manutenção do seu sigilo é em favor dele, moral e deontologicamente a quebra de uma confidência só seria admissível em seu benefício.

Há os que pensam de forma diferente, pois admitem que o aborto provocado é um crime contra o interesse público e que está explicitamente expresso no Código Penal. Outros, que o médico diante de um abortamento não deve comunicar tal fato a autoridade policial ou mesmo judicial, em razão de estar diante de uma situação típica de guarda absoluta de segredo médico imposta pelo Código de Ética Médica. E mais: sempre, ao examinar uma mulher em situação clínica de abortamento, o médico deve empregar todos os meios necessários para proceder ao tratamento que atenda a suas necessidades clínicas, buscando um menor agravo e preservando da melhor forma sua vida e sua saúde.

O Código de Processo Penal, artigo 5º, §3º, faculta que "qualquer pessoa do povo que tiver conhecimento da existência de infração penal em que caiba ação pública poderá, verbalmente ou por escrito, comunicá-la à autoridade policial, e esta, verificada a procedência das informações, mandará instaurar inquérito". Todavia, entendemos que o médico que atendeu e tratou um paciente não pode ser incluído entre as outras pessoas, as quais têm, sim, a obrigação de levar à autoridade competente o conhecimento sobre os ilícitos.

Em casos como de quebra do sigilo de uma paciente que tenha praticado um aborto, não há dúvida de que houve uma ruptura da confiabilidade com a divulgação do segredo e cuja publicidade desnecessária não deixa de ser uma invasão em sua vida privada, levando-a não só a um irreparável dano moral, mas também ao constrangimento de uma ação criminal. Mesmo que o médico assistente tenha convicções contrárias ao aborto, ele não pode agir como delator.

O fato de a paciente ter praticado um ato com indícios de uma violação de ordem penal não coloca o médico na obrigação de fazer uma denúncia nem o torna cúmplice dessa ação. Caso ele insista em tal propósito, não há que negar a contaminação da confiança depositada e, como tal, é passível de instauração de sindicância no órgão fiscalizador de sua jurisdição, conforme está justificado no Parecer-Consulta nº 24.292/00 do Conselho Regional de Medicina do Estado de São Paulo, que foi conclusivo em favorecer tal procedimento.

Se a paciente em tais circunstâncias for menor de idade, o sigilo deve também ser mantido, inclusive a seus pais ou representantes legais, desde que ela tenha capacidade de discernimento, a não ser quando a não revelação possa acarretar dano à paciente (CEM, artigo 74).

Acredito ainda que a instituição onde a paciente foi atendida face às complicações do aborto não deve também comunicar o fato à autoridade policial, tendo em conta os mesmos argumentos que caracterizam a violação do segredo médico, independentemente de se tratar de prática rotulada como infração.

O dever de guarda do segredo médico não isenta de responsabilidade o estabelecimento de saúde nas pessoas de seus diretores e funcionários. Estes também são guardiões desse direito que pertence ao paciente, a não ser em situações muito especiais que estão claramente expostas no Código de Ética Médica como *dever legal*, *justa causa* ou *autorização expressa do paciente*. E pelo que me ocorre tais circunstâncias não se ajustam ao caso em tela.

Quanto ao posicionamento a ser adotado pelas equipes médicas em face da solicitação judicial ou administrativa, a respeito de informações sobre menores infratores e detentos do sistema correcional, portadores de sorologia positiva para o HIV, conforme Parecer-Consulta CFM nº 04/91, é o seguinte: não há nenhuma contribuição, na adoção de medidas de identificação generalizada dos portadores de HIV, entre os que ingressam no sistema correcional às autoridades administrativas e judiciais gerais, principalmente quando não se tem uma estratégia de atendimento subsequente e que respeite a dignidade da pessoa. Aumentarão, sem dúvida, a estigmatização, os preconceitos e a hostilização. No entanto, revelar o segredo médico aos pais ou responsáveis legais (no caso, o juiz de menor competente), pode-se entender como necessário, após provada a incapacidade do menor interno de dar solução ao problema, por seus próprios meios. O mesmo se diz quanto à equipe multidisciplinar de tratamento do menor recluso, entendendo que a solução do problema não está limitada exclusivamente à ação do médico e pelo fato de estarem também, aqueles profissionais, sujeitos ao sigilo, por imperativo do artigo 157 do Código Penal brasileiro.

Com a edição da Resolução CFM nº 1.665/2003, ficou estabelecido em relação aos pacientes portadores de AIDS que o sigilo profissional que liga os médicos entre si e cada médico a seu paciente deve ser absoluto, nos termos da lei, e notadamente resguardado em relação aos empregadores e aos serviços públicos e que o facultativo não poderá transmitir informações sobre a condição do portador do vírus, mesmo quando submetido a normas de trabalho em serviço público ou privado, salvo nos casos previstos em lei, especialmente quando disso resultar a proibição da internação, a interrupção ou limitação do tratamento ou a transferência dos custos para o paciente ou sua família. E que esse sigilo deve ser rigorosamente respeitado em relação a estes pacientes, salvo nos casos determinados por lei, por justa causa ou por autorização expressa do paciente (ver também a Recomendação de Madrid, adotada pela 39ª Assembleia Geral da AMM, em outubro de 1987, sobre "AIDS").

O Departamento de DST, AIDS e Hepatites Virais (DDAHV) da Secretaria de Vigilância em Saúde assim se manifesta no Portal sobre AIDS do Ministério da Saúde: "O portador do vírus tem o direito de manter em sigilo a sua condição sorológica no ambiente de trabalho, como também em exames admissionais, periódicos ou demissionais (destacamos). Ninguém é obrigado a contar sua sorologia, senão em virtude de lei. A lei, por sua vez, só obriga a realização do teste nos casos de doação de sangue, órgãos e esperma. A exigência de exame para admissão, permanência ou demissão por razão da sorologia positiva para o HIV é ilegal e constitui ato de discriminação." No mesmo pensamento vai o Parecer CFM nº 01/2013.

Em face do que se disse até agora, fica evidente que a quebra do sigilo profissional não é somente uma grave ofensa à liberdade individual, uma agressão a sua privacidade ou um atentado ao exercício da sua vontade. É também uma conspiração à ordem pública e aos interesses coletivos.

Fica também muito claro que o segredo médico nos tempos hodiernos constitui-se em um instrumento social em favor do bem comum e da ordem social. Sendo assim, a sua revelação, em situações mais que justificadas, não pode configurar-se como infração ética ou legal, principalmente quando se visa proteger um interesse contrário superior e mais importante.

Sempre que tiver a necessidade de quebrar o sigilo, o médico deve fazer constar que a revelação das condições, do diagnóstico ou do prognóstico do paciente foi a pedido dele ou de seus responsáveis legais. E, mesmo assim, em situações de claro comprometimento dos interesses do paciente, fazer ver a ele os possíveis prejuízos ou, até mesmo, em ocasiões mais extremadas, negar-lhe o pedido. A violação do sigilo deve ser analisada no conjunto dos interesses de todos quantos possam estar envolvidos.

Quanto à colocação do CID nos atestados médicos o Conselho Federal de Medicina, por meio do seu Parecer-Consulta CFM nº 32/90, determina que o médico somente poderá fornecer atestados, revelando o diagnóstico, na forma codificada ou não, nas hipóteses do dever legal, da justa causa ou da autorização expressa do paciente.

O Parecer-Consulta CFM nº 07/98 afirma que é permitido às prestadoras de serviços médicos a exigência da colocação da justificativa da solicitação de exames complementares, desde que haja garantias de que esses documentos médicos sejam dirigidos apenas a outros médicos e que não sejam utilizados para fins estranhos àqueles a que se destinam.

Por fim, um fato instigante é o uso da *Telemedicina*, cuja tendência é criar uma nova disposição no relacionamento médico-paciente. Assim, quando alguns atos médicos são televisionados ao vivo e quando os sinais vitais de um paciente podem ser enviados pela *internet* ou pelo *fax*, o segredo médico vai-se colocando em um plano ético de limites confusos e conflitantes.

A forma utilizada para a revelação dessas confidências em *Telemedicina* pode ser a mais diversa. Basta que o conteúdo do segredo e a identidade do paciente sejam levados ao conhecimento público ou particular.

A verdade é que o diagnóstico médico computadorizado vem sensibilizando há muito tempo clínicos e programadores de sistemas a se debruçarem mais detidamente sobre a questão. Mesmo que exista um grande número de projetos de pesquisa nesse setor, o assunto permanece no terreno das especulações, pois se confrontam ainda os métodos tradicionais com as propostas da cibernética atual.

Apesar de todo avanço e da necessidade de atender às grandes demandas, o certo é que dificilmente se alcançará um nível de segurança capaz de manter preservada a privacidade do paciente. O risco que corre é a possibilidade de se ter a vida controlada pela máquina, ficando a mercê de uma nova ordem de burocratas e programadores, capazes de concentrar em suas mãos um terrível poder: o da informação. E assim o indivíduo pode transformar-se em prisioneiro da máquina ou em vítima das injúrias eletrônicas, com a possibilidade de ser manipulado por interesses dominantes, guiados por grupos privilegiados que terão o poder de pressão sobre o segmento social mais fraco, através da mentira, da fraude e da ilusão. Aí, começaríamos a penetrar em um terreno ético e político muito nebuloso.

A primeira medida a ser tomada pelas instituições de saúde é estabelecer um critério definido do uso e da revelação dessas informações, no sentido de que apenas se limitem ao essencial e ao justo fim invocado, e que se omitam, ao máximo, os detalhes pessoais nos programas usados pelos sistemas de saúde.

O Conselho Federal de Medicina, no seu Parecer CFM nº 63/99 sobre a divulgação de assunto médico na rede mundial de computadores (*Internet*) conclui: "Não constitui delito ético a divulgação de assunto médico na *Internet*, desde que feita nos ditames do Código de Ética Médica e em obediência às normas previstas na Resolução CFM nº 1.974/2011, alterada pela Resolução CFM nº 2.126/2015 e pela Resolução CFM nº 2.133/2015."

Recomenda-se que os sistemas de informatização hoje utilizados nas ações de saúde mantenham separadas as informações clínicas da documentação administrativa; que os bancos de dados referentes aos pacientes não sejam conectados a uma rede de informações não médica; e que os levantamentos de dados com fins estatísticos ou de pesquisa não revelem a identidade do paciente.

O Parecer-Consulta CFM nº 47/2017 diz em sua Ementa que o médico no exercício da função pericial não está sujeito ao sigilo profissional na elaboração do seu parecer, em razão do dever legal, excludente prevista neste artigo do Código de Ética Médica agora comentado.

Por fim, não há como negar, mesmo com o cuidado devido, existir uma nova disposição no relacionamento médico/paciente diante do sigilo profissional com a mudança dos costumes e dos interesses mais diversos dos próprios assistidos. A clássica concepção de sigilo profissional absoluto vem sendo contestada diante dos irrecusáveis interesses de ordem pública e de certos interesses socioeconômicos dos próprios pacientes.

A própria evolução da medicina, nos impressionantes avanços do momento, impõe um repensar que, pouco a pouco, vai substituindo uma deontologia clássica e universal por um sistema de normas adaptáveis à realidade que se vive, mas que nem sempre todos os médicos aceitam. Chega-se a admitir que, hoje em dia, o sigilo médico deva tolerar certas limitações, pois prevalece no espírito de quase todos os interesses da sociedade e da justiça sobre o interesse particular.

Também não se podem defender as ideias abolicionistas do sigilo quando se o compara a uma farsa entre o doente e o médico, ou quando se censura a proteção de um interesse individual em prejuízo dos interesses coletivos. Essa estranha e inconcebível corrente não deve ter muitos adeptos.

O que deve prevalecer atualmente é o fato de ser o sigilo médico relativo, sendo sua revelação sempre fundamentada por motivos éticos, legais e sociais, e que isso venha a ocorrer com certa cautela e em situações muito especiais do exercício da medicina, quando se diz que um interesse superior exigiu tal violação.

*Artigo 74 — Revelar sigilo profissional relacionado a paciente criança ou adolescente, desde que estes tenham capacidade de discernimento, inclusive a seus pais ou representantes legais, salvo quando a não revelação possa acarretar danos ao paciente.*

Vale repetir, por sigilo médico, o silêncio que o profissional da medicina está obrigado a manter sobre fatos de que tomou conhecimento no exercício de suas atividades, e que não seja imperativo divulgar. E, por segredo médico, o fato que exige o sigilo. Logo, ninguém pode revelar o sigilo e sim o segredo. O médico não pode revelar segredo da relação profissional com menores de idade, mesmo que seja aos seus pais ou responsáveis legais, desde que o menor tenha o discernimento de conduzir-se por si e as condições de solucionar seu problema. E desde que o sigilo não possa trazer danos ou malefícios ao paciente.

Nada mais justo que agir dessa forma. Não há por que se invocar aqui a incapacidade dos menores atribuída em nossa legislação civil. Isso tem o sentido expresso às questões civis sobre disponibilidade de bens e sobre a promoção dos atos jurídicos. Este novo fato introduzido na codificação ética vigente, além de reconhecer no jovem atual um avanço de consciência na capacidade de gerir sua pessoa, mesmo tendo em vista sua limitação legal, cria uma outra fase no relacionamento entre o médico e o menor, o que não deixa de trazer maiores benefícios para o assistido.

Assim, por exemplo, se uma menor de idade procura um médico para aconselhar-se da forma mais correta de não engravidar, através de um método anticoncepcional, é justo que ele assuma esse compromisso, orientando-a quanto às vantagens e desvantagens do método e, até, para evitar situações mais constrangedoras no futuro. O que ele não pode, está claro, é levar esse fato ao conhecimento dos pais ou responsáveis da menor.

Todavia, o artigo em discussão deixa bem evidente que, diante de uma situação grave, de uma morbidade complexa ou quando o menor não pode por si mesmo avaliar seu problema ou resolvê-lo por seus meios, o médico está liberado para discutir, da forma mais conveniente junto à família ou aos representantes legais, sobre o que ele julga de importância para o caso. Nas situações de envolvimento afetivo ou moral, o médico deverá avaliar a capacidade de solução do menor e a maneira de entendimento dos familiares que sejam mais compreensivos.

O Parecer-Consulta nº 27/2018 diz que, em casos de motivo justo e dever legal, o médico está respaldado ética e legalmente a revelar o sigilo do paciente. Isso está respaldado por parecer elaborado pela COJUR/CFM, que recomenda estar o médico, nos casos de motivo justo e dever legal, autorizado a revelar fato que tenha tido conhecimento no seu exercício profissional, incluindo os casos de doenças de notificação compulsória. Diz ainda que, pelo artigo 269 do Código Penal, é considerado crime o médico deixar de denunciar à autoridade pública doença cuja notificação seja compulsória e, portanto, justifica-se a quebra do sigilo, inclusive por motivo justo pelos médicos envolvidos no atendimento, ao comunicar ao cônjuge da paciente sua condição de saúde com fundamento no princípio bioético da não maleficência.

*Artigo 75 — Fazer referência a casos clínicos identificáveis, exibir pacientes ou imagens que os tornem reconhecíveis em anúncios profissionais ou na divulgação de assuntos médicos em meios de comunicação em geral, mesmo com autorização do paciente.*

Hoje, como sempre, e mais do que nunca, necessita-se de publicações médicas, com a finalidade de intercâmbio dos conhecimentos científicos, em órgãos de divulgação médica, tendo-se sempre o cuidado de evitar a identificação dos pacientes.

É mais que condenável a exibição de pacientes ou suas fotografias em anúncios profissionais ou na divulgação de assuntos médicos em programas de rádio, televisão e cinema, ou em entrevistas açodadas em jornais, revistas ou outros meios de divulgação.

As referências ou divulgações médicas para o público não devem visar à propaganda pessoal. Devem limitar-se a revelar os conhecimentos necessários à população, ajudando-a na luta contra as doenças, naquilo que é de interesse da saúde pública.

Nos trabalhos e eventos científicos em que a exposição de figura de paciente for imprescindível, o médico deverá obter prévia autorização expressa do mesmo ou de seu representante legal.

Quando da emissão de documentos médicos, os mesmos devem ser elaborados de modo sóbrio, impessoal e verídico, preservando o segredo médico. Os documentos médicos poderão ser divulgados por intermédio do Conselho Regional de Medicina, quando o médico assim achar conveniente. Os documentos médicos, nos casos de pacientes internados em estabelecimentos de saúde, deverão, sempre, ser assinados pelo médico assistente e subscritos pelo diretor técnico médico da instituição ou, em sua falta, por seu substituto.

*Artigo 76 — Revelar informações confidenciais obtidas quando do exame médico de trabalhadores, inclusive por exigência dos dirigentes de empresas ou de instituições, salvo se o silêncio puser em risco a saúde dos empregados ou da comunidade.*

Aqui o Código, de forma procedente e clara, determina a proibição do médico de revelar informações confidenciais do trabalhador, obtidas quando do exame médico admissional ou de rotina, inclusive por exigência dos dirigentes da empresa ou dos diretores de repartição pública. Ressalvem-se, no entanto, as situações em que o sigilo possa trazer risco à saúde dos empregados ou da coletividade.

Os médicos que trabalham nestes setores não devem prestar-se unicamente para selecionar pessoal capaz de criar menor número de "problemas", no que diz respeito à saúde do trabalhador e à produção da empresa; de evitar o prejuízo na força de trabalho pelo absenteísmo, podando as consultas ditas "desnecessárias"; de policiar a doença e obter uma volta mais rápida ao trabalho; de oferecer um tratamento "mais adequado" ao trabalhador, evitando os empecilhos da burocracia estatal ou o seu paternalismo. Não. O profissional de saúde que trabalha nas condições referidas do discutido dispositivo deve, antes de tudo, ser médico do trabalhador, ainda que isso lhe custe algumas dificuldades. É preciso evitar que o médico e o trabalhador sejam controlados pela "lógica" da fábrica.

No que diz respeito ao segredo profissional, está estabelecido que as confidências passadas ao médico pelo trabalhador pertencem a este e somente a ele cabe abrir mão desse direito, a não ser naquilo que o Código complementa: no motivo justo e no dever legal.

Assim, por exemplo, se o trabalhador está infectado pelo HIV, o fato não foge à regra. O máximo que se pode pedir-lhe é que indique uma pessoa de sua inteira confiança para servir de intermediário entre ele e quem o assiste, prevendo-se, em uma necessidade mais imperiosa, passar, com a sua permissão, as informações necessárias aos seus parceiros sexuais.

Os indivíduos portadores de sorologia positiva, sem apresentarem um quadro clínico instalado da síndrome de imunodeficiência adquirida (AIDS), não devem ser notificados, não devem ser denunciados às empresas ou repartições públicas e, tendo condições físicas e psíquicas, devem continuar trabalhando.

A Resolução CFM nº 1.665, de 7 de maio de 2003, recomenda, de maneira enfática, que o médico prestador de serviços a empresas está proibido de revelar diagnóstico de funcionário ou candidato a emprego, inclusive ao empregador e à seção de pessoal da empresa, cabendo-lhe informar, exclusivamente, quanto à capacidade ou não de exercer determinada função. Fica também proibida a realização compulsória da sorologia para HIV, em especial como condição necessária a internamento hospitalar, pré-operatório, ou exames pré-admissionais ou periódicos e, ainda, em estabelecimentos prisionais (ver a Resolução de Viena, adotada pela 40ª Assembleia Geral da AMM, Áustria, em setembro de 1988, sobre "Responsabilidade profissional de médicos que tratam de pacientes com AIDS").

O Conselho Federal de Medicina, através do Parecer-Consulta CFM nº 15/99, proíbe que no Atestado de Saúde Ocupacional (ASO) faça-se referência a hábitos do trabalhador (etilismo, tabagismo etc.), a doenças crônicas e a malformações ou mutilações do trabalhador, ficando tais informações guardadas em sigilo no prontuário em poder do médico, bastando apenas afirmar se ele está apto para a função laborativa que está sendo ou será exercida.

Todavia, a guarda do segredo médico encontra a exceção quando a não revelação de patologia expõe a comunidade a um risco de vida, como, por exemplo, quando se há de considerar a segurança e a proteção dos passageiros que de um serviço de transporte aéreo se beneficiam, no momento em que uma omissão de fatos inerentes à saúde do aeronauta pode ser de ordem fatal (Parecer-Consulta CFM nº 01/2001).

*Artigo 77 — Prestar informações a empresas seguradoras sobre as circunstâncias da morte de paciente sob seus cuidados, além das contidas na declaração de óbito, salvo por expresso consentimento do seu representante legal.*

É muito comum, após a morte de um beneficiário de companhias de seguro, serem os médicos, responsáveis pelo atestado de óbito, procurados por aquelas empresas, no sentido de prestarem informações adicionais — às vezes, até, desnecessárias ou despropositais — sobre as circunstâncias da morte ou sobre as condições clínicas antes do falecimento.

O Código, como se vê, impede que o médico revele outras informações além das contidas no atestado de óbito, salvo se por expressa solicitação do devido responsável legal ou sucessor.

Nos casos de morte natural, o médico assistente deverá assinar tão só o atestado de óbito, dentro das normas estabelecidas na Classificação Internacional de Doenças, recusando-se a prestar informações às seguradoras, a não ser nas condições previstas no presente artigo. Nos casos de verificação de óbito de pacientes falecidos sem assistência médica ou nas situações de morte violenta, de competência das instituições médico-legais, com muito mais razão não se deve ceder a tais pedidos. Primeiro, porque esses médicos não conheciam os antecedentes clínicos do falecido; segundo, porque seus relatórios são tão circunstanciados que dispensam complementação, principalmente no que diz respeito à causa da morte.

Infelizmente, o que se observa, muitas vezes, é a deliberada intenção das seguradoras, no sentido de procrastinar e dificultar o pagamento do numerário referente ao seguro, notadamente quando se trata de pessoas mais humildes. Temos orientado os colegas para que, nos casos de insistência do pedido de complementação de dados, mandem a família procurar o poder público, pois a lei do seguro é muito clara.

*Artigo 78 — Deixar de orientar seus auxiliares e alunos a respeitar o sigilo profissional e zelar para que seja por eles mantido.*

Mesmo que manter o segredo profissional, nos serviços de saúde, seja uma obrigação de todos que exerçam uma função, um ministério, um ofício ou uma atividade, e não apenas exclusivo do médico, deve ele cuidar da orientação e do zelo de seus auxiliares, no sentido de se manterem fiéis ao sigilo do que ocorre no seu trabalho. O mesmo se diga quanto aos alunos.

Pergunta-se muito se o resultado de exames de laboratório ou de raios X, capaz de sugerir diagnóstico, ao passar pelas mãos de funcionários burocráticos quebra o sigilo médico. Em primeiro lugar, é difícil conceber que uma empresa prestadora de serviços médicos possa desempenhar suas finalidades sem o concurso de funcionários, imprescindíveis ao bom desempenho de suas funções. Deve-se entender, repito, que o sigilo profissional não é exclusivo do profissional médico: todas as pessoas que desempenham uma atividade, função, ministério, ofício ou profissão estão obrigadas à guarda do segredo. Assim se reporta o artigo 154 do Código Penal brasileiro ao tratar do crime de violação do segredo profissional. Dessa forma, todo auxiliar que trabalha em instituição médica está obrigado à manutenção do sigilo profissional, assim como é da responsabilidade do médico a orientação dos seus funcionários e alunos quanto à necessidade da manutenção dessas confidências.

Não se compreendem neste dispositivo apenas os empregados de setores privados pertencentes ao médico, mas, ainda, os empregados ou funcionários de empresas públicas ou particulares nas quais o médico também seja empregado ou prestador de serviços.

## *Artigo 79 — Deixar de guardar o sigilo profissional na cobrança de honorários por meio judicial ou extrajudicial.*

Não há nenhum reparo a se fazer ao médico que cobra seus honorários por via judicial, principalmente quando ele esgota todos os meios extrajudiciais de solução. Pode acionar diretamente o cliente ou pleitear seus honorários em processos de inventários, de falência ou de arrecadação de bens do morto. Pode cobrar de paciente por ação executiva ou mediante ação ordinária. Pode ainda o médico apresentar relatório constante dos serviços prestados, como número de consultas, horários de atendimento, distância e uso do lugar. O que o médico não pode é quebrar o sigilo relatando o diagnóstico do paciente.

Ainda que tenha o médico o direito de cobrança por meio judicial e o possa fazer quando lícita, ele deve ter sempre em conta que entre o médico e o paciente não existe apenas uma relação contratual jurídica; há, também, um compromisso ético e político, alicerçado em bases muito tradicionais e morais, impostas historicamente desde os tempos mais remotos.

Mesmo que as cobranças fora do âmbito da justiça sejam as mais comuns, e as instituições responsáveis pelo pagamento da assistência médica exijam o diagnóstico dos seus beneficiários, o Código diz textualmente que o médico tem de manter o segredo profissional, a não ser por solicitação expressa do paciente ou de seus representantes legais, por justa causa ou por dever legal.

O médico poderá efetuar cobranças de seus honorários por meio judicial: através de ação executiva, quando houver contrato escrito pelo devedor ou seu representante legal e assinatura de duas testemunhas, conforme estabelece o Código de Processo Civil, artigo 784: "São títulos executivos extrajudiciais: [...]; II — a escritura pública ou outro documento público assinado pelo devedor; III — o documento particular assinado pelo devedor e por 2 (duas) testemunhas; IV — o instrumento de transação referendado pelo Ministério Público, pela Defensoria Pública, pela Advocacia Pública, pelos advogados dos transatores ou por conciliador ou mediador credenciado por tribunal."

O médico poderá acionar diretamente o cliente ou pleitear seus honorários em processos de inventário, de falência ou de arrecadação de bens do morto.

A jurisprudência firmou a exigência de um relatório, no qual o médico poderá descrever minuciosamente os serviços prestados, além do número de consultas, horários de chamados, distância e uso do lugar. Nunca o diagnóstico.

A prova testemunhal é muito deficiente, principalmente quanto ao número de visitas, e somente a afirmação do médico não é o bastante para a apreciação dos tribunais. Leva-se em conta, é claro, o caráter do profissional e a presunção do número de tais visitas, por meio do tempo de tratamento.

Mesmo assim, deve-se sempre ter em conta que entre o médico e o paciente não existe apenas uma relação contratual jurídica. Há acima de tudo um compromisso moral, alicerçado em bases tradicionais e filosóficas, imposto desde os tempos hipocráticos.

Sob o ponto de vista legal, o médico poderá efetuar cobrança por meio judicial: por ação executiva, quando houver contrato escrito pelo devedor ou seu representante legal e assinatura de duas testemunhas, conforme estabelece o Código de Processo Civil, artigo 585, inciso II, ou mediante ação ordinária, na falta de documento firmado: "(...) o documento particular assinado pelo devedor e por duas testemunhas (...)." Assim, só desta maneira, como está prescrito no Código de Processo Civil, o contrato de honorários médicos, quando subscrito pelo devedor e por duas testemunhas, será capaz de gerar o processo de execução.

10

# Documentos Médicos

Os principais documentos médicos utilizados no exercício profissional são: *atestados*, *laudos*, *boletins, prontuários* e *receitas*.

Atestado ou certificado é um instrumento que tem a finalidade de firmar a veracidade de certo fato ou a existência de determinado estado, ocorrência ou obrigação. É um documento destinado a reproduzir, com idoneidade, uma específica manifestação do pensamento.

O atestado ou certificado médico, por sua vez, é um relato escrito e singelo de uma dedução médica e seus complementos. Segundo Souza Lima, resume-se na "declaração pura e simples, por escrito, de um fato médico e suas consequências". Tem a finalidade de sintetizar, de forma objetiva e simples, o que resultou do exame feito em um paciente, sugerindo um estado de sanidade ou um estado mórbido, anterior ou atual, para fins de licença, dispensa ou justificativa de faltas ao serviço, entre outros. É, assim, um documento particular, elaborado sem compromisso prévio e independente de compromisso legal, fornecido por qualquer médico que esteja no exercício regular de sua profissão. Enfim, o atestado médico é parte do ato médico.

É sempre elaborado de forma simples, em papel timbrado, podendo servir até o usado em receituário ou, quem exerce a profissão em entidades públicas ou privadas, em formulários da respectiva instituição. Na maioria das vezes, a pedido do paciente ou de seus responsáveis legais.

Não tem o atestado uma forma definida, porém deve conter as seguintes partes constitutivas: cabeçalho — onde deve constar a qualificação do médico; qualificação do interessado — que é sempre o paciente; referência à solicitação do interessado; finalidade a que se destina; o fato médico quando solicitado pelo paciente ou seu responsável, ou por justa causa, ou por dever legal; suas consequências; e local, data e assinatura com o respectivo carimbo profissional, onde contenham nome do médico, CGC e número de inscrição no Conselho Regional de Medicina da jurisdição sede de sua atividade.

A utilidade e a segurança do atestado estão necessariamente vinculadas à certeza de sua veracidade. Sua natureza institucional e seu conteúdo de fé pública são o pressuposto de verdade e exatidão que lhe é inerente, daí a preocupação e o interesse que o atestado desperta, como diz Sérgio Ibiapina Ferreira Costa. E mais: "uma declaração duvidosa tem, no campo das relações sociais, o mesmo valor de uma declaração falsa, exatamente por não imprimir um conteúdo de certeza ao seu próprio objeto."

O atestado médico, quanto a sua procedência ou finalidade, pode ser: *administrativo*, quando serve ao interesse do serviço ou do servidor público; *judiciário*, quando por solicitação da administração da justiça; *oficioso*, quando dado no interesse das pessoas física ou jurídica de direito privado, como para justificar situações menos formais em ausência das aulas ou para dispensar alunos da prática da educação física.

Quanto à necessidade de se colocar o CID (Código Internacional de Doenças e Causas de Morte) nos atestados médicos, resultante da Portaria nº 3.291, de 20 de fevereiro de 1984, do Ministério da Previdência Social, decidiu o Conselho Federal de Medicina, nos Pareceres-Consulta nºs 11/88, 25/88 e 32/90, que o médico só pode firmar atestado revelando o diagnóstico, na forma codificada ou não, nas hipóteses referidas no artigo 73 do Código de Ética Médica (por motivo justo, dever legal ou permissão do paciente ou de seus responsáveis legais).

Deve-se entender ainda que o atestado é diferente de declaração. No atestado, quem o firma, por ter fé de ofício, prova, reprova ou comprova. Na declaração exige-se apenas um relato de testemunho. Entendemos que, na área de saúde, apenas os profissionais responsáveis pela elaboração do diagnóstico são competentes para firmarem atestados. Os demais podem declarar o acompanhamento ou a coadjuvação do tratamento, o que não deixa, também, de constituir uma significativa contribuição como valor probante.

Hermes Rodrigues de Alcântara classifica o atestado médico, quanto ao seu conteúdo ou veracidade, em: *idôneo*, *gracioso*, *imprudente* e *falso*.

Mesmo não sendo exigida uma certa formalidade e um compromisso legal de quem o subscreve — e, por isso, uma peça meramente informativa e não um elemento final para decidir vantagens e obrigações —, deve ser idôneo e merecer todos os requisitos de comprovada validade, visto que ele exerce uma função do mais alto interesse social. Fica o médico, portanto, no dever de dizer a verdade sob pena de infringir dispositivos éticos e legais, seja ao artigo 80 do Código de Ética Médica, seja por delito de *falsidade de atestado médico* por infração ao artigo 302 de nossa legislação penal.

Não deve ser recusado *a priori*, como vez por outra ocorre, pois sempre se deve ter a presunção de lisura de quem firma o atestado. Isto não quer dizer, todavia, que o atestado seja um fato conclusivo ou consumado, ou que não tenha um limite de eficácia em eventualidades, principalmente para o que ele não se destina.

Em documentos particulares, escritos e assinados, ou apenas assinados, presumem-se verdadeiros em relação ao signatário. Quando houver referência de determinado fato ligado à ciência, o documento particular prova a declaração, mas não o fato declarado, competindo ao interessado em sua veracidade o ônus de provar o fato (artigo 368 do Código de Processo Civil).

O *atestado gracioso*, também chamado de *complacente* ou *de favor*, vem sendo concedido por alguns profissionais menos responsáveis, desprovidos de certos compromissos e que buscam através deste condenável gesto uma forma de obter vantagens, sem nenhum respeito ao Código de Ética Médica.

Muitos destes atestados graciosos são dados na intimidade dos consultórios ou das clínicas privadas, tendo como finalidade a esperteza de agradar o cliente e ampliar, pela simpatia, os horizontes da clientela.

Já o *atestado imprudente* é aquele que é dado de forma inconsequente, insensata e intempestiva, quase sempre em favor de terceiros, tendo apenas o crédito da palavra de quem o solicita.

O *atestado falso* seria aquele dado quando se sabe do seu uso indevido e criminoso, tendo por isso o caráter doloso. Se é fato que alguns médicos resistem, igualmente certo é também que, em alguns casos, o profissional é induzido por questões de amizade ou de parentesco, e assim, sem uma análise mais acurada, fornece um atestado gracioso ou falso, mesmo que seu Código de Ética diga que tal atitude é ilícita e o Código Penal veja como infração punível. Tais sanções são justas porquanto o Estado tem o direito de resguardar o bem jurídico da fé pública, cuja finalidade é sempre proteger uma verdade.

Quanto aos tipos, os atestados podem ser: de óbito, de vacina, de sanidade física e mental, de insanidade física e mental ou de capacidade laborativa.

A emissão de um atestado médico não pode ser condicionada à especialização do profissional que o elabora, pois, para exercer a medicina em toda sua plenitude, basta o médico estar inscrito em um Conselho Regional de Medicina, sob cuja jurisdição se ache o local de suas atividades. Limitar o direito de emitir atestado em face da especialização do médico constitui lesão aos princípios constitucionais que norteiam o livre exercício profissional e às normas que regulamentam a prática da medicina. O que limita o médico, nesse particular, é a sua própria consciência. Dessa forma, posicionou-se o Conselho Federal de Medicina no Parecer-Consulta CFM nº 28/87.

Existe uma questão muito polêmica: a da declaração do diagnóstico nos atestados. Alguns admitem que o médico deve omitir sempre esse fato, devido ao dogmatismo do segredo profissional. Outros acham necessária a quebra do sigilo, pelos interesses de ordem administrativa ou pública, no sentido de estabelecer, pelo administrador da *res publica,* a relação entre os dias pedidos na licença e a gravidade aventada. O Código de Ética Médica deixa a situação bem definida: só deve haver quebra do segredo a *pedido do paciente*, por *motivo justo* ou por *dever legal.* Quanto à necessidade de colocar o CID nos atestados médicos, resultante da Portaria nº 3.291, de 20 de fevereiro de 1984, do Ministério da Previdência Social, decidiu o Conselho Federal de Medicina, nos Pareceres-Consulta CFM nºs 11/88, 25/88 e 32/90, que o médico só pode firmar atestados revelando o diagnóstico, na forma codificada ou não, nas hipóteses anteriormente referidas. A Portaria supracitada é contraditória, prejudicial ao empregado, comprometedora da fé pública e ostensivamente ilegal por se colocar em franco conflito com a lei.

A Resolução CFM nº 1.658/2002, parcialmente alterada pela Resolução CFM nº 1.851/2008, diz que "os médicos somente podem fornecer atestados com o diagnóstico codificado ou não quando por justa causa, exercício de dever legal, solicitação do próprio paciente ou de seu representante legal", desde que a concordância seja expressa em documento.

Tal fato não constitui quebra do sigilo médico como já havia sido reconhecido pelo Superior Tribunal de Justiça no Mandato de Segurança nº 5.821-2-SP, sendo Relator o Min. Adhemar Maciel, quando não considerou infração a exibição de ficha clínica a pedido da própria paciente, pois segundo seu voto quem ensejou a quebra do segredo foram os interesses da própria paciente.

Diz também no artigo 3º: "Na elaboração do atestado médico, o médico assistente observará os seguintes procedimentos: I) especificar o tempo concedido de dispensa à atividade, necessário para a recuperação do paciente; II) estabelecer o diagnóstico, quando expressamente autorizado pelo paciente; III) registrar os dados de maneira legível; IV) identificar-se como emissor, mediante assinatura e carimbo ou número de registro no Conselho Regional de Medicina. Parágrafo único — Quando o atestado for solicitado pelo paciente ou seu representante legal para fins de perícia médica, deverá observar: I) o diagnóstico; II) os resultados dos exames complementares; III) a conduta terapêutica; IV) o prognóstico; V) as consequências à saúde do paciente; VI) o provável tempo de repouso estimado necessário para a sua recuperação, que complementará o parecer fundamentado do médico perito, a quem cabe legalmente a decisão do benefício previdenciário, tais como: aposentadoria, invalidez definitiva, readaptação; VII) registrar os dados de maneira legível; VIII) identificar-se como emissor, mediante assinatura e carimbo ou número de registro no Conselho Regional de Medicina.

Questão polêmica é saber se pratica o crime de falsidade o médico que, sem examinar uma pessoa que efetivamente é sadia, atesta a sua sanidade. O Tribunal de Justiça de São Paulo considerou como delito definido no artigo 301, do Código Penal, com o agravante de ter sido praticado por um funcionário público, no exercício de suas atribuições.

Outra coisa: o fato de o médico atestar para a sua própria família não pode ser considerado infração ética, pois não existe expresso impedimento a respeito, salvo nos casos de perícias judiciais ou em situações como as de doenças graves e de toxicomanias, e mesmo nestes dois últimos impedimentos não persiste a proibição quando se tratar de único médico na localidade, conforme determina a letra *k*, do artigo 16, do Decreto nº 20.931, de 11 de fevereiro de 1932, em vigor. O atestado, nestas condições, só será censurado se não estiver na conformidade da legislação, ou se apresentar indícios de inveracidade. Este é o resumo do Parecer-Consulta CFM nº 05/91.

Pergunta-se também se o médico pode atestar para si mesmo suas condições de sanidade. Essa é uma situação muito estranha e inusitada, pois o que abordam a norma, a doutrina consagrada e até a jurisprudência são sempre considerações sobre o médico atestando para terceiros. Mesmo assim, é muito difícil aceitar o fato de o médico concentrar, em um só tempo, em si próprio, a condição de examinado e de examinador, de médico e de paciente, policiando-se para que um não comprometa o outro. Portanto, não apenas em face da natural suspeição da veracidade do atestado médico, mas, ainda, pelas justificativas de ordem moral, resta, tão somente, desaconselhar e censurar tal prática. Este é o meu entendimento contido no Parecer-Consulta nº 29/87, do Conselho Federal de Medicina.

Vale a pena frisar que atestado é diferente de declaração. No primeiro, quem firma, por ter fé de ofício, prova, reprova e confirma. Na segunda, apenas, exige-se o relato. Ambos, no entanto, podem merecer da autoridade competente o mesmo valor probante. Entendo que, na área da saúde, apenas os profissionais responsáveis pela elaboração do diagnóstico e da terapêutica são competentes para firmarem atestados. Os outros podem declarar o acompanhamento ou a complementação do tratamento, o que não deixa, também, de constituir uma significativa contribuição.

O atestado de saúde a trabalhador, por disposição da Consolidação das Leis do Trabalho, é obrigatório, ficando assim a critério do profissional a forma pela qual ele examina o empregado por ocasião de sua admissão. A assinatura pelo médico da carteira de saúde ou de um atestado de saúde ao trabalhador é um ato médico, já que atestar é parte integrante do ato ou tratamento médico.

Ainda sobre atestado para afastamento do trabalho, reconhece o Conselho Federal de Medicina, em seu Parecer-Consulta CFM nº 44/99, que, "sendo o atestado feito em papel com a identificação do médico, o uso do carimbo é opcional". No Parecer CFM nº 01/2014 está escrito: "A utilização de carimbo de médico em prescrição é opcional, pois não há obrigatoriedade legal ou ética. O que se exige é a assinatura com identificação clara do profissional e o seu respectivo CRM. Não há proibição expressa para eventuais autoprescrições de médicos, exceto no caso de entorpecentes e psicotrópicos."

O *atestado de óbito* é um documento que tem como finalidade confirmar a morte, determinar a causa da morte e satisfazer alguns interesses de ordem civil, estatístico-demográfica e político-sanitária. A Lei nº 6.015/73, com as corrigendas da Lei nº 6.126/75, em seu artigo 75 diz: "Nenhum sepultamento será feito sem certidão de oficial de registro do lugar do falecimento, extraída após lavratura do assento de óbito, em vista de atestado médico, se houver no lugar, ou, em caso contrário, de duas pessoas qualificadas que tiverem presenciado ou verificado a morte."

Por sua vez, o Decreto nº 20.931/32 proíbe ao médico, na letra *d*, do artigo 16, "atestar óbito de pessoa a quem não tenha prestado assistência médica", ficando os Serviços de Verificação de Óbitos encarregados de atestar a morte dos falecidos sem assistência médica, ou, mesmo com atestados de óbito, quando entender a autoridade sanitária, no interesse da saúde pública. A Lei nº 4.436, de 7 de dezembro de 1984, do Estado de São Paulo, estabelece que no fornecimento de atestado de óbito nos municípios que não dispõem de SVO, "os óbitos de pessoas falecidas de morte natural sem assistência médica deverão ter seus atestados fornecidos por médicos da Secretaria de Saúde e, na sua falta, por qualquer outro médico da localidade". Afirma, ainda, que em qualquer dos casos deverá constar do atestado que a morte ocorreu sem assistência médica e que, se houver suspeita de ter a morte ocorrido de causa não natural, o médico deverá comunicar à autoridade policial. Nas mortes violentas, a competência é dos Institutos Médico-Legais e, onde não houver, dos peritos nomeados pela autoridade responsável pelo inquérito.

A responsabilidade de atestar o óbito em atos cirúrgico-odontológicos é do médico anestesista, como integrante da equipe de profissionais, em virtude de os cirurgiões-dentistas não poderem assinar aquele documento. Nos casos controversos, serão encaminhados à investigação médico-legal. Assim recomenda o Parecer-Consulta CFM nº 32/91.

A Resolução CFM nº 1.779/2005, que regulamenta a responsabilidade médica no fornecimento da Declaração de Óbito, terá seu preenchimento sob a responsabilidade do médico que atestou a morte, obedecendo às seguintes normas:

Em caso de *morte natural* sem assistência médica: nas localidades com Serviço de Verificação de Óbitos (SVO): a Declaração de Óbito deverá ser fornecida pelos médicos do SVO; nas localidades sem SVO: a Declaração de Óbito deverá ser fornecida pelos médicos do serviço público de saúde mais próximo do local onde ocorreu o evento; na sua ausência, por qualquer médico da localidade.

Em caso de *morte com assistência médica*: a Declaração de Óbito deverá ser fornecida, sempre que possível, pelo médico que vinha prestando assistência ao paciente. Quando o paciente estiver internado, deverá ser fornecida pelo médico assistente e, na sua falta, por médico substituto pertencente à instituição. A Declaração de Óbito do paciente em tratamento sob regime ambulatorial deverá ser fornecida por médico designado pela instituição que prestava assistência, ou pelo SVO. A Declaração de Óbito do paciente em tratamento sob regime domiciliar deverá ser fornecida pelo médico assistente ou pertencente ao programa de saúde.

Em caso de morte fetal os médicos que prestaram assistência à mãe ficam obrigados a fornecer a Declaração de Óbito quando a gestação tiver duração igual ou superior a 20 semanas ou o feto tiver peso corporal igual ou superior a 500 (quinhentos) gramas e/ou estatura igual ou superior a 25 cm.

Quando se tratar de *mortes violentas ou não naturais*, a Declaração de Óbito deverá, obrigatoriamente, ser fornecida pelos serviços médico-legais. Nas localidades onde existir apenas 1 (um) médico, este é o responsável pelo fornecimento da Declaração de Óbito.

São obrigados a fazer a declaração de óbito: os chefes de família, a respeito de sua mulher, filhos, hóspedes e agregados; a viúva, a respeito de seu marido, e de cada uma das pessoas indicadas no item antecedente; o filho, a respeito do pai ou da mãe; o irmão, a respeito do irmão, quando não houver pais vivos ou estiverem ausentes; o administrador, gerente, diretor de qualquer estabelecimento público ou privado, a respeito dos que nele falecerem, a não ser que esteja presente algum parente desses já citados; a autoridade policial, sobre pessoas encontradas mortas e, na falta de pessoas competentes por parentesco, aquele que tiver assistido os últimos instantes do falecido.

Tem o atestado de óbito interesses médico-sanitários, possibilitando aos organismos de saúde pública elaborar com precisão uma estatística de *causa mortis.* Por isso, exige-se um diagnóstico correto, contido na Classificação Internacional de Doenças, facilitando àquelas repartições dados exatos para um diagnóstico estatístico-sanitário. Recomenda-se, no seu preenchimento, utilizar os critérios clínico, anatomopatológico ou médico-legal, não omitir a causa básica nem as circunstâncias da morte. Devem ser evitadas certas expressões de causas de morte, como "colapso cardíaco", "colapso cardiorrespiratório", "asfixia", entre outras.

Pode existir mais de uma causa básica de morte? Em determinadas circunstâncias, sim, como: (1) quando as lesões têm a mesma intensidade letal, a exemplo de uma rotura cardíaca traumática e um traumatismo craniofacial gravíssimo por acidente de trânsito, mesmo que uma dessas causas teoricamente leve ao óbito de forma mais imediata que a outra; (2) quando não se pode determinar qual delas de fato produziu a morte, a exemplo de um caso de estrangulamento e de um traumatismo craniano grave em que seus sinais objetivos estejam incompletos e não claramente elucidativos. Nessa situação há quem faça opção por uma única causa, principalmente por aquela em que haja maior responsabilidade criminal. Há também quem se fixe nas duas causas básicas da morte, anunciando-as de forma descritiva, como neste caso: "morte violenta por estrangulamento e fratura do crânio com lesões do cérebro e do cerebelo."

No que se refere ao *boletim médico,* há aqueles que defendem a ideia da divulgação detalhada da enfermidade e da evolução clínica das pessoas influentes, para que a sociedade tenha conhecimento das suas verdadeiras condições. Outros admitem que, por mais importante que seja o paciente, em vida ou após a morte, deve-se a ele respeito às circunstâncias de natureza privada e que o médico deve orientar-se pelos princípios que regem o Código de Ética Médica, relativos ao sigilo profissional. E, finalmente, os que advogam a proposta da administração política do fato, como forma de proteger e resguardar os interesses de ordem pública, de assegurar a ordem social e de manter o equilíbrio emocional da população.

Todavia, tem prevalecido o conceito de que é desaconselhável trazer ao conhecimento público fatos que não interessam de imediato e de que a informação seja sempre discreta e simples, fazendo transpirar somente se a situação é estável, se preocupa os médicos, se há possibilidade de rápida recuperação, ou se o paciente está convalescendo e em condições de alta próxima.

Dessa forma, o boletim médico é uma exigência à qual não se pode contestar. Ela faz parte do direito que tem a sociedade de ser informada sobre situações de saúde de pessoas que transcenderam a sua mera condição de cidadão. Resta-nos, apenas, a obrigação de divulgar o estritamente necessário, sem saciar certos impulsos de curiosidade, nem aproveitar determinadas oportunidades para promover, em hora tão grave, a sua própria imagem.

Por prontuário médico entende-se não apenas o registro da *anamnese* do paciente, mas todo acervo documental padronizado, organizado e conciso referente ao registro dos cuidados prestados. Assim como dos documentos pertinentes a essa assistência.

Consta de exame clínico do paciente, suas fichas de ocorrências e de prescrição terapêutica, os relatórios da enfermagem, da anestesia e da cirurgia, a ficha do registro dos resultados de exames complementares e, até mesmo, cópias de solicitação e de resultado de exames complementares. Constituem um verdadeiro dossiê que tanto serve para a análise das evoluções da doença, como para fins estatísticos que alimentam a memória dos serviços de saúde.

Nunca admitir que o prontuário representa apenas uma peça meramente burocrática para fins da contabilização da cobrança dos procedimentos ou das despesas hospitalares. Pensar também em possíveis complicações de ordem técnica, ética ou jurídica que possam eventualmente ocorrer, quando o prontuário seria um elemento de valor probante fundamental nas contestações sobre possíveis irregularidades. Um dos deveres de conduta mais cobrados pelos que avaliam um procedimento médico contestado é o dever de informar e, dentre esses, o mais arguido é o do registro dos prontuários.

Por fim, a *receita*, assim como o *atestado*, é parte constitutiva e sequencial do ato médico. É a parte integrante do prontuário médico e constitui-se de um documento mediante o qual se indica uma medicação e orientam-se suas formas de administração, seja de formulação magistral (preparado artesanalmente) ou de produto industrializado. Quando essa medicação é registrada em prontuários do paciente, chama-se de *prescrição médica*. Ambas têm importância médica por seu significado estatístico, econômico, administrativo e legal.

Podem receitar ou prescrever medicamentos os médicos e dentistas e aqueles que estejam autorizados a fazê-lo quando em programas previamente elaborados e supervisionados, nos quais se utilizem certos e determinados fármacos ou produtos medicamentosos convencionados. As receitas médicas variam de acordo com o tipo de medicamento no que diz respeito a vigilância, supervisão e controle a serem exercidos pelos estabelecimentos farmacêuticos comerciais, pelas farmácias hospitalares e pelos setores de saúde pública competentes.

A Agência Nacional de Vigilância Sanitária (Anvisa), em relação à receita médica, leva em consideração as seguintes normas: (1) Lei nº 5.991, de 17 de dezembro de 1973, que dispõe sobre o Controle Sanitário do Comércio de Drogas, Medicamentos, Insumos Farmacêuticos e Correlatos, e dá outras providências; (2) Lei nº 9.787, de 10 de fevereiro de 1999, que altera a Lei nº 6.360, de 23 de setembro de 1976, que dispõe sobre a vigilância sanitária, estabelece o medicamento genérico, dispõe sobre a utilização de nomes genéricos em produtos farmacêuticos e dá outras providências; (3) Decreto nº 79.094, de 5 de janeiro de 1977, que regulamenta a Lei nº 6.360, de 23 de setembro de 1976, que submete a sistema de vigilância sanitária os medicamentos, insumos farmacêuticos, drogas, correlatos, cosméticos, produtos de higiene, saneantes e outros; (4) Portaria SVS/MS nº 344, de 12 de maio de 1998, que aprova o Regulamento Técnico das substâncias e medicamentos sujeitos a controle especial.

As receitas simples ou de remédios não controlados devem conter: (1) *Cabeçalho* — impresso que inclui nome e endereço do profissional ou da instituição onde trabalha (clínica ou hospital); registro profissional e número de cadastro de pessoa física ou jurídica, podendo conter, ainda, a especialidade do médico. (2) *Superinscrição* — constituída por nome e endereço do paciente, idade, quando pertinente, e sem obrigatoriedade o uso de um símbolo representado por um "R" cortado, que para alguns seria a abreviação de *receptum* (receba) e para outros uma invocação ao deus Júpiter na busca de inspiração nesse instante tão significativo. Por vezes esse símbolo é omitido e em seu lugar anota-se "uso interno" ou "uso externo", correspondentes ao emprego de medicamentos por vias enterais ou parenterais, respectivamente. (3) *Inscrição* — compreende o nome do fármaco, a forma farmacêutica e sua concentração. (4) *Subscrição* — designa a quantidade total a ser fornecida (em fármacos de uso controlado, essa quantidade deve ser expressa em algarismos arábicos, escritos por extenso, entre parênteses). (5) *Adscrição* — é composta pelas orientações do profissional para o paciente. (6) *Data, assinatura* e *carimbo* — a data deve sempre ser a da consulta. A assinatura deve constar do nome completo, embora a rubrica tenha o mesmo efeito para identificação. O carimbo não identifica o prescritor, apenas expõe o nome completo de quem subscreve a receita. O artigo 35, alínea "c" da Lei nº 5.991, de 17 de dezembro de 1973, determina: "Somente será aviada a receita: que contém a data e a assinatura do profissional, endereço do consultório ou da residência, e o número de inscrição no respectivo Conselho profissional." Dessa forma, não existe a exigência legal do carimbo do médico em receitas, sendo, pois, opcional a sua utilização. Sua finalidade é facilitar a leitura do nome do médico. Não devem constar do carimbo convicções pessoais do médico nem seus títulos honoríficos ou universitários. Caso seja furtado ou extraviado o carimbo, deve o médico de imediato procurar uma delegacia de polícia e fazer um boletim de ocorrência.

A entrega da receita ao paciente tem o caráter obrigatório e nela devem constar as informações mínimas que sejam necessárias para orientar o tratamento. Deve ser legível e sem rasuras. O verso da receita pode ser usado para continuação da receita ou outras recomendações que se considerem necessárias ao tratamento. A receita e a prescrição em prontuários devem ser escritas a tinta, em vernáculo, de forma clara e por extenso.

Célia Maria Dias Madruga e Eurípedes Sebastião Mendonça de Souza (in *Manual de orientações básicas para prescrição médica*. João Pessoa: Idéia; 2009) apontam os seguintes tipos de receitas: (1) *Receita de Controle Especial* — utilizada para a prescrição de medicamentos à base de substâncias constantes das listas C1 (outras substâncias sujeitas a controle especial), C2 (retinoicas para uso tópico) e C5 (anabolizantes). O formulário é válido em todo o território nacional, devendo ser preenchido em 2 (duas) vias. Terá validade de 30 (trinta) dias a partir da data de emissão. A prescrição poderá conter, em cada receita, três substâncias da lista C1 e de suas atualizações. A quantidade prescrita de cada substância da lista C1, C5 e suas atualizações é de 5 (cinco) ampolas, e, para as outras formas farmacêuticas, a quantidade refere-se a 60 (sessenta) dias de tratamento. (2) *Receita Azul ou Receita B* — é um impresso, padronizado, na cor azul, utilizado na prescrição de medicamentos que contenham substâncias psicotrópicas — listas B1 e B2 e suas atualizações constantes na Portaria SVS/MS nº 344/98. Terá validade por 30 (trinta) dias, a partir de sua emissão, e com validade apenas na unidade federativa que concedeu a numeração. Poderá conter 5 (cinco) ampolas. Para as demais formas farmacêuticas o tratamento será correspondente a 60 (sessenta) dias. (3) *Receita Amarela* ou *Receita A* — é um impresso, na cor amarela, para a prescrição dos medicamentos das listas A1 e A2 (entorpecentes) e A3 (psicotrópicos). Poderá conter somente um produto farmacêutico. Será válida por 30 (trinta) dias, a contar da data de sua emissão, em todo o território nacional. Exige-se que as notificações de *Receita A*, quando para aquisição em outra unidade federativa, sejam acompanhadas de receita médica com justificativa de uso. E as farmácias, por sua vez, ficarão obrigadas a apresentá-las, em até 72 (setenta e duas) horas, à autoridade sanitária local, para averiguação e visto. (4) *Receita Especial de Retinoides* — lista C2 (retinoides de uso sistêmicos), com validade por um período de 30 (trinta) dias e somente dentro da unidade federativa que concedeu a numeração. Poderá conter 5 (cinco) ampolas. Para as demais formas farmacêuticas, a quantidade para o tratamento corresponderá no máximo a 30 (trinta) dias a partir da sua emissão. (5) *Receita Especial para Talidomida* — lista C3, tratamento para 30 (trinta) dias; validade de 15 (quinze) dias. (6) *Receita de Substâncias antirretrovirais* — lista C4. Formulário próprio, estabelecido pelo programa de DST/AIDS.

Há ainda a *Receita Renovável*, que é um modelo criado para atender os doentes crônicos. Seu sentido é evitar que o paciente tenha que se deslocar com frequência aos centros de saúde e hospitais para obtenção exclusiva de receitas. Deve ser utilizada com cuidado e levando em conta certos requisitos.

O talão de Notificação de Receita A é distribuído gratuitamente ao profissional do hospital, da clínica ou ao autônomo, pela autoridade sanitária estadual ou municipal. Para solicitar o talão de Notificação de Receita A ou retirar a numeração para imprimir os blocos de Notificação de Receita B ou a de Retinoides de Uso Sistêmico, o profissional deverá dirigir-se pessoalmente junto à autoridade sanitária local, munido de carteira do CRM e documentos que indiquem sua residência.

No caso de o profissional não ter disponibilidade de ir pessoalmente à Anvisa, poderá solicitar a retirada de ficha cadastral, talão e/ou numeração, por pessoa de sua confiança, e para tal deverá autorizá-la por escrito no receituário comum do profissional, anexando cópia da documentação: carteira do CRM e documento que indique sua residência ou domicílio.

Por fim, acredito caber neste espaço a seguinte formulação: pode o médico especialista incluir comentários ou sugestões em laudos de exames laboratoriais ou radiológicos? Acredito que sim, todavia ao médico assistente cabe a decisão de aceitá-los ou não. Em igual sentido está a conclusão do Parecer-Consulta CFM nº 29/2018: "conclui-se que a colocação de comentários nos resultados de exames não confronte a norma sanitária, muito menos o CEM, visto que a Resolução CFM nº 813/1977 não veda essa prática e que deverá ser feita com base científica, trazendo benefício para o médico solicitante, o qual poderá acatá-la ou não, sempre em favor do paciente."

---

*É vedado ao médico:*

*Artigo 80 — Expedir documento médico sem ter praticado ato profissional que o justifique, que seja tendencioso ou que não corresponda à verdade.*

---

Além de constituir grave infração aos postulados éticos da profissão, o fato de fornecer atestado médico sem ter exercido o ato profissional que o justifique, ou que não venha corresponder à verdade, infringe a legislação penal, no crime de *falsidade de atestado médico,* assim estipulado no artigo 302: "dar o médico, no exercício da sua profissão, atestado falso: Pena — detenção, de um mês a um ano."

O atestado médico, ainda que não tenha formalidade e não se exija de quem o subscreve um compromisso legal, sendo ele, por isso, uma peça informativa e de simples início de prova, deve merecer de quem o assina todos os requisitos de comprovada validade, visto que ele exerce uma profissão do mais alto interesse social. Assim, o atestado sempre deve ter a presunção de idoneidade e da exata veracidade técnica, e como tal deve ser visto, até que se possa provar o seu favorecimento ou a sua falsidade.

Infelizmente, o atestado falso não tem sido tão raro na prática médica, sempre com as justificativas de atestados "graciosos", pelo fato de serem fornecidos sem interesse pecuniário ou por ser uma prática que se diz generalizada. E por aí a confiabilidade do atestado começa a minar o prestígio da profissão e deixar o médico sem saber se o seu atestado, que é idôneo, vai ser aceito como verdadeiro ou falso.

A fraude do atestado médico está na sua falsidade ideológica. Está fraudado na sua substância, no seu conteúdo. A sua irregularidade, portanto, está no seu teor, na sua natureza intelectual, praticada por um agente especial que é o médico, quando subverte o exercício regular de um direito.

Na sua essência material ele pode até ser correto, pois foi firmado por alguém habilitado a fazê-lo. A falsidade material diz respeito apenas à sua falsificação, quando por exemplo ele é expedido por alguém que não possui habilitação legal nem habilitação profissional, ou seja, por alguém que não é médico.

A falsidade pode ser na existência ou na inexistência de uma enfermidade, na falsa condição de higidez pretérita ou atual, em um tipo de patologia, na *causa mortis* e no seu agente causador, ou em qualquer informação dessa ordem que não seja verdade.

O que se pune nesta forma de delito é tão somente a inveracidade que o atestado pretende provar. E mais: a falsidade pode ser praticada tanto em relação ao que é fundamental como ao que é secundário, desde que altere em substância o conteúdo do atestado e o juízo feito sobre o mesmo.

Entre os atestados falsos surge um novo tipo: o *atestado piedoso*. Sempre são pedidos como forma de suavizar um diagnóstico mais severo, principalmente quando se trata de pacientes portadores de doenças graves e incuráveis. E assim, alguns facultativos, atendendo à solicitação de familiares, atestam enfermidade diversa, sempre de caráter benigno, na intenção de confortar o paciente. Embora piedoso, tal gesto é reprovável.

Com tais cuidados, mesmo para os resultados das análises de pesquisas clínicas, o Conselho Federal de Medicina determinou que "na área de Patologia Clínica, Citologia, Anatomia Patológica, Imuno-hematologia, Radiologia, Radioisotopologia, Hemoterapia e Fisioterapia sejam fornecidos sob a forma de laudos médicos firmados pelo médico responsável pela sua execução. Estes laudos devem conter, quando indicado, uma parte expositiva e outra conclusiva. O laudo médico fornecido é de exclusiva competência e responsabilidade do médico responsável pela sua execução".

Está mais que provado ser o laudo médico ou pericial o instrumento mais valorizado nas questões de maior complexidade na área médica, pois o atestado pela sua singeleza e carência de descrição não alcança todas as particularidades que certos casos encerram. Daí porque só o laudo atende a tal necessidade. Deixar de registrar e analisar tais características é simplesmente uma maneira de despojar quem vai analisar o laudo de uma ideia pessoal e tirar-lhe a oportunidade de se convencer da verdadeira natureza do mal. Pelo menos, a inadmissibilidade da concessão de interdição com base apenas em atestado médico e a imprescindibilidade do laudo pericial estão na inteligência do artigo 1.183 do Código de Processo Civil: "Decorrido o prazo a que se refere o artigo antecendente, o juiz nomeará perito para proceder ao exame do interditando. Apresentado o laudo, o juiz designará audiência de instrução e julgamento." Há, portanto, necessidade de apresentação de laudo completo e circunstanciado do estado do interditando sob pena de anulação de processo.

Nestes casos, o laudo médico é obrigatório e não facultativo, e o exame pericial é imprescindível para a segurança da decisão judicial (RT 715/133). Como afirmam Nelson Nery Júnior e Rosa Maria Andrade Nery: "A lei exige a realização de perícia médica em processo de interdição, sob pena de nulidade. A tarefa do perito consiste em apresentar laudo completo e circunstanciado da situação físico-psíquica do interditando, sob pena do processo ser anulado. O laudo não pode circunscrever-se a mero atestado médico em que se indique por código a doença do suplicado" (em *Código de processo civil comentado*, São Paulo: Editora Revista dos Tribunais, 1999).

O primeiro e único objetivo do laudo médico ou do laudo pericial é dar à autoridade julgadora elementos precisos para sua convicção. E por isso a substância da análise que o laudo reflete é oferecer a imagem mais real possível do dano e do seu modo etiopatogênico do qual foi ele resultante.

Todo dano corporal à saúde, seja físico ou psíquico, como um verdadeiro corpo lesional, carrega no seu conjunto uma lista sem fim de detalhes que necessitam de registro para uma apurada interpretação. E tudo depende de quem vai valorizá-lo na medida exata de cada caso.

Não se pode considerar como elemento probante, de consistência técnica e científica, a afirmação simples e por escrito contida em um atestado, sem uma descrição judiciosa das estruturas comprometidas, de suas causas e de seus nexos causais, capazes de justificar aquela afirmação. O atestado, em que pese o respeito que merece seu ilustre subscritor, é um documento unilateral que não pode sobrepor-se ao laudo médico.

## *Artigo 81 — Atestar como forma de obter vantagens.*

Se o atestado médico falso tem a finalidade de angariar vantagens, entre elas a de ampliar a clientela com fins tacitamente lucrativos, pune-lhe o Código de Ética Médica e agrava-lhe a pena a legislação penal, no parágrafo único do artigo 302.

Muitos desses atestados falsos são dados na intimidade dos consultórios da clínica privada, tendo como finalidade a esperteza de agradar o cliente e ampliar, pela simpatia, os limites da clientela.

Sente-se que em tais situações essa lei é demasiadamente indulgente, pois, embora falsos, são diferentes os atestados em que um é emitido sem nenhum interesse a não ser o de agradar, e o outro, com a manifesta má-fé de quem usa sua profissão para vender atestados. A pena de multa, como está estabelecido no Código Penal, é muito amena para quem comete tão grave infração.

---

*Artigo 82 — Usar formulários institucionais para atestar, prescrever e solicitar exames ou procedimentos fora da instituição a que pertençam tais formulários.*

---

Não poderia ser considerada conduta lícita o fato de o médico levar para seu consultório particular formulários de atestado de instituições públicas, para atestar em favor de seus clientes, unicamente como modalidade de se fazer simpático e captar clientela, mesmo se o que ele estiver atestando seja verdadeiro.

O fato é que isso não constitui apenas uma transgressão administrativa contra a repartição pública da qual o médico utiliza seus formulários, em uma forma manifesta de insinuar uma atividade, como tendo sido realizada em suas dependências. Representa, também, pelo seu caráter ilícito de usurpação de função pública, uma infração ética e um delito punível de forma agravada, como exercício impróprio de uma atividade profissional.

---

*Artigo 83 — Atestar óbito quando não o tenha verificado pessoalmente, ou quando não tenha prestado assistência ao paciente, salvo, no último caso, se o fizer como plantonista, médico substituto ou em caso de necropsia e verificação médico-legal.*

---

O atestado de óbito tem como finalidade não só confirmar a morte, mas, ainda, a definição da *causa mortis* e os interesses de ordem legal e médico-sanitária. Daí a importância desse documento tantas vezes relegado por alguns. Nos locais onde não existam médicos, o óbito pode ser declarado por duas testemunhas idôneas que tiverem presenciado ou verificado o falecimento.

A legislação pertinente fala sempre de "declaração de óbito" (Lei nº 11.976/2009), entendendo-se como tal o documento com todos os seus itens constitutivos. Entre esses itens está o "atestado médico de morte" preenchido por profissional médico habilitado, em que constam as causas de morte.

O Conselho Federal de Medicina, levando em conta a imperiosidade de regular a competência e disciplinar a correta emissão do atestado de óbito, decidiu, por meio da Resolução CFM nº 1.779/2005, que regulamenta a responsabilidade médica no fornecimento da Declaração de Óbito, adotar uma série de medidas que já se faziam necessárias. Assim, está estabelecido que o preenchimento dos dados constantes na Declaração de Óbito é da responsabilidade do médico que atestou a morte e que este preenchimento obedecerá às seguintes normas:

1. *Morte natural*: I. Morte sem assistência médica: a) Nas localidades com Serviço de Verificação de Óbitos (SVO): a Declaração de Óbito deverá ser fornecida pelos médicos do SVO; b) Nas localidades sem SVO: a Declaração de Óbito deverá ser fornecida pelos médicos do serviço público de saúde mais próximo do local onde ocorreu o evento; na sua ausência, por qualquer médico da localidade. II. Morte com assistência médica: a) A Declaração de Óbito deverá ser fornecida, sempre que possível, pelo médico que vinha prestando assistência ao paciente. b) A Declaração de Óbito do paciente internado sob regime hospitalar deverá ser fornecida pelo médico assistente e, na sua falta, por médico substituto pertencente à instituição. c) A Declaração de Óbito do paciente em tratamento sob regime ambulatorial deverá ser fornecida por

médico designado pela instituição que prestava assistência, ou pelo SVO. d) A Declaração de Óbito do paciente em tratamento sob regime domiciliar (Programa Saúde da Família, internação domiciliar e outros) deverá ser fornecida pelo médico pertencente ao programa ao qual o paciente estava cadastrado, ou pelo SVO, caso o médico não consiga correlacionar o óbito com o quadro clínico concernente ao acompanhamento do paciente.

2. *Morte fetal*: Em caso de morte fetal, os médicos que prestaram assistência à mãe ficam obrigados a fornecer a Declaração de Óbito quando a gestação tiver duração igual ou superior a 20 semanas ou o feto tiver peso corporal igual ou superior a 500 (quinhentos) gramas e/ou estatura igual ou superior a 25 cm.

3. *Mortes violentas ou não naturais*: A Declaração de Óbito deverá, obrigatoriamente, ser fornecida pelos serviços médico-legais. Nas localidades onde existir apenas 1 (um) médico, este é o responsável pelo fornecimento da Declaração de Óbito.

Nos casos de o óbito ocorrer em pacientes internos, caberá a emissão do atestado ao médico que houver dado assistência ao paciente, mesmo depois de sua alta, a não ser que exista algum fato que indique a necessidade da investigação médico-legal. No seu impedimento, o fornecimento do atestado poderá ser feito pelo médico de plantão. Tal procedimento vem atender à garantia de que os óbitos sejam registrados com a devida *causa mortis* e as famílias não fiquem constrangidas pela dificuldade de obter atestado de óbito nas repartições ditas competentes.

Mesmo que o plantonista não tenha prestado assistência ao paciente e nem seja seu médico substituto, ele dispõe na unidade hospitalar de registros e informações que lhe facilitam nessa tarefa. Se a instituição conta com médico do corpo clínico que faz visita diariamente aos pacientes internados, esse tem mais condições na declaração do óbito.

Só justifica a recusa de um ou de outro se se tratar de morte violenta ou suspeita.

O médico não deve cobrar pelo atestado de óbito do paciente que estava sendo assistido, por ser esse documento uma extensão do ato médico. Com muito mais razão aqueles que trabalham nos Serviços Médico-Legais e nos Serviços de Verificação de Óbitos. No entanto, o Conselho Federal de Medicina, através do Parecer-Consulta CFM nº 19/88, aprovado em sessão plenária de 16 de junho de 1988, atendendo ao Parecer A.J. nº 057/87, decidiu não considerar afronta às disposições éticas em vigor o médico que foi chamado para examinar um paciente previdenciário e o encontrou morto e, como não existisse serviço médico-legal ou de verificação de óbito, nem outro médico da Previdência, confirmou a morte e cobrou os devidos honorários por um ato médico pelo qual devia ser remunerado.

---

*Artigo 84 — Deixar de atestar óbito de paciente ao qual vinha prestando assistência, exceto quando houver indícios de morte violenta.*

---

A Resolução citada no dispositivo anterior determina que é dever do médico atestar óbito de paciente junto a quem ele vinha prestando assistência, ainda que ocorra fora do ambiente hospitalar, salvo quando se tratar de morte suspeita ou violenta, cabendo ao profissional legalmente autorizado emitir o atestado. Como já vimos, a morte suspeita é aquela que surge de forma inesperada e sem uma causa justificável. E a morte violenta, aquela decorrente de uma ação externa, seja ela súbita ou agônica.

Com esse entendimento, tendo o médico assistido o paciente e não tendo ele nenhuma dúvida quanto a uma causa de morte diversa de uma causa natural, e estando dentro de uma certa expectativa, não há por que negar-lhe o atestado de óbito, pois esta é uma fase a mais do ato médico.

O Decreto nº 20.931, de 11 de fevereiro de 1932, trata especificamente da matéria, no artigo 15, que diz: "São deveres dos médicos: (...) e) atestar o óbito em impresso fornecido pelas repartições sanitárias, com a exata *causa mortis,* de acordo com a nomenclatura nosológica internacional de estatística demógrafo-sanitária"; e no artigo 16, em que afirma: "É vedado ao médico: (...); 1) recusar-se a passar atestado de óbito de doente a quem venha prestando assistência, salvo quando houver motivo justificado, do que deverá dar ciência, por escrito, à autoridade sanitária."

E qual seria o prazo, após a última consulta, para fornecimento do atestado de óbito? O Conselho Regional de Medicina do Estado do Paraná, sobre o assunto, define em seu Parecer CRMPR nº 210/91: "não se pode relacionar em termo de prazo e, sim, que apenas pode atestar o óbito quem vinha assistindo o doente, e, como já foi explanado, exista relação fisiopatológica da doença diagnosticada por ocasião da consulta eventual, e a causa do óbito."

Quanto às peças anatômicas ou membros amputados em cirurgias, é claro, não há necessidade de preenchimento de um atestado ou de uma declaração de óbito, mesmo que o destino da peça seja o sepultamento. Nesses casos, o hospital pode fazer um breve relatório para o cemitério, constante da identificação do paciente, da sua patologia e de algumas informações do ato cirúrgico. Todavia, a melhor solução ainda é a incineração, dentro das recomendações do Decreto Federal nº 61.817, de 1º de dezembro de 1967 e do Parecer-Consulta CFM nº 04/96. Por outro lado, se há partes ou parte de cadáver, como por exemplo pela ação violenta do despostejamento ou das explosões, e desde que permitam a identificação de determinada pessoa, não se vê por que deixar de fornecer o respectivo atestado, obviamente, por quem tem competência médico-legal.

No que se refere ao atestado de óbito no período perinatal, o CID-10 definiu tal estágio a partir da 22ª semana de gravidez, quando o feto alcança cerca de 500 g. Como a Lei dos Registros Públicos obriga o registro dos natimortos, sem definir o que seja, a partir daquela data deve-se lavrar o competente atestado, por tratar-se de uma perda fetal tardia. O ideal, porém, seria o registro nas repartições sanitárias de todas as perdas fetais. O Conselho Federal de Medicina, em sua Resolução CFM nº 1.779/2005, diz o seguinte: "Em caso de morte fetal os médicos que prestaram assistência à mãe ficam obrigados a fornecer a declaração de óbito do feto, quando a gestação tiver duração igual ou superior a 20 semanas ou o feto tiver peso corporal igual ou superior a 500 gramas e/ou estatura igual ou superior a 25 cm."

Com o advento da Lei nº 11.976/2009, a declaração de óbito, assim chamada mesmo em oposição à Lei de Registros Públicos, passou a ter uma conotação legal como se vê no seu artigo 1º: "O documento oficial do Sistema Único de Saúde para atestar a morte de indivíduos, pacientes e não pacientes, é a Declaração de Óbito." Essa lei também cria as comissões ou serviços de investigação e verificação de óbitos no âmbito das secretarias estaduais e municipais de saúde, para a resolução de casos de falecimentos por causas mal definidas e a busca da plena notificação dos falecimentos ao Sistema Único de Saúde (artigo 5º).

Se existirem apenas partes do cadáver resultantes de uma ação violenta, como, por exemplo, uma explosão ou despostejamento, que permitam uma identificação segura, nada impede o fornecimento do respectivo atestado de óbito a determinada pessoa, desde que o médico tenha atribuições médico-legais. Por fim, o atestado de óbito no período perinatal após a 22ª semana de gravidez, quando o feto alcança o peso de 500 gramas, deve ser fornecido, pois a Lei dos Registros Públicos obriga o registro dos natimortos e a CID-10 os considera naqueles parâmetros.

Quem deve assinar o atestado de óbito?

Como o atestado de óbito é um documento que sempre enseja certas implicações de natureza ético-jurídica, há algumas regras que não podem ser esquecidas: (1) não assinar atestados em branco nem deixar espaços vazios, inclusive verificando se todos os itens da identificação da declaração estão devidamente preenchidos; (2) escrever com letra legível ou em letras de fôrma, sem borrões nem retificações, usando de preferência tinta de cor preta ou azul; (3) evitar o uso de abreviaturas; (4) certificar-se da identidade do morto; (5) não assinar atestado de óbito em casos de morte violenta, a não ser quando legalmente autorizado; (6) a declaração de óbito fetal é da competência exclusiva do médico; (7) as partes de cadáver, como cabeça, ossos ou membros encontrados aleatoriamente, são da competência dos Institutos Médico-Legais; (8) quanto às partes amputadas por ocasião de atos cirúrgicos, recomenda-se a iem umação em cemitérios públicos acompanhada de um relatório médico contendo especificações das partes e identificação do paciente, ou a incineração dentro das recomendações e do Parecer-Consulta CFM nº 04/1996; (9) usar como causa básica sempre as especificadas na Classificação Internacional de Doenças, adotada pela Associação Médica Mundial; (10) evitar como causa básica certas expressões como parada cardíaca, insuficiência cardiorrespiratória ou hematêmese; (11) é também de responsabilidade do médico o preenchimento completo dos dados de identidade do falecido, no que diz respeito a nome completo, cor, idade, sexo e filiação, além de local, hora, data e causa da morte (Parecer-Consulta CFM nº 16/1995).

Pela lei, são obrigados a fazer declarações sobre o óbito: os chefes de família, a respeito de sua mulher, filhos, hóspedes e agregados; a viúva, sobre seu marido e as pessoas anteriormente indicadas; o filho, a respeito do pai ou da mãe; o irmão, sobre o outro irmão quando não houver pais vivos ou estiverem ausentes; o administrador, gerente, diretor de qualquer estabelecimento público ou privado, a respeito dos que nele falecerem, a não ser que esteja presente algum parente desses já citados; a autoridade policial, sobre pessoas encontradas mortas e, na falta de pessoas competentes por parentesco, aquele que tiver assistido aos últimos instantes do falecido.

*Artigo 85 — Permitir o manuseio e o conhecimento dos prontuários por pessoas não obrigadas ao sigilo profissional quando sob sua responsabilidade.*

O prontuário médico é não apenas o registro da anamnese do paciente, mas todo acervo documental padronizado, organizado e conciso, referente ao registro dos cuidados médicos prestados, assim como aos documentos pertinentes a essa assistência.

Constam de exame clínico do paciente suas fichas de ocorrência e de prescrição terapêutica, os relatórios da enfermagem, da anestesia e da cirurgia, a ficha do registro dos resultados de exames complementares e, até mesmo, cópias de solicitação e de resultado de exames complementares. Constituem um verdadeiro dossiê que tanto serve para a análise da evolução da doença, como para fins estatísticos que alimentam a memória do serviço e como defesa do profissional, caso ele venha a ser responsabilizado por algum resultado atípico ou indesejado.

Nunca admitir que o prontuário represente uma peça meramente burocrática para fins da contabilização da cobrança dos procedimentos ou das despesas hospitalares. Pensar sempre em possíveis complicações de ordem técnica, ética ou jurídica que possam eventualmente ocorrer, quando o prontuário seria um elemento de valor probante fundamental nas contestações sobre possíveis irregularidades. Um dos deveres de conduta mais cobrados pelos que avaliam um procedimento médico contestado é o dever de informar e, dentre esses, o mais arguido é o do registro dos prontuários.

O médico, como recomenda o presente dispositivo, não deve facilitar o acesso a manuseio ou ao conhecimento dos prontuários, papeletas ou qualquer documento de anotações sujeitos ao segredo profissional, por pessoas que não estejam na relação de trabalho ou não obrigadas ao mesmo compromisso.

O fato mais comum, neste particular, é a relação do médico com a imprensa.

Entendemos que, ao se reclamarem da imprensa determinados princípios éticos, o que se quer não é aparelhar a divulgação dos fatos, mas que seja ela imparcial e fiel e que as coisas sejam colocadas em seus devidos lugares: no interesse do conjunto da sociedade e no respeito à dignidade de cada um. Não se pode aceitar a "ética de resultado", em que se procura a vantagem imediata, oportunisticamente conquistada sobre um pragmatismo mais inconsequente, apenas para marcar "furos". Muitas vezes perguntamos: o que se espera atingir com a divulgação de certas notícias? Quem determina o que deve ser veiculado e com que finalidade? Quantas "verdades" existem sobre determinado fato e a quem a imprensa serve? O importante será sempre conciliar a notícia dos fatos com os interesses coletivos, ficando o controle dessa relação exercido por regras definidas pela sociedade civil.

Sabemos que os médicos mostram-se muito relutantes à ideia de compartilhar com a sociedade a hegemonia do saber médico, deixando a imprensa, algumas vezes, sem poder informar. E mais: ambas, a medicina e a imprensa, têm contas a acertar com o cidadão. Ambas têm um débito para com a verdade que se deve e pode informar. Assim, se à medicina cabem críticas ao seu hermetismo — nem sempre bem justificado por situações que não chegam à órbita do segredo profissional — cabem também à imprensa reparos sérios que vão desde a imensa concentração de poderes dos empresários da notícia, até a sua atenção deliberada ao sensacionalismo e à manifesta intolerância à privacidade individual.

Nessa relação, deve ficar bem definido que ao médico é oportuno repensar seu ato profissional, como perspectiva de ato político capaz de enfrentar condições mais adversas, mas respeitando sempre a privacidade do paciente. E, à imprensa, o compromisso de informar com imparcialidade e correção, não só como instrumento de formação de opinião pública, mas como um efetivo meio de ajudar as coletividades nas conquistas dos seus direitos mais inalienáveis, entendendo que diante de certos fatos da relação profissional do médico há muitos interesses do paciente que devem ser preservados, em favor de sua privacidade. E mais: entender que nem sempre é o diagnóstico do mal ou a quantidade e a qualidade do dano o fato a ser preservado. Muitas vezes o que se procura proteger do conhecimento público são as circunstâncias que motivaram tais incidentes (ver RT 733/423).

Por outro lado, entendo que não existem motivos para que se enviem às instituições públicas ou privadas de saúde os prontuários dos pacientes. Não há referência a qualquer norma que obrigue, mesmo por empréstimo, a remessa desses prontuários aos contratantes de serviços. Assim está definido no Parecer-Consulta CFM nº 02/94.

Nem mesmo o poder judiciário tem esse privilégio. Assim se reportou o Supremo Tribunal Federal no *Habeas Corpus* nº 39.308 de São Paulo, de cuja emenda se lê: "*Segredo Profissional*: Constitui constrangimento ilegal a exigência da revelação do sigilo e participação de anotações constantes das clínicas e hospitais." Igualmente pronunciou-se em acórdão do Recurso Extraordinário Criminal nº 91.218-5-SP, 2ª Turma, negando o direito de requisição da ficha clínica e admitindo apenas ao perito o direito de consultá-la, mesmo assim, obrigando-o ao sigilo pericial, como forma de manter o segredo profissional (RT, 562, ago./1982, 407/425).

No entanto, por solicitação do paciente e em sua própria defesa, admite-se que o médico não comete infração de divulgação do segredo profissional se ele testemunhar ou apresentar cópias de prontuários, de papeletas ou de boletins. Também não se pode negar ao perito do juiz acesso a esses documentos.

Entendemos ainda que as instituições prestadoras de serviços médicos não estão obrigadas a enviar seus prontuários, mesmo por empréstimo, aos seus contratantes públicos ou privados, nem aos Conselhos e Saúde. Assim está estabelecido nos Pareceres-Consulta CFM nºs 02/94 e 05/96.

O Parecer-Consulta CFM nº 22/2000 diz que são deveres ético e legal do médico manter sigilo quanto ao prontuário do paciente, só o podendo revelar com autorização expressa deste ou de seu representante legal. E que a requisição, mesmo judicial, que implique retirada do prontuário do hospital, constitui coação ilegal. Em se tratando de investigação de crime de ação pública incondicionada, é cabível, no resguardo do interesse social e desde que não implique procedimento criminal contra o paciente, pôr-se o prontuário à disposição, para exame por perito-legista, restrito aos fatos sob investigação e não sobre o conteúdo do prontuário, e sob sigilo pericial.

O Conselho Federal de Medicina, também por meio de sua Resolução CFM nº 1.605/2000, estabeleceu que o médico não pode fornecer informações de prontuário sem o consentimento do paciente e que, mesmo nos casos de doenças de notificação compulsória, tal informação deve ser prestada à autoridade competente, sem a remessa do prontuário do paciente. Nos casos de instrução processual, por autoridade judiciária, o médico disponibilizará os documentos pertinentes ao perito nomeado pelo juiz, para que neles seja feita a devida análise pericial, a qual ficará restrita aos fatos em questionamento. Todavia, se houver autorização expressa do paciente, o médico poderá encaminhar cópias de fichas ou prontuários à autoridade judicial requisitante ou aos Conselhos Federal e Regionais de Medicina. Acrescenta ainda esta Resolução que, em caso de sua defesa pessoal, o médico poderá apresentar a ficha ou prontuário à autoridade competente, solicitando que a matéria seja mantida em segredo de justiça, do que pessoalmente discordo.

---

*Artigo 86 — Deixar de fornecer laudo médico ao paciente ou a seu representante legal quando aquele for encaminhado ou transferido para continuação do tratamento ou em caso de solicitação de alta.*

---

O médico não pode deixar de fornecer laudo circunstanciado do paciente quando de sua transferência ou encaminhamento para fins de tratamento, ou na alta, se solicitado. Mesmo que neste dispositivo não esteja especificado que tipo de informações ou quando elas não possam ser dadas, entende-se que o profissional deve sempre fornecer, quando intimado pelo seu assistido, o máximo de informações que venham a favorecer seus interesses, salvo se, a seu juízo, essas informações possam trazer-lhe desconforto ou malefícios. Nesses casos, o médico deve desestimular tal intento. Isso quer dizer, em suma, que não se devem dar todas as informações que são solicitadas, notadamente quando esse fato possa trazer prejuízos para o solicitante, em vista dos seus próprios interesses.

Deve entender também o médico que o fornecimento de tais documentos não se constitui em mera cortesia ou favor, mas um direito que tem o paciente de os solicitar, pois isso é parte integrante do ato médico. A situação torna-se mais evidente quando esse pedido tem como finalidade passar informações a outro colega, para complementação de tratamento ou para assegurar direitos do paciente.

Acredito caber nesta discussão o fato de o doente ter o direito de acesso às lâminas e aos blocos de parafina para análise ou opinião de outro colega. Em tese, esse material pertence ao paciente para garantir seus interesses e fazer valer suas necessidades. Ao patologista, a guarda e a responsabilidade de sua utilização. O paciente terá a disponibilidade permanente das informações que aquele material possa trazer em seu benefício. Esta é a regra. Em face do exposto, o Conselho Federal de Medicina, através do Parecer CFM nº 13/94, aprovou o seguinte: (1) O material enviado para o diagnóstico ao laboratório de anatomia patológica pertence ao paciente; (2) Só o paciente pode autorizar a solicitação feita por outro médico para o envio de lâminas e/ou blocos de parafina para que sejam examinados por outro anatomopatologista; (3) Tem o anatomopatologista que fez o exame a obrigação de entregar essas lâminas; (4) Existe recomendação de que os diagnósticos concordantes ou não devam ser levados ao conhecimento do primeiro anatomopatologista; (5) Para que esses procedimentos possam acontecer, é necessário que o anatomopatologista mantenha sob sua guarda as lâminas devidamente acondicionadas e classificadas. E acrescenta: por um período não inferior a dez anos.

Quanto ao preenchimento de formulários para concessão dos benefícios do seguro de vida, diz simplesmente a Resolução CFM nº 2.003/2012 que é vedado ao médico assistente o preenchimento de formulários elaborados por empresas seguradoras com informações acerca da assistência prestada a pacientes sob seus cuidados. Não vejo nenhum ilícito ético em o médico assistente que acompanhou um paciente venha, a seu pedido, preencher formulários de seguro de vida, devendo constar apenas o diagnóstico da doença, sua evolução, início e tempo de internamento, tratamentos anteriores ou a *causa mortis*, desde que em mortes de causa natural. Nos casos de morte ou lesão violenta, basta a cópia do laudo de necropsia ou de dano corporal e a da ocorrência policial para estar apto a acionar o seguro.

Por fim, em relação a alta hospitalar, o Parecer-Consulta CFM nº 33/2000 recomenda que "o médico não deve fornecer alta a paciente de que cuida quando considerar que isso pode acarretar-lhe risco de vida. Se os responsáveis ou familiares do doente, no desejo de transferi-lo, não se convencerem do acerto da conduta do médico, deve este transferir a assistência que vinha prestando para outro profissional indicado ou aceito pela família, documentando as razões da família".

---

*Artigo 87 — Deixar de elaborar prontuário legível para cada paciente.*

*§ 1º — O prontuário deve conter os dados clínicos necessários para a boa condução do caso, sendo preenchido, em cada avaliação, em ordem cronológica, com data, hora, assinatura e número de registro do médico no Conselho Regional de Medicina.*

*§ 2º — O prontuário estará sob a guarda do médico ou da instituição que assiste o paciente.*

*§ 3º — Cabe ao médico assistente ou a seu substituto elaborar e entregar o sumário de alta ao paciente ou, na sua impossibilidade, ao seu representante legal.*

---

Malgrado todo esforço, infelizmente, por questão de hábito ou de economia de tempo — razões injustificáveis — o médico brasileiro tem-se preocupado muito pouco com a documentação do paciente, com destaque para uma elaboração mais cuidadosa do prontuário. Se a análise for feita nos ambulatórios, vamos ver que essa situação é ainda mais grave. Seria muito significativo, principalmente, a partir do aparelho formador, que se fizesse ver a importância de que se reveste tal documento para o paciente e para as instituições de saúde.

Entende-se por prontuário médico não apenas o registro da anamnese do paciente, mas todo acervo documental padronizado, ordenado e conciso, referente ao registro dos cuidados médicos prestados e aos documentos anexos. Constam de exame clínico do paciente, suas fichas de ocorrências e de prescrição terapêutica, os relatórios da enfermagem, os relatórios da anestesia e da cirurgia, a ficha de registro dos resultados de exames complementares e, até mesmo, cópias de atestados e de solicitações de exames. Constituem um verdadeiro dossiê que tanto serve para a análise da evolução da doença, como para fins estatísticos que alimentem a memória do serviço e como defesa do profissional, caso ele venha a ser responsabilizado por algum resultado atípico ou indesejado. Nunca admitir que o prontuário representa uma peça meramente burocrática para fins da contabilização estatística ou do interesse da cobrança dos procedimentos ou das despesas hospitalares. Pensar sempre em possíveis implicações de ordem técnica, ética ou jurídica que possam eventualmente ocorrer, quando o prontuário seria um elemento de valor probante fundamental nas contestações sobre possíveis irregularidades.

Tão importante é o preenchimento correto do prontuário, que o Conselho Regional de Medicina do Estado de São Paulo, através da Resolução CREMESP nº 70/95, criou a Comissão de Revisão de Prontuários Médicos, de caráter obrigatório, nas Unidades de Saúde onde se presta assistência médica de sua jurisdição, com tempo de mandato e processo de escolha de seus membros consignados no Regimento Interno do Corpo Clínico da instituição hospitalar. À Comissão de Avaliação de Prontuário compete a fiscalização dos itens obrigatórios, letra legível do profissional que atendeu ao paciente, registro diário da evolução clínica, prescrição dos medicamentos e o tipo de alta.

Um prontuário mal elaborado não traz apenas prejuízo para o paciente, o que de fato é o mais grave, traz implicações na avaliação do acompanhamento das doenças e na sua estimativa sobre consultas ou internamentos anteriores, além de subverter os dados comparativos de interesse do serviço. Por isso, não é recomendável apenas fazer um bom exame físico para se obter uma anamnese satisfatória. É necessário que todos esses dados sejam registrados por escrito, de forma legível, no prontuário do paciente. Caso seja ele transferido para outro serviço ou para outro médico, deve ser acompanhado de informações completas, principalmente quando se tratar de casos mais graves ou com indicação de cirurgias, ou, quando operado, de informações circunstanciadas dos procedimentos operatórios que possam favorecer a sua recuperação. O sistema de referência e contrarreferência não tem somente o interesse estatístico, mas também o tem do ponto de vista dos interesses do assistido. Por isso, o Código de Ética Médica diz que é vedado ao médico "deixar de encaminhar o paciente que lhe foi enviado para procedimento especializado de volta ao médico assistente, e, na ocasião, fornecer-lhe as devidas informações sobre o ocorrido no período em que por ele se responsabilizou".

Em face do exposto, fica perfeitamente justificado por que o Código de Ética proíbe o médico de deixar de elaborar prontuário para cada paciente, pois ele se mostra de tanta importância que seria impossível aceitar-se sua omissão, seu descaso ou sua má elaboração, pelos prejuízos incalculáveis que tal negligência poderia representar nas atividades profissionais do médico e no interesse do paciente e da coletividade.

Deve-se evidenciar que não há nenhuma inconveniência de se substituir o modelo tradicional de prontuário por um método mais moderno de registro, como, por exemplo, a informatização, desde que seja assegurada a confidencialidade de suas informações e que estas estejam sempre disponíveis ao paciente. Isso é parte das exigências dos novos tempos.

Por outro lado, é norma obrigatória que, na utilização da *telemedicina*, tanto o médico consultado como o médico consulente mantenham prontuários clínicos adequados dos pacientes e que os detalhes de cada caso sejam registrados de forma devida.

Este registro nosográfico do paciente tem um valor muito importante no momento em que se utilizam tais informações e quando se avalia um resultado atípico ou indesejado. Por isso, devem-se anotar todos os dados de identificação do paciente, assim como a quantidade e a qualidade das informações recebidas. O mesmo se diga dos achados, recomendações, condutas indicadas e cuidados utilizados, além de se manterem todas essas informações em condições de serem preservadas pelo tempo recomendado pelo Conselho Federal de Medicina, que está estipulado em 10 anos. Some-se a isso ainda a possibilidade do prontuário com acesso a *Web* para os profissionais que atuam em campo, e alguns projetos como o de *teleoftalmologia* que permitem exames periódicos em fundo de olho nas comunidades carentes ligadas a um centro médico especializado. Em suma, a questão hoje não é mais se as tecnologias de informação vão ser imprescindíveis às ações de saúde, mas como e até onde esta proposta vai avançar.

A verdade é que a telemedicina vem sendo apontada como uma maneira de cuidar de pacientes que estejam em lugares distantes, precários de instituições de atendimento à saúde e que não disponham de profissionais médicos ou de profissionais qualificados o suficiente para atender determinados casos que exijam o uso das tecnologias. Em geral, os defensores desta forma de atendimento de pacientes indicam sua prática como uma forma alternativa de assistência tendo em vista a distância e as circunstâncias de cada caso. No entanto, aponta-se para o risco de se querer substituir o médico pelas tecnologias.

Muitos chegam a admitir que os mesmos problemas éticos encontrados na assistência do médico estão presentes na telemedicina. Não sei! Sei apenas que é difícil ajustar certas situações éticas e legais quando do emprego da telemedicina, tendo em conta alguns conflitos na complexidade da relação médico-paciente, seja no que diz respeito à privacidade e à confidencialidade, seja naquilo que implica o consentimento livre e esclarecido, tudo isso gerado pela distância entre o médico e o paciente. Além disso, o rigor do artigo 37 do Código de Ética Médica diz que: "É vedado ao médico prescrever tratamento ou outros procedimentos sem exame direto do paciente, salvo em casos de urgência ou emergência e impossibilidade comprovada de realizá-lo, devendo, nesse caso, fazê-lo imediatamente após cessar o impedimento".

Quando da participação e do treinamento dos demais profissionais de saúde deve-se respeitar os requisitos legais que regulamentam as respectivas profissões.

No parágrafo 3º, do artigo citado, diz o novo Código, sobre a questão da alta que é da responsabilidade do médico assistente ou de seu substituto elaborar e entregar o sumário de alta ao paciente ou, na sua impossibilidade, ao seu representante legal.

*Artigo 88 — Negar, ao paciente, ou, na sua impossibilidade, a seu representante legal, acesso a seu prontuário, deixar de lhe fornecer cópia quando solicitada, bem como deixar de lhe dar explicações necessárias à sua compreensão, salvo quando ocasionarem riscos ao próprio paciente ou a terceiros.*

Qualquer que seja o nível de enfoque, o prontuário pertence ao paciente, como forma de garantia dos seus interesses e de seus direitos. O médico ou as chefias das instituições de saúde têm o direito de guarda e a responsabilidade de sua utilização, como instrumento de grande valor para o paciente, para a memória do hospital e para as justificativas de ordem técnica, ética ou jurídica que eventualmente se venham a exigir. Em suma, o que é de propriedade do paciente é a disponibilidade permanente das informações que possam ser objeto da necessidade de ordem social, médica ou jurídica, ou de outro profissional que venha a tê-lo na sua relação, dentro da conveniência e da necessidade que tais informações possam merecer. Enfim, é o direito que ele tem de poder utilizar todos os dados, em função de seu interesse, e o médico não pode considerar-se dono de tais informações, impedindo que o paciente as utilize na sua conveniência, conforme assegura William Saad Hossne (*in Prontuário médico — aspectos éticos,* Rev Ass Med Brasil, 1922, *38*(2):75-9).

O médico não pode negar ao paciente acesso ao seu prontuário, ficha clínica ou similar, bem como deixar de informá-lo em linguagem simples e acessível, porque faz parte das conquistas dos direitos da cidadania e dos princípios constitucionais, fundamentado no instituto do *habeas data,* que "assegura o conhecimento das informações relativas à pessoa do impetrante, constantes de registros ou bancos de dados de entidades governamentais ou de caráter público" e "para a retificação de dados, quando não se prefira fazê-lo por processo sigiloso, judicial ou administrativo".

Excluem-se, apenas, deste direito aqueles cujo acesso possa ocasionar riscos para si ou para terceiros.

Deve ficar bem entendido que não existe nenhum dispositivo ético ou jurídico que determine ao médico ou ao diretor de instituição de saúde entregar os originais do prontuário, de fichas de ocorrências ou de observação clínica a quem quer que seja, autoridade ou não, porque "ninguém está obrigado a fazer ou deixar de fazer alguma coisa senão em virtude de lei". Assim se pronuncia Antonio Carlos Mendes (em *Segredo médico,* Parecer em resposta a consulta do CREMESP, 1980). Qualquer manifestação contrária a tal pensamento constitui constrangimento ilegal e abuso de autoridade. O que o médico deve, quando houver solicitação do paciente, justa causa ou dever legal, é fazer um relatório ou uma declaração daquilo que é importante e ilustrativo para o caso em tela.

O prontuário médico é documento de manutenção permanente pelo estabelecimento de saúde, podendo, no entanto, ser incinerado ou substituído após vinte anos do último atendimento prestado ao paciente (Resolução CFM nº 1.821/2007), ou sua substituição por microfilmes como forma de economia de espaço nos arquivos das instituições de saúde (Lei nº 5.433, de 8 de maio de 1968). O Conselho Federal de Medicina estabeleceu normas técnicas concernentes à digitalização e ao uso dos sistemas informatizados para a guarda e o manuseio dos documentos dos prontuários dos pacientes, autorizando a eliminação do papel e a troca de informação identificada em saúde, através do Manual de Certificação para Sistemas de Registro Eletrônico em Saúde (Resolução CFM nº 1.821/2007, que aprova as normas técnicas concernentes a digitalização e uso dos sistemas informatizados para guarda e manuseio dos documentos dos prontuários dos pacientes, autorizando a eliminação do papel e a troca de informação identificada em saúde).

Entende-se também que a instituição prestadora de serviços não está obrigada a enviar, mesmo por empréstimo, os prontuários aos seus contratantes públicos ou privados (Parecer-Consulta CFM nº 02/94). Através do Parecer-Consulta CFM nº 05/96, ficou patente, mais uma vez, que "o diretor clínico não pode liberar cópia de prontuários de paciente para Conselhos de Saúde, porém tem o dever de apurar quaisquer fatos comunicados, dando-lhes conhecimento de suas providências, sob pena de responsabilidade ética ou mesmo criminal". Nem mesmo à Justiça, conforme definiu o Supremo Tribunal Federal em acórdão do Recurso Extraordinário Criminal nº 91.218-5-SP, 2ª Turma, negando o direito de requisição da ficha clínica e admitindo apenas ao perito o direito de consultá-la, mesmo assim, obrigando-o ao sigilo pericial, como forma de manter o segredo profissional (RT, 562, ago./1982, 407/425).

---

*Artigo 89 — Liberar cópias do prontuário sob sua guarda, exceto para atender a ordem judicial ou para sua própria defesa, assim como quando autorizado por escrito pelo paciente.*

*§ 1º — Quando requisitado judicialmente, o prontuário será encaminhado ao juízo requisitante.*

*§ 2º — Quando o prontuário for apresentado em sua própria defesa, o médico deverá solicitar que seja observado o sigilo profissional.*

---

Sempre é bom lembrar que não existe nenhuma recomendação deontológica ou jurídica que de forma incisiva obrigue o médico ou o diretor clínico de uma instituição a disponibilizar prontuário, fichas de ocorrências ou observações clínicas a quem quer que seja, autoridade ou não, porque "ninguém está obrigado a fazer ou deixar de fazer alguma coisa senão em virtude de lei".

Excetuam-se apenas as situações expostas nos parágrafos 1º e 2º desse artigo comentado.

No Parecer-Consulta CFM nº 02/94, ficou estabelecido que as instituições de saúde não estão obrigadas a enviar, mesmo por empréstimo, os prontuários aos seus contratantes públicos ou privados, e, segundo o Parecer-Consulta CFM nº 05/96, "o diretor clínico não pode liberar cópia de prontuários de paciente para Conselhos de Saúde, porém tem o dever de apurar quaisquer fatos comunicados, dando-lhes conhecimento de suas providências, sob pena de responsabilidade ética ou mesmo criminal".

Acredito que nem mesmo a Justiça tem tal direito de solicitar original de prontuário, pois foi decidido no Supremo Tribunal Federal em acórdão do Recurso Extraordinário Criminal nº 91.218-5-SP, 2ª Turma, que a instituição ou o médico tem o direito de não atender a requisição de fichas clínicas, admitindo que apenas ao perito cabe o direito de consultá-la, mesmo assim obrigando-o ao sigilo pericial, como forma de manter o segredo profissional (RT, 562, ago/1982, 407/425).

O Parecer CFM nº 06/2010, em sua ementa, diz que "o prontuário médico de paciente falecido não deve ser liberado diretamente aos parentes do *de cujus*, sucessores ou não". O direito ao sigilo, garantido por lei ao paciente vivo, tem efeitos projetados para além da morte. A liberação do prontuário só deve ocorrer ante decisão judicial ou requisição do Conselho Federal de Medicina ou de Conselho Regional de Medicina. Em parte isso já estava previsto no artigo 6º da Resolução CFM nº 1.605/2000, que assim se expressa: "O médico deverá fornecer cópia da ficha ou do prontuário médico desde que solicitado pelo paciente ou requisitado pelos Conselhos de Medicina."

O boletim médico, pelo exposto no dispositivo, segue as mesmas regras do atestado no que diz respeito ao segredo médico, na sua preservação, nas suas reservas, e só admite a divulgação do diagnóstico, prognóstico ou de terapêutica do paciente se este ou os seus responsáveis legais autorizarem.

Deve ser o boletim um documento simples, objetivo e sóbrio, além de verídico e preso ao sigilo profissional, dando ao conhecimento público apenas fatos informativos discretos, em que se tragam à opinião pública tão só as condições atuais da doença, a evolução de sua recuperação, se o paciente está convalescendo e quais as suas esperanças de alta próxima.

Sabemos que o boletim médico é uma exigência da população, à qual não se pode negar. Faz parte de um conjunto de direitos conquistados pela sociedade organizada, de ser informada sobre a vida e a saúde daqueles que superaram a simples condição de cidadão. O que nos cabe, nesses instantes de tumultos e sobressaltos, é colocar as coisas nos seus devidos lugares: no interesse do conjunto da sociedade e no respeito à dignidade humana.

Não se deve esquecer que, mesmo diante de certas pressões, como as de interesse do Estado e da Nação, quando as questões políticas são tratadas nos subterrâneos do poder, ainda assim o médico deve informar apenas aquilo que é útil e necessário, sem incorrer em intimidades descabidas, sem macular o conceito do paciente e sem atender a interesses mesquinhos, restringindo-se apenas às elevadas finalidades que possam exigir tais declarações.

Entendo também que a subscrição dos boletins médicos pelo Diretor Técnico do Hospital, como recomendava a Resolução CFM nº 1.701/2003, não o autoriza a intervir na elaboração dos mesmos nem se lhe dá a condição de corresponsável técnico, mas tão só uma equivocada determinação estatutária (em *Pareceres*, Rio de Janeiro: Editora Guanabara Koogan, 1996, págs. 119/123). Essa Resolução foi revogada pela Resolução CFM nº 1.974/2011 e alterada pelas Resoluções CFM nº 2.126/2015 e CFM nº 2.133/2015.

Ainda: no tocante ao segredo nos boletins médicos, há os que defendem pacificamente a ideia da divulgação detalhada da enfermidade e da evolução clínica do enfermo, com mais razão se ele é pessoa influente ou estimada; isso para que a sociedade tenha conhecimento de suas verdadeiras condições. Outros admitem que, por mais importante que seja o paciente em vida ou após a morte, deve-se a ele o respeito às circunstâncias de natureza privada e que o médico deve orientar-se pelos princípios deontológicos que regem o segredo profissional. Entre uns e outros há os que defendem a administração política do fato como forma de proteger e resguardar os interesses de ordem pública, de assegurar a ordem social e de manter o equilíbrio emocional das populações, entendendo que o *boletim médico* é um expediente inevitável. Enfim, como ele é incontornável, que seja sóbrio, objetivo e verídico, rigorosamente fiel ao que dispõem as regras do sigilo profissional.

A Resolução CFM nº 2.126/2015 altera as alíneas "c" e "f" do artigo 3º, o artigo 13 e o anexo II da Resolução CFM nº 1.974/11, que estabelece os critérios norteadores da propaganda em Medicina, conceituando os anúncios, a divulgação de assuntos médicos, o sensacionalismo, a autopromoção e as proibições referentes à matéria com a seguinte redação: "Artigo 1º — Alterar as alíneas "c" e "f" do artigo 3º da Resolução CFM nº 1.974/11, que passam vigorar da forma seguinte: 'Artigo 3º — É vedado ao médico: [...] c) Participar de anúncios de empresas comerciais ou de seus produtos, qualquer que seja sua natureza, dispositivo este que alcança, inclusive, as entidades médicas sindicais ou associativas; f) Fazer propaganda de método ou técnica não reconhecida pelo Conselho Federal de Medicina como válido para a prática médica.' Artigo 2º — O artigo 13 da Resolução CFM nº 1.974/11 passa vigorar com a seguinte redação: 'Artigo 13 — As mídias sociais dos médicos e dos estabelecimentos assistenciais em Medicina deverão obedecer à lei, às resoluções normativas e ao Manual da Comissão de Divulgação de Assuntos Médicos (Codame). § 1º — Para efeitos de aplicação desta Resolução, são consideradas mídias sociais: *sites*, *blogs*, Facebook, Twitter, Instagram, YouTube, WhatsApp e similares. § 2º — É vedada a publicação nas mídias sociais de autorretrato (*selfie*), imagens e/ou áudios que caracterizem sensacionalismo, autopromoção ou concorrência desleal. § 3º — É vedado ao médico e aos estabelecimentos de assistência médica a publicação de imagens do "antes e depois" de procedimentos, conforme previsto na alínea "g" do artigo 3º da Resolução CFM nº 1.974/11. § 4º — A publicação por pacientes ou terceiros, de modo reiterado e/ou sistemático, de imagens mostrando o "antes e depois" ou de elogios a técnicas e resultados de procedimentos nas mídias sociais deve ser investigada pelos Conselhos Regionais de Medicina.'"

Por outro lado, comete infração a este dispositivo quem revela o diagnóstico, sem o consentimento do paciente, para empresas farmacêuticas, mesmo com a justificativa do fornecimento gratuito do medicamento (ver Parecer-Consulta CFM nº 06/99).

A Resolução CFM nº 1.701/2003, atualmente revogada, considerando a necessidade de solução dos problemas que envolvem a divulgação de assuntos médicos e visando ao esclarecimento da opinião pública, recomendava que os boletins médicos fossem sóbrios, impessoais e verídicos, rigorosamente fiéis ao que disciplinam as regras do sigilo médico. Nunca, enganosos no diagnóstico ou no prognóstico, ainda que feitos para satisfazer aparentes exigências de ordem social, política ou econômica. Nada mais justo que essas afirmações sejam mantidas dentro de certas reservas, mesmo que elas tenham transpirado para o conhecimento geral, posto que sua confirmação daria sinais de certeza do fato, tendo em vista ser o médico conhecedor de toda aquela verdade.

Dizia ainda a citada Resolução que os boletins médicos, nos casos de pacientes internados em estabelecimentos de saúde, deveriam ser assinados pelo médico responsável e subscritos pelo Diretor Técnico da instituição, ou, em sua falta, pelo seu substituto eventual. Ou através do Conselho Regional de Medicina, quando o médico assim achasse conveniente.

Ainda bem que nos dispositivos que tratam hoje da matéria no Código de Ética Médica não existe mais essa exigência de o Diretor do Hospital subscrever também o boletim, pois isso lhe colocaria na posição de corresponsável técnico e como tutor das informações elaboradas pela equipe de médicos que assiste o paciente, quando não lhe cabe intervir na formulação diagnóstica, prognóstica ou terapêutica de cada caso. A responsabilidade está em quem atesta, pois atestar é provar, comprovar e reprovar. É sabido que a atividade de Diretor de um Hospital é uma atividade político-administrativa que o isenta da intromissão nos procedimentos propedêuticos e terapêuticos. É inadmissível exigir-se do Diretor reexaminar todo paciente do qual ele subscreve um boletim. Ainda mais quando especialistas renomados avalizam o diagnóstico e o tratamento.

*Artigo 90 — Deixar de fornecer cópia do prontuário médico de seu paciente quando de sua requisição pelos Conselhos Regionais de Medicina.*

Diferente, pois, é a situação dos Conselhos Regionais quando necessitam de cópias de prontuários médicos para instrução de processos ético-administrativos em que estejam indiciados profissionais ali inscritos, e cuja atribuição está prevista em lei.

Já não é o mesmo caso quando solicitadas por autoridades policiais e judiciárias ao instruir seus inquéritos ou processos.

Não existe nenhum dispositivo legal que de forma incisiva determine ao médico ou ao diretor clínico de uma instituição de saúde a entrega de prontuário, de fichas de ocorrências ou de observação clínica a quem quer que seja, autoridade ou não, porque "ninguém está obrigado a fazer ou deixar de fazer alguma coisa senão em virtude de lei".

No Parecer-Consulta CFM nº 02/94, ficou estabelecido que as instituições de saúde não estão obrigadas a enviar, mesmo por empréstimo, os prontuários aos seus contratantes públicos ou privados e, ainda segundo o Parecer-Consulta CFM nº 05/96, "o diretor clínico não pode liberar cópia de prontuários de paciente para Conselhos de Saúde, porém tem o dever de apurar quaisquer fatos comunicados, dando-lhes conhecimento de suas providências, sob pena de responsabilidade ética ou mesmo criminal".

Por fim, como já disse, nem mesmo a Justiça, conforme decidiu o Supremo Tribunal Federal em acórdão do Recurso Extraordinário Criminal nº 91.218-5-SP, 2ª Turma, pode solicitar original de prontuário, pois foi decidido que a instituição ou o médico tem o direito de não atender a requisição de fichas clínicas, admitindo que apenas ao perito cabe o direito de consultá-las, mesmo assim obrigando-o ao sigilo pericial, como forma de manter o segredo profissional (RT, 562, ago./1982, 407/425).

Afinal, a quem pertence o prontuário? Antes se admitia que ele pertencia ao médico assistente ou à instituição na qual ele prestava seus serviços. Mesmo sendo o médico o autor intelectual do dossiê por ele recolhido, mesmo assim esse documento pertence ao paciente naquilo que é mais essencial: nas informações contidas. É de propriedade do paciente a disponibilidade permanente das informações que possam ser objeto da sua necessidade de ordem pública ou privada. Mas o médico e a instituição têm o direito de guarda.

Por outro lado, não existe nenhum dispositivo ético ou jurídico que determine ao médico ou ao diretor clínico de uma instituição de saúde entregar os originais do prontuário, de fichas de ocorrências ou de observação clínica a quem quer que seja, autoridade ou não, porque "ninguém está obrigado a fazer ou deixar de fazer alguma coisa senão em virtude de lei".

No Parecer-Consulta CFM nº 02/1994, ficou estabelecido que as instituições de saúde não estão obrigadas a enviar, mesmo por empréstimo, os prontuários aos seus contratantes públicos ou privados e, segundo o Parecer-Consulta CFM nº 05/1996, "o diretor clínico não pode liberar cópia de prontuários de paciente para Conselhos de Saúde, porém tem o dever de apurar quaisquer fatos comunicados, dando-lhes conhecimento de suas providências, sob pena de responsabilidade ética ou mesmo criminal".

Nem mesmo a Justiça, conforme decidiu o Supremo Tribunal Federal em acórdão do Recurso Extraordinário Criminal nº 91.218-5/SP, 2ª Turma, pode solicitar original de prontuário, pois foi decidido que a instituição ou o médico tem o direito de não atender à requisição de fichas clínicas, admitindo que apenas ao perito cabe o direito de consultá-la, mesmo assim, obrigando-o ao sigilo pericial, como forma de manter o segredo profissional (RT 562, ago. 1982, 407/425).

Em síntese, são de propriedade do paciente de forma permanente as informações que possam ser objeto da necessidade de ordem social ou de outro profissional que venha a tê-lo na sua relação, dentro da conveniência que a informação possa merecer. Do médico e da instituição, o direito de guarda.

---

*Artigo 91 — Deixar de atestar atos executados no exercício profissional, quando solicitado pelo paciente ou seu representante legal.*

---

O médico tem a obrigação de fornecer ao seu paciente o atestado pelos atos profissionais exercidos, pois esse documento é parte inerente do ato médico, como direito inalienável do assistido, não incidindo em acréscimo de honorários.

Dessa forma, a emissão de atestado médico, relativo ao ato profissional legalmente praticado, é de sua inteira obrigação, e não há como cobrar do seu paciente adicionais de pagamento pela expedição desse documento. Seria o mesmo que o médico exigir majoração dos honorários para emitir a receita, pois esta, como o atestado, é parte constitutiva e sequencial do ato médico.

O ato médico se completa, no seu conjunto, quando ele apresenta todas as suas partes constitutivas: o exame propedêutico, o diagnóstico, o prognóstico, a prescrição e a emissão do atestado, podendo ser ainda acrescido de solicitação dos exames complementares.

Mesmo que na atividade médica deva ser o profissional justamente recompensado, nunca é demais repetir que ele não pode fazer da sua atividade simplesmente um negócio destinado a render lucros. Por isso, por mais difícil que lhe pareça agir desse modo, não deve o médico ficar indiferente às razões éticas de sua profissão, fazendo desse mister uma oportunidade para ganhar dinheiro fácil.

O Parecer-Consulta CFM nº 10/2002 estabelece que o preenchimento do formulário de uma empresa de seguro, que é destinado a informar a empresa sobre sua regularidade, especificidade e correspondência com a legislação e o contrato pactuado, é um procedimento que não deve ser confundido com o atestado (ou relatório) de que trata este dispositivo, e por isso não pode ser entendido com um descumprimento normativo. Nem pode o médico ser constrangido a usar o papel timbrado de uma entidade comercial com quem não tem qualquer vinculação profissional ou empregatícia.

A Resolução CFM nº 1.658/2002, parcialmente alterada pela Resolução CFM nº 1.851/2008, que normatiza a emissão de atestados médicos e dá outras providências, levando em conta a necessidade de sua regulamentação, estabelece: 1 — O atestado médico é parte integrante do ato médico, sendo seu fornecimento direito inalienável do paciente, não podendo importar em qualquer majoração de honorários; 2 — Ao fornecer o atestado, deverá o médico registrar em ficha própria e/ou prontuário médico os dados dos exames e tratamentos realizados, de maneira que possa atender às pesquisas de informações dos médicos peritos das empresas ou dos órgãos públicos da Previdência Social e da Justiça; 3 — Na elaboração do atestado médico, o médico assistente observará os seguintes procedimentos: a — especificar o tempo concedido de dispensa à atividade, necessário para a completa recuperação do paciente; b — estabelecer o diagnóstico, quando expressamente autorizado pelo paciente; c — registrar os dados de maneira legível; d — identificar-se como emissor, mediante assinatura e carimbo ou número de registro no Conselho Regional de Medicina; e — quando o atestado for solicitado pelo paciente ou seu representante legal para fins de perícia médica deverá observar: I — o diagnóstico; II — os resultados dos exames complementares; III — a conduta terapêutica; IV — o prognóstico; V — as consequências à saúde do paciente; VI — o provável tempo de repouso estimado necessário para a sua recuperação, que complementará o parecer fundamentado do médico perito, a quem cabe legalmente a decisão do benefício previdenciário, tais como: aposentadoria, invalidez definitiva, readaptação; VII — registrar os dados de maneira legível; VIII — identificar-se como emissor, mediante assinatura e carimbo ou número de registro no Conselho Regional de Medicina; 4 — É obrigatória, aos médicos, a exigência da prova de identidade aos interessados na obtenção de atestados de qualquer natureza envolvendo assuntos de saúde ou doença (em caso de menor ou interdito, a prova de identidade deverá ser exigida de seu responsável legal e os principais dados da prova de identidade deverão obrigatoriamente constar dos referidos atestados); 5 — Os médicos somente podem fornecer atestados com o diagnóstico codificado ou não quando por justa causa, exercício de dever legal, solicitação do próprio paciente ou de seu representante legal (no caso de solicitação de colocação de diagnóstico, codificado ou não, ser feita pelo próprio paciente ou seu representante legal, esta concordância deverá estar expressa no atestado); 6 — Somente aos médicos e aos odontólogos, estes no estrito âmbito de sua profissão, é facultada a prerrogativa do fornecimento de atestado de afastamento do trabalho (os médicos somente devem aceitar atestados para avaliação de afastamento de atividades quando emitidos por médicos habilitados e inscritos no Conselho Regional de Medicina, ou de odontólogos, nos termos do *caput* do artigo; o médico poderá valer-se, se julgar necessário, de opiniões de outros profissionais afetos à questão para exarar o seu atestado; o atestado médico goza da presunção da veracidade, devendo ser acatado por quem de direito, salvo se houver divergência de entendimento por médico da instituição ou perito; em caso de indício de falsidade no atestado, detectado por médico em função pericial, este se obriga a representar ao Conselho Regional de Medicina de sua jurisdição); 7 — O determinado por esta resolução vale, no que couber, para o fornecimento de atestados de sanidade em suas diversas finalidades.

# 11

# Auditoria e Perícia Médica

Em sentido muito amplo, pode-se conceituar perícia médica como um elenco de procedimentos propedêuticos e técnicos, tendo por finalidade esclarecer um fato de interesse administrativo, previdenciário, trabalhista, civil ou criminal na formação de um juízo a que estão determinados em assuntos ligados à vida e à saúde.

Desse modo, não há por que negar desenvolverem esses profissionais tarefas distintas e específicas — no contexto de legislações aplicadas —, exercitando perícias em servidores, segurados e beneficiários, averiguando suas condições de saúde em relação à profissão de cada um, às vezes, estabelecendo o nexo de suas perturbações em confronto com as situações previstas em normas pertinentes ou, ainda, determinando a data do início de suas incapacidades, levando em conta o critério dos períodos de carência. Realizam exames físicos e mentais, analisam resultados subsidiários, utilizam-se do instrumental da Clínica Geral na formulação do diagnóstico, mas o aplicam em um interesse social. Estimam a capacidade laborativa do funcionário público, emitem laudos médico-periciais em prontuários próprios e, ainda, oferecem seus conhecimentos às Juntas Médicas de Recursos e às Juntas Médicas de Processos do Instituto Nacional do Seguro Social (INSS), orientados pelos critérios técnico-administrativos expressos no *Manual do Médico Perito.*

Daí entenderem alguns tratar-se, de fato e de direito, de uma especialidade autônoma, independente, com juízo de critérios próprios, voltada para um interesse de significações indiscutíveis, e por isso são favoráveis ao enquadramento da Perícia Médica no quadro de especialidades médicas reconhecidas pelo Conselho Federal de Medicina.

Neste particular, os que exercem a *Perícia Médica* são profissionais qualificados e experientes, com habilitação no âmbito da medicina e com função permanente de emitir pareceres ou diagnósticos de interesse do Estado, e a quem incumbe a tarefa de esclarecer um fato de relevante importância médico-administrativa, e por isso considerados na categoria de *médico perito*. Por outro lado, chama-se *perito médico* àquele que exerce a atividade de quem está habilitado em determinada área da medicina e que é designado eventualmente para emitir um parecer.

Já a *Perícia Médico-Legal* ou *Médico-Forense* é exercida por médicos habilitados e adestrados em questões de Medicina Legal, que prestam seus serviços às instituições legispericiais ou que são especialistas na matéria, podendo ou não ser solicitados a prestarem esclarecimentos de interesse da administração judiciária. São chamados de *médicos-legistas*.

Hoje os médicos-legistas formam com os peritos médicos a especialidade Medicina Legal e Perícias Médicas, reconhecida pelo Conselho Federal de Medicina e pela Associação Médica Brasileira.

E por *auditor* ou *perito-auditor,* aquele profissional cujo ofício é fiscalizar determinado serviço ou tarefa e verificar se eles estão sendo cumpridos a contento. Se é na área da medicina, denominamos também de *auditor-médico*. A diferença entre eles é que aqueles primeiros têm a faculdade de relatar, avaliar e produzir os relatórios da competente perícia. E o perito-auditor, a de fiscalizar e apontar as devidas irregularidades, inclusive propondo soluções. Ainda quanto à auditoria médica, ela pode ser *retrospectiva* (com prontuários) ou *paralela* (com pacientes). Na auditagem técnico-administrativa pode-se proceder a avaliação médico-assistencial, a revisão técnica e administrativa das contas e a análise das informações. Por outro lado, não se pode esquecer que a posição do médico ante o auditor deve ser de compreensão, companheirismo e de não omitir as informações necessárias para o desempenho da função de auditoria, que não é apenas um direito do setor público, mas uma obrigação em favor do interesse coletivo.

Fato interessante na atividade pericial é o que diz respeito ao segredo nos exames. Fica claro que a exigência é a do sigilo funcional e não a de deixar de apontar o que apurou durante o exame médico. No entanto, sobre as perícias médicas, lê-se no artigo 205, da Lei nº 8.112, de 11 de dezembro de 1990, que "o atestado e o laudo da junta médica não se referirão ao nome ou natureza da doença, salvo quando se tratar de lesões produzidas por acidentes em serviço, doença profissional ou qualquer das doenças especificadas no artigo 186, § 1º". Nesse parágrafo, estão especificados: "tuberculose ativa, alienação mental, esclerose múltipla, neoplasia maligna, cegueira posterior ao ingresso no serviço público, hanseníase, cardiopatia grave, doença de Parkinson, paralisia irreversível e incapacitante, espondiloartrose, nefropatia grave, estados avançados do mal de Paget (osteíte deformante), síndrome da imunodeficiência adquirida — AIDS, e outras que a lei indicar, com base na medicina especializada."

Desse modo, os médicos que participam de juntas médicas oficiais, considerando a necessidade do andamento habitual dos processos, estão autorizados legalmente a revelar textualmente a lesão verificada naquelas circunstâncias e naquelas evidências acima referidas. Entende-se que o serviço público não poderia satisfazer-se burocraticamente com a alegação de um diagnóstico vago, diante de situações tão complexas, nem seria justo que o incapacitado ficasse permanentemente sob suspeita de ser ou não portador de uma das patologias amparadas em lei. Nem comete infração ao Código de Ética Médica, pois está agindo em face do dever legal, na proteção da ordem pública e no interesse social.

Já as perícias médico-legais são quase sempre realizadas a pedido de autoridade que preside inquérito ou processo e podem ser feitas nas pessoas físicas, nos cadáveres, nos esqueletos, nos objetos e, até mesmo, nos animais.

Na pessoa natural, servem para formar juízo em questões criminais, civis, administrativas, trabalhistas, entre outras. No cadáver, além do diagnóstico da realidade da morte e da causa da morte, tem como proposta a identificação do morto, o diagnóstico da causa jurídica de morte, a estimativa do tempo de morte ou outro procedimento que se faça necessário. No esqueleto, geralmente as perícias têm como finalidade a identificação do morto e, quando possível, a causa da morte. As perícias nos objetos não são raras nos serviços especializados, onde se pedem a identificação de armas e projéteis, o levantamento de impressões digitais, a pesquisa de sangue, leite, colostro ou esperma em roupas, móveis e utensílios. Finalmente, as perícias em animais — muito mais raras, mas que podem ocorrer em face da convivência do homem com alguns animais domésticos, como, por exemplo, em um animal que tendo participado de uma luta venha apresentar-se ferido, ou que tenha deixado impresso no agressor as marcas de sua mordida.

A função principal da perícia médico-legal é informar e fundamentar, da maneira mais objetiva e imparcial, todos os elementos constitutivos do corpo de delito e, se possível, aproximá-los de uma provável autoria. Não existe melhor forma de analisar retrospectivamente um fato de interesse judicial que não seja através das provas. Sem sua devida apreciação é inadmissível chegar-se ao suposto fato delituoso e à verdade que ele encerra. *Visum et repertum* — visto e referido, era a questão.

Hoje a missão da perícia não é apenas a de "ver e relatar", traduzida pelo velho dogma do *visum et repertum*. É muito mais. É também discutir, fundamentar e até deduzir, se preciso for, no sentido de que a busca da verdade seja feita por um modelo de percussão mais ampliado, principalmente quando algumas evidências são indicadoras ou sugestivas de determinados fatos.

Diante disso, como deve ser, a autoridade, para prover-se dos subsídios de convicção, necessita também de informações especializadas. Ela não pode valer-se apenas de sua cultura geral e dos seus conhecimentos de jurisconsulto. Onde houver a indicação do saber técnico e científico, não deve ser dispensada a contribuição dos peritos. Não pode a autoridade usurpar a função dos especialistas exibindo seu viés autoritário. Só dessa maneira justifica-se a filosofia jurídico-liberal que se inclina na defesa da garantia das partes, sublinhada na apreciação exaustiva da prova e no sistema da livre convicção do juiz.

Cada vez que a astúcia humana torna-se mais sofisticada para fugir da revelação esclarecedora, urge ampliar-se a possibilidade de investir, cada vez mais, na contribuição da técnica e da ciência, como fatores de excelência na elaboração da prova.

Destarte, para que a sociedade não seja lesada nos seus justos e elevados interesses, a Justiça não desabe em um fosso escuro e o magistrado não venha a ser traído na sua boa-fé, impõe-se, na apreciação do ilícito ocorrente, dentro das normas do Direito, que a prova seja elaborada tendo em conta o valor e a procedência de sua inestimável contribuição.

O Setor Jurídico do Conselho Federal de Medicina, por meio das Resoluções 71/97 e 306/98, considerou infração aos artigos IV e 17 do Código de Ética Médica o profissional da medicina que deixa de atender o encargo para o qual foi designado como perito, no exercício do *munus* público, ressalvados os casos de comprovada ausência por motivo justo.

Caso o médico se considere inapto para realização da perícia, poderá escusar-se, baseado no artigo 146 do Código de Processo Civil, que estabelece: "o perito tem o dever de cumprir o ofício que lhe assina a lei, empregando toda sua diligência; pode, todavia, escusar-se do encargo alegando motivo legítimo." Por sua vez, o Código de Processo Penal é mais enfático quando diz em seu artigo 277: "o perito nomeado pela autoridade está obrigado a aceitar o encargo."

Em tais casos, o juiz comunicará a ocorrência ao Conselho Profissional em que o médico está inscrito.

Pelo visto, o médico designado perito em processo judicial que não cumprir a ordem do magistrado de executar a perícia comete, segundo aquela Assessoria, infração ético-profissional e está sujeito às penas disciplinares previstas em lei, baseada no item 1 da Resolução CFM nº 672/75 que determina aos médicos que "se mantenham atentos a suas responsabilidades ética, administrativa, penal e civil".

Sob outro ângulo, o Conselho Regional de Medicina do Estado do Ceará, através de seu Parecer-Consulta CREMEC 02/2008, entendeu que um odontólogo pode ser designado para proceder a exames de corpo de delito de forma circunstancial e em caráter emergencial, sempre quando da não existência de peritos oficiais e de médicos na referida localidade. Isso atendendo à inteligência do artigo 159 § 1º "Não havendo peritos oficiais, o exame será realizado por duas pessoas idôneas, portadoras de diploma do curso superior, escolhidas, de preferência, entre as que tiverem habilitação técnica relacionada à natureza do exame".

Por sua vez, a auditoria, tal qual foi instituída, não traz o caráter de subsidiar um melhor rendimento assistencial nem apoiar pedagogicamente as equipes de saúde. É uma disfarçada coação, um policiamento ostensivo e um desrespeito ao trabalho médico.

A auditoria médica deve ter como propósito a racionalização da assistência médica e o desprendimento ao paciente, e nunca no sentido de barateamento de custos.

A alteração do tratamento e do atendimento ao doente são interferências descabidas e afrontosas à dignidade profissional e à autonomia técnica e científica de cada médico, que a tradição consagrou de forma irretocável.

Para que um serviço tenha um bom padrão técnico, necessita, antes de tudo, da consciência que representa o trabalho de cada um na honesta execução do ato médico e do adequado número de exames necessários. Não passa, pois, necessariamente, pelo crivo da fiscalização ostensiva e do barateamento de custos, tentando projetar o bom padrão assistencial apenas em tempo de permanência, taxa de ocupação hospitalar, número de internações, movimentos estatísticos de cirurgias e relação exame complementar/paciente assistido, como quem simplesmente manipula uma empresa geradora de lucros.

Por fim, vale a pena refletir sobre o Parecer-Consulta CFM nº 27/2017, que enfatiza constituir infração ética realizar perícia médica em presença de assistente técnico não médico. E mais: o médico perito não estaria impedido de vedar a participação de advogados das partes na perícia quando se sentir constrangido em sua autonomia e exercício profissional.

Pessoalmente não vejo nenhum constrangimento em ter como assistentes técnicos profissionais de saúde não médicos habilitados no Processo e, portanto, nomeados por Juiz competente durante a anamnese e os exames físicos, desde que exista o consentimento do examinado.

Na verdade, esses profissionais já compartilham sua vida profissional com os médicos, e muito relevante tem sido essa parceria em toda a história dessas profissões, seja em ambulatórios, policlínicas, salas de parto e até nos centros cirúrgicos de maior complexidade. Por que a vedação apenas em uma sala de ambulatório onde se realiza uma perícia de mínimo valor invasivo e sem nada que possa constranger o examinando? Tal negativa pode até soar como preconceito.

Dizer que tal ato é acumpliciar-se com os que exercem ilegalmente a Medicina ou com profissionais que pratiquem atos ilícitos é no mínimo um exagero. O registro da interação entre as profissões de saúde tem sido cada vez mais auspicioso e alentador.

No que diz respeito à presença dos advogados em locais de exames periciais, vale a pena refletir sobre a Lei nº 8.906, de 4 de julho de 1994, que dispõe sobre o Estatuto da Advocacia, e a Ordem dos Advogados do Brasil (OAB), em seu Capítulo II, Dos Direitos do Advogado, artigo 7º, diz em seu item VI, letra c, que são direitos do advogado "ingressar livremente em qualquer edifício ou recinto em que funcione repartição judicial ou outro serviço público onde o advogado deva praticar ato ou colher prova ou informação útil ao exercício da atividade profissional, dentro do expediente ou fora dele, e ser atendido, desde que se ache presente qualquer servidor ou empregado".

Desta forma, entende-se que, estando o advogado devidamente habilitado em determinada ação, tem ele o direito de comparecer e assistir aos procedimentos onde se coletem as provas em favor de seu constituinte, mesmo durante inquérito policial; com muito mais razão se esta for a vontade do seu assistido e se não existir assistente técnico indicado. Tais prerrogativas da norma que regula o ingresso do advogado em determinados locais e recintos têm o sentido de ampliar a lisura e a transparência dos atos do inquérito ou do processo.

É claro que a presença do advogado em determinados exames pode trazer algum constrangimento, mas isso será facilmente resolvido com a aquiescência ou não do examinado. Se considerarmos apenas o disposto no Código de Processo Penal, pode-se deduzir que os atos policiais praticados no curso do inquérito — incluso o corpo de delito — não estão acessíveis ao constituído do investigado.

Todavia, os regulamentos concernentes ao exercício da advocacia não são estranhos à circunstância sob análise, e, por assim ser, não é possível descartar-se a incidência do disposto na Lei nº 8.906/94, artigo 7º, inciso VI, letra c. Pode parecer a ocorrência de uma colisão das normas supracitadas aplicáveis ao caso e que seriam, em princípio, inconciliáveis. Entretanto, há apenas um aparente conflito de normas jurídicas.

Imperioso reiterar-se aqui a circunstância de a presente análise ser procedida tomando-se como referenciais os aspectos próprios do procedimento na fase inquisitorial, pois, como se sabe, na fase processual isso é líquido e certo.

A realização do exame de corpo de delito, ainda que inserida no conjunto de meios e condutas utilizáveis na prática do Inquérito Policial para aferição da ocorrência de fato delituoso, não necessita ser levada a termo de forma secreta, uma vez que esse modo de fazer não se apresenta necessário à validade e à eficiência do que se quer apurar no interesse da sociedade. Sabe-se, extraindo-se da norma penal, que o instituto do sigilo não é absoluto e não pode ser imposto de forma indiscriminada, sem com isso deixar-se de ter em conta o interesse social sempre que exista um crime sob investigação.

Nesse sentido, vale registrar decisão proferida pela Sétima Turma do Tribunal Regional Federal da 4ª Região, *in verbis*: "1 — A constitucional publicidade dos atos processuais e o direito de acesso indispensável ao exercício da advocacia encontram limites na proteção social, nos estritos limites das hipóteses legais e enquanto a descoberta da diligência pudesse frustrar seus objetivos. Precedentes. 2 — Não podem ser admitidas medidas restritivas a direitos dos cidadãos (prisão, sequestro de bens, invasão de domicílio para busca e apreensão, violação dos sigilos constitucional ou legalmente protegidos...) baseadas em investigações cujo segredo se mantenha. 3 — Sempre terão o investigado e seu advogado acesso aos autos de inquérito policial e, uma vez concluída a diligência sigilosa, mesmo a ela será então permitido acesso imediato dos investigados, não existindo direito ao Estado de vedar tal acesso pelo interesse de continuidade em novas diligências investigatórias. 4 — Segurança concedida." (Tribunal — Quarta Região. MS — Mandado de Segurança. Processo: 200504010332337. UF: PR. Órgão Julgador: Sétima Turma. Data da decisão: 27/09/2005. Documento: TRF400114877. Fonte: DJU. Data: 19/10/2005. Página: 1254. Relator(a): Néfi Cordeiro. Data de publicação: 19/10/2005.)

No mesmo sentido é a opinião de Guilherme de Souza Nucci (in *Manual de Processo Penal e Execução Penal*, 2ª edição revista, atualizada e ampliada, São Paulo: Editora Revista dos Tribunais, 2006. p. 150): "Além da consulta aos autos, pode o advogado participar, apenas acompanhando, a produção das provas. É consequência natural da sua prerrogativa profissional de examinar os autos do inquérito, copiar peças e tomar apontamentos. Pode, pois, verificar o andamento da instrução, desde que tenha sido constituído pelo indiciado, que, a despeito de ser objeto de investigação e não sujeito a direito na fase pré-processual, tem o específico direito de tomar conhecimento das provas levantadas contra sua pessoa, corolário natural do princípio constitucional da ampla defesa. [...] Aliás, não há fundamento para a exclusão do advogado na produção da prova, embora no seu desenvolvimento não possa intervir — fazendo reperguntas às testemunhas, por exemplo —, mas somente acompanhar, porque os atos dos órgãos estatais devem ser pautados pela moralidade e pela transparência. Dir-se-á que o inquérito é sigiloso (ausente a publicidade a qualquer pessoa do povo) e não contestamos tal afirmativa, o que não pode significar a exclusão da participação do advogado como ouvinte e fiscal da regularidade da produção das provas, caso deseje estar presente."

Desta forma, qualquer controvérsia entre peritos e advogados pode ser resolvida desde que se entenda que o advogado está ali no exercício regular de um direito, e o perito, na livre prerrogativa de exercer com plena liberdade os fundamentos técnicos que embasam sua atividade legispericial. E quando o advogado participar, deve fazê-lo com discrição. Por essas razões — e sem considerar qualquer fundamento técnico — entendemos não ser possível impedir-se que o advogado presencie, sem participação ativa, a realização do exame de corpo de delito.

Outrossim, deve entender o perito que o advogado necessita de algumas informações que devem ser sustentadas em favor de suas teses, e o advogado deve entender a dinâmica e a importância da atividade pericial, cujo sentido é colaborar para que a prova contribua para a verdade material que se deseja alcançar.

Alguém pode dizer que tal permissão pode trazer o caráter tumultuário, na medida em que isso poderia atribular a sequência das fases periciais e permitir a manifestação ou o desconforto pela presença do advogado em tal recinto. Mas é necessário entender que este não é o momento apropriado de possibilitar o contraditório.

Acreditamos que tal faculdade cedida aos advogados é mais uma oportunidade de se fazer transparentes os atos processuais e mostrar que dentro das repartições periciais praticam-se procedimentos que estão de acordo com os princípios gerais do Direito.

O Conselho Federal de Medicina, quando abordado sobre a possibilidade de os advogados participarem de ato médico pericial judicial, confirmou em seu Parecer-Consulta CFM nº 33/2017: "No exercício da atividade de perícia oficial de natureza criminal, é assegurada a autonomia técnica, científica e funcional do médico perito, que estará sujeito aos regramentos definidos pela Lei e Código de Ética Médica. Por se tratar de ato privativo de médico e em respeito à sua autonomia, o médico perito pode decidir pela presença ou não de pessoas estranhas ao atendimento médico efetuado. Serão facultadas ao Ministério Público, ao assistente de acusação, ao ofendido, ao querelante e ao acusado a formulação de quesitos e indicação de assistente técnico."

---

*É vedado ao médico:*

*Artigo 92 — Assinar laudos periciais, auditoriais ou de verificação médico-legal, caso não tenha realizado pessoalmente o exame.*

---

Exige-se de quem elabora e assina um laudo pericial ou de verificação médico-legal não somente a capacidade técnica comprovada, senão, também, idoneidade naquilo que afirma como resultado de suas conclusões e de sua efetiva participação.

Sendo o perito um profissional de conhecimentos e experiências a serviço da Justiça, ele passa a ser um agente do mais indiscutível valor nas decisões em favor das políticas jurídico-sociais, contribuindo assim com o interesse público e com a paz social.

Sua missão em favor do cumprimento da ordem legal é tão significativa que não se pode entendê-la jamais a serviço da injustiça e sim ao lado da verdade, qualquer que seja a consequência que disto possa advir. É claro que esta forma de atuar com independência e retidão não depende apenas do perito, mas de uma estrutura institucional e hierárquica capaz de assegurar-lhe a segurança de emitir seus pareceres e não sofrer ameaças à sua integridade e à sua honestidade profissional.

Por isso se diz que a prova a ser produzida deve ser imparcial e verdadeira, pois o compromisso pericial, independente do tipo e da gravidade da ocorrência, do autor ou da vítima, será sempre em favor da verdade e da justiça.

Outro compromisso ético em favor da prova é a qualidade do trabalho que se realiza. Na avaliação do dano pessoal a primeira coisa que se exige em exames dessa ordem é a caracterização do dano corporal ou funcional, especificado pelas características e pelos padrões médico-legais a que se propõe a perícia.

A boa qualidade da prova também exige do perito uma certa disciplina metodológica onde se levem em consideração três requisitos básicos: a) utilização de técnicas médico-legais reconhecidas e aceitas com a segurança capaz de executar um bom trabalho; b) utilização dos meios subsidiários necessários e adequados para realizar cada caso, onde se tenha a contribuição irrecusável da tecnologia pertinente; c) utilização de um protocolo que inclua a objetividade de roteiros atualizados e tecnicamente garantidos pela prática legispericial corrente.

Malgrado um ou outro esforço, vem sendo praxe em algumas instituições médico-legais, em face da obrigatoriedade de dois peritos em cada laudo, um deles apenas realizar a perícia médica e o outro, tempo depois, analisar e subscrever também o relatório. Esse fato, além de representar uma infração prevista no Código de Ética Médica, constitui um crime de falsidade ideológica capitulado no nosso diploma penal.

Infelizmente nem sempre é possível se obter aquilo que é exigido de quantos exerçam a atividade pericial. Por isso, todas as medidas devem ser tomadas na tentativa de manter a arte pericial no respeito e na credibilidade que sempre a distinguiram.

Sob o prisma penal, o Código de Processo afirmava em seu artigo 159 que "os exames de corpo de delito e as outras perícias serão, em regra, feitos por peritos oficiais".

Agora, com o advento da Lei nº 11.690, de 9 de junho de 2008, este artigo ficou com a seguinte redação: "O exame de corpo de delito e outras perícias serão realizados por perito oficial, portador de diploma de curso superior. § 1º Na falta de perito oficial, o exame será realizado por 2 (duas) pessoas idôneas, portadoras de diploma de curso superior preferencialmente na área específica, dentre as que tiverem habilitação técnica relacionada com a natureza do exame. § 2º Os peritos não oficiais prestarão o compromisso de bem e fielmente desempenhar o encargo. § 3º Serão facultadas ao Ministério Público, ao assistente de acusação, ao ofendido, ao querelante e ao acusado a formulação de quesitos e indicação de assistente técnico. § 4º O assistente técnico atuará a partir de sua admissão pelo juiz e após a conclusão dos exames e elaboração do laudo pelos peritos oficiais, sendo as partes intimadas desta decisão. § 5º Durante o curso do processo judicial, é permitido às partes, quanto à perícia: I — requerer a oitiva dos peritos para esclarecerem a prova ou para responderem a quesitos, desde que o mandado de intimação e os quesitos ou questões a serem esclarecidas sejam encaminhados com antecedência mínima de 10 (dez) dias, podendo apresentar as respostas em laudo complementar; II — indicar assistentes técnicos que poderão apresentar pareceres em prazo a ser fixado pelo juiz ou ser inquiridos em audiência. § 6º Havendo requerimento das partes, o material probatório que serviu de base à perícia será disponibilizado no ambiente do órgão oficial, que manterá sempre sua guarda, e na presença de perito oficial, para exame pelos assistentes, salvo se for impossível a sua conservação. § 7º Tratando-se de perícia complexa que abranja mais de uma área de conhecimento especializado, poder-se-á designar a atuação de mais de um perito oficial, e a parte indicar mais de um assistente técnico."

Por fim, pergunta-se: mesmo que as perícias venham sendo feitas, na sua maioria, por um único perito, será que um laudo elaborado nestas condições tem o valor probante e inquestionável que se espera de uma prova?

Tão certo que não basta um só perito é que no próprio artigo citado, em seu parágrafo 3º, faculta-se "ao Ministério Público, ao assistente de acusação, ao ofendido, ao querelante e ao acusado a formulação de quesitos e indicação de assistente técnico". Ou seja, que se traga mais alguém para fortalecer o contraditório.

*Artigo 93 — Ser perito ou auditor do próprio paciente, de pessoa de sua família ou de qualquer outra com a qual tenha relações capazes de influir em seu trabalho ou de empresa em que atue ou tenha atuado.*

Este dispositivo, de forma peremptória, proíbe ao médico ser perito de paciente seu, de seus familiares ou de qualquer pessoa com a qual tenha relações capazes de influir na sua decisão. Essa proibição está justificada por um dos mais relevantes institutos processuais — o da suspeição do perito, que não é apenas uma exigência por insinuação das partes, mas em favor da própria isenção do julgamento. Constitui também uma proteção moral do perito, na insuspeição do seu trabalho e na consolidação do ideal de justiça. Assim, não tem o intuito exclusivo de evitar perícias contestadas, senão, também, a finalidade de prevenir as situações embaraçosas e a desconfiança das decisões. O perito cioso deve cuidar até das aparências. Por isso, o Conselho Federal de Medicina, através do Parecer-Consulta CFM nº 43/95, considera que a função de médico perito do INSS é eticamente incompatível com a função de médico do trabalho, quando a ação pericial for em empregados da empresa onde ele exerce suas atividades médicas.

Nossa legislação processual penal enfatiza que é extensivo ao perito, no que lhe for aplicável, o disposto sobre a suspeição dos juízes, dando-se por suspeito o amigo íntimo ou o inimigo capital, seu cônjuge, ascendente ou descendente, parente consanguíneo ou afim até o 3º grau inclusive, aquele que aconselhou a vítima, foi credor ou devedor, tutor ou curador dela, sócio acionista ou administrador da sociedade em que seu paciente é interessado e, finalmente, se o perito estiver servindo no processo como testemunha ou tiver opinado antes sobre o objeto da perícia. No entanto, o Parecer-Consulta CFM nº 05/91 admite o médico devidamente habilitado poder "emitir atestado para pessoa da própria família".

Por fim, deve-se entender que essa suspeição está fundada em motivos que ensejam admitir que o perito possa agir sempre com imparcialidade e com isenção de ânimo. Ele próprio deve dar-se por suspeito se qualquer das partes estiver nas condições do enunciado do artigo em discussão. A função do perito é a de um julgador. Se julgar é difícil, muito mais difícil é julgar com o travo da suspeição.

*Artigo 94 — Intervir, quando em função de auditor, assistente técnico ou perito, nos atos profissionais de outro médico, ou fazer qualquer apreciação em presença do examinado, reservando suas observações para o relatório.*

Tanto o auditor quanto o perito, estando avaliando ou relatando, não devem interferir de forma açodada nas atividades profissionais de outro colega, nem muito menos tecer considerações depreciativas em presença de outras pessoas. Deve deixar essas observações, quando procedentes, para o relatório ou para uma apreciação mais reservada.

Ao perito cabe tão só levantar com detalhes todos os elementos de comprovação e elaborar seu relatório tendo em vista aquilo que é fundamental e imprescindível, oferecendo à autoridade requisitante os fundamentos de convicção para aquilo de que necessita, supõe ou precisa convencer-se. Não são necessárias apreciações ofensivas ou insinuações grosseiras a quem quer que seja, autoridade ou não.

Ao auditor, resta-lhe fiscalizar, relatar e sugerir novos caminhos ou novas estratégias, quando se fizerem necessárias à melhoria do serviço ou da atividade supervisionada, sem com isso modificar desnecessariamente a terapêutica aplicada, o diagnóstico oferecido ou a conduta proposta. Qualquer alteração desse curso deve ser encaminhada em relatório a quem determinou a auditagem, sem deixar de fazer constar o que de certo ou errado possa existir. Tem também o médico-auditor "o direito de examinar o paciente, à beira do leito, como condição necessária ao bom desempenho de suas funções" (Parecer-Consulta CFM nº 03/94). Outro fato muito significativo, que está bem evidente no Parecer-Consulta CFM nº 02/94, é que o local de auditagem é a instituição prestadora de serviços médicos, não estando portanto obrigados a enviar os prontuários aos seus contratantes públicos ou privados. Também não é atribuição dos médicos-auditores autorizar exames complementares e procedimentos solicitados pelos médicos assistentes, por ferir-lhes a autonomia e cercear-lhes o exercício profissional (Parecer-Consulta CFM nº 11/99).

O Conselho Federal de Medicina, considerando a necessidade de disciplinar e fiscalizar a prática de atos médicos em todas as auditorias assistenciais de saúde, baixou a Resolução CFM nº 1.614/2001 que, entre outros, estabelece que o médico no exercício de auditoria deve estar inscrito e regularizado no Conselho Regional de Medicina da jurisdição onde exerce a auditagem; que as empresas auditadas também devem estar registradas nos Conselhos onde os contratantes estejam jurisdicionados; que o auditor deve-se identificar em todos os seus atos de auditagem; que deve apresentar-se ao diretor técnico da instituição antes de iniciar suas atividades; que o diretor técnico deve garantir ao auditor os meios indispensáveis para seu trabalho, inclusive com acesso aos documentos necessários; que o auditor se obriga ao sigilo profissional, devendo comunicar por escrito apenas a quem de direito sem realizar anotações em prontuários; que o auditor pode solicitar por escrito ao médico assistente os esclarecimentos necessários; que tendo o auditor encontrado na sua tarefa algum ilícito ético fica obrigado a comunicar ao respectivo Conselho Regional de Medicina; que o auditor não pode retirar cópias de documentos ou prontuários da instituição, a não ser diante de irregularidades comprovadas e para fins exclusivos de instrução da auditoria; que tem ele o direito de examinar o paciente quando autorizado pelo paciente; que o médico assistente deve ser antecipadamente cientificado quando da necessidade de exame do paciente pelo auditor, podendo aquele estar presente; que o auditor não pode vetar, autorizar, bem como modificar procedimentos terapêuticos ou propedêuticos solicitados, salvo diante de situações de indiscutível conveniência para o paciente, devendo em seguida fundamentar e comunicar por escrito o fato ao médico assistente; que o auditor, encontrando impropriedades ou irregularidades na assistência ao paciente, deve comunicar tal ocorrência ao médico assistente, solicitando seus esclarecimentos para fundamentar suas recomendações; que o auditor, quando trabalhando em equipe multiprofissional, deve respeitar a liberdade e independência dos outros profissionais; que não compete ao auditor no exercício de suas funções a aplicação de qualquer medida punitiva ao médico assistente ou à instituição, apenas em seu relatório recomendar as medidas necessárias; que não pode o auditor intermediar acordos entre as partes contratantes; e que não pode o auditor receber remuneração ou gratificação por valores vinculados à glosa.

A análise do auditor sobre o prontuário, o descumprimento da prescrição, as anotações sobre exames solicitados, as críticas às técnicas cirúrgicas e às operações indicadas, ao internamento e à alta, e a alteração do tratamento não podem ser transformados em motivos para interferências descabidas e afrontosas à dignidade profissional e à autonomia técnica e científica de cada médico.

Aceita-se a auditoria médica desde que ela seja traduzida por uma análise criteriosa de caso a caso, em que as circunstâncias são estudadas no seu mais elevado sentido, tentando projetar um melhor modelo assistencial, a racionalização da taxa de ocupação, o número e o tipo de terapêutica, os movimentos estatísticos das cirurgias e a relação exame complementar/paciente assistido. Nunca como quem manipula uma empresa geradora de lucros, na mais fria mentalidade empresarial. Se não, ela será apenas uma coisa pobre e mesquinha.

### *Artigo 95 — Realizar exames médico-periciais de corpo de delito em seres humanos no interior de prédios ou de dependências de delegacias de polícia, unidades militares, casas de detenção e presídios.*

O Conselho Federal de Medicina, através de sua Resolução CFM nº 1.635, de 9 de maio de 2002, *considerando* que é dever do médico respeitar a dignidade e os demais direitos universais do homem e o que foi decidido no Parecer-Consulta CFM nº 28, de 9 de maio de 2002 — que certamente inspirou este dispositivo — estabeleceu que é vedado ao médico realizar exames médico-periciais de corpo de delito em seres humanos no interior de prédios ou de dependências de delegacias, seccionais ou sucursais de Polícia, unidades militares, casas de detenção e presídios e que é também vedado ao médico realizar exames médico-periciais de corpo de delito em seres humanos contidos através de algemas ou qualquer outro meio, exceto quando o periciando oferecer risco à integridade física do médico perito. E proíbe ao médico, quando no exercício de cargo ou função de chefia, nomear ou designar médicos a ele subordinados para realizarem tais exames sob as condições descritas anteriormente.

A permanência de pacientes apenados ou reclusos em unidades hospitalares ou ambulatoriais — qualquer que tenha sido sua infração ou qualquer que seja o tamanho da revolta de alguém — não autoriza quem quer que seja a usar de procedimentos degradantes, desumanos ou cruéis, ou ser conivente com tais práticas — ou não as denunciar quando delas tiver conhecimento.

Isso representa um gesto atentatório à condição humana, um vilipêndio aos seus direitos de cidadania e uma preconceituosa e discriminatória medida, transformando alguém, sentenciado ou não, em um cidadão de terceira ou quarta classe.

Infelizmente, em certas oportunidades, os aparelhos do poder organizado em nosso país que disciplinam as relações sociais e que administram a repressão (*polícia*), que julgam e aplicam as sanções (*justiça*) e que executam a punição (*prisão*) não deixam, de certo modo, de exercer ou tolerar a violência. E esta é sem dúvida a forma mais grave de arbítrio porque ela flui de órgãos de proteção e contra os quais dificilmente se tem remédio.

Vale a pena reler a velha Declaração de Tóquio, pelo seu comovente humanitarismo e como documento de reconhecida e justa reverência quando adota linhas mestras para os médicos, com relação ao tratamento degradante e desumano a detentos e prisioneiros (Anexo 2, artigo 1º): "Qualquer ato de tortura, ou outro tratamento, ou castigo cruel, desumano e degradante, é uma ofensa à dignidade humana e será considerado como uma negação aos propósitos do Centro das Nações Unidas e como violação dos direitos e liberdades fundamentais da Declaração Universal dos Direitos Humanos."

Manter pacientes apenados presos ao leito por algemas é um procedimento inaceitável. Não se admite a alegação de que o tratamento médico foi feito dentro dos padrões que a nova medicina permite. Isso é pouco. O remédio do corpo foi feito, ainda que de forma degradante, acredito eu. Mas a alma, mesmo a alma mais desgraçada de um homem, não pode ser atormentada por quem exerce tão nobre mister e por quem alimenta uma consciência que teima e não se rende.

A consciência dos que sofreram e reagiram, e ainda hoje maldizem os tempos da ditadura —

pois era assim que se tratavam homens, mulheres e jovens quase crianças —, não pode concordar com isso. Muitos foram tratados assim, acorrentados ao leito de dor, após as mais torpes e degradantes sessões de tortura que encheram de espanto os subterrâneos habitados pela desgraça e pelo terror.

É muito grave que o corpo clínico de uma unidade hospitalar, pelo seu diretor técnico ou pelo seu chefe de serviço, aceite candidamente as ordens do agente policial, quando lhe cabe exigir dos órgãos de segurança os meios adequados para que o detento venha a cumprir sua pena de forma justa e merecida.

É de muita utilidade pericial o exame do local dos fatos naquelas circunstâncias e com certeza a Câmara Técnica de Medicina Legal do Egrégio Conselho Federal de Medicina constatará isso. Os sinais relativos ao meio ou às condições onde o cadáver se encontra são elementos muito importantes quando presentes, pois assim é possível saber se o indivíduo foi levado em vida para outro local e depois transportado para a cela onde foi achado, ou em situações mais anômalas que possam ser demonstradas quando de um exame *in loco*.

*Artigo 96 — Receber remuneração ou gratificação por valores vinculados à glosa ou ao sucesso da causa, quando na função de perito ou de auditor.*

O fato de se receber remuneração ou vantagens por glosa ou sucesso de causa em auditorias não constitui apenas uma infração ao Código de Ética Médica, mas também grave delito criminal de peculato.

Da auditoria médica, tal qual foi instituída, espera-se uma proposta de subsidiar um melhor rendimento assistencial e apoiar pedagogicamente as equipes de saúde. É certo que muitas vezes ela tem apenas o sentido de barateamento dos custos médicos sem maior preocupação em alcançar um bom padrão na assistência médica.

O mesmo se diga quando na função pericial seja por falso testemunho ou por falsa perícia (artigo 342. Do Código Penal: "Fazer afirmação falsa, ou negar ou calar a verdade como testemunha, perito, contador, tradutor ou intérprete em processo judicial, ou administrativo, inquérito policial, ou em juízo arbitral, seja no âmbito civil, administrativo, penal ou mesmo no inquérito policial, configura crime."

Três são as situações de crime de perícia falsa: a) fazer afirmação falsa; b) negar a verdade; e c) calar a verdade. Assim, considera-se falsa perícia quando o perito distorce a verdade, com objetivo específico de favorecer alguém e influir sobre a decisão judicial, enganando a autoridade julgadora, ainda que não atinja o fim desejado (TJSP, RT 507/346; STJ, RT 707/367).

*Artigo 97 — Autorizar, vetar, bem como modificar, quando na função de auditor ou de perito, procedimentos propedêuticos ou terapêuticos instituídos, salvo, no último caso, em situações de urgência, emergência ou iminente perigo de morte do paciente, comunicando, por escrito, o fato ao médico assistente.*

A análise do auditor sobre o prontuário como o descumprimento da prescrição, observações sobre exames solicitados, críticas às técnicas cirúrgicas realizadas, às dietas especiais, ao internamento e à alta, e principalmente de procedimentos propedêuticos e terapêuticos são interferências descabidas e afrontosas à dignidade profissional e à autonomia técnica e científica de cada médico. Ainda mais quando se sabe que o auditor nem sempre é o profissional adequado à especialidade aferida.

A mudança de um procedimento terapêutico prescrito ou de diagnóstico já feito ou solicitado só pode ocorrer em situações de urgência, emergência ou iminente perigo de vida do paciente, sendo comunicada, por escrito, ao médico assistente.

Para que um serviço alcance um bom padrão técnico, necessita, antes de tudo, da consciência que representa o trabalho de cada um e o seu sentido na exaltação cada vez maior do nível assistencial em favor dos níveis de vida e de saúde, de uma estrutura que permita honesta execução do ato médico, do adequado número de exames complementares e principalmente da harmonia que deve existir entre a gerência, a assistência e a auditagem. Tudo isso analisado à luz do interesse de cada caso, em que as situações analisadas tenham seu mais elevado sentido.

Não passa, pois, necessariamente, pelo crivo da fiscalização ostensiva e do barateamento de custos, tentando projetar o bom padrão assistencial apenas em tempo de permanência, taxa de ocupação hospitalar, número de internações, movimentos estatísticos de cirurgias e relação exame complementar/paciente assistido, como quem simplesmente manipula uma empresa geradora de lucros, imbuído da pior mentalidade empresarial.

---

*Artigo 98 — Deixar de atuar com absoluta isenção quando designado para servir como perito ou como auditor, bem como ultrapassar os limites de suas atribuições e de sua competência.*

*Parágrafo único — O médico tem direito a justa remuneração pela realização do exame pericial.*

---

O atributo mais considerável e mais exigido de quem avalia ou fiscaliza é a isenção. Por isso, o perito e o auditor têm de comportar-se dentro de uma linha de imparcialidade que justifique a credibilidade de suas atribuições. Mesmo os peritos ou auditores não oficiais, ou seja, os nomeados pela autoridade para casos fortuitos, estão sujeitos à disciplina ética, dada a sua condição de auxiliares do poder público e a importância de que se reveste cada situação.

Por outro lado, entender que a perícia médica é um ato médico mas é também um ato processual, daí porque "deve obedecer a algumas regras básicas para evitar arguição de nulidade pericial" conforme recomenda o Parecer-Consulta CFM nº 09/2006.

Em se tratando de peritos não oficiais, assinarão estes um termo de compromisso. A aceitação, tanto para os peritos oficiais como para os não oficiais, é obrigatória, "com o compromisso de bem e fielmente desempenharem a sua missão, declarando com verdade o que encontrarem e descobrirem e o que suas consciências entenderem". É assim que estabelece o artigo 277 do Código de Processo Penal em vigor que, além de punir a não aceitação do encargo — salvo escusa atendível —, afirma incorrer na mesma pena o perito que deixar de acudir à intimação ou ao chamado da autoridade, não comparecer no dia e local designados para o exame e não der o laudo, ou concorrer para que a perícia não seja feita nos prazos estabelecidos. Todavia, se por um lado fica clara a obrigação da aceitação, por outro nada impede que o perito possa ser remunerado, como orienta o Parecer-Consulta nº 08/90 do Conselho Federal de Medicina que, entre outros, afirma estarem os médicos "obrigados a aceitar o ônus de perito, exceto nos casos previstos em lei, devendo, entretanto, se assim for o seu entendimento, cobrar do Estado e não da vítima a justa remuneração pelo ato médico realizado".

A falsa perícia, além de constituir-se em um ilícito ético, está tipificada como infração ao artigo 342 do Código Penal brasileiro, que pune "fazer afirmação falsa, ou negar, ou calar a verdade, como testemunha, perito, tradutor ou intérprete em processo judicial, policial ou administrativo ou em juízo arbitral". O mesmo se entende quanto ao auditor-médico que se omite ou exagera sobre os fatos relevantes em seu relatório, pois, além das sanções éticas, pode ele sofrer sanções penais e administrativas.

As mesmas regras se impõem aos membros de Juntas Médicas, devendo, entre outros, seus componentes absterem-se de avaliar casos hipotéticos, ou se posicionar em relação a eles; mas aos corretamente apresentados (Parecer-Consulta CFM nº 02/99).

Quando da avaliação da responsabilidade profissional em um contestado ato nas ações de um auditor ou de um perito, seja nos Conselhos Profissionais, seja na Justiça Civil ou Criminal, recomendam a doutrina e a jurisprudência que se levem em conta os *deveres de conduta* do acusado. A prática tem demonstrado que isto, além de imprescindível, torna a tarefa mais simples e racional.

Desta forma, para se caracterizar a responsabilidade do profissional nestas atividades não basta apenas a evidência de um dano ou de um ilícito, mas que reste demonstrada uma forma de conduta contrária às normas morais e às regras técnicas vigentes adotadas pela prudência e pelos cuidados habituais, e que o resultado fosse evitado por outro profissional em mesmas condições e circunstâncias.

As regras de conduta, arguidas quando de uma avaliação da responsabilidade ética e legal do auditor e do perito, são relativas aos seguintes deveres:

a) *Deveres de informação.* Neste tipo de dever estão todos os esclarecimentos que se consideram necessários e imprescindíveis para o correto desempenho quando da elaboração de uma auditagem ou de uma perícia, principalmente se ele é mais complexo, de maior intimidade e de risco-benefício discutível. O fundamento destes deveres de informação encontra-se justificado pela existência dos princípios da transparência e da vulnerabilidade da vítima ou do auditado e pelas razões que justificam a obtenção de um consentimento informado, livre e esclarecido.

Esta obrigação de informar sobre riscos está na proporção de um dano real e efetivo. Por isso, quanto mais complexa e arriscada for a conduta pericial, mais imperiosa se torna a advertência sobre seus riscos. O dever de informar é imprescindível como requisito prévio para o consentimento e a legitimidade do ato pericial ou de auditagem a ser utilizado. Isso atende ao *princípio da autonomia* ou *princípio da liberdade*, em que todo indivíduo tem por consagrado o direito de ser autor do seu destino e de escolher o caminho que lhe convém. Quaisquer que sejam os motivos que levem o indivíduo a submeter-se a uma perícia ou a ação de auditoria.

Além do mais, exige-se que o consentimento seja esclarecido, entendendo-se como tal o obtido de um indivíduo capaz de considerar razoavelmente uma conduta médica, na qual fiquem evidentes suas vantagens e desvantagens, riscos e benefícios, sem a necessidade de se chegar aos detalhes das complicações mais raras e mais graves (*princípio da informação adequada*).

O paciente tem também o direito de recusar um tipo ou forma de abordagem pericial ou auditorial, desde que isso lhe traga algum prejuízo, pois é princípio de direito que ninguém está obrigado a fazer provas contra si próprio. Entendo que praticar qualquer ato pericial ou de auditagem contra a vontade do examinado é uma afronta constitucional e um grave desrespeito aos mais elementares princípios de civilidade. A recusa do paciente é uma contraindicação absoluta de qualquer procedimento nesta área.

Mesmo que a indicação de uma auditoria no campo da assistência médica seja uma decisão eminente ligada a uma lógica clínica e em favor do paciente, este, em algumas situações, pode optar por outra forma de atendimento, desde, é claro, que isto não o impeça de um atendimento em situações de iminente perigo de vida.

b) *Deveres de atualização profissional.* Para o pleno e ideal exercício da atividade de auditoria e perícias médicas e médico-legais não se exige do facultativo apenas uma habilitação legal. Há também de se requerer deste médico um aprimoramento sempre continuado, adquirido através de conhecimentos recentes da profissão, no que se refere às técnicas dos exames e dos meios modernos de diagnóstico, seja nas publicações especializadas, nos congressos, cursos de especialização ou estágios em centros e instituições de referência. Em suma, o que se quer saber é se naquele discutido ato profissional poder-se-ia admitir a imperícia. Se o profissional estaria credenciado minimamente para exercer suas atividades, ou se poderia ter evitado o engano, caso não lhe faltasse o que ordinariamente é conhecido em sua profissão e consagrado pela experiência médica. Este conjunto de regras, chamado de *lex artis*, deve ser aplicado a cada ato profissional em perícia e auditoria, sem deixar de serem considerados a complexidade do caso, o recurso material disponível, a qualificação do perito ou do auditor e o local e as condições de trabalho.

Em tese, todo mau resultado causado por uma atividade médica avaliativa é sinônimo de negligência; todavia, tal fato deve ser avaliado de forma concreta, pois nem sempre é possível caracterizar como culpa um equívoco decorrente da falta de aprimoramento técnico e científico, pois o acesso às informações atualizadas tem um custo e uma exigência que podem não estar disponíveis a todos os profissionais. O correto será avaliar caso a caso e saber se em cada um deles era possível se exigir a contribuição de um conhecimento atualizado.

c) *Deveres de abstenção de abusos.* É necessário também saber se o médico auditor ou perito agiu com a cautela devida e, portanto, descaracterizada de precipitação, de inoportunismo ou de insensatez. Isso se explica porque a norma moral exige das pessoas o cumprimento de certos cuidados cuja finalidade é evitar danos aos bens protegidos. Exceder-se em medidas arriscadas e desnecessárias é uma forma de desvio de poder ou de abuso. No entanto, ninguém pode negar que em certos procedimentos propedêuticos a medicina de hoje seja uma sucessão de riscos e que esses riscos, muitas vezes, são necessários e inadiáveis, principalmente quando se necessita de desesperado resultado. Isto atende às razões do *princípio do risco proveito*.

Pode-se também incluir entre as condutas abusivas aquelas que atentem contra a dignidade humana, inclusive quando se expõe desnecessariamente o paciente em certos procedimentos periciais, quando se invade sua privacidade e avilta-se a imagem e a honra alheia. O mesmo se diga quando do uso de meios e práticas especulativas e experimentais sem o devido consentimento da paciente e com os riscos considerados desnecessários.

A quebra injustificada do sigilo pericial ou de auditagem é também uma forma de desvio de poder, pois o médico tem o dever moral e jurídico de proteger as confidências e tudo aquilo que teve ciência no exercício ou em face do exercício de sua atividade. Excetuam-se as situações em que há permissão do paciente, justa causa ou dever legal.

d) *Deveres de vigilância, de cuidados e de atenção.* Na avaliação de um ato profissional em uma ação de perícia ou de auditagem, quanto a sua legitimidade e licitude, deve ele estar isento de qualquer tipo de omissão que venha a ser caracterizada por inércia, passividade ou descaso. Portanto, este modelo de dever obriga o facultativo a ser diligente, agir com cuidado e atenção, procurando de toda forma evitar danos e prejuízos que venham a ser apontados como negligência ou incúria.

Está claro que estes deveres são proporcionalmente mais exigidos quanto maior for o risco de prejuízo ao que se quer apurar. Em uma análise mais fria vamos observar que os casos apontados como culposos sob responsabilidade de certos profissionais resultam quase sempre da falta do cumprimento deste dever.

Desta forma, é mais que justo, diante de um caso de mau resultado ou equívoco na prática pericial ou de auditoria na vida profissional e ética de um agente de conduta irrepreensível, existirem a devida compreensão e a elevada prudência quando se for considerar alguns resultados, pois eles podem ser próprios das condições e das circunstâncias que rodearam o *indesejado resultado*, sem imputar levianamente a isso uma quebra dos compromissos morais ou uma transgressão aos deveres de conduta. Não se pode consignar como culpa aquilo que transcende a prudência, a capacidade e a vigilância humanas.

Por fim, deve restar evidente que o perito não deve apenas atuar com absoluta isenção, mas também deve exercer suas atividades sem ultrapassar os limites da consideração e do respeito à dignidade de quem é examinado. Certamente pensando assim o Conselho Federal de Medicina, em sua Resolução CFM nº 1.635/2002, levando em conta que a perícia médico-legal é um ato médico e que é dever do profissional respeitar as prerrogativas inerentes à cidadania e aos demais direitos universais do homem, resolveu: "Artigo 1º — É vedado ao médico realizar exames médico-periciais de corpo de delito em seres humanos no interior dos prédios e/ou dependências de delegacias, seccionais ou sucursais de Polícia, unidades militares, casas de detenção e presídios; Artigo 2º — É vedado ao médico realizar exames médico-periciais de corpo de delito em seres humanos contidos através de algemas ou qualquer outro meio, exceto quando o periciando oferecer risco à integridade física do médico perito; Artigo 3º — É vedado ao médico, exercendo cargo ou função de chefia, nomear ou designar médicos a ele subordinados para realizarem tais exames sob as condições descritas nos Artigos 1º e 2º."

Entender que o silêncio exigido aos peritos tem a finalidade de impedir a publicidade sobre certos fatos por eles conhecidos, cuja desnecessária revelação traria prejuízos aos interesses morais e econômicos dos indivíduos e da ordem pública. A privacidade, mesmo a individual, é um ganho que consagra a defesa da liberdade e a segurança das relações íntimas, por princípio constitucional e por privilégio garantido na conquista da cidadania. A Declaração Universal dos Direitos Humanos assegura "o direito de cada pessoa ao respeito da sua vida privada".

Assim, o sigilo pericial deve ser mantido na sua necessária conveniência e na sua compulsória solenidade, não obstante os fatos que demandam perícias terem vez ou outra suas repercussões sensacionalistas e dramáticas, quase ao sabor do conhecimento de todos. Nos seus transes mais graves, deve o perito manter sua discrição, sua sobriedade, evitando que suas declarações sejam transformadas em ruidosos pronunciamentos e nocivas repercussões.

Por fim, ainda sobre a independência do perito, o Parecer CFM nº 09/2006 diz: "1. As atribuições do médico perito não podem ser confundidas com as de qualquer agente da autoridade policial ou judiciária, que pode determinar a seu agente que proceda a diligência determinando exatamente como agir. Devido às particularidades contidas em qualquer exame médico, nenhuma norma administrativa pode determinar ao médico perito como se conduzir durante a perícia ou determinar quem deve estar presente ao exame pericial. O médico perito deve obedecer às regras técnicas indicadas para o caso, lendo o laudo encaminhado pelo médico assistente, confrontando-o com o exame físico e determinando a capacidade laborativa do segurado, no pleno exercício de sua autonomia e sempre compromissado com a verdade; 2. O exame médico-pericial é um ato médico e, como tal, por envolver a interação entre o médico e o periciando, deve o médico perito agir com plena autonomia, decidindo pela presença ou não de pessoas estranhas ao atendimento efetuado, sendo obrigatórias a preservação da intimidade do paciente e a garantia do sigilo profissional, não podendo, em nenhuma hipótese, qualquer norma, quer seja administrativa, estatutária ou regimental, violar este princípio ético fundamental."

O Parecer-Consulta CFM nº 47/2017 diz em sua Ementa que o médico no exercício da função pericial não está sujeito ao sigilo profissional na elaboração do seu parecer, em razão do dever legal, excludente prevista neste artigo do Código de Ética Médica agora comentado.

# 12

# Ensino e Pesquisa Médica

O ensino da profissão médica tem profundas implicações com a tecnologia moderna, e as escolas que formam esses profissionais assumem um grande papel neste particular, em virtude da possibilidade que dispõem os hospitais universitários em termos de diagnósticos e procedimentos.

Por incrível que pareça, no campo didático, os fundamentos da semiologia são empanados pelas máquinas de tratamento e diagnóstico. Esse cientificismo exagerado das práticas didáticas, desvinculado da arte propedêutica, cria uma relação estranha entre o médico e o paciente, pois o que se verifica é muito mais uma relação entre o profissional e o equipamento.

Entende-se que nas ciências da saúde formar um profissional não é apenas um processo de ensino, mas também um processo de relações de ensino. No primeiro tem-se um cronograma de metas de meios e condutas na sua formação profissional. Já o processo de relações de ensino é uma filosofia que reflete sobre vínculos entre professores e alunos com vistas ao papel que cada novo profissional desempenhará em favor da sociedade.

Dentro dessa concepção, a opção por uma "medicina armada" leva de forma inexorável à criação de uma "formação médica tecnológica". A educação médica, notadamente nos hospitais universitários, assimila propostas que servem muito mais às empresas e fabricantes de modernos aparelhos do que à criação de um modelo de serviços e estratégias em favor dos níveis de vida e de saúde dos indivíduos e das populações.

A partir dos anos 1980, verificou-se entre nós um movimento articulado principalmente pelas associações de docentes médicos no sentido de promover reformas educacionais nas escolas médicas. Tais reformas teriam como justificativa a própria reorganização da prática médica em face das modificações que chegavam da prática em saúde individual e coletiva.

Na verdade, esse movimento teve maior ênfase com a criação da Associação Latino-Americana de Faculdades e Escolas de Medicina (ALAFEM), quando se discutia a incorporação dos avanços da tecnologia na prática e na educação médicas. Naquela época, as propostas para a reorientação pedagógica na área da saúde eram: (a) redefinição do objeto de estudo substituindo práticas educativas de cada uma das disciplinas, por processos em torno de conhecimentos referidos à saúde da população, nos marcos de uma concepção do processo saúde-doença; (b) desenvolvimento de enfoques interdisciplinares; (c) desenvolvimento da integração docente-assistencial concebida como um verdadeiro processo de serviço à comunidade, no qual as ações de saúde devem ser vistas como objetos de pesquisa, geradoras de novos conhecimentos e de novas práticas de atenção; (d) incorporação e reconceitualização das ciências sociais nos processos educacionais, ainda predominantemente complementar e fragmentada na maioria das escolas, mas cuja superação é apontada pelo desenvolvimento da medicina social; (e) inserção da universidade, de forma crítica, nos processos de transformação dos sistemas de saúde.

A OPAS, em 1992, junto com as associações nacionais de educação médica latino-americanas, apontou em um documento de referência, intitulado "As mudanças na profissão médica e sua influência sobre a educação médica", severas críticas à incorporação tecnológica indiscriminada, nos seguintes termos: (a) há necessidade de gerar um novo modelo científico, biomédico e social que projete e fundamente um novo paradigma educacional em função do indivíduo e da sociedade; (b) há necessidade de um novo sistema de valores que transcenda a influência da mudança da prática, reconstrua a ética do exercício profissional e garanta a função social do atendimento às necessidades de saúde da população; (c) há vantagens no desenvolvimento de trabalho interdisciplinar e de metodologias problematizadoras.

Em suma, todo esse esforço na conquista dos meios tecnológicos só se justifica se eles servirem para desenvolver nos futuros médicos uma compreensão não apenas do que é mais moderno e avançado, senão também uma estratégia capaz de estabelecer uma relação médico-paciente e médico-família dentro de padrões éticos, técnicos e humanísticos legítimos e adequados a cada realidade. Ou seja, formar profissionais mais solidários, críticos e criativos, capazes de utilizar os meios tecnológicos disponíveis politicamente, subordinando o desenvolvimento tecnológico aos interesses e necessidades da saúde da população e do exercício digno, responsável e de qualidade.

Não é exagero dizer, portanto, que a saúde e a doença, como fenômenos puramente sociais, exigem soluções políticas. Reclama-se do médico uma saída imediata em busca de um uma conscientização crítica, no sentido de não perder seu direito de decisão. Ele não pode permanecer na periferia das doenças. Tem de reduzir seu poder sobre o indivíduo e ampliar sua capacidade de intervenção sobre o meio. Assim, as regras éticas contemporâneas, mesmo sem se distanciarem das influências hipocráticas, serão necessariamente incorporadas às ideias oriundas de muitos anos de exercício profissional, de sentidas reflexões e de duros confrontos.

Por outro lado, disse, certa vez, que a última batalha a ser travada em favor dos direitos humanos ocorreria no recesso de um laboratório de manipulação científica no campo da biotecnocracia. E que, desse confronto, a humanidade teria dois destinos: a proteção imprescritível dos seus direitos fundamentais ou a simples condição de objeto nas mãos dos gestores e programadores oficiais (em *Direito Médico*, 8ª edição, São Paulo: Fundo Editorial Byk, 2003).

Tal fato, no entanto, não quer dizer que se exclua das necessidades do homem do futuro as vantagens do progresso da ciência e a efetiva e vantajosa participação do pesquisador. Não. Desde que o cientista não se renda unicamente à visão tecnicista do mundo, pois o homem, antes de tudo e apesar de tudo, prefere ser livre.

A verdade é que a ciência nunca teve uma inclinação muito irrestrita às liberdades individuais, principalmente com as do experimentado. Todavia, isso não leva a crer que o cientista preste-se sempre a esse tipo de entendimento. É preciso que ele não contribua com a sua própria destruição e entenda que aquilo que a ciência está propondo como projeto de mudança em favor do homem não seja uma forma disfarçada de opressão, de hostilidade ou de interesses que possam estar a reboque do elitismo e da dominação. Espera-se dele o irrevogável compromisso não só com a verdade científica que se quer provar, mas com o compromisso de uma ética universal. Ainda que o homem técnico seja, em si, um manipulador contumaz, é necessário que sua atividade não fique isenta de um juízo ético ou moral e que a ciência jamais se coloque além da liberdade e da proteção do ser humano.

Mesmo sendo a medicina uma ciência viva e dinâmica, não é ela um valor absoluto ao qual todos os outros valores devam estar sistematicamente subordinados. Começa ela a encontrar objeções quando passa a comprometer o indivíduo ou os interesses de ordem social. Essa proteção, portanto, não visa apenas à defesa da própria pessoa, mas, antes de tudo, ao interesse ético-político da coletividade. Desse modo, toda ameaça à integridade física ou à saúde de um único homem em uma experiência científica é, indubitavelmente, um ato de lesa-humanidade. Às vezes, mesmo que exista voluntariedade na permissão, é um atentado contra a dignidade de todos os homens.

O valor da vida é de tal magnitude que a cultura humana tenta preservá-la até mesmo nos instantes mais precários e excepcionais, como, por exemplo, nos conflitos internacionais, na hora em que o direito da força se instala e quando tudo é paradoxal e inconcebível. Ainda assim o bem da vida é tão grande que a intuição humana tenta protegê-la contra a insânia coletiva, criando-se regras emergenciais que impeçam sacrifícios inúteis. Todos se empenham no reencontro da mais indeclinável de suas normas: o respeito pela vida humana. Na mesa das conversações internacionais, entre intrigas e astúcias, os líderes do mundo inteiro procuram a fórmula mágica da paz, evitando, assim, o cataclismo universal. Outras vezes, a ciência, de forma desesperada, convoca os cientistas de todos os climas a se debruçarem sobre as mesas de seus laboratórios, na procura dos meios salvadores da vida.

Por outro lado, as descobertas científicas mais recentes e o extraordinário progresso da tecnologia aumentam, dia a dia, o poder do homem sobre a natureza, e não se pode esquecer de que crescem, *pari passu*, os perigos da destruição da vida. Por isso, é preciso colocar sempre nossa consciência em confronto permanente ao descompasso entre o bem e o mal, segundo os padrões éticos e morais da civilização a que pertencemos, para que a natureza humana jamais possa ser desvirtuada.

Diante dessa concepção, só é aceitável uma pesquisa científica quando ela responde preliminarmente às conveniências do diagnóstico e da terapêutica do próprio experimentado, a fim de restabelecer sua saúde ou minorar seu sofrimento. Qualquer pesquisa sem as considerações desses interesses é condenável. Se o homem tem pelo seu corpo um direito limitado, muito mais limitado é o direito do médico, cuja missão é preservar a vida até onde suas forças e sua ciência permitirem. O médico deve ter como norma irrecusável o conjunto de princípios morais que compõem uma tradição, inclinando-se mais e mais para a vida, para a preservação da espécie e para a exaltação das liberdades fundamentais.

Repito: ninguém pode omitir o fato de a humanidade estar interessada no progresso das ciências. No entanto, é necessário saber se essa proposta não se alia às desvantagens que porventura uma experiência possa trazer. E mais: uma ou outra vantagem que supostamente possa ocorrer não se constitui em liceidade nem se apresenta como corolário indispensável à participação manipuladora sobre o homem. A verdade é que as ciências da natureza, em si mesmas, são neutras para o mundo dos valores. Cabe a nossa consciência saber aplicá-las, segundo os parâmetros consagrados pela tradição e pelos interesses da comunidade. Nada, pois, legitima uma pesquisa eminentemente especulativa e nociva ao investigado: nem o progresso da técnica, nem o da ciência, nem mesmo o suposto bem da coletividade.

A não ser, insisto, que exista uma perspectiva, mesmo tênue, em favor de quem se experimenta.

Também é necessário entender que o fato de o experimentado estar ciente ou de ter autorizado a pesquisa que lhe é feita nem sempre é moralmente correto, pois o que se tem verificado, tantas vezes, é a habilidade e o esforço dissimulador da intenção especulativa, escamoteados por motivações "nobres" e "necessárias". A licitude de um ato médico não está apenas no seu consentimento, mas também na sua indiscutível necessidade e na sua legitimidade. Dessa forma, mesmo que a permissão tenha todas as aparências e justificativas de idoneidade, e que exista aquiescência por escrito, chega-se à conclusão de que a vida e a saúde de um indivíduo, por mais modesto que seja, são bens inalienáveis e irrecusáveis, os quais o bem comum tem interesse de resguardar de forma irrestrita e incondicional. Outro fato: o consentimento, mesmo livre e esclarecido, não exime a responsabilidade médica quando diante de culpa comprovada.

Também é preciso que a comunidade esteja sempre vigilante e organizada. Primeiro, para saber quais são os critérios e quem são as pessoas que podem ser envolvidas em uma pesquisa científica. Depois, o mais importante: quem controlará o pesquisador? Mesmo se dizendo que projetos dessa natureza exigem uma legislação específica e rigorosa, faz-se mister repetir que a qualidade da lei depende muito da opinião pública e da participação cada vez maior da sociedade organizada, como meio de purificá-la. Ninguém pode permanecer fora dessa responsabilidade. Estão em jogo a sorte das liberdades individuais e o destino da pessoa como espécie.

Uma das primeiras advertências que se conhecem a este respeito partiu da Organização das Nações Unidas em 1975, através do documento chamado "*Declaração sobre a Utilização do Progresso Científico e Tecnológico no Interesse da Paz e em Benefício da Humanidade*", onde se exalta o progresso como forma de melhorar as condições de vida dos povos e das nações, mas chama atenção para os seus perigos, principalmente no que se refere aos direitos humanos e às liberdades fundamentais dos indivíduos.

Ninguém discute que a ciência e a tecnologia constituam na atualidade a principal força produtiva da sociedade. Nem podemos deixar de reconhecer que a não pesquisa é uma atitude antiética. Portanto, o que se discute não é a pesquisa em si, mas sua tirania, seu monopólio na construção da convivência humana. Até podemos necessitar dela, porém sem o seu caráter de dominação e de hegemonia. Enfim, o importante será mantermos sempre uma reflexão ética ajustada aos novos paradigmas científicos sem o racionalismo utilitarista de que se utiliza a sociedade consumista.

No Capítulo II, Disposições Preliminares da Resolução CNS nº 466, de 12 de dezembro de 2012, do Conselho Nacional de Saúde, Ministério da Saúde, lê-se: "II.5 — consentimento livre e esclarecido — anuência do participante da pesquisa e/ou de seu representante legal, livre de vícios (simulação, fraude ou erro), dependência, subordinação ou intimidação, após esclarecimento completo e pormenorizado sobre a natureza da pesquisa, seus objetivos, métodos, benefícios previstos, potenciais riscos e o incômodo que esta possa acarretar; II.23 — Termo de Consentimento Livre e Esclarecido (TCLE) — documento no qual é explicitado o consentimento livre e esclarecido do participante e/ou de seu responsável legal, de forma escrita, devendo conter todas as informações necessárias, em linguagem clara e objetiva, de fácil entendimento, para o mais completo esclarecimento sobre a pesquisa a qual se propõe participar; II.24 — Termo de Assentimento — documento elaborado em linguagem acessível para os menores ou para os legalmente incapazes, por meio do qual, após os participantes da pesquisa serem devidamente esclarecidos, explicitarão sua anuência em participar da pesquisa, sem prejuízo do consentimento de seus responsáveis legais; e II.25 — vulnerabilidade — estado de pessoas ou grupos que, por quaisquer razões ou motivos, tenham a sua capacidade de autodeterminação reduzida ou impedida, ou de qualquer forma estejam impedidos de opor resistência, sobretudo no que se refere ao consentimento livre e esclarecido."

No Capítulo IV, Do Processo de Consentimento Livre e Esclarecido, diz: "O respeito devido à dignidade humana exige que toda pesquisa se processe com consentimento livre e esclarecido dos participantes, indivíduos ou grupos que, por si e/ou por seus representantes legais, manifestem a sua anuência à participação na pesquisa. Entende-se por Processo de Consentimento Livre e Esclarecido todas as etapas a serem necessariamente observadas para que o convidado a participar de uma pesquisa possa se manifestar, de forma autônoma, consciente, livre e esclarecida. IV.1 — A etapa inicial do Processo de Consentimento Livre e Esclarecido é a do esclarecimento ao convidado a participar da pesquisa, ocasião em que o pesquisador, ou pessoa por ele delegada e sob sua responsabilidade, deverá: a) buscar o momento, condição e local mais adequados para que o esclarecimento seja efetuado, considerando, para isso, as peculiaridades do convidado a participar da pesquisa e sua privacidade; b) prestar informações em linguagem clara e acessível, utilizando-se das estratégias mais apropriadas à cultura, faixa etária, condição socioeconômica e autonomia dos convidados a participar da pesquisa; e c) conceder o tempo adequado para que o convidado a participar da pesquisa possa refletir, consultando, se necessário, seus familiares ou outras pessoas que possam ajudá-los na tomada de decisão livre e esclarecida. IV.2 — Superada a etapa inicial de esclarecimento, o pesquisador responsável, ou pessoa por ele delegada, deverá apresentar, ao convidado para participar da pesquisa, ou a seu representante legal, o Termo de Consentimento Livre e Esclarecido para que seja lido e compreendido, antes da concessão do seu consentimento livre e esclarecido. IV.3 — O Termo de Consentimento Livre e Esclarecido deverá conter, obrigatoriamente: a) justificativa, os objetivos e os procedimentos que serão utilizados na pesquisa, com o detalhamento dos métodos a serem utilizados, informando a possibilidade de inclusão em grupo controle ou experimental, quando aplicável; b) explicitação dos possíveis desconfortos e riscos decorrentes da participação na pesquisa, além dos benefícios esperados dessa participação e apresentação das providências e cautelas a serem empregadas para evitar e/ou reduzir efeitos e condições adversas que possam causar dano, considerando características e contexto do participante da pesquisa; c) esclarecimento sobre a forma de acompanhamento e assistência a que terão direito os participantes da pesquisa, inclusive considerando benefícios e acompanhamentos posteriores ao encerramento e/ou a interrupção da pesquisa; d) garantia de plena liberdade ao participante da pesquisa, de recusar-se a participar ou retirar seu consentimento, em qualquer fase da pesquisa, sem penalização alguma; e) garantia de manutenção do sigilo e da privacidade dos participantes da pesquisa durante todas as fases da pesquisa; f) garantia de que o participante da pesquisa receberá uma via do Termo de Consentimento Livre e Esclarecido; g) explicitação da garantia de ressarcimento e como serão cobertas as despesas tidas pelos participantes da pesquisa e dela decorrentes; e h) explicitação da garantia de indenização diante de eventuais danos decorrentes da pesquisa. IV.4 — O Termo de Consentimento Livre e Esclarecido nas pesquisas que utilizam metodologias experimentais na área biomédica, envolvendo seres humanos, além do previsto no item IV.3 supra, deve observar, obrigatoriamente, o seguinte: a) explicitar, quando pertinente, os métodos terapêuticos alternativos existentes; b) esclarecer, quando pertinente, sobre a possibilidade de inclusão do participante em grupo controle ou placebo, explicitando, claramente, o significado dessa possibilidade; e c) não exigir do participante da pesquisa, sob qualquer argumento, renúncia ao direito à indenização por dano. O Termo de Consentimento Livre e Esclarecido não deve conter ressalva que afaste essa responsabilidade ou que implique ao participante da pesquisa abrir mão de seus direitos, incluindo o direito de procurar obter indenização por danos eventuais."

Dificilmente poderia deixar de falar da relação entre a Ética e a Tecnologia, principalmente no que diz respeito ao Princípio da Equidade. Neste particular, os avanços biotecnológicos podem ser classificados em três categorias: (1) os que permitem a cura das doenças a custo moderado; (2) os que facilitam e fazem prevenir as doenças e a promoção da saúde com pouco gasto; e (3) os que permitem manter a saúde e uma qualidade de vida aceitável, mas que para sua manutenção necessitam de grandes investimentos materiais e humanos.

Este último tipo de avanço tecnológico é o que cria os maiores dilemas frente à necessidade de progredir tecnologicamente e de avançar em termos de saúde. Além do mais, é necessário entender que o fato de determinado procedimento ser tecnicamente consagrado não implica necessariamente, de forma absoluta, que seja eticamente certo. Assim, o ato médico disponível pode ser visto por dois aspectos: o do procedimento correto e o da retidão moral.

Ninguém nega que as ciências da saúde associadas à tecnologia têm oportunidades maiores de diagnosticar e curar pela sua precisão, mesmo levando-se em conta o seu alto custo e o seu risco cada vez maior. A prática atual das ações de saúde mostra que já nos deparamos com terríveis conflitos éticos quando se discutem a transplantologia de massa e as modernas técnicas de imagem, cujos elevados custos, apesar dos induvidáveis resultados, limitam a assistência de um número considerável de outros indivíduos que necessitam de diagnóstico e de tratamento.

Salta à vista de todos o emprego abusivo dos meios tecnológicos na prática médica hodierna, quando muitos ainda ignoram a utilidade e os resultados das provas que solicitam. Some-se a isso a omissão do profissional na participação crítica do processo de transformação que se verifica em seu derredor.

Vivemos tempos em que se depende de forma crescente da ciência e da tecnologia, seja nos processos de produção, de educação e de comunicação e transporte, seja no campo das ciências da saúde. Verdade se diga, muitas têm sido as contribuições que se conquistam no sentido de aumentar a esperança de vida. Todavia, na esteira dessa melhoria das condições de vida, surgem alguns problemas e riscos que exigem uma reflexão mais demorada. Assim, não é mistério o perigo da contaminação, a deterioração do meio ambiente, o empobrecimento da flora e da fauna, os acidentes e as doenças relacionadas à tecnologia.

A ciência e a tecnologia são instrumentos irrecusáveis na transformação do nosso mundo, das nossas relações e dos nossos costumes. No entanto, não são fatores que apenas por si justifiquem os meios. O perigo do avanço da tecnologia no campo biomédico é perdermos a dimensão das pessoas como seres humanos e descaracterizarmos a medicina como arte.

Outro risco, sem dúvida, é que esta nova ordem possa tolher a liberdade e abalar o juízo crítico em uma profissão como a medicina, na qual os riscos e benefícios constituem um denominador comum para cada decisão.

---

*É vedado ao médico:*

*Artigo 99 — Participar de qualquer tipo de experiência envolvendo seres humanos com fins bélicos, políticos, étnicos, eugênicos ou outros que atentem contra a dignidade humana.*

---

A partir do momento em que se tornam mais e mais possíveis certas manipulações no campo das ciências biológicas, é necessária uma reformulação ou uma adaptação às ciências do comportamento.

Algumas vezes é preciso balizar o comportamento deste "mundo novo" na dimensão que merece a dignidade de cada homem e de cada mulher — e dizer ao mais afoito que ele não é onipotente e que suas investidas são moralmente perturbadoras.

Há muito tempo que se vem perguntando: o corpo do Homem pode ser objeto da manipulação biológica indiscriminada? Qual o limite do cientificamente possível e do eticamente válido?

A moral hodierna e o direito constituído são claros ao assegurar o uso devido das inovações da moderna biotecnologia? Quem vai controlar o manipulador?

Para assegurar respostas imediatas a tantas questões, seria indispensável um entendimento muito transparente e definitivo, pelo menos, sobre alguns problemas como: o destino dos embriões congelados após o uso da reprodução chamada assistida; a decisão sobre o regime de filiação e da sucessão na heteroprocriação artificial; a licitude da clonação com a produção de indivíduos iguais e em série; a possibilidade da gravidez masculina, da fecundação entre gametas humanos e animais e da gestação de embriões humanos por animais; a modificação intencional do código genético humano para formação de um indivíduo "melhorado"; entre outros pontos.

O fato é que se, de um lado, ninguém nega as vantagens do progresso técnico-científico no terreno da biologia, despertando esperanças entre os que padecem de perturbações causadas pelas desordens genéticas, por exemplo, impõem-se, por outro, a exigência da proteção dos valores que consagram a dignidade da pessoa humana e a imperiosidade da preservação da vida humana.

O objetivo fundamental de uma pesquisa médica é fazer avançar as probabilidades diagnósticas, terapêuticas e preventivas em favor de quem se experimenta, tentando compreender a etiologia e a patogenia das doenças. Por isso, o Código de Ética Médica proíbe terminantemente qualquer forma de experimentação científica no ser humano que tenha finalidade bélica, política, racial ou eugênica.

Essa e outras iniciativas foram motivadas pelas terríveis experiências praticadas por médicos alemães nos campos de concentração nazistas, durante a Segunda Guerra Mundial, onde, através de falsas e pretensas pesquisas, cujos resultados nada acrescentaram à ciência, foram sacrificadas inúmeras vidas, enchendo de espanto e horror o mundo inteiro. Tais fatos ainda vivem hoje inquietando a consciência de todos.

Uma pesquisa no ser humano que tenha a exclusiva finalidade de verificar uma hipótese científica, no sentido único de aliciar novos conhecimentos para a própria ciência, e não tenha como proposta a melhoria da vida do experimentado, é, em tese, ilícita e antiética.

O documento básico sobre a licitude da pesquisa em seres humanos é a Declaração de Helsinque, adotada pela primeira vez em 1975, em Tóquio, quando foram incluídas algumas cláusulas, entre as quais a de o protocolo experimental ser aprovado por uma comissão independente, a de o protocolo conter fundamentos éticos e referências à obediência aos princípios dos termos originais da Declaração de Helsinque, e a de não aceitação de publicações em revistas científicas quando a pesquisa estiver em desacordo com a nova versão dessa Declaração (ver também a Declaração de Manila, adotada pela 33ª Assembleia Geral da Associação Médica Mundial, em outubro de 1981, sobre "Pesquisa em seres humanos"). Enfim, esse protocolo deve ajustar-se ao melhor critério científico, estabelecendo os riscos e os benefícios da pesquisa e considerando-a *sem risco, com risco mínimo* ou *com risco maior que o mínimo*. São consideradas pesquisas sem risco aquelas em que não se realiza nenhuma intervenção ou modificação nas variáveis fisiológicas, psicológicas e sociais do indivíduo. São feitas em geral por meio de entrevistas e questionários. As pesquisas com risco mínimo são aquelas em que se empregam registros de dados através de procedimentos propedêuticos ou terapêuticos de rotina. E as com risco maior que o mínimo são aquelas em que há probabilidade de afetar o indivíduo de forma significativa seja por danos físicos ou morais, como, por exemplo, quando se utilizam medicamentos não reconhecidos, procedimentos invasivos ou placebo.

Hoje, estamos diante de um fato irreversível: o da manipulação genética. Não há como omitir certas vantagens que possam advir do uso correto e programado da genética, no sentido de favorecer o homem e o seu meio, prevenindo e curando doenças e corrigindo o ecossistema. No entanto, em face da sua má utilização, podem surgir a "programação de pessoas", o "controle da sociedade" e o "domínio da natureza". Assim, por exemplo, não se pode impedir o mapeamento competente do DNA humano, codificando toda sua estrutura e armazenando no computador, quando isso tem o propósito de relacionar certos genes a um determinado quadro patológico. Essa cartografia do DNA só pode ser alterada na correlação gene/doença, como nos casos da doença de Huntington, da fibrose cística e do mal de Alzheimer, relacionados às anomalias cromossômicas. Mesmo que exista teoricamente uma possibilidade incalculável de informações no material genético indefinido, o cientista não está autorizado a especular sobre isso, nem muito menos a fazer tudo o que a ciência pode realizar. Em suma: o pesquisador não pode "brincar de Deus". Dessa forma, é necessário que se criem regras jurídicas e bioéticas capazes de garantir um quadro no futuro compatível com o interesse da ciência e com a dignidade humana, com as disponibilidades do cientista e com os interesses da ordem social. É claro que não estamos querendo considerar um gene como objeto de regulamentação jurídica e ética. Mas regulamentar suas técnicas e seus resultados.

Há de chegar um tempo em que se vai perguntar: a quem pertence o material genético motivo da investigação? Ao dono do material genético ou ao pesquisador que detém a técnica "patenteada"?

O fato é que, a partir dos anos 1980, os Estados Unidos e alguns países, inclusive o Brasil, vêm desenvolvendo o chamado *Projeto Genoma Humano*, cuja finalidade é o mapeamento dos genes humanos e o sequenciamento de todo nosso genoma. Tudo isso, segundo seus idealizadores, no sentido de aprimorar o diagnóstico das doenças genéticas e possivelmente prever e tratar essas desordens em nível familiar.

Em face disso, todos são unânimes em considerar que o *genoma humano* é um patrimônio do indivíduo e o fato de esse indivíduo ser parte da população, isso não autoriza que ele possa ser objeto da manipulação e da especulação. Nesse particular, entendo que deve prevalecer o *princípio da autonomia*.

Clotet afirma que "toda informação genética deve ser confidencial; não pode ser invadida ou alterada a integridade individual senão por questões terapêuticas e com o consentimento informado da própria pessoa ou de seus representantes legais; o exame genético e o rastreamento genético com o consentimento informado da pessoa, realizados por motivo de trabalhos com o fim de proteger o indivíduo de possíveis doenças a serem desenvolvidas por causa do tipo de ocupação ou emprego, não atentam contra a autonomia do mesmo, mas sim o protegem" (*in Bioética como ética aplicada e genética*, Bioética, 1997;*5*:173-183).

Quando se apregoa que o *genoma humano* é patrimônio da humanidade e procura-se justificar a melhoria da espécie através da terapia gênica, impõe-se de imediato levantar-se os limites dessas especulações. Foi por isso que, a partir de 1993, o Projeto da Diversidade do Genoma Humano vem sendo denunciado pelos desvios éticos, quando os "caçadores de genes", como são chamados alguns desses pesquisadores, estariam mais interessados na criação dos "museus genéticos", recriando populações extintas como peças, do que com a sobrevivência das pessoas desses grupos (ver Declaração de Marbella, adotada pela 44ª Assembleia Geral da AMM, Espanha, em setembro de 1992, sobre "O Projeto Genoma Humano" e a Recomendação de Madrid, em outubro de 1987, sobre "Aconselhamento genético e engenharia genética").

O risco é se usar a ciência e a tecnologia nos segredos da vida como quem age em um jogo de azar, como dizia Hans Jonas (em *El principio de la responsabilidad: ensayo de una ética para la civilización tecnológica*. Barcelona: Herder, 1995). Quando se reporta, por exemplo, à manipulação genética, faz as seguintes indagações: "Estamos qualificados para essa tarefa? Quem serão os escultores da nova imagem do homem? Segundo que critérios? Obedecendo a que modelos? Teremos o direito de alterar nosso patrimônio genético?" Finalmente, adverte: "Ante o potencial quase escatológico de nossa tecnologia, a ignorância sobre as últimas consequências de nossos atos será em si mesma razão suficiente para uma moderação responsável."

Também é condenável a contribuição médica em qualquer tipo de projeto que tenha como iniciativa criar ou aprimorar meios biológicos, químicos ou de qualquer natureza, no sentido de expor o homem a doenças ou a morte, ou a degradação do seu meio ambiente (ver Declaração de Rancho Mirage, adotada pela 42ª Assembleia Geral da AMM, Estados Unidos, em outubro de 1990, sobre "Substâncias químicas e armas biológicas" e a Resolução de Bali, adotada pela 47ª Assembleia Geral da AMM, Indonésia, em setembro de 1995, sobre "Testes de armas nucleares").

O grande risco no futuro é que a medicina afaste-se de seu modelo de ciência e arte a serviço da melhoria das condições e dos níveis de vida individual e coletivo e passe a manipular substancialmente a vida humana. A medicina preditiva e o progresso assombroso das ciências genéticas criam essa possibilidade quando se procura selecionar o tipo de homem que desejamos. Neste contexto elitista o corpo humano surge como um projeto ambicioso dos nossos sonhos coletivos. O eugenismo moderno já existe se não como uma ideologia coletiva, como legitimação de um eugenismo familiar quando se apregoa, por exemplo, o aborto dito eugenésico.

*Artigo 100 — Deixar de obter aprovação de protocolo para a realização de pesquisa em seres humanos, de acordo com a legislação vigente.*

O protocolo de pesquisa é um documento que, além de conter os itens que justificam as razões da investigação, deve estabelecer de forma clara os riscos e benefícios advindos dessa prática. Sua análise será da responsabilidade dos Comitês de Ética em Pesquisa do estabelecimento de saúde onde se verifica a investigação.

Necessariamente, o protocolo de pesquisa há de constar de um breve resumo do projeto de experimentação, onde fiquem bem evidentes os propósitos do estudo, com destaque para os métodos e os meios empregados. Constar também a população de referência e o que será exigido de cada participante, assim como os nomes dos investigadores e do seu principal responsável.

Essas informações devem fazer referências ao tipo de material usado e, se for em pacientes internados, indicar os dados que serão usados de suas papeletas e como essas informações devem ser descartadas no final da investigação.

Um fato que não pode ser omitido de forma alguma no protocolo de pesquisa é a avaliação dos riscos, sejam físicos, psicológicos ou sociais e, se existirem, como podem eles ser evitados ou minimizados. Quanto a esse aspecto, as pesquisas são classificadas em *sem risco*, *com risco mínimo* e *com risco maior que o mínimo*. As primeiras, em geral, são feitas com documentos, sem nenhuma modificação de variáveis e onde são empregados métodos de revisão, entrevistas e questionários. As segundas, por exemplo, estão representadas por procedimentos de diagnósticos não invasivos ou tratamentos rotineiros. E as pesquisas *com risco maior que o mínimo* são aquelas que podem trazer danos morais ou danos físicos significativos, como o emprego de novas terapêuticas, técnicas propedêuticas invasivas ou uso de placebos, entre tantos.

Por outro lado, devem ser registrados os benefícios que o investigado pode ter, ou o que o conjunto das outras pessoas venha se beneficiar com o resultado da pesquisa proposta.

No protocolo, exige-se sempre a presença do *consentimento esclarecido* assinado pelo participante. No caso das investigações realizadas em crianças ou pacientes com distúrbios mentais, além de serem justificadas, deverão ter a permissão por escrito dos seus responsáveis legais, assim como também a permissão desses investigados, os quais, sob o ponto de vista moral, não têm a mesma conceituação da capacidade jurídico-civil.

Também deve constar de maneira bem clara que o investigado poderá deixar de participar da pesquisa em qualquer tempo, sem que isso venha lhe trazer qualquer prejuízo à continuidade do tratamento ou da assistência.

E, finalmente, que exista firmado o compromisso de passar para o investigado as informações atualizadas durante a pesquisa, mesmo que isso possa modificar a conduta do indivíduo em continuar participando das pesquisas.

---

*Artigo 101 — Deixar de obter do paciente ou de seu representante legal o termo de consentimento livre e esclarecido para a realização de pesquisa envolvendo seres humanos, após as devidas explicações sobre a natureza e as consequências da pesquisa.*

*§ 1º — No caso de o paciente participante de pesquisa ser criança, adolescente, pessoa com transtorno ou doença mental, em situação de diminuição de sua capacidade de discernir, além do consentimento de seu representante legal, é necessário seu assentimento livre e esclarecido na medida de sua compreensão.*

*§ 2º — O acesso aos prontuários será permitido aos médicos, em estudos retrospectivos com questões metodológicas justificáveis e autorizados pelo Comitê de Ética em Pesquisa (CEP) ou pela Comissão Nacional de Ética em Pesquisa (Conep).*

---

Em relação à experimentação no homem, além de ter sua inspiração no mais elevado propósito por parte do pesquisador e no respeito absoluto pelos direitos da pessoa humana, deve constar, de forma bem patente, a adesão consciente e informada ao protocolo de pesquisa daquele que se submete à investigação, sendo ele maior, capaz, hígido e em condições de dar livre e conscientemente sua permissão.

Mesmo considerando que o ideal seria que cada experimentado tivesse uma razoável capacidade de compreensão e independência absoluta para exercer suas liberdades, temos de considerar que muitas vezes os indivíduos experimentados são desprovidos de certa capacidade intelectual e pertencem a grupos flagelados pela iniquidade e pela pobreza. Mesmo assim, o pesquisador terá a devida habilidade de passar todas as informações em linguagem simples, porém capaz de fazer com que o indivíduo possa entender o caráter da pesquisa, seus objetivos, seus riscos e benefícios e, ainda, dar-lhe a plena liberdade para abandonar a investigação no momento que entender.

Após essas informações, deve ser obtido o *consentimento livre e esclarecido* por escrito, no qual fiquem bem destacados os seguintes itens: ser elaborado pelo pesquisador principal com todas as informações necessárias; ser revisado e aprovado pelo Comitê de Ética da instituição; ser assinado pelo indivíduo objeto da pesquisa ou pelo seu representante legal; ter o documento duas vias, ficando uma delas com o indivíduo em que se realiza a pesquisa.

No que se refere aos indivíduos sem condição de dar consentimento, por limitação física, psíquica ou legal, mas que necessitam de uma investigação biológica em seu próprio benefício, esta pode ser realizada após expressa autorização dos seus responsáveis legais. Assim, por exemplo, uma medicação ou uma conduta nova em primeira mão, feita em benefício de uma pessoa para quem todos os recursos foram exauridos, não pode ser considerada como simples especulação científica, mas como um meio desesperado de salvar uma vida.

O fato de o experimentado estar ciente da intervenção que lhe é feita nem sempre é moralmente defensável, pois o que se tem verificado, em alguns momentos, é a habilidade e o esforço dissimulador da intenção abusiva, escamoteada tantas vezes por motivações ditas como "justas" e "necessárias". A licitude de um ato dessa natureza não está só no consentimento, mas na consciência e na liberdade desse conhecimento e na sua necessidade e na sua legitimidade. Assim, mesmo que a permissão tenha todas as aparências e justificativas de idoneidade, e mesmo que exista aquiescência por escrito, chega-se à conclusão de que a vida e a saúde de um indivíduo são bens irrecusáveis e inalienáveis, os quais o bem comum tem interesse em resguardar de forma irrestrita e incondicional. As ciências necessitam mais e mais progredir. Algumas vezes até pela ousadia de suas intercessões, de resultados tão fantásticos e inesperados. Todavia, isso não justifica a violência sobre um só homem, qualquer que seja sua condição, qualquer que seja o progresso pretendido.

Fora desses parâmetros, é indefensável qualquer forma de especulação científica, seja em menores ou incapazes, seja em gestantes ou nutrizes, que não traga para essas um interesse em seu próprio benefício ou do feto, não só pelos riscos a sua saúde, pelo desconforto físico, pela dor e pelos comprometimentos psicológicos, senão, também, pela incapacidade de quem quer que seja de autorizar esse tipo de pesquisa. É evidente que essa proibição não chega a invalidar coletas de pequenas amostras de sangue ou de fluidos biológicos, ou de discretas partes de tecidos que, de forma eventual e inócua, possam ser retiradas para fins de diagnóstico ou rotina de controle.

Nosso Código não se reporta a pesquisas médicas em presidiários. No entanto, poucos são os países que utilizam prisioneiros "voluntários" em projetos dessa ordem. Mesmo que existam defensores dessa utilização, entendo que tais pesquisas não devam ser realizadas, a não ser em seu próprio benefício, como na utilização de novos medicamentos ou vacinas quando não existirem produtos equivalentes. Primeiro, para não criar no recluso uma perspectiva de benefícios extraordinários, como a absolvição da pena ou da liberdade condicional, e aí já estaria comprometido o consentimento pela falta de opção e liberdade; segundo, porque esses detentos, além de estarem sob a guarda da justiça, podem exigir o respeito à sua integridade física, e a sociedade tem o direito de vê-los cumprir a justa medida punitiva. "Temos, por isso, por inadmissíveis tais experimentos em detentos, reclusos, loucos etc., até porque está em jogo, inclusive, o próprio princípio da isonomia, sendo, ademais, cabível nutrir total desconfiança quanto à validade do consentimento de quem da liberdade já privado." (Ferraz, S., *Manipulações Biológicas e Princípios Constitucionais: uma Introdução.* Porto Alegre: Sergio Fabris Editor, 1991.)

Quanto às pesquisas em pessoas com transtornos mentais, elas só poderão ser feitas em benefício do próprio paciente e após o *consentimento livre e esclarecido* de seus representantes legais, e se essas investigações não puderem ser igualmente bem executadas em pessoas em pleno domínio de suas faculdades mentais.

Ter em conta que, nos casos de o paciente participante de pesquisa ser criança, adolescente, pessoa com transtorno ou doença mental, em situação de diminuição de sua capacidade de discernir, além do consentimento de seu representante legal, é necessário seu assentimento livre e esclarecido na medida de sua compreensão. Além disso, só deveria ser realizada tal pesquisa se ela não trouxesse nenhum risco para a vida e a saúde do paciente.

Por fim, o acesso ao prontuário deve ser permitido aos médicos, em estudos retrospectivos com questões metodológicas justificáveis e autorizados pelo Comitê de Ética em Pesquisa (CEP) ou pela Comissão Nacional de Ética em Pesquisa (Conep).

---

*Artigo 102 — Deixar de utilizar a terapêutica correta, quando seu uso estiver liberado no País.*

*Parágrafo único — A utilização de terapêutica experimental é permitida quando aceita pelos órgãos competentes e com o consentimento do paciente ou de seu representante legal, adequadamente esclarecidos da situação e das possíveis consequências.*

---

Por muito tempo a medicina moveu-se dentro de um cenário misterioso e mágico ante as razões desconhecidas da vida e da morte. Fundamentava-se em bases empíricas valorizando sintomas e sinais e preocupada apenas em aliviar a dor. Somente a partir da metade do século passado, com mais vigor, incorporou suas atividades à biotecnologia, principalmente no uso dos meios propedêuticos e terapêuticos.

Aqui, não se proíbe a prática de usar um novo medicamento como único recurso terapêutico para salvar uma vida, em favor de quem já se utilizou de todos os meios tradicionais de tratamento. O que se condena é o ensaio de novas terapêuticas ainda não liberadas para uso entre nós, sem a devida autorização dos órgãos competentes do poder público e sem que exista a permissão do paciente ou de seus representantes legais, que desconhecem os possíveis riscos, exclusivamente com o fim especulativo de obter resultados.

Qualquer que seja a experimentação terapêutica, médica ou cirúrgica, que envolve o paciente, ela deve estar cercada de garantias éticas e científicas, controlada por instituições de reconhecida competência e realizada por investigadores experimentados e idôneos.

O consentimento do paciente maior e capaz deve ser expresso livremente e por escrito, após informação detalhada sobre a pesquisa, seus riscos e vantagens, estando a pessoa experimentada plenamente informada pelo médico sobre a natureza e finalidades da pesquisa e certa de que, em qualquer tempo, pode retirar o consentimento da continuidade dos experimentos.

Sempre que houver a oportunidade de ensaiar uma nova droga, recomenda-se que todas as suas fases sejam supervisionadas pela Câmara de Medicamentos do Conselho Nacional de Saúde, através de um plano de pesquisa padronizado e submetido àquele órgão, com as seguintes recomendações: experiência prévia e exaustiva em animais para conhecer a possível ação terapêutica e sua inocuidade; após a autorização legal, determinação da toxicidade da droga para o ser humano em grupo reduzido de pacientes voluntários; utilização em grupo reduzido de pacientes, tratamento breve, demonstrando efeitos terapêuticos, indicações, posologia e riscos da administração; utilização de maior número de pacientes, em tratamentos mais prolongados, testando a segurança, a eficácia e a utilidade da droga, valendo-se de três grupos que recebem a substância nova, uma outra de referência de uso anterior consagrado e um placebo; utilização de grande número de pacientes, comprovação clínica de indicações e doses definidas, estudos comparativos e estatísticos (Carlini, E. A. A responsabilidade médica nos ensaios clínicos dos medicamentos antes de seu lançamento no mercado. *Rev. Bras. Educ. Med. 4*:3-8, 1980).

A experimentação de novas drogas deve ser feita sem qualquer prejuízo do tratamento tradicional e aceito que o paciente vem fazendo, e sempre que houver mudanças significativas nas condições ou procedimentos da pesquisa, deve-se obter o *consentimento continuado.* Não pode existir recompensa capaz de persuadir o voluntário a assumir riscos indevidos.

Por outro lado, o Conselho Federal de Medicina, por intermédio de sua Resolução CFM nº 1.552/99, estabelece que a prescrição de antibióticos nas unidades hospitalares obedecerá às normas da Comissão de Controle de Infecção Hospitalar.

Eis seu teor: "Artigo 1º — A prescrição de antibióticos nas unidades hospitalares obedecerá às normas emanadas da CCIH. Artigo 2º — As rotinas técnico-operacionais constantes nas normas estabelecidas pela CCIH para a liberação e utilização dos antibióticos devem ser ágeis e baseadas em protocolos científicos. Parágrafo 1º — Os protocolos científicos não se subordinam a fatores de ordem econômica. Parágrafo 2º — É ético o critério que condiciona a liberação de antibióticos pela CCIH à solicitação justificada e firmada por escrito. Artigo 3º — Os Diretores Clínico e Técnico da instituição no âmbito de suas competências são os responsáveis pela viabilização e otimização das rotinas técnico-operacionais para liberação dos antibióticos."

---

*Artigo 103 — Realizar pesquisa em uma comunidade sem antes informá-la e esclarecê-la sobre a natureza da investigação e deixar de atender ao objetivo de proteção à saúde pública, respeitadas as características locais e a legislação pertinente.*

---

O médico ou a equipe de médicos que realiza uma pesquisa na comunidade deve dar conhecimento aos participantes do grupo, tendo sempre essa investigação a finalidade de proteger a saúde pública, levando em conta ainda as peculiaridades de cada lugar.

A obtenção do consentimento deve ser precedida de completa explicação, de forma clara, correta e simples, de modo que todas as pessoas envolvidas possam entender o caráter da experimentação, seus métodos e seus objetivos.

Mesmo sabendo-se da necessidade de a vigilância sanitária dispor de mais informações sobre a prevalência de infecções ou infestações de determinados setores populacionais ou grupos sociais, os chamados "testes anônimos" devem ser considerados como antiéticos por constituírem prática atentatória à dignidade e aos direitos humanos. O "teste compulsório" só tem sentido justificável se for para salvar uma vida ameaçada de perigo iminente de morte.

No envolvimento da comunidade em uma pesquisa médica de massa, consentida e consciente, deve ficar bem evidente o que se entende por bem comum e em que consistem os benefícios da ciência e da pesquisa em favor da sociedade. Sempre ter em mente que o fundamento dessa proposta está no sentido de alcançar o maior número de pessoas doentes ou de exterminar os seus agentes transmissores que encontram, na maioria dos casos, condições especiais de sobrevivência em lugares específicos. É preciso também ficar bem claro que do protocolo de pesquisa deve constar o direito de livre participação, respeitando a individualidade e a segurança dos participantes, garantindo a cada um a liberdade de recusar ou abandonar a pesquisa.

Até mesmo as políticas intervencionistas do Governo na área da saúde pública, como, por exemplo, a vacinação em massa, a implementação de programas de erradicação de vetores e a adição de fluoreto nos sistemas de abastecimento de água, não devem ser passadas como condutas prestadas por força de lei, mas como uma proposta em favor da saúde pública. Como em alguns casos de vacinação e de controle de vetores pode surgir algum malefício causado por substâncias biologicamente ativas, um ou mais indivíduos da comunidade podem recusar o tratamento.

O que se procura proibir neste dispositivo é o abuso contra pessoas de uma comunidade que, sem o seu devido conhecimento ou permissão, e sem que o objetivo seja a proteção da saúde pública, venham a ser vítimas involuntárias de ações deletérias de determinadas pesquisas, muitas delas envolvendo pessoas humildes em nosso país, simplesmente por interesses de instituições alienígenas, nem sempre bem justificados.

Por fim, quando for impossível ter-se o consentimento de cada indivíduo incluído em uma pesquisa de massa, as investigações só poderão ter prosseguimento se houver uma criteriosa avaliação da inocuidade, uma técnica de resultados comprovados e o consentimento de um órgão independente e representativo do segmento social envolvido na pesquisa, tendo entre seus membros ou consultores pessoas familiarizadas com os costumes e as tradições da comunidade.

*Artigo 104 — Deixar de manter independência profissional e científica em relação a financiadores de pesquisa médica, satisfazendo interesse comercial ou obtendo vantagens pessoais.*

O médico ou a equipe de médicos que participa de uma pesquisa ou da experimentação de uma nova proposta terapêutica, em favor do paciente ou da coletividade, deve agir sempre com total isenção e independência profissional, inclusive em relação aos financiadores da investigação, sejam eles quem forem, não podendo, ainda, ter qualquer interesse comercial na promoção e no resultado do processo experimental.

Qualquer das situações dispostas no artigo em discussão é muito grave. No entanto, a mais comprometedora de todas elas é a renúncia à liberdade profissional, em que o médico possa ser transformado em mero instrumento dos interesses de quem promove ou patrocina a pesquisa. O primeiro compromisso do investigador está na divulgação idônea das conclusões, independente de qualquer resultado alcançado, evitando assim compromissos com achados satisfatórios. Seu compromisso maior não é com a verdade que se quer ou que se imagina, mas com o resultado real que se obteve. A outra é a independência que deve existir entre o pesquisador e os interesses comerciais que possam advir dos resultados e que sejam capazes de interferir nas conclusões da experimentação.

Infelizmente, temos de admitir que quase todas as atividades científicas e culturais do saber médico, desde os simples congressos até as pesquisas chamadas "de ponta", estão sendo subvencionadas, direta ou indiretamente, pela indústria de medicamentos e de equipamentos. O mesmo ocorre com as publicações médicas, hoje sobreviventes e cativas dos anúncios das empresas desses ramos, como já tivemos a oportunidade, muito tempo atrás, de registrar (em *Noções de Jurisprudência Médica*, 3ª edição, João Pessoa: Editora Universitária, 1982).

*Artigo 105 — Realizar pesquisa médica em sujeitos que sejam direta ou indiretamente dependentes ou subordinados ao pesquisador.*

Das muitas cláusulas constantes da última versão da Declaração de Helsinque, alterada pela 59ª Assembleia da AMM, em Seul, Coreia, 2008, que regulamenta a pesquisa biomédica envolvendo seres humanos, destacam-se aquelas que tornam obrigatória a existência do protocolo experimental à aprovação e ao acompanhamento por uma comissão isenta de qualquer dependência em relação ao pesquisador, nos seguintes termos: "O projeto e a execução de cada procedimento experimental envolvendo seres humanos deverão ser claramente formulados em um protocolo experimental que deverá ser transmitido a uma comissão independente especialmente nomeada, para consideração, comentário e orientação." E mais: "O protocolo da pesquisa deve sempre contar com uma declaração das considerações éticas envolvidas e ainda mencionar que foram obedecidos os princípios enunciados na presente declaração."

O protocolo de pesquisa deve estar sujeito às comissões de ética da instituição de saúde onde se realiza a investigação. Sobre esse assunto, o Parecer-Consulta CFM nº 21/90 recomenda que o projeto de pesquisa não seja encaminhado aos Conselhos de Medicina, em face da sua indisponibilidade de acompanhamento da investigação, sugerindo apenas que os Regionais orientem a instituição pesquisadora a criar sua Comissão de Ética, conforme estabelece a recomendação do Conselho Nacional de Saúde, e que a mesma obedeça ao Código de Ética Médica, no seu Capítulo XII, e à Declaração de Helsinque mais atualizada.

Os princípios básicos da Declaração de Helsinque resumem-se no seguinte: a pesquisa deve ter princípios científicos definidos e basear-se em experiências de laboratórios e com animais; deve ser conduzida a experimentação por pessoas qualificadas cientificamente; a importância do objetivo da investigação está na proporção do risco inerente ao experimentado; cada projeto deve ser avaliado na relação risco-benefício; todo cuidado deve ser tomado em favor da privacidade do indivíduo objeto da pesquisa; os médicos devem abster-se de participar de projetos que envolvam seres humanos, a não ser que estejam seguros de que os riscos relacionados são prováveis de revisão; a publicação da pesquisa deve preservar a exatidão dos resultados; cada indivíduo experimentado tem o direito de ser informado sobre os objetivos, métodos, benefícios esperados e riscos potenciais, podendo retirar seu consentimento a qualquer época; o consentimento informado deve ser obtido por um médico que não esteja envolvido na investigação; no caso de incapacidade jurídica, o consentimento será dado pelos seus representantes legais.

A Declaração de Helsinque foi adotada à época integralmente pela Resolução CFM nº 1.098/83, como regra básica a ser seguida nas experiências científicas que envolvam seres humanos. O CIOMS (Conselho para as Organizações Internacionais de Ciências Médicas) e a OMS (Organização Mundial da Saúde) também ratificaram esta Declaração, por meio de um documento intitulado "Proposição de normas internacionais para pesquisas biomédicas envolvendo seres humanos".

Assim, qualquer pesquisa médica que envolva seres humanos, fora das condições ali especificadas, não há como deixar de constituir infração ao Código de Ética Médica, como forma de descumprimento das normas que orientam e regulamentam o exercício médico, cuja finalidade é a proteção incondicional da saúde do homem e do bem-estar da sociedade.

Por fim, deve-se entender por protocolo de pesquisa um documento que, além de conter os motivos da investigação, estabeleça de forma precisa os riscos e os benefícios advindos desta prática. Sua aprovação será de responsabilidade dos Comitês de Ética em Pesquisa dos estabelecimentos de saúde onde se verifica a investigação.

Deve constar de um breve resumo do projeto, em que fiquem evidentes os métodos e os meios empregados na pesquisa, contendo ainda a população de referência e o que será exigido de cada participante, assim como os nomes dos investigadores e do seu principal responsável.

Não omitir a avaliação dos riscos e como eles poderão ser evitados ou minimizados, assim como os benefícios que o investigado possa ter, ou o que o conjunto das outras pessoas venha a se beneficiar. Quanto a esse aspecto, as pesquisas são classificadas em *sem risco*, *com risco mínimo* e *com risco maior que mínimo*. As primeiras são feitas sempre através de entrevistas e questionários. As segundas, por exemplo, por procedimentos diagnósticos não invasivos. E as últimas, por aquelas que possam trazer danos físicos ou morais significativos, como o uso de condutas invasivas, de placebos ou de medicamentos de efeitos desconhecidos.

No protocolo de pesquisa exige-se sempre a presença do *consentimento livre e esclarecido*, assinado pelo participante ou pelos seus responsáveis legais. Constar de maneira clara que o investigado poderá deixar de participar da pesquisa a qualquer tempo, sem que isso venha a lhe trazer qualquer prejuízo à continuidade do tratamento ou da assistência. E que existe o compromisso de passar para o investigado as informações atualizadas durante a pesquisa, mesmo que isso possa modificar a conduta do indivíduo em continuar participando da pesquisa.

Finalmente, os protocolos de pesquisa científica não devem subordinar-se a fatores de ordem econômica (Resolução CFM nº 1.552/99).

A Declaração de Helsinque, adotada à época de modo integral pelo Conselho Federal de Medicina, através da Resolução nº 1.098, de 30 de junho de 1983, de forma bastante transparente recomendava ao médico "tomar cuidado especial, caso o indivíduo esteja na relação de dependência com ele, ou que o paciente dê seu consentimento sob coação", e que "o consentimento formal deve ser obtido por um médico que não esteja envolvido na investigação e que seja completamente independente desse relacionamento oficial". No entanto, o Código de Ética Médica, neste dispositivo, é muito mais enfático ainda ao afirmar que é vedado ao médico realizar pesquisa em voluntários, sadios ou não, que tenham dependência direta ou indireta ou subordinação ao pesquisador. Destarte, fica bem claro que as obrigações do médico, neste particular, sejam com as pessoas em geral e não apenas com aquelas que estão sob sua orientação profissional como pacientes. Seu compromisso para com eles está na razão da condição de ser humano. A Declaração de Helsinque mais atualizada, mesmo incorporando tudo o que há de mais atual a respeito das novas técnicas e dos novos meios investigativos, mantém o mesmo cuidado ao abordar os princípios éticos para pesquisa médica envolvendo seres humanos em sua mais recente versão, adotada na 64ª Assembleia Geral da Associação Médica Mundial, em Fortaleza, Brasil, outubro de 2013.

Por outro lado, entende-se que nesta relação de dependência não esteja incluído o paciente do médico que o assiste, quando ele necessita ser objeto de investigação científica, incondicionalmente, em seu próprio benefício. Tal fato passa a ser considerado como da própria condução terapêutica ou propedêutica.

*Artigo 106 — Manter vínculo de qualquer natureza com pesquisas médicas em seres humanos que usem placebo de maneira isolada em experimentos, quando houver método profilático ou terapêutico eficaz.*

Não há como deixar de caracterizar-se como infração ética quando o médico que experimenta ou participa de uma pesquisa em paciente, tendo a necessidade de suspender a investigação e usar uma terapêutica convencional, ele não o faça, acarretando com isso prejuízo para o paciente.

O próprio paciente também tem o direito, que deve estar consagrado no protocolo de experimentação, de suspender a autorização da pesquisa, a qualquer momento, e exigir a continuidade do tratamento tradicional e a assistência médica devida.

O médico pode, também, em certos casos, combinar a pesquisa com cuidados profissionais já consagrados, objetivando a oportunidade de angariar novos conhecimentos, somente até o limite em que a pesquisa médica seja justificada pela inocuidade e pelo seu valor potencial em favor do paciente, no seu diagnóstico e na sua terapêutica. Assim se reporta a Declaração de Helsinque ao tratar da pesquisa clínica: "em pesquisa com o homem, o interesse da ciência e da sociedade nunca deve ter precedência sobre considerações relacionadas com o bem-estar do indivíduo."

Não se pode imaginar que as medidas acauteladoras deste dispositivo tenham um caráter marcadamente conservador. Não. O que ele se propõe é salvaguardar os interesses do paciente, muitas vezes ameaçados pela especulação audaciosa.

A versão da Declaração de Helsinque (5ª alteração) que foi aprovada pela 52ª Assembleia Geral da Associação Médica Mundial, em outubro de 2000, em Edimburgo, Escócia, já trazia modificações e acréscimos significativos, notadamente no que se refere ao uso de placebo: "*29. Os possíveis benefícios, riscos, custos e eficácia de todo procedimento novo devem ser avaliados e testados mediante sua comparação com os melhores métodos preventivos, diagnósticos e terapêuticos existentes e atuais. O procedimento ou método não exclui que se possa usar um placebo, ou nenhum tratamento, em estudo, para os quais não haja procedimentos preventivos, diagnósticos ou terapêuticos comprovados. 30. No final da pesquisa, todos os pacientes que participam do estudo devem ter a certeza de que contaram com os melhores métodos preventivos, diagnósticos e terapêuticos provados e existentes, identificados pelo estudo.*" A Declaração citada e novas versões, na íntegra, constam dos Anexos desta obra.

A Resolução nº 1.885/2008 , em seu artigo 1º, diz expressamente que é proibido ao médico o vínculo de qualquer natureza com pesquisas médicas envolvendo seres humanos, que utilizem placebo em seus experimentos, quando houver tratamento eficaz e efetivo para a doença pesquisada. Refere-se também a este assunto a Declaração de Helsinque aprovada em Fortaleza durante a 64ª Assembleia Geral da AMM, em outubro 2013.

*Artigo 107 — Publicar em seu nome trabalho científico do qual não tenha participado; atribuir a si mesmo autoria exclusiva de trabalho realizado por seus subordinados ou outros profissionais, mesmo quando executados sob sua orientação, bem como omitir do artigo científico o nome de quem dele tenha participado.*

Aqui, o Código condena a expropriação, pelo médico, de autoria de descobertas, de invenções ou de ideias de outras pessoas, apresentadas como suas, como forma de usurpação do direito de propriedade intelectual.

Não deixa de ser também uma forma de autopromoção, pois quem anuncia indevidamente tais ocorrências está querendo beneficiar-se de algo que não é seu, no sentido de angariar vantagens. É também sensacionalismo, principalmente quando é anunciado açodadamente pelos meios de comunicação ao público não médico, podendo trazer certa intranquilidade e apreensão entre as pessoas menos informadas.

Isso ocorre principalmente diante do anúncio dos chamados feitos "inéditos".

Tornar falsos dados estatísticos ou deturpar sua interpretação científica, de forma a beneficiar a si próprio ou à instituição que representa ou integra, é condenado pelo Código como infração ética, na modalidade sensacionalismo, e especificada na Resolução CFM nº 1.974/2011, alterada pela Resolução CFM nº 2.126/2015 e pela Resolução CFM nº 2.133/2015. Pune-se, portanto, a deturpação deliberada no sentido de obter vantagem pessoal ou de grupo.

Diz-se, em tom de blague, não existir nada mais falso que as estatísticas, e, delas, a estatística médica como a mais falsa. Isso porque, na maioria das vezes, expositores de congressos e produtores de textos científicos só exibem os seus sucessos e omitem os maus resultados.

O que se pretende no presente artigo é a defesa do preceito de austeridade e da lisura no trato com as informações científicas, porque esses fatos constituem um patrimônio da humanidade, pertencente ao domínio coletivo, e só em seu proveito podem ser entendidos. O homem é o princípio e o fim do conhecimento científico. A consciência do pesquisador assumido impõe que o bem da humanidade seja de tal magnitude, que ele não pode negligenciar com as incontornáveis veracidades da ciência. E que desse resultado depende o destino de cada um e de todos.

*Artigo 108 — Utilizar dados, informações ou opiniões ainda não publicados, sem referência ao seu autor ou sem sua autorização por escrito.*

Está também proibida a utilização, sem referência do autor ou sem a sua autorização expressa, de opiniões, dados ou informações que ainda não tenham sido divulgados pelos meios mais convencionais de publicação, mesmo que esse trabalho tenha sido feito em equipe e o declarante faça parte dela. Isso não deixa, no fundo, de ter o caráter de sensacionalismo e de autopromoção, concorrendo como fator de comprometimento do decoro profissional.

É claro que não se trata de proibir a reprodução de matéria já publicada, para ilustrar publicação de outrem, sem a citação da fonte, até porque disso trata o Código mais adiante na violação do direito de propriedade intelectual. Trata o presente dispositivo de divulgação de matéria ainda sem publicação e sem a expressa autorização do autor.

---

*Artigo 109 — Deixar de zelar, quando docente ou autor de publicações científicas, pela veracidade, clareza e imparcialidade das informações apresentadas, bem como deixar de declarar relações com a indústria de medicamentos, órteses, próteses, equipamentos, implantes de qualquer natureza e outras que possam configurar conflitos de interesses, ainda que em potencial.*

---

Em certas e determinadas situações, o médico, em uma tarefa didática ou científica (escrevendo ou falando), deve, sempre que possível, ao sugerir uma terapêutica, indicar apenas o nome do sal do medicamento.

Não constitui ato desonesto ou antiético o fato de o médico preferir este ou aquele produto comercial, sobretudo quando sua experiência lhe dê maior confiança.

No entanto, a partir do momento em que o expositor se dirige à população médica ou aos seus alunos, por escrito ou verbalmente, deve poupar alusões a determinados nomes comerciais. E, quando tais alusões forem necessárias, ou se tornarem imprescindíveis, é de bom alvitre afirmar que sua experiência baseia-se naquele produto, sem contudo procurar induzir que essa especialidade farmacêutica ou esse tipo de equipamento seja melhor que outros. Ainda é mais justificável na hipótese de existirem marcas comerciais destituídas de similaridade. Por outro lado, não vemos justificativa para a citação de todos os outros produtos congêneres.

É claro que o médico-leitor, o médico-ouvinte ou o estudante de medicina, em geral menos adestrado, necessita de ensinamentos objetivos e fáceis. A indicação pura e simples do sal, de nome complexo e extenso, talvez não alcançasse seu propósito.

O mesmo ocorre no setor instrumental, onde não é aconselhável recomendar que este ou aquele aparelho é mais fascinante e eficiente, posto que, mesmo sem a devida intenção, estaria o expositor fazendo publicidade daquele instrumental. Deve sim, não só explicar-lhe simplificadamente o mecanismo operacional, mas asseverar que sua observação fundamentou-se naquele tipo de aparelho. A soma de muitas informações dirá, sem dúvida, qual o melhor e o mais prático.

O médico de hoje já não utiliza uma farmacopeia tão restrita. Embora seja conhecedor de inúmeras drogas, é indiscutível que ele procure restringir-se a uma escolha seletiva aprovada pela sua observação, em virtude de existir uma profusão de drogas no mercado, "inventadas" unicamente por espírito comercial, constituindo-se em uma verdadeira "roleta molecular", como manobras de concorrência.

Não se pode negar que a indústria farmacêutica gasta elevadas somas em caríssimas propagandas policrômicas — raramente lidas pelos médicos — em coquetéis, em anúncios publicitários leigos e científicos, em certos favores e patrocínios, alguns deles até inconfessáveis.

Toda essa fabulosa soma gasta, no entanto, poderia ser endereçada à produção de medicamentos de melhor qualidade e menor preço, ou através de incentivos às clínicas universitárias no campo da observação terapêutica.

Com efeito, o profissional da Medicina, às voltas com a sua atividade, de ordinário não pode julgar, por si mesmo, a eficácia dos produtos que prescreve. E, quando ele escolhe aqueles fabricados por instituições de maior prestígio, esses medicamentos nem sempre correspondem à realidade presente.

Genericamente, sua experiência é oriunda da própria observação, da leitura de trabalhos publicados em revistas especializadas, ou, finalmente, trazida pelo "visitador médico", de contribuição valiosa, mas limitada, visto que só divulga ele, como é natural, aquilo que favorece sua Empresa, omitindo, por conseguinte, seus concorrentes. Por isso, não deve o médico aceitar passivamente essa instrução como fato indiscutível, nem ser usado como colaborador na corrida competitiva adotada por alguns produtores de drogas.

Outro fato significativo é a inclusão de propaganda de produtos farmacêuticos em revistas e jornais médicos. Essa circunstância não deixa de levar muitos profissionais à ideia de que essa publicidade seja uma garantia da indiscutível qualidade dos produtos anunciados.

Não se pode esquecer, afinal de contas, que a colaboração da indústria farmacêutica tem sido, através de todos estes anos, de muita valia na solução do problema financeiro das edições e manutenção das publicações. No entanto, mais dia menos dia, essas indústrias terão, inevitavelmente, o monopólio das divulgações médicas, editando matéria de suas conveniências, o que dá margem a sérias reservas acerca do aspecto ético da questão. A divulgação científico-médica passaria a ter importância secundária.

Quando toleramos a inclusão de propaganda relativa a certas drogas em revistas médicas, sabendo que a efetividade delas não coincide com as excelências preconizadas, estamos aceitando passivamente a mentira. Quando solicitamos a ajuda financeira da indústria farmacêutica para solucionar os problemas das nossas próprias publicações, estamos nos tornando escravos da ditadura industrial.

---

*Artigo 110 — Praticar a medicina, no exercício da docência, sem o consentimento do paciente ou de seu representante legal, sem zelar por sua dignidade e privacidade ou discriminando aqueles que negarem o consentimento solicitado.*

---

Com o avanço cada dia mais eloquente dos direitos humanos, o ato médico, seja ele praticado na atividade curativa ou preventiva, ou mesmo no exercício da docência, só alcança sua verdadeira dimensão e o seu incontrastável destino quando se tem o consentimento do paciente ou de seus responsáveis legais. Assim, *grosso modo*, todo procedimento profissional necessita sempre de uma autorização prévia. Por outro lado, não pode discriminar alguém pelo fato de não permitir no todo ou em parte determinada conduta ou procedimento médico.

Este fundamento atende ao princípio da autonomia ou da liberdade, em que todo indivíduo tem por consagrado o direito de ser autor do seu próprio destino e de optar pelo caminho que quer dar a sua vida.

Além disso, exige-se não só o consentimento puro e simples, mas o *consentimento esclarecido*. Entende-se, como tal, o consentimento obtido de um indivíduo capaz civilmente e apto para entender e considerar razoavelmente uma proposta ou uma conduta, isenta de coação, influência ou indução. Não pode ser obtido através de uma simples assinatura ou de uma leitura apressada em textos minúsculos de formulários a caminho das salas de operação. Mas por meio de linguagem acessível ao seu nível de convencimento e compreensão (*princípio da informação adequada*).

O esclarecimento não pode ter um caráter estritamente técnico em torno de detalhes de uma enfermidade ou de um procedimento. A linguagem própria dos técnicos deve ser decodificada para o leigo, senão ele tende a interpretações duvidosas e temerárias. É correto dizer ao doente não só os resultados normalmente esperados, senão ainda os riscos que determinada intervenção pode trazer, sem, contudo, descer a minuciosidades de detalhes mais excepcionais. É certo que o prognóstico mais grave pode ser perfeitamente analisado e omitido em cada caso, embora não seja correto privar a família desse conhecimento.

Se o paciente não pode falar por si ou é incapaz de entender o ato que se vai executar, estará o médico obrigado a conseguir o consentimento de seus responsáveis legais (*consentimento substituto*). Saber também o que é representante legal, pois nem toda espécie de parentesco qualifica um indivíduo como tal.

Deve-se considerar ainda que a capacidade do indivíduo consentir não tem a mesma proporção entre a norma ética e a norma jurídica. A reflexão sob o prisma ético não apresenta a inflexibilidade da lei, pois certas decisões, mesmo as de indivíduos considerados civilmente incapazes, devem ser respeitadas principalmente quando se avalia uma situação de *per si*. Assim, por exemplo, os portadores de transtornos mentais, mesmo quando legalmente incapazes, não devem ser isentos de sua capacidade de decidir.

Registre-se ainda que o primeiro consentimento (*consentimento primário*) não exclui a necessidade de *consentimentos secundários*. Desse modo, por exemplo, um paciente que permite seu internamento em um hospital não está, com isso, autorizando o uso de qualquer meio de tratamento ou de qualquer procedimento.

Sempre que houver mudanças significativas nas condutas terapêuticas, deve-se obter o consentimento continuado (*princípio da temporalidade*), porque ele foi dado em relação a determinadas circunstâncias de tempo e de condições. Por tais razões, certos termos de responsabilidade exigidos no momento da internação por alguns hospitais, onde o paciente ou seus familiares atestam anuência aos riscos dos procedimentos que venham a ser realizados durante sua permanência nosocomial, não têm nenhum valor ético ou legal. E, se tal documento foi exigido como condição imposta para o internamento, em uma hora tão grave e desesperada, até que se prove o contrário, isso é uma indisfarçável coação.

Admite-se também que, em qualquer momento da relação profissional, o paciente tem o direito de não mais consentir uma determinada prática ou conduta, mesmo já consentida por escrito, revogando assim a permissão outorgada (*princípio da revogabilidade*). O consentimento não é um ato irretratável e permanente. E ao paciente não se pode imputar qualquer infração de ordem ética ou legal.

Por outro lado, há situações em que, mesmo existindo a permissão consciente, tácita ou expressa, não se justifica o ato permitido, pois a norma ética ou jurídica pode impor-se a essa vontade, e a autorização não outorgaria esse consentimento. Nesses casos, quem legitima o ato é a sua indiscutível necessidade e não a discutida permissão (*princípio da não maleficência*).

O mesmo se diga quando o paciente nega autorização diante de imperiosa e inadiável necessidade do ato médico salvador, frente a um iminente perigo de vida. Nesses casos, estaria justificado o chamado tratamento arbitrário, onde não se argui a antijuridicidade do constrangimento ilegal nem se pode alegar a recusa do consentimento. Diz o bom senso que, em situações dessa ordem, quando o tratamento é indispensável e o paciente se obstina, estando seu próprio interesse em risco, deve o médico realizar, por meios moderados, aquilo que aconselha sua consciência e o que é melhor para o paciente (*princípio da beneficência*).

Não podemos esconder o fato de serem estas questões, na prática, muito delicadas e até certo ponto confusas, cabendo assim a nossa consciência saber aplicar todos os princípios a cada caso que se apresente a nossa consideração ou a nossa deliberação. Também fica claro que o consentimento esclarecido não legitima condutas ilícitas.

# 13

# Publicidade Médica

Conceitua-se como anúncio médico a comunicação ao público, por qualquer meio de divulgação, de atividades profissionais por iniciativa, participação e anuência do médico. Tanto o artigo 10 do Decreto nº 20.931, de 11 de janeiro de 1932, como o artigo 20 da Lei nº 3.268, de 30 de setembro de 1957, enfatizam que todo aquele que, mediante anúncios, placas, cartões ou outros meios quaisquer, se propuser ao exercício da medicina, em qualquer dos ramos ou especialidades, fica sujeito às penalidades aplicáveis ao exercício ilegal da profissão, se não estiver devidamente registrado.

Ninguém discute hoje a licitude da publicidade médica, principalmente quando ela está dentro de um limite de discrição e comedimento, fugindo, pois, dos exageros das fórmulas publicitárias comerciais, de anúncios desregrados na forma, tamanho e linguagem. O médico, portanto, tem o legítimo direito de anunciar, porém de maneira sóbria, discreta e verídica. Nunca anunciar através de títulos falsos ou ambíguos, especialidades não aceitas e não ensinadas nas escolas médicas, prestação de serviços gratuitos ou redução de honorários.

O mesmo se diga quanto aos êxitos terapêuticos, às cirurgias sensacionais e aos agradecimentos tendenciosos. Condena-se também a publicidade médica por meio de dísticos, símbolos e gravuras alusivas a especialidades, muitos deles de gosto duvidoso e de formas apelativas.

A Resolução CFM nº 1.974/2011, alterada pelas Resoluções CFM nº 2.126/2015 e 2.133/2015, em consonância ao Decreto nº 20.931/32, ao Decreto-lei nº 4.113/32 e à Lei nº 3.268/57, que entre outros regulamentam a forma individual ou coletiva de publicidade, no que diz respeito à atividade médica ou à especialidade exercida, aprova o nome do facultativo, seus títulos idôneos, qualificações reais, endereços, horário de trabalho e número de inscrição no Conselho Regional de Medicina da jurisdição do anunciante. Consideram-se como títulos e qualificações idôneas aqueles conferidos por instituições universitárias, pelas associações de especialidade ou por outras instituições médicas de reconhecido valor.

Recomenda ainda a citada Resolução que somente poderão ser anunciadas especialidades reconhecidas pelo Conselho Federal de Medicina e que esse anúncio só poderá ser feito quando o médico estiver devidamente registrado no quadro de especialistas do Conselho Regional de Medicina de sua inscrição. E sempre que o médico estiver em dúvida quanto a qualquer forma de anúncio, deve consultar a Comissão de Divulgação de Assuntos Médicos dos CRM, com a finalidade de ajustar o anúncio aos dispositivos éticos e legais.

Deixa claro também que, nos anúncios de clínicas, hospitais, casas de saúde, entidades de prestação de assistência médica e outros estabelecimentos de saúde, deverão constar sempre o nome do Diretor Técnico e sua inscrição principal no Conselho Regional, em cuja jurisdição se achar o estabelecimento de saúde. E que pelo anúncio dessas instituições respondem, perante o Conselho, os seus Diretores Técnicos.

Entende-se por publicação médica a divulgação da experiência individual ou coletiva, no campo profissional ou da pesquisa, por meio de jornais, revistas ou órgãos similares na comunidade científica. E por informações médicas aquelas prestadas à população em geral, com o interesse de orientá-la na prevenção e cuidados da sua saúde.

Assim, as entrevistas, comunicações e divulgação de informações médicas nos meios de comunicação de massa devem ser feitas no interesse de esclarecer e educar a coletividade, sem visar à propaganda pessoal, limitando-se, tão só, à luta contra as doenças, naquilo que é do interesse da saúde pública.

Fica bem clara em tais documentos, que tão bem disciplinam essa matéria, a afirmação de que tais divulgações devem prestar-se a entrevistas e publicações de matérias versando sobre assuntos estritamente de caráter educativo e pedagógico e que, durante essas informações, o profissional deve evitar o sensacionalismo e a autopromoção, preservando sempre o decoro da profissão. Entende-se por autopromoção a forma de alguém beneficiar-se das declarações prestadas no sentido de angariar clientela. E, por sensacionalismo, utilizar os meios de comunicação, modificando dados estatísticos, médicos e técnicos, ou usando dados limitados aos meios científicos, trazendo ao público informações capazes de causar pânico e intranquilidade.

Por outro lado, admitimos que, em uma época em que a ciência médica busca desenvolver suas ideias e conquistas no campo da prevenção, seria incompreensível deixar a população distante das campanhas educativas, ignorando os conhecimentos sobre as doenças, quando esse fato constitui, tantas vezes, a causa de suas próprias enfermidades. Mesmo assim, deve-se ter o cuidado de evitar que essa população seja distorcidamente informada, levando-a ao risco de termos decisões apressadas, em virtude de um juízo errôneo, principalmente no que se refere à autoterapêutica e ao autodiagnóstico.

Portanto, é sempre bom lembrar que o fato não está em se discutir se devemos ou não dar tais informações, mas em examinar cuidadosamente a forma mais adequada e útil desses informes, para que eles não se tornem prejudiciais à população.

Verificar de modo criterioso se as informações não se reportam à propaganda pessoal e ao interesse de quem quer se beneficiar da divulgação, apenas e tão só para obter vantagens para si próprio. Até porque esta é uma questão menor que atende apenas interesses corporativistas em uma alegada concorrência desleal entre profissionais de mesma especialidade. O importante mesmo é que as informações sejam vistas como uma proposta capaz de contribuir mais e mais com o crescimento das pessoas e com a transformação social.

Entender também que as informações não sejam passadas à população de forma distorcida, levando-a ao risco de tomar decisões incorretas e apressadas, em virtude de um juízo equivocado. Mas que sejam abordadas de forma simples, onde se evitou o descabimento do assunto sensacionalista e o exagero de linguagem. E que jamais a matéria divulgada corra o risco da banalidade e do exibicionismo, que não haja nela interesse mercantilista ou ostensivo de fazer notório quem a divulgava. Ainda mais quando o assunto discorrido se contém dentro dos muros da verdade científica, sem necessidade de afetação do saber, mas como propagação mínima de um conjunto de recomendações úteis e até imprescindíveis, como quem procura orientar de forma moderada o público com propostas simples e estritamente educativas.

Devem também ser evitadas as declarações ruidosas prestadas em entrevistas espalhafatosas, em que se usa o veículo de informação como manobra de autopromoção, deixando, às vezes, o fato médico de lado, para destacar a habilidade e os conhecimentos do entrevistado. Livrar-se do "vedetismo", das atitudes "teatrais" e do tolo afã de se fazer "cartaz", porque o reconhecimento do valor profissional e científico do médico não se faz pela sua presença constante e abusiva nas colunas de jornais e revistas, mas através de um trabalho contínuo e profícuo, como ensinava Alves de Menezes (em *Sugestões para um itinerário ético*, Revista do IML da Guanabara, Ano II, Vol. I, nº 3, abril, 1970).

*É vedado ao médico:*

*Artigo 111 — Permitir que sua participação, na divulgação de assuntos médicos, em qualquer meio de comunicação de massa, deixe de ter caráter exclusivamente de esclarecimento e educação da coletividade.*

O médico deve evitar que sua participação na divulgação de assuntos profissionais, nos meios de comunicação mais diversos, deixe de ter a conotação eminentemente de esclarecer e educar a comunidade. Essas divulgações para o público não devem visar, portanto, à propaganda pessoal e aos interesses sensacionalistas, mas limitar-se à revelação dos conhecimentos necessários para a população, naquilo que é importante em favor da saúde pública.

Todos entendem que, em uma época em que a medicina procura alargar suas conquistas no terreno da prevenção, seria inconcebível deixar as populações mais desarrimadas distantes das campanhas educativas e ignorantes quanto ao conhecimento das doenças, pois é esse desconhecimento o fator primordial na existência e na continuidade dos seus males. É claro que o indivíduo mais esclarecido seguirá melhor as informações sanitárias. O perigo está em se informar demasiadamente sobre sua enfermidade e sobre a terapêutica, induzindo-o a tomar iniciativa desproposital sobre o uso de medicamentos, apenas por apresentar ou não apresentar certos sinais e sintomas.

No fundo, o que se discute aqui, como já foi dito, não é se devemos ou não passar tais ensinamentos, mas saber-se a forma mais útil e adequada de prestar as informações, de maneira que elas jamais se tornem perniciosas à comunidade. Deve-se evitar, portanto, a "erudição médica" da população em assuntos muito especializados, impedindo aquilo que se chamou de "profissionalização médica de público" que noutra coisa não resulta senão em uma perturbação constante de equilíbrio emocional e dos interesses dos pacientes.

Mesmo que o conhecimento científico tenha ultrapassado as portas dos laboratórios, dos consultórios médicos e dos centros de pesquisa, e que a incultura da população constitua a causa primeira de tantas patologias evitáveis e curáveis, chega-se à conclusão de que essa forma açodada de informação sobre assuntos médicos especializados, além de perturbar o entendimento das pessoas, representa, na maioria das vezes, uma indisfarçável artimanha de promoção pessoal.

Todavia, quando se exerce uma profissão como a medicina, balizada por uma ética mais convencional, exigem-se alguns critérios, entre os quais se podem destacar: 1. *Sobriedade*. A publicidade do médico tem de ser sóbria, comedida e objetiva, não exagerando na forma, tamanho e cores, tão ao gosto das formas publicitárias comerciais, através de anúncios exagerados em tamanho e linguagem; 2. *Discrição*. A forma de promoção médica não pode correr o risco do exagero e do sensacionalismo, chegando às raias do chamado *mercado da personalidade*, quase sempre de ostentação mercantilista, levado pelo exibicionismo inescrupuloso e pela maneira de "aparecer"; 3. *Veracidade*. A publicidade médica tem de se inserir dentro dos limites da verdade, com a divulgação mínima de uma qualificação profissional idônea, sem com isso querer dar ao público conhecimento de títulos falsos e ambíguos, especialidades diversas e divulgação de serviços gratuitos; 4. *Legalidade*. Também deve aquele que faz sua publicidade médica respeitar as normas legais e as recomendações do Conselho Federal de Medicina, que orienta a forma lícita e moderada de se divulgar.

A Resolução CFM nº 1.595/2000 proíbe a vinculação da prescrição médica ao recebimento de vantagens materiais oferecidas por agentes econômicos interessados na produção ou comercialização de produtos farmacêuticos ou equipamentos de uso na área médica. Determina que os médicos, ao proferir palestras ou escrever artigos divulgando ou promovendo produtos farmacêuticos ou equipamentos para uso na medicina, declarem os agentes financeiros que patrocinam suas pesquisas e/ou apresentações, cabendo-lhes ainda indicar a metodologia empregada em suas pesquisas — quando for o caso — ou referir a literatura e a bibliografia que serviram de base à apresentação, quando essa tiver por natureza a transmissão de conhecimento proveniente de fontes alheias. E afirma ainda que os editores médicos de periódicos, os responsáveis pelos eventos científicos em que artigos, mensagens e matérias promocionais forem apresentados são corresponsáveis pelo cumprimento das formalidades desta Resolução.

Por outro lado, considerando a necessidade que têm as entidades médicas para o acesso a certos dados com vistas ao desenvolvimento de suas atividades e fornecimento de informações aos seus filiados, considerando que a profissão médica é de caráter público e, portanto, os locais onde é exercida devem ser de domínio e conhecimento da sociedade e considerando que as instituições públicas e os seus representantes oficiais necessitam de informações de dados profissionais dos médicos para o desenvolvimento de suas ações legais e/ou constitucionais, a Resolução CFM nº 1.625/2001 determina que os dados profissionais dos médicos podem ser fornecidos pelos Conselhos Regionais de Medicina nos quais estejam inscritos, quando forem solicitados oficialmente pelos legítimos representantes de entidades médicas sindicais ou associativas, comissões de formatura, órgãos e instituições públicas oficiais e a médicos em geral. E mais: as pessoas físicas e instituições de assistência à saúde podem receber informações apenas sobre a titulação de médicos ou de equipes médicas, quando o objetivo for a contratação de serviços profissionais médicos. Por outro lado, fica vedado o fornecimento de quaisquer dados cadastrais pessoais ou profissionais para fins comerciais, de publicidade ou divulgação de produtos alheios à atividade médica. E que os dados profissionais referidos são nome, número de inscrição no Conselho Regional de Medicina, especialidade e endereço do local de trabalho.

O Parecer-Consulta CFM nº 15/2002 estabelece que não é aceitável, do ponto de vista ético, a inserção de material publicitário em publicações dos Conselhos Regionais de Medicina e do Conselho Federal de Medicina, vinculado à pessoa física e/ou jurídica com atuação na área médico-hospitalar e afins. Tal ação visa resguardar a necessária isenção destes órgãos em suas atividades fiscalizadoras e judicantes.

O Parecer-Consulta CFM nº 14/2002 diz que não compete à sociedade de especialidade informar ou tornar público e que só os seus associados têm credibilidade para anunciar-se como especialistas.

Com a edição da Resolução CFM nº 1.974/2011, alterada pela Resolução CFM nº 2.126/2015 e pela Resolução CFM nº 2.133/2015, passou-se a entender como anúncio a comunicação ao público, por qualquer meio de divulgação, de atividade profissional de iniciativa, participação e/ou anuência do médico.

Os anúncios médicos deverão conter, obrigatoriamente, os seguintes dados: nome do profissional, especialidade e/ou área de atuação quando devidamente registrada no Conselho Regional de Medicina e número da inscrição no Conselho Regional de Medicina. As demais indicações dos anúncios deverão se limitar ao preceituado na legislação em vigor.

Nos anúncios de clínicas, hospitais, casas de saúde, entidades de prestação de assistência médica e outras instituições de saúde, deverá constar, sempre, o nome do diretor técnico e sua correspondente inscrição no Conselho Regional em cuja jurisdição se localize o estabelecimento de saúde. Pelos anúncios dos estabelecimentos de saúde respondem, perante o Conselho Regional de Medicina, os seus diretores técnicos.

Os Boletins Médicos devem ser elaborados de modo objetivo, sóbrio, impessoal e verídico, preservando o segredo médico. Conforme a supracitada Resolução, eles poderão ser divulgados através do Conselho Regional de Medicina, quando o médico assim achar conveniente. Quando em casos de pacientes internados, os Boletins Médicos deverão sempre ser assinados pelo médico assistente e subscritos pelo diretor clínico da instituição ou, em sua falta, por seu substituto.

Por ocasião de entrevistas, comunicações, publicações de artigos e informações ao público, o médico deve evitar autopromoção e sensacionalismo, preservando, sempre, o decoro da profissão.

*Artigo 112 — Divulgar informação sobre assunto médico de forma sensacionalista, promocional ou de conteúdo inverídico.*

Entende-se por divulgação de informações médicas sensacionalistas em entrevistas, comunicações, publicações de artigos e informações ao público, mesmo as de procedimentos consagrados, quando feitas de maneira exagerada e fugindo de conceitos técnicos, para individualizar e priorizar sua atuação ou a instituição onde atua ou tem interesse pessoal; a utilização da mídia, pelo médico, para divulgar métodos e meios que não tenham reconhecimento científico; a adulteração de dados estatísticos visando beneficiar-se individualmente ou à instituição que representa, integra ou o financia; a apresentação, em público, de técnicas e métodos científicos que devem limitar-se ao ambiente médico; a veiculação pública de informações que possam causar intranquilidade, pânico ou medo à sociedade; o uso abusivo, enganador ou sedutor de representações visuais e informações que possam induzir a promessas de resultados.

Entendem-se por autopromoção a utilização de entrevistas, informações ao público e publicações de artigos com forma ou intenção de: angariar clientela; fazer concorrência desleal; pleitear exclusividade de métodos diagnósticos e terapêuticos; auferir lucros de qualquer espécie; permitir a divulgação de endereço e telefone de consultório, clínica ou serviço.

Por meio promocional, aquele que, destituído de qualquer valor educativo ou pedagógico em favor da coletividade, tem a intenção de angariar clientela, fazer concorrência desleal, pleitear exclusividade de métodos diagnósticos e terapêuticos, auferir lucros de qualquer espécie ou permitir a divulgação de endereço e telefone de consultório, clínica ou serviço. É também condenável o exagero dos limites da publicidade, chegando às raias das formas publicitárias comerciais, com anúncios apelativos em tamanho e linguagem, ou por meio da difusão de propaganda pessoal ou coletiva por meio do rádio, difusoras, televisão ou *slides* projetados nos cinemas, ou pela distribuição de cartões e volantes na via pública.

E por divulgação de conteúdo inverídico, aquela que, além de falsa, não tem reconhecimento científico de sua utilização, ou quando é feita, pleiteando exclusividade de métodos diagnósticos ou terapêuticos, quase sempre para auferir lucros e vantagens.

Em suma, não se diga que tais cuidados sejam contrários aos interesses sociais que devem conduzir a medicina, principalmente neste instante em que os horrores sociais da iniquidade e da injustiça são responsáveis pela maioria das doenças da nossa população mais carente; nem muito menos uma medida discriminadora contra outros no seu direito de livre opinião, mas a simples prevenção contra o sensacionalismo, a autopromoção e contra certos interesses escusos.

Deve ficar bem claro que a questão não está se devemos ou não divulgar assuntos médicos, mas em cuidarmos da forma mais apropriada e mais útil dessas informações, de modo que elas não se tornem prejudiciais à população.

Também não se está afirmando ser de todo condenável o uso dos meios de comunicação como forma de levar até a comunidade, principalmente aquela mais desavisada, certos conhecimentos que são do seu indeclinável interesse. É injusto negar sua importância como veículo de transformação social e de formação de opinião pública.

O Conselho Federal de Medicina, por meio da Resolução CFM nº 1.974/2011, alterada pelas Resoluções CFM nº 2.126/2015 e 2.133/2015, estipula ilícitos éticos aos médicos, estabelecimentos e instituições prestadoras de assistência médica quando da elaboração de matéria relacionada a suas atividades. Esta Resolução substitui a 1.701/2003. Entre essas inovações, destacam-se a proibição de assistência médica a distância, a vedação ao anúncio de determinados títulos e certificados e a extensão de algumas regras às instituições como sindicatos e sociedades médicas. Esta Resolução traz anexos com maiores detalhes e melhores explicações. Entrou em vigor 180 dias após sua publicação no Diário Oficial da União.

As regras de publicidade ali traçadas são extensivas a documentos médicos como atestados, boletins, prontuários e receituários, seja no setor público ou privado, inclusive com a exigência do nome do profissional, especialidade ou área de atuação, número de registro de qualificação de especialista (RQE) e o número do seu registro do Conselho Regional de Medicina onde ele é inscrito.

Consta ainda que nos anúncios de clínicas, hospitais, casas de saúde, entidades de prestação de assistência médica e outras instituições de saúde deverão constar, sempre, o nome do diretor técnico médico e sua correspondente inscrição no Conselho Regional em cuja jurisdição se localize o estabelecimento de saúde.

Agora nesta Resolução há proibição expressa de consultoria a pacientes e familiares em substituição à consulta médica presencial, como, por exemplo, a prestação de assessoria médica feita pela internet ou por telefone.

O médico também fica proibido de anunciar que utiliza tecnologias que lhe possibilitem condições privilegiadas ou que faz uso delas de forma exclusiva. Também proíbe a propaganda de métodos ou técnicas não aceitos pela comunidade científica, garantir, prometer ou insinuar bons resultados do tratamento, ou permitir que seu nome circule em publicidade sem qualificação científica ou a divulgação de endereço e telefone de consultório.

O fato é que as políticas públicas de saúde dos governos municipais, estaduais e federal têm sido omissas na utilização dos meios de informação em seus projetos na perspectiva de melhoria das condições de vida e de saúde das populações mais remotas.

Destarte, o que se deve evitar são as declarações barulhentas prestadas em entrevistas espalhafatosas, onde se usa o meio de comunicação como maneira de autopromoção, deixando a mensagem em favor da saúde muitas vezes empanada pela sutil retórica que promove uma habilidade surpreendente ou uma sabedoria inusitada.

*Artigo 113 — Divulgar, fora do meio científico, processo de tratamento ou descoberta cujo valor ainda não esteja expressamente reconhecido cientificamente por órgão competente.*

Proíbe, também, o Código de Ética Médica, neste dispositivo, ao médico divulgar, fora da comunidade científica, processo de tratamento ou descoberta cujo valor ainda não esteja devidamente comprovado e reconhecido pelos organismos responsáveis. Considera-se tal fato sensacionalismo, conforme está previsto na Resolução CFM nº 1.974/2011, alterada pelas Resoluções CFM nº 2.126/2015 e 2.133/2015.

Inclui-se também, na mesma linha de raciocínio, a apresentação de técnicas e métodos científicos que devam estar limitados aos ambientes médicos, pois, fora deles, traz sempre o traço do sensacionalismo e da autopromoção de quem faz tais declarações.

A verdade é que, vez por outra, alguém se aproveita desses expedientes para transitar nas colunas sociais, em uma grosseira insinuação de "descobridor" de fatos novos, ou, nos meios de comunicação, através de estrepitosas entrevistas, como maneira de se fazer notório.

No entanto, o médico pode, usando qualquer método de divulgação leiga, prestar informações, dar entrevistas e publicar artigos versando sobre assuntos médicos de fins estritamente educativos. Por ocasião das entrevistas, comunicações, publicações de artigos e informações ao público, o médico deve evitar sua autopromoção e sensacionalismo, preservando sempre o decoro da profissão.

---

*Artigo 114 — Anunciar títulos científicos que não possa comprovar e especialidade ou área de atuação para a qual não esteja qualificado e registrado no Conselho Regional de Medicina.*

---

Para que o médico possa anunciar títulos científicos ou de especialidade médica, é necessário que ele esteja registrado no quadro de especialistas do Conselho Regional de Medicina em que estiver inscrito, de acordo com os critérios e procedimentos previstos na Resolução CFM nº 1.974/2011, alterada pelas Resoluções CFM nº 2.126/2015 e 2.133/2015.

Assim, por exemplo, desde que o profissional não esteja inscrito no cadastro de título de especialista do Conselho Regional de sua jurisdição, o anúncio de especialidades em receituário médico ou carimbo, em face do que dispõe o Parecer-Consulta CFM nº 06/95, constitui infração por estar anunciando indevidamente uma especialidade. Ainda que o público atingido por essa forma de divulgação seja restrito, o fato não deixa de se revestir de "propaganda enganosa", enfatiza o citado documento.

Isso não quer dizer que o médico não possa exercer atos de especialidades, mas é recomendável que disponha de habilitação específica (Parecer-Consulta CFM nº 27/95, de 12 de julho de 1995), para justificar as razões de determinados procedimentos.

O artigo 10 do Decreto nº 20.931/32 e o artigo 20 da Lei nº 3.268/57, como já foi dito, são claros quando afirmam que todo aquele que mediante anúncios, placas, cartões ou outros meios quaisquer se propuser ao exercício da medicina, em qualquer dos seus ramos ou especialidades, fica sujeito às penalidades aplicáveis ao exercício ilegal da profissão, se não estiver devidamente registrado. E somente poderão ser anunciadas especialidades reconhecidas pelo Conselho Federal de Medicina. Portanto, qualquer forma de anúncio, fora dessas considerações, é considerada atentatória ao diploma ético, pelo menos até o momento em que se possa comprovar a idoneidade dos títulos ou da especialidade anunciados e seus devidos registros. A propaganda de serviços médicos pelos classificados de jornal ou pela internet deverá seguir a mesma regra da Resolução CFM nº 1.974/2011, alterada pelas Resoluções CFM nº 2.126/2015 e 2.133/2015 (ver também Parecer-Consulta nº 511/98 do Setor Jurídico do CFM).

As especialidades médicas reconhecidas pelo Conselho Federal de Medicina, para efeito de registro de qualificação nos Regionais, estão no momento relacionadas no Anexo II da

Resolução CFM nº 1.973/2011 (Convênio celebrado entre o CFM, a AMB e a CNRM).

*Artigo 115 — Participar de anúncios de empresas comerciais, qualquer que seja sua natureza, valendo-se de sua profissão.*

O médico está impedido não só de apresentar seus pacientes em propagandas comerciais, senão também de apresentar-se ele próprio em anúncios de empresas ou estabelecimentos de saúde, de qualquer natureza, pública, privada ou filantrópica, pois isso se configura como autopromoção ou sensacionalismo.

Recomenda-se também que o médico, em uma tarefa didática ou de escrever trabalhos científicos, deva, sempre que possível, ao sugerir uma terapêutica, indicar apenas o nome do sal. A partir do momento que o expositor ou o autor se dirige a quem o ouve ou lê, deve evitar alusões a determinados nomes comerciais, a não ser que essa divulgação seja estritamente necessária, pois pode parecer que ele, ao anunciar certas especialidades farmacêuticas, esteja ali a serviço de outros interesses. Ainda mais quando há no comércio marcas similares ou genéricas.

O médico, atualmente, não dispõe mais de um arsenal medicamentoso tão restrito como antes. Há uma profusão de fármacos no mercado, inventados muito mais no interesse comercial, dificultando mais e mais a memorização de tantos produtos. Por essas e outras é que nos EUA, em janeiro de 1959, surgiu a publicação *The Medical Letter*, sem financiamento ou ajuda da indústria farmacêutica, com a finalidade de avaliar todo novo medicamento, fornecendo o resultado das observações do seu uso e fugindo deliberadamente dos aspectos comerciais.

O mesmo ocorre com o setor de aparelhos médicos, onde não é aconselhável recomendar esse ou aquele artefato, pois poderia também passar a ideia de algum interesse ligado aos seus fabricantes. Deve-se, em vez disso, explicar seu mecanismo operacional, suas vantagens e desvantagens, deixando que a soma das informações prestadas leve ao que possa existir em cada um deles.

Infelizmente, não se pode esquecer que as indústrias farmacêuticas e de artefatos médicos gastam elevadas somas em propagandas caríssimas, em coquetéis, recepções e anúncios publicitários e em certos favores e patrocínios, nem sempre muito recomendáveis. Hoje, o patrocínio da publicação de jornais e revistas médicos já se torna tão imperativo que muitos admitem ser impossível qualquer iniciativa no campo da publicação de matéria médico-científica fora dessas considerações. Em algum momento, essas indústrias terão o monopólio completo sobre as publicações médicas, editando sempre matérias de sua conveniência, passando as publicações dos médicos a ter uma importância meramente secundária (ver Parecer-Consulta CFM nº 16/93, na qual se desaconselha a aceitação de vantagens na prescrição de produtos farmacêuticos, como prêmios, viagens, entre outros).

Considerando a manifesta preocupação de alguns Conselhos Regionais de Medicina e do Conselho Federal de Medicina sobre inserção publicitária nos jornais e revistas próprios da entidade e que a vinculação publicitária pode ser confundida com patrocínio que põe em risco a tão necessária neutralidade do órgão julgador da ética médica, ficou estabelecido na Resolução CFM nº 1.633/2002: "Proibir a inserção de matéria publicitária, vinculada à área médico-hospitalar e afim, em jornais e revistas editadas pelo Conselho Federal de Medicina e Conselhos Regionais de Medicina, como também em sítios na Internet." Diz a Resolução CFM nº 1.974/2011, alterada pelas Resoluções CFM nº 2.126/2015 e 2.133/2015, que o médico não deve permitir que seu nome seja incluído em concursos ou similares, cuja finalidade seja escolher o "médico do ano", "destaque" ou "melhor médico".

Por fim, a Resolução CFM nº 1.939/2010 proíbe a participação do médico em promoções relacionadas com o fornecimento de cupons, cartões de descontos e demais documentos previstos nesta Resolução para a aquisição de medicamentos, e dá outras providências.

*Artigo 116 — Apresentar como originais quaisquer ideias, descobertas ou ilustrações que na realidade não o sejam.*

A redação deste dispositivo é taxativa: o médico não pode nem deve publicar em seu nome um trabalho científico do qual ele não participou, nem atribuir-se como autor exclusivo de trabalho feito por outros colegas ou subordinados, mesmo que tenha ele participado desse mister, como orientador. Não é rara a situação em que as equipes médicas ou alunos de pós-graduação, por deferência ou pressão, incluam o nome do titular que nem participou da pesquisa. Isso representa, entre outros, um atentado ao princípio da propriedade intelectual.

A publicação de trabalhos médico-científicos tem sempre a finalidade de promover o intercâmbio dos conhecimentos adquiridos na prática profissional e na pesquisa, em órgãos de divulgação científica, no interesse de favorecer a difusão do conhecimento, em favor da sociedade.

Recomenda-se, ainda, que na elaboração desses trabalhos, se houver discordância de opiniões, deva-se agir de modo individual, criticando, quando for o caso, a matéria e não o autor. Quando for produzido por equipe, não omitir o nome dos colaboradores, por mais humildes que sejam, não podendo o médico aproveitar-se de sua posição hierárquica, usando exclusivamente seu nome.

Toda citação deve trazer, de modo claro, a fonte de informação, e deve ser acompanhada, no seu final, de bibliografia, a não ser que o autor intercale, durante o decurso do texto, as fontes da pesquisa. E, finalmente, omitir sempre a identificação dos pacientes nos casos clínicos relatados, expondo apenas o necessário ao entendimento e à comprovação, salvo em situações muito especiais, com autorização expressa e informada do paciente, conforme determina a Lei nº 5.988/78, que trata dos direitos autorais.

E mais: o trabalho médico-científico não deve ter o sentido apenas de favorecer uma certa fração da inteligência e do saber, mas, antes de tudo, ressaltar o valor que essa produção terá como revelação do bem comum, pois ninguém pode separar a atividade científica do sistema social a que ela pertence. Essa atividade não passaria de uma coisa pobre e mesquinha.

A linguagem há de ser séria e os resultados, precisos. Isso não impede ser tratada na beleza de uma correta arquitetura literária. A arte, no sentido maior do termo, aperfeiçoa a natureza. Mas, sem desaguar no gongorismo e na verbosidade, evitando o descuido e a superficialidade, o enfoque despropositado e a linguagem prolixa.

A Resolução CFM nº 1.974/2011, alterada pelas Resoluções CFM nº 2.126/2015 e 2.133/2015, estabelece que, nos trabalhos e eventos científicos em que a exposição de figura de paciente for imprescindível, o médico deverá obter prévia autorização expressa do mesmo ou de seu representante legal.

*Artigo 117 — Deixar de incluir, em anúncios profissionais de qualquer ordem, seu nome, seu número no Conselho Regional de Medicina, com o estado da Federação no qual foi inscrito e Registro de Qualificação de Especialista (RQE) quando anunciar a especialidade.*

*Parágrafo único — Nos anúncios de estabelecimentos de saúde, devem constar o nome e o número de registro, no Conselho Regional de Medicina, do diretor técnico.*

Ninguém discute hoje a utilidade e a licitude do anúncio pelos meios de publicidade como forma de divulgar uma forma de prestação de serviços médicos, quando os meios de comunicação abrem perspectivas as mais diversas e as mais eficazes no mundo da promoção. Não se pode duvidar dessa necessidade e dessa oportunidade de se fazer notório, principalmente quando se exerce uma atividade que necessita de divulgação.

Somente poderão ser anunciadas especialidades reconhecidas pelo Conselho Federal de Medicina, e o médico somente poderá anunciar especialidades quando estiver registrado no Quadro de Especialistas do Conselho Regional de Medicina em que estiver inscrito.

Orienta ainda que, em dúvida, deverá o médico consultar a Comissão de Divulgação de Assuntos Médicos dos Conselhos Regionais de Medicina, visando enquadrar o anúncio nos dispositivos legais e éticos.

Nos anúncios de clínicas, hospitais, casas de saúde, entidades de prestação de assistência médica e outros estabelecimentos de saúde, deverão constar, sempre, o nome do Médico Diretor Técnico e sua inscrição principal no Conselho Regional em cuja jurisdição se achar o estabelecimento de saúde.

No que diz respeito à padronização da identificação dos médicos em placas, impressos, carimbos, batas ou vestimentas e/ou crachás quando em serviço em seus locais públicos e privados, diz a Resolução CFM nº 2.069/2014 que é seu dever se identificar como MÉDICO, em tipo maiúsculo, quando detentor apenas da graduação e, quando especialista registrado no Conselho Regional de Medicina, acrescer o nome de sua Especialidade. Faculta ainda ao profissional utilizar antecedendo seu nome a palavra Doutor(a) ou sua abreviatura, conforme está consagrado na tradição. Nos anúncios de estabelecimentos de saúde, devem sempre constar o nome e o número de registro, no Conselho Regional de Medicina, do dirctor técnico da instituição de saúde.

# 14

# Disposições Gerais

O Código de Ética Médica encerra seus dispositivos no Capítulo das Disposições Gerais, em que são tratados os assuntos de interesses administrativos e legais, diferentes, pois, das questões introdutórias das normas estabelecidas, dos princípios fundamentais da atividade médica, dos direitos de quem exerce a profissão e das proibições inerentes ao exercício ou em face do exercício médico.

O artigo 2º da Lei nº 3.268, de 30 de setembro de 1957, por sua vez, deixa bem evidente que os Conselhos Federal e Regionais de Medicina "são órgãos supervisores da ética profissional em toda a República e, ao mesmo tempo, julgadores e disciplinadores da classe médica, cabendo-lhes zelar e trabalhar, por todos os meios ao seu alcance, pelo perfeito desempenho ético da medicina e pelo prestígio e bom conceito da profissão e dos que a exerçam legalmente".

Como se depreende do enunciado deste dispositivo, os Conselhos Federal e Regionais de Medicina têm duas finalidades bem objetivas: a função administrativa delegada pelo Estado de efetuar a inscrição dos médicos em determinada jurisdição, fiscalizar a profissão de médico, promover os meios para o desejado desempenho ético, fomentar o bom conceito e o prestígio da profissão, organizar seus regimentos internos, eleger seus diretores, propor ao Governo ou ao Congresso alteração das leis que dispõem sobre o exercício médico e promover o cancelamento de inscrições nas diversas situações ocorrentes; e a função de julgar e disciplinar as infrações, comprovadas em processos ético-profissionais, ao Código de Ética Médica, transformados que são em Tribunais de Ética.

A primeira função é competência exclusiva das suas diretorias ou dos plenários, como segmentos administrativos desses colegiados. A segunda, embora pelos mesmos membros, é competência dos Tribunais Superior e Regionais de Ética Médica, através de suas Câmaras ou do Pleno, após instrução processual de curso transparente e de incondicional respeito aos institutos da ampla defesa e do contraditório.

Os Conselhos, quando se transformam em Tribunais de Ética, são órgãos julgadores e, por isso, não podem ser confundidos como parte nos processos. Partes são o denunciante e o denunciado. Mesmo quando os Conselhos agem *ex officio* não quer dizer que eles sejam partes. Quem é parte nesses casos é a sociedade, que, embora representada por uma forma de manifestação, diferente, pois, da denúncia ao Regional, faz o fato chegar ao seu conhecimento por via indireta, colocando-o na obrigação de apurar.

A legislação pertinente, ao criar os Conselhos Profissionais e dar-lhes personalidade de direito público e autonomia administrativa — como órgãos julgadores de cada categoria, no que diz respeito à conduta ético-profissional —, instituiu uma instância especial e própria, na qual não cabe, por parte de qualquer órgão, a interferência em questões de mérito.

A função dos Conselhos de Medicina, nesse particular, é proteger a *res publica* do mau exercício profissional, detendo uma competência privilegiada de julgar e punir as infrações éticas comprovadas no desempenho funcional do médico.

A ideia aceita hoje é a de que o médico, qualquer que seja sua forma de atividade, é um servidor público *lato sensu,* mesmo que ele tenha atividades exclusivamente privadas, pois a vida e a saúde das pessoas são bens inalienáveis e indisponíveis, e o médico um prestador de serviços do interesse coletivo, na qualidade de bem público, e um agente do bem-estar social. Por isso, a lei pune a falta de notificação compulsória, o exercício ilegal da medicina e o atestado falso como delito contra a fé pública. E os Conselhos de Medicina como instituições de direito público são órgãos delegados pelo Estado, com a finalidade de contribuir no equilíbrio dos interesses sociais.

---

*I — O médico portador de doença incapacitante para o exercício profissional, apurada pelo Conselho Regional de Medicina em procedimento administrativo com perícia médica, terá seu registro suspenso enquanto perdurar sua incapacidade.*

---

Os Conselhos Regionais de Medicina podem apurar, por meio de procedimento administrativo, a existência de doença incapacitante, parcial ou total, para o exercício da medicina. Para tanto, deverá nessa avaliação nomear junta médica para tal procedimento, o qual tramitará em sigilo processual. Regula essa matéria a Resolução CFM nº 2.164, de 23 de junho de 2017.

O procedimento de suspensão do registro de médico por doença incapacitante, física ou mental, é um ato administrativo e, por isso, não depende dos Tribunais de Ética dos Conselhos de Medicina em processos ético-profissionais. A competência dessa decisão é do plenário dos Conselhos Regionais como instância administrativa, por meio de um processo comum, cabendo recurso ao Conselho Federal de Medicina, sem efeito suspensivo.

Na prática, têm-se observado mais os casos de incapacidade do exercício profissional por transtornos mentais, cujo procedimento já se acha fixado no Código de Processo Civil, em seus artigos 747 e seguintes, relacionados ao procedimento da interdição de direitos civis, por interesse de ordem pública. Quando existir interdição decretada pela via judiciária, na conformidade dos artigos anteriormente citados, é nosso pensamento não necessitar do processo administrativo. Simplesmente, suspender o registro pelo tempo constante da sentença.

Esse procedimento administrativo será instaurado por despacho do presidente ou do corregedor do Conselho Regional de Medicina, que nomeará um conselheiro instrutor responsável pela condução e relatoria do processo. O médico a ser avaliado será citado e intimado a se manifestar sobre o mérito da apuração no prazo de 10 (dez) dias, momento em que deverá juntar aos autos toda a documentação pertinente à sua defesa. Não sendo localizado o médico no endereço constante em seu registro no seu Conselho, será devidamente citado por edital público, sem que haja qualquer referência quanto aos motivos que ensejaram a respectiva publicação. Caso não se manifeste o médico a ser avaliado, será declarada a revelia do periciando e a indicação de um defensor dativo para que possa realizar a respectiva manifestação. Quando houver suspeita de que a eventual doença incapacitante a ser apurada seja de natureza mental, deverá ser intimado o representante legal para exercer a função de curador no procedimento. Após a apresentação da manifestação, será designada perícia médica no periciando para avaliação quanto a eventual doença incapacitante do exercício profissional.

O presidente do Conselho Regional de Medicina designará a junta médico-pericial, e o periciando será intimado para, no prazo de 10 (dez) dias, se for de seu interesse, indicar assistente técnico e formular quesitos. Não comparecendo o periciando ao ato pericial, o conselheiro instrutor poderá designar a realização de perícia indireta. O conselheiro instrutor formulará os quesitos que entender necessários ao pleno esclarecimento dos fatos. A perícia médica deverá atender aos requisitos mínimos previstos no Anexo I da citada Resolução.

Realizada a perícia médica, direta ou indireta, o conselheiro instrutor avaliará as provas constantes dos autos, podendo determinar outras diligências eventualmente necessárias para a completa averiguação quanto à possível doença incapacitante ao exercício da medicina. O conselheiro instrutor designará audiência de instrução para depoimento pessoal do médico periciando, salvo quando, motivadamente, for inviável.

Encerrada a fase de instrução, será concedido prazo de 30 (trinta) dias corridos ao médico periciando para que apresente suas alegações finais. Expirado esse prazo, o conselheiro instrutor elaborará relatório conclusivo, com base nos elementos coletados no curso da instrução e, principalmente, no laudo pericial, a fim de que seja encaminhado à sessão plenária para deliberação.

O plenário do Conselho Regional de Medicina, em sessão sigilosa, apreciará o relatório conclusivo, podendo resultar nas seguintes possibilidades: I — Suspensão do procedimento administrativo; II — Arquivamento; III — Suspensão parcial temporária do exercício da medicina; IV — Suspensão parcial permanente do exercício da medicina; V — Suspensão total temporária do exercício da medicina; VI — Suspensão total permanente do exercício da medicina.

O relatório conclusivo que propõe a suspensão do procedimento administrativo, na forma do item I anterior, deverá ser precedido de parecer da assessoria jurídica quanto aos efeitos jurídicos em relação à eventual sindicância ou Processo Ético-Profissional que tenha sido instaurado contra o médico periciando. Na hipótese do inciso I antes referido, a plenária poderá decidir pela realização de exames periódicos no médico periciando pelo prazo máximo e improrrogável de até 2 (dois) anos ininterruptos. Expirado esse prazo, o procedimento administrativo será submetido a nova apreciação, mas não poderá mais ser suspenso.

Quando arquivado, na forma do inciso II (arquivamento), o procedimento administrativo poderá ser reaberto a qualquer momento caso surjam novos elementos referentes à possível doença incapacitante anteriormente averiguada. A decisão que suspender parcialmente o exercício da medicina, na forma dos incisos III (suspensão parcial temporária do exercício da medicina) e IV (suspensão parcial permanente do exercício da medicina) desse artigo, deverá prever, de maneira fundamentada, os limites quanto a sua extensão, se temporária ou permanente, e prática, no que se refere às áreas da medicina autorizadas ou restritas, bem como os eventuais métodos de avaliação periódica do médico suspenso. A decisão de suspensão total do exercício da medicina, na forma dos incisos V (suspensão total temporária do exercício da medicina) e VI (suspensão total permanente do exercício da medicina), deverá fixar os limites quanto a sua extensão, se temporária ou permanente, bem como eventuais métodos de controle e acompanhamento da evolução da doença, se necessário for.

Da decisão do Conselho Regional de Medicina, na forma do artigo 5º da Resolução CFM nº 2.164, de 23 de junho de 2017, caberá recurso para uma das câmaras do Conselho Federal de

Medicina no prazo de 15 (quinze) dias, sem efeito suspensivo, a contar da data da juntada aos autos da intimação da respectiva decisão, salvo na hipótese do inciso VI (suspensão total permanente do exercício da medicina), cuja competência será do pleno do CFM. Na hipótese de haver Processo Ético Profissional, instaurado em face do médico periciando e que esteja suspenso, na forma do § 6º do artigo 17 e do § 4º do artigo 33 do Código de Processo Ético-Profissional (Resolução CFM nº 2.145/2016), poderá ter o seu processamento retomado após parecer favorável da assessoria jurídica.

O recurso administrativo *sem efeito suspensivo* não interrompe a fluência da prescrição nem impede o uso das vias judiciárias na pendência das decisões internas da administração, diz Hely Lopes Meirelles (em *Direito Administrativo Brasileiro*, 39ª edição. São Paulo: Malheiros Editores, 2013).

Desse modo, o ato impugnado continua a operar seus efeitos, para que não lese direitos do administrado antes mesmo da decisão administrativa final. No recurso *sem efeito suspensivo*, o ato, ainda que possa vir a ser corrigido pela própria autoridade administrativa, produz lesão a partir do momento em que se torna exequível, ensina o magistério de Maria Sylvia Zanella Di Pietro (em *Direito Administrativo*, 30ª edição. Rio de Janeiro: Forense, 2017).

Já o recurso administrativo *com efeito suspensivo*, que não vem ao caso, produz de imediato o impedimento da fluência do prazo prescricional e a impossibilidade jurídica de utilização das vias judiciárias para ataque do ato pendente da decisão administrativa, pela impossibilidade de fixação do objeto da demanda. Em tese, suspende a execução do ato ou atividade recorrida enquanto não decidido o recurso, como observa Diógenes Gasparim (em *Direito Administrativo*, 17ª edição. São Paulo: Saraiva, 2012).

Recebido o recurso no Conselho Federal de Medicina, o corregedor o remeterá à Coordenação Jurídica (Cojur) para exame de admissibilidade e emissão de Nota Técnica no prazo de 15 dias, caso seja arguida alguma preliminar processual. Com ou sem, o recurso será imediatamente distribuído a um conselheiro-relator, que terá 30 (trinta) dias para elaborar seu relatório e voto, devendo ser pautado para julgamento na sessão plenária subsequente. Se necessário, a câmara ou pleno poderão aprovar a realização de diligências, com a baixa dos autos ao conselho de origem para cumprimento no prazo de 30 (trinta) dias, prorrogável pelo mesmo prazo uma única vez.

A sessão de julgamento no Conselho Federal de Medicina seguirá o rito previsto na seção IV do capítulo II do Código de Processo Ético-Profissional. O Conselho Regional de Medicina, mediante decisão fundamentada, poderá interditar cautelarmente o médico periciado, observando-se o rito previsto na seção V do capítulo I do Código de Processo Ético-Profissional (Resolução CFM nº 2.145/2016), sem prejuízo quanto ao regular prosseguimento do procedimento administrativo.

Os prazos constantes da presente Resolução são corridos e passam a fluir a partir da juntada aos autos do respectivo comprovante de recebimento da intimação ou da respectiva publicação no Diário Oficial. Os procedimentos administrativos regulamentados por intermédio da presente Resolução tramitarão *ex officio*.

Por outro lado, entendo que, no tocante à primeira inscrição de um médico deficiente físico ou visual nos Conselhos de Medicina, a matéria está corretamente orientada no Parecer-Consulta CFM nº 02/95, de 13 de janeiro de 1995, quando admite estarem os Conselhos obrigados a registrar e a inscrever o médico, desde que ele apresente o diploma expedido pelo Ministério da Educação sem nenhuma restrição, a não ser que essa restrição esteja definida no próprio diploma (em *Pareceres II*. Rio de Janeiro: Guanabara Koogan, 1999, p. 181 e seguintes).

---

*II — Os médicos que cometerem faltas graves previstas neste Código e cuja continuidade do exercício profissional constitua risco de danos irreparáveis ao paciente ou à sociedade poderão ter o exercício profissional suspenso mediante procedimento administrativo específico.*

O Código de Processo Ético Disciplinar do Conselho Federal de Medicina, em seu Capítulo I, Seção V, ao tratar da Interdição Cautelar do Exercício da Medicina, diz em seu artigo 25 que o pleno do Conselho Regional de Medicina, por maioria simples de votos e respeitando o quórum mínimo, poderá interditar cautelarmente o exercício profissional de médico cuja ação ou omissão, decorrentes do exercício de sua profissão, esteja notoriamente prejudicando seu paciente ou à população, ou na iminência de fazê-lo. Essa interdição cautelar poderá ser aplicada quando da instauração do Processo Ético Profissional, ou no curso da instrução, na sessão de julgamento ou na fase recursal. E os casos de interdição cautelar serão imediatamente informados ao CFM pelo CRM de origem.

A interdição cautelar ocorrerá desde que existam nos autos elementos de prova que evidenciem a probabilidade da autoria e da materialidade da prática do procedimento danoso pelo médico, a indicar a verossimilhança da acusação, e haja fundado receio de dano irreparável ou de difícil reparação ao paciente, à população e ao prestígio e bom conceito da profissão, caso ele continue a exercer a medicina. Na decisão que determinar a interdição cautelar, o CRM indicará, de modo claro e preciso, as razões de seu convencimento. A decisão de interdição cautelar terá efeito imediato e implicará o impedimento, total ou parcial, do exercício da medicina até o julgamento final do PEP, que deverá ser obrigatoriamente instaurado. A interdição cautelar poderá ser modificada ou revogada a qualquer tempo pela plenária do CRM ou, em grau de recurso, pela plenária do CFM, em decisão fundamentada (artigo 26 e parágrafos).

O médico interditado cautelarmente do exercício total ou parcial da medicina será notificado da decisão, sendo contado o prazo recursal de 30 (trinta) dias a partir da juntada aos autos do recebimento da ordem de interdição, sem efeito suspensivo (artigo 27).

Recebido o recurso no CFM, o corregedor o remeterá à Coordenação Jurídica (Cojur) para exame de admissibilidade e emissão de Nota Técnica (NT) no prazo de 15 dias, caso seja arguida alguma preliminar processual. Com ou sem NT, o recurso será imediatamente distribuído a um conselheiro-relator que terá 30 (trinta) dias para elaborar seu relatório e voto, devendo ser pautado para julgamento na sessão plenária subsequente (artigo 28 e seu parágrafo único).

A decisão de interdição cautelar terá abrangência nacional e será publicada no Diário Oficial e no sítio eletrônico dos Conselhos de Medicina, com a identificação das partes (artigo 29).

A decisão de interdição cautelar deverá ser comunicada aos estabelecimentos onde o médico exerce suas atividades (artigo 30).

O Processo Ético Profissional no bojo do qual tiver sido decretada a interdição cautelar do exercício da medicina do médico denunciado deverá ser julgado no prazo de 6 (seis) meses, prorrogável por igual período uma única vez. O prazo do *caput* deste artigo não será considerado quando o atraso da prática de qualquer ato processual for causado, sem motivo justo, pelo médico interditado (artigo 31 e seu parágrafo único).

Como se vê, o médico ficaria impedido de exercer suas atividades profissionais até o final do Processo Ético Disciplinar, sendo portanto punido antes de ser julgado, o que fere fundamente os princípios constitucionais do contraditório e da ampla defesa, maculando de forma grave os requisitos do devido processo legal. A ninguém pode ser imposta uma pena sem que a ele tenha sido dado o direito de se defender de forma ampla e de contraditar o que a ele foi imputado. O artigo 4º é bem claro: "O interditado ficará impedido de exercer as atividades de médico até a conclusão final do processo ético, obrigatoriamente instaurado quando da ordem de interdição, sendo-lhe retida a carteira de registro profissional junto ao Conselho Regional."

A Constituição Federal destaca tais princípios no inciso LV, do artigo 5º: "Aos litigantes, em processo judicial ou administrativo, e aos acusados em geral são assegurados o contraditório e a ampla defesa, com meios e recursos a ela inerentes." Estes princípios não admitem exceção.

O princípio do contraditório assegura, tanto na esfera administrativa como na criminal, que todos os atos e termos processuais devem primar pela ciência bilateral das partes, e pela possibilidade de tais atos serem contrariados com alegações e provas. Em síntese, este princípio assegura: o conhecimento da demanda por meio de ato formal de citação; a oportunidade, em prazo razoável, de se contrariar o pedido inicial; a oportunidade de produzir prova e se manifestar sobre a prova produzida pelo adversário; a oportunidade de estar presente a todos os atos processuais orais, fazendo consignar as observações que desejar; e a oportunidade de recorrer da decisão desfavorável.

Sendo assim, pode-se afirmar que o contraditório se traduz pela oportunidade de manifestação da parte, e que ele ocorre após a intimação à lide. O princípio do contraditório impõe que a parte seja efetivamente ouvida e que seus argumentos sejam devidamente considerados no julgamento. Este princípio sempre foi considerado como exigência de igualdade das partes, contra a postura arbitrária e inquisitorial.

Fundamental também é o princípio da ampla defesa que se manifesta através da liberdade que tem o indivíduo, em um Estado Democrático de Direito, em defesa de seus interesses, de alegar fatos e propor provas, tendo assim o litigante a oportunidade de exercer, sem qualquer restrição, seu direito de defesa.

O princípio da ampla defesa se aplica a qualquer tipo ou em qualquer fase do processo em que se exerça o poder sancionatório do Estado ou de seus órgãos delegados sobre as pessoas físicas e jurídicas. No direito administrativo — os Conselhos seguem este rito em seus processos ético-disciplinares —, os atos dos Tribunais Superior e Regionais de Ética devem ser praticados de forma que estejam sempre pautados não só pela legalidade, mas também estruturados em leis justapostas ao sistema constitucional em vigor.

Deve permanecer sempre viva na consciência do julgador a imperiosa sentença de que o correto emprego dos princípios incidentes em cada ação deve ter um significado e uma importância de ordem prática. E no processo administrativo não é diferente.

Hoje, mais do que nunca, a procura da "verdade" não pode ficar sob a responsabilidade apenas do julgador, mas deve ser exercida em parceria com as partes, as quais não podem mais ser admitidas como simples "objetos" de pronunciamento judicial. Só assim se poderá chegar a uma melhor decisão.

As razões do princípio do contraditório e da ampla defesa não podem se desvincular do devido processo legal. O artigo XI, número 1, da Declaração Universal dos Direitos do Homem dispõe de forma solene e dogmática: "Todo homem acusado de um ato delituoso tem o direito de ser presumido inocente até que a sua culpabilidade tenha sido provada de acordo com a lei, em julgamento público no qual lhe tenham sido asseguradas todas as garantias necessárias à sua defesa."

Por fim, fica a elementar regra: quando se tem uma incriminadora e sua avaliação permite dois resultados, um que absolve e outro que condena, a razão ensina que de início deve-se optar por uma medida menos drástica para o acusado. Depois da sentença, que se proceda como recomenda a lei. Esta é a melhor forma de compatibilizar o grave problema da condenação com dúvidas em matérias de mérito. Fica mal para um Conselho punir um de seus inscritos por seis meses, prorrogáveis por igual período uma única vez, desde que o interditado não dê causa a atraso processual de caráter protelatório, afastando-o de suas atividades que muitas vezes lhe dão sua sobrevivência e da família. E, se no final forem absolvidos, deve ficar por isso mesmo?

*III — O Conselho Federal de Medicina, ouvidos os Conselhos Regionais de Medicina e a categoria médica, promoverá a revisão e a atualização do presente Código, quando necessárias.*

Um dos objetivos do Conselho Federal de Medicina, conforme estabelece a letra *d* do artigo 5º, da Lei nº 3.268, de 30 de setembro de 1957, é votar e alterar o Código de Ética Médica, depois de consultados os Conselhos Regionais.

Este estatuto, não só um instante na história da categoria mas em compromisso de reencontrar a dignidade de sua profissão, do seu paciente e da sociedade, entende o conceito de saúde como um direito inalienável de cidadania e dever do Estado.

*IV — As omissões deste Código serão sanadas pelo Conselho Federal de Medicina.*

O artigo 3º da Lei nº 3.268, de 30 de setembro de 1957, subordina os Conselhos Regionais ao Conselho Federal de Medicina, cuja jurisdição se estende a todo território nacional. Na letra *h* do artigo 5º da mesma lei, está bem caracterizada sua atribuição de "tomar conhecimento de quaisquer dúvidas suscitadas pelos Conselhos Regionais e dirimi-las".

Portanto, não resta outra interpretação senão a de que a competência no sentido de sanar as omissões deste Código, respeitadas as normas estabelecidas nos diplomas competentes, é do Conselho Federal de Medicina.

Este Código não termina com o texto de praxe, no qual são revogadas as disposições em contrário, com destaque para os Códigos de Ética Médica anteriores.

Tendo o Conselho Federal de Medicina adotado esse sistema, o Código de Ética Médica também não determina o dia exato de sua entrada em vigor. Se no dia da publicação no D.O.U. ou em outro dia qualquer.

Apenas na sua Resolução CFM nº 2.217/2018, publicada no D.O.U. de 1º de novembro de 2018, Seção I, p. 179, diz em seu artigo 3º: "O Código anexo a esta Resolução entra em vigor cento e oitenta dias após a data de sua publicação e, a partir daí, revoga-se o Código de Ética Médica aprovado pela Resolução CFM nº 1.931/2009, publicada no Diário Oficial da União no dia 13 de outubro de 2009, Seção I, página 90, bem como as demais disposições em contrário."

# Anexos

## CÓDIGO INTERNACIONAL DE ÉTICA MÉDICA

**(Adotado pela 3ª Assembleia Geral da Associação Médica Mundial em Londres, Inglaterra, em outubro de 1949 e emendado pela 22ª Assembleia Geral da Associação Médica Mundial em Sydney, Austrália, em agosto de 1968, pela 35ª Assembleia Geral da Associação Médica Mundial em Veneza, Itália, em outubro de 1983, e pela 57ª Assembleia Geral da Associação Médica Mundial, em Pilanesberg, África do Sul, em outubro de 2006)**

### DEVERES DOS MÉDICOS EM GERAL

O médico deverá sempre tomar suas decisões profissionais de modo independente e manter os mais elevados padrões de conduta profissional.

O médico deverá respeitar o direito do paciente capaz mentalmente em aceitar ou recusar o tratamento.

O médico não deverá permitir que sua opinião seja influenciada por benefício pessoal ou discriminação injusta.

O médico deverá se comprometer na prestação de um atendimento médico competente, com total independência profissional e moral, com compaixão e respeito pela dignidade humana.

O médico deverá ser honesto com os pacientes e os colegas, notificando as autoridades competentes sobre os médicos que atuam sem ética e sem a devida competência, ou que se utilizem de fraude ou má-fé.

O médico não deverá receber qualquer benefício financeiro ou outros incentivos apenas para encaminhar ou direcionar pacientes ou prescrever produtos específicos.

O médico deverá respeitar os direitos e preferências dos pacientes, colegas e outros profissionais de saúde.

O médico deverá reconhecer o seu poder em influenciar a opinião pública, devendo observar a devida cautela na divulgação de descobertas ou novas técnicas ou tratamentos por meio de canais não profissionais.

O médico deverá atestar apenas o que tenha comprovado pessoalmente.

O médico deverá se esforçar para utilizar os recursos dos cuidados à saúde da melhor maneira possível visando beneficiar os pacientes e a comunidade.

O médico deverá buscar assistência e tratamento adequados, se ele mesmo apresentar doença mental ou física.

O médico deverá respeitar os códigos de ética local e nacional.

## DEVERES DOS MÉDICOS COM OS PACIENTES

O médico deverá sempre ter em mente a obrigação de respeitar a vida humana.

O médico deverá considerar o que é melhor para o paciente quando estiver prestando cuidados médicos.

O médico deverá demonstrar total lealdade a seus pacientes e utilizar todos os recursos científicos disponíveis para o tratamento. Sempre que um procedimento ou tratamento estiver além de sua capacidade, o médico deverá solicitar ajuda ou encaminhar o paciente para outro médico que tenha a habilidade necessária.

O médico deverá respeitar o direito do paciente à confidencialidade. É ético divulgar informações confidenciais com o consentimento do paciente ou se houver uma ameaça real e iminente de dano ao paciente ou a outrem, e se essa ameaça só puder ser removida com a violação do sigilo.

O médico deverá prestar os primeiros socorros em casos de emergência como um dever humanitário, a menos que esteja certo de que outros estão dispostos e são capazes de prestar esses cuidados.

O médico deverá, em situações em que esteja a serviço de um terceiro, assegurar que o paciente tenha total conhecimento dessa situação.

O médico não deverá manter relacionamento sexual com pacientes em tratamento atual, ou relação de natureza abusiva ou manipuladora.

## DEVERES DOS MÉDICOS COM OS COLEGAS

O médico deverá se comportar com seus colegas do mesmo modo que ele gostaria que se comportassem com ele.

O médico não deverá prejudicar a relação médico-paciente dos colegas, com o objetivo de atrair mais pacientes para si mesmo.

O médico deverá, quando envolver o tratamento do paciente, comunicar-se com os colegas que tratam do mesmo paciente. Essa comunicação deverá respeitar a confidencialidade do paciente e se limitar às informações necessárias.

# DECLARAÇÃO DE BALI

## SOBRE OS ASPECTOS ÉTICOS DA REDUÇÃO EMBRIONÁRIA

**(Adotada pela 47ª Assembleia Geral da Associação Médica Mundial em Bali, Indonésia, em setembro de 1995)**

## PREÂMBULO

A implementação de técnicas de reprodução assistida (AR) resultou em um aumento notável na frequência de gravidezes de nascimento múltiplo.

Reconhecemos em gravidezes que envolvem mais de 3 fetos acontecer problemas de mortalidade fetal e retardo no crescimento juntamente com debilidade em mais de 50% dos casos. Também temos que reconhecer os efeitos altamente prejudiciais nos nascimentos múltiplos à saúde física da mãe e as possíveis consequências psicológicas para ambos os pais.

Em relação às técnicas de fertilização *in vitro*, é desejável de preferência dois e não mais que três embriões implantados de cada vez.

Em casos que envolvam excitação médica da ovulação, não em técnicas de fertilização *in vitro* (IVF), existe o risco de gravidezes de nascimentos múltiplos, e todo esforço deve ser feito para minimizar esse risco, monitorizando cuidadosamente o tratamento, inclusive utilizando ultrassom e administração de hormônio.

Em alguns casos, podem ser necessárias reduções de oócitos e devem ser indicadas quando elas são possíveis por medicamentos.

Se acontecer uma gravidez que envolva mais de três fetos, apesar das precauções supramencionadas terem sido observadas, o prognóstico para os fetos é tão desfavorável que poderiam ser considerados os procedimentos de um aborto seletivo de embriões, com o sentido de melhorar a sobrevivência dos embriões restantes. Tal possibilidade deve ser incluída no aconselhamento pré-natal.

No entanto, em face do risco de complicações que podem surgir e porque realmente trata-se da eliminação de um ser humano em potencial, o médico deve evitar usar esse tipo de procedimento simplesmente para obedecer ao pedido dos pais que preferem apenas uma criança, por exemplo, em lugar de duas crianças, na gravidez.

### RECOMENDAÇÕES

A Associação Médica Mundial recomenda: 1) sempre que possível os médicos devem tomar medidas para prevenir as gravidezes de nascimentos múltiplos; e 2) os pais devem ser informados claramente sobre as razões para procedimentos de redução embrionária em face dos possíveis riscos envolvidos, e que esses procedimentos não devem ser feitos sem os seus consentimentos.

# DECLARAÇÃO DE BRUXELAS

## SOBRE DIREITOS HUMANOS E LIBERDADE INDIVIDUAL DOS MÉDICOS

**(Adotada pela 37ª Assembleia Geral da Associação Médica Mundial em Bruxelas, Bélgica, em outubro de 1985)**

A Associação Médica Mundial é favorável à igualdade de oportunidades em atividades nas sociedades médicas, educação médica, treinamento, emprego e em todos os outros aspectos que favoreçam os profissionais médicos, independente de raça, cor, religião, credo, filiação étnica, nacionalidade, sexo, idade ou filiação política.

A Associação Médica Mundial é inalteravelmente contrária à negação de privilégios e responsabilidades em associações médicas nacionais para qualquer médico registrado por causa de raça, cor, religião, credo, filiação étnica, nacionalidade, sexo, idade ou filiação política.

A Associação Médica Mundial conclama a profissão médica e todos os membros de associações médicas nacionais para empenhar todo esforço no sentido de evitar que em qualquer instância sejam negados a igualdade de direitos, os privilégios ou as responsabilidades, e afirma que a 37ª Assembleia Geral da Associação Médica Mundial reunida em Bruxelas, Bélgica, em outubro de 1985, mantém sua adesão por meio desses princípios.

# DECLARAÇÃO DE BUDAPESTE (I)

## SOBRE SEGURANÇA EM LOCAL DE TRABALHO

**(Adotada pela 45ª Assembleia Geral da Associação Médica Mundial em Budapeste, Hungria, em outubro de 1993)**

Médicos têm muito a ver com a promoção da saúde, devendo por isso apoiar a prevenção de danos relacionados ao trabalho.

Todo trabalhador deve ter assegurado o mais alto nível de proteção.

A consulta e o diálogo entre autoridades governamentais, empresários, trabalhadores e médicos são particularmente importantes, a fim de manter a cooperação que protegerá os valores humanos saudáveis e inseparáveis do trabalho produtivo.

A proteção da saúde influencia a produtividade e, por isso, deve encorajar todas as pessoas a promover essa segurança.

A Associação Médica Mundial considera de utilidade fazer as seguintes observações e recomendações:

O médico, como defensor natural do trabalhador, deve: 1) Agir com independência profissional; 2) Aconselhar o empregador e os trabalhadores que obedeçam aos padrões previstos na legislação; 3) Fazer recomendações específicas às autoridades competentes no sentido de legislarem sobre a promoção da segurança no local de trabalho, requerendo inspeções de saúde periódicas; 4) Relembrar aos trabalhadores que é responsabilidade deles estar atentos à própria segurança e à segurança das pessoas com quem eles trabalham e que a desatenção pode afetar suas atividades profissionais; 5) Avaliar a capacidade dos trabalhadores para executar seus deveres; 6) Defender que a educação médica inclui o treinamento necessário para segurança no local de trabalho.

# DECLARAÇÃO DE BUDAPESTE (II)

## SOBRE A CONDENAÇÃO DE MUTILAÇÃO GENITAL FEMININA

**(Adotada pela 45ª Assembleia Geral da Associação Médica Mundial em Budapeste, Hungria, em outubro de 1993)**

### PREÂMBULO

A mutilação genital feminina (FGM) afeta mais de 80 milhões de mulheres e meninas no mundo. É praticada por muitos grupos étnicos em mais de trinta países.

Este problema, em muitos países, foi um assunto que perdurou algum tempo, especialmente devido à presença de grupos étnicos nos quais a FGM é prática comum: imigrantes, refugiados, pessoas que fugiram da fome e da guerra.

Devido a seu impacto na saúde física e mental de mulheres e crianças, a FGM é considerada um assunto de preocupação mundial para os médicos, que são confrontados com os efeitos dessa prática tradicional. Às vezes, lhes é pedido que executem esse procedimento mutilador.

Há várias formas de mutilação genital feminina. Pode ser uma circuncisão primária para meninas jovens, normalmente entre 5 e 12 anos de idade, ou uma circuncisão secundária, por exemplo, depois de parto. A extensão de uma circuncisão primária pode variar de uma incisão no prepúcio do clitóris até uma circuncisão com remoção do clitóris e dos pequenos lábios ou sutura dos grandes lábios, de forma que só reste uma abertura mínima para escoar urina e sangue menstrual.

Dependendo da extensão da circuncisão, a mutilação genital feminina afeta a saúde das mulheres e meninas. A observação tem demonstrado o dano permanente para a saúde. Complicações agudas de FGM são: hemorragias, infecções, sangramento de órgãos adjacentes, dor violenta. As complicações tardias são: cicatrizes malignas, infecções urológicas crônicas, complicações obstétricas e problemas psicológicos e sociais. A mutilação genital feminina tem consequências sérias para a sexualidade, como mostra a experiência. Há uma multiplicidade de complicações durante o parto (perturbações na expulsão, formação de fístula, roturas e incontinência).

Até mesmo a versão menos drástica da incisão no clitóris pode trazer complicações e consequências funcionais.

Há várias razões para se explicar o avanço da existência e da continuação da prática da mutilação genital feminina: costume e tradição (preservar virgindade de meninas jovens e limitar a sexualidade de mulheres) e razões sociais. Tais motivos não justificam os graves danos sobre a saúde.

Nenhuma das principais religiões faz referência explícita a circuncisão feminina nem apoia essa prática. A opinião médica atual é que a FGM é prejudicial à saúde física e mental de meninas e mulheres. A FGM é vista por muitos como uma forma de opressão às mulheres.

Em geral, há uma forte tendência em condenar as implicações da FGM: a) Haja vista as campanhas ativas na África, em que muitas lideranças femininas como também líderes africanos emitiram veementes declarações contra essa prática; b) Agências internacionais, como a Organização Mundial da Saúde, as Nações Unidas e a UNICEF, recomendam que medidas específicas sejam apontadas na erradicação da FGM; e c) Os governos de vários países criaram leis sobre o assunto ou condenaram a prática da FGM em seus códigos criminais.

## CONCLUSÃO

A Associação Médica Mundial condena a prática de mutilação genital, inclusive circuncisão em mulheres e meninas, e a participação de médicos na execução de tal prática.

## RECOMENDAÇÕES

1. Levando em conta os direitos psicológicos e a identidade cultural das pessoas envolvidas, os médicos devem informar as mulheres, homens e crianças sobre a mutilação genital feminina e devem impedi-las de executar ou de promover a FGM. Médicos devem integrar aconselhamentos de promoção à saúde contra a FGM ao seu trabalho.

2. Em consequência, os médicos devem possuir informações suficientes e ser apoiados por agir contra isso. Devem ser ampliados e desenvolvidos os programas educacionais relativos à FGM.

3. As Associações Médicas devem informar o público e os profissionais sobre os efeitos prejudiciais da FGM.

4. As Associações Médicas devem estimular a ação governamental, evitando a prática da FGM.

5. As Associações Médicas devem cooperar, organizando meios preventivos apropriados e estratégia legal quando uma criança estiver em risco de sofrer uma mutilação genital feminina.

# DECLARAÇÃO DE BUDAPESTE (III)

## SOBRE A PROCURA EM CORPOS DE PRISIONEIROS

**(Adotada pela 45ª Assembleia Geral da Associação Médica Mundial em Budapeste, Hungria, em outubro de 1993)**

Os sistemas de prisão em muitos países promovem a procura de objetos no corpo de prisioneiros. Tal procura que inclui exame retal e pélvico é executada quando um indivíduo entra na população prisional e depois sempre que a ele é permitido ter contato pessoal com alguém de fora da prisão, ou quando há uma razão para se acreditar que aconteceu uma falha na segurança ou nos regulamentos da prisão. Por exemplo, quando um prisioneiro é levado para uma audiência no tribunal ou para tratamento em um hospital, ou para trabalhar fora da prisão, ficando o prisioneiro, ao voltar à instituição, sujeito a uma procura nas cavidades do seu corpo, incluindo todos os orifícios do corpo. O propósito dessa procura visa principalmente à segurança ou à prevenção, para que o contrabando, como armas ou drogas, não entre na prisão.

Essas procuras são executadas por razões de segurança e não por razões médicas. Não obstante, elas não deveriam ser feitas por pessoas que não tivessem um pouco de treinamento médico. Esse ato não médico pode ser executado por um médico para proteger o prisioneiro do dano que poderia ser o resultado de uma procura por um examinador sem treinamento especial. O médico deve explicar isso ao prisioneiro e deve também explicar a ele que as condições habituais de confidência médica não se aplicam a tais procedimentos e que serão revelados às autoridades os resultados da procura. Se um médico é designado por uma autoridade e concorda em executar uma procura na cavidade do corpo de um prisioneiro, deve informar a ela da necessidade desse procedimento ser realizado de uma maneira humanitária.

A procura deve ser feita por médico diferente do médico que presta cuidados ao prisioneiro.

A obrigação do médico de cuidados ao prisioneiro não deveria ser assumida como compromisso de obrigação para participar do sistema de segurança da prisão.

A Associação Médica Mundial recomenda a todos os governos e funcionários públicos com responsabilidade pela segurança pública reconhecer que aqueles procedimentos invasivos de procura são uma agressão séria à privacidade e à dignidade de uma pessoa e que também causam algum risco de dano físico e psicológico. Assim, a Associação Médica Mundial exorta, sem assumir compromisso com a segurança pública, que: — Métodos alternativos usados para vistoria de rotina em prisioneiros e procuras em cavidades de corpo só sejam feitos como último recurso; — Se uma procura nas cavidades de corpo for administrada, o funcionário público responsável deve assegurar que essa procura será feita por pessoal com conhecimento médico e habilidades suficientes para executar a procura com segurança; — A mesma autoridade responsável deve assegurar que a privacidade e a dignidade do indivíduo sejam garantidas. Finalmente, a Associação Médica Mundial recomenda a todos os governos e funcionários públicos responsáveis que providenciem para tal procura sempre um médico a fim de garantir a condição física do indivíduo. Um pedido específico de determinado médico pelo prisioneiro deve ser respeitado, tanto quanto possível.

A Associação Médica Mundial adota esta Declaração com a finalidade de prover orientação às Associações Médicas Nacionais no sentido de elas desenvolverem diretrizes éticas para os seus associados.

## DECLARAÇÃO DE CARACAS
## SOBRE ATENÇÃO PSIQUIÁTRICA

**(Adotada pela Organização Mundial da Saúde em Caracas, Venezuela, em 14 de novembro de 1990)**

As organizações, associações, autoridades da saúde, profissionais de saúde mental, legisladores e juristas reunidos na Conferência Regional para a Reestruturação da Atenção Psiquiátrica dentro dos Sistemas Locais de Saúde.

Notando que:

1. A atenção psiquiátrica convencional não permite alcançar os objetivos compatíveis com uma atenção comunitária, integral, descentralizada, contínua, participativa e preventiva;

2. O hospital psiquiátrico como uma única modalidade assistencial dificulta a consecução dos objetivos acima mencionados por:

a) Provocar o isolamento do paciente de seu meio, gerando dessa maneira maior incapacidade para o convívio social;

b) Criar condições desfavoráveis que põem em perigo os direitos humanos e civis do paciente;

c) Absorver a maior parte dos recursos financeiros e humanos destinados pelos países aos serviços de saúde mental;

d) Fomentar um ensino insuficientemente vinculado às necessidades de saúde mental das populações, dos serviços de saúde e outros setores.

Considerando que:

1. A Atenção Primária de Saúde é a estratégia adotada pela Organização Mundial da Saúde e pela Organização Pan-Americana da Saúde, referendadas pelos Estados Membros para a consecução da meta Saúde para Todos no Ano 2000;

2. Os Sistemas Locais de Saúde (SILOS) foram estabelecidos pelos países da região para facilitar a consecução dessa meta por oferecerem melhores condições para o desenvolvimento de programas baseados nas necessidades da população e com características descentralizadas, participativas e preventivas;

3. Os Programas de Saúde Mental e Psiquiatria devem adaptar-se aos princípios e orientações que fundamentam essas estratégias e modelos de organização de atenção à saúde.

**DECLARAM**

1. Que a reestruturação da atenção psiquiátrica ligada à Atenção Primária de Saúde e nos marcos dos Sistemas Locais de Saúde permite a promoção de modelos alternativos centrados na comunidade e nas suas redes sociais;

2. Que a reestruturação da atenção psiquiátrica na região implica a revisão crítica do papel hegemônico e centralizador do hospital psiquiátrico na prestação de serviços;

3. Que os recursos, cuidado e tratamento devem:

a) Salvaguardar invariavelmente a dignidade pessoal e os direitos humanos e civis;

b) Estar baseados em critérios racionais e tecnicamente adequados;

c) Propiciar a permanência do paciente em seu meio comunitário;

4. Que as legislações dos países devem-se ajustar de maneira que:

a) Assegurem o respeito aos direitos humanos e civis dos pacientes mentais;

b) Promovam a organização de serviços que garantam seu cumprimento;

5. Que a capacitação dos recursos humanos em Saúde Mental e Psiquiátrica deve ser realizada apontando para um modelo cujo eixo passe pelo Serviço de Saúde Comunitário e propicie a internação psiquiátrica em hospitais gerais, de acordo com os princípios diretores que fundamentam esta reestruturação;

6. Que as organizações, associações e demais participantes desta Conferência se comprometam acordada e solidariamente a assegurar e desenvolver nos países programas que promovam a reestruturação, assim como se comprometam pela promoção e defesa dos direitos humanos dos pacientes mentais de acordo com as legislações nacionais e com os respectivos compromissos internacionais.

Para o qual:

**CONCLAMAM**

Os Ministérios de Saúde e Justiça, os Parlamentos, a Seguridade Social e outros prestadores de serviços, as organizações profissionais, as associações de usuários, universidades e outros centros de capacitação, organizações de defesa dos direitos humanos e os meios de comunicação social, com o objetivo de apoiar a Reestruturação da Atenção Psiquiátrica, assegurando assim o êxito na sua implementação em benefício das populações da região.

# DECLARAÇÃO DE CINGAPURA

## SOBRE LIBERDADE PARA ASSISTIR A REUNIÕES MÉDICAS

**(Adotada pela 36ª Assembleia Geral da Associação Médica Mundial em Cingapura, em outubro de 1994)**

A independência e a liberdade profissional são indispensáveis aos médicos para permitir-lhes cuidar dos seus pacientes de forma apropriada. Assim, não deve haver nenhuma barreira de caráter filosófico, religioso, racial, político, geográfico, físico ou de qualquer outra natureza que venha a impedir de os médicos participarem de atividades profissionais para adquirir informação, conhecimento, habilidades e técnicas exigidas na provisão dos cuidados de saúde necessários para os seus pacientes.

Tanto quanto possível o propósito da Associação Médica Mundial é servir a humanidade, procurando alcançar os padrões internacionais mais altos em educação médica, ciência médica, arte médica e ética médica, e a saúde de todas as pessoas do mundo, não devendo haver nenhuma barreira que impeça os médicos de assistirem a reuniões da AMM, ou outras reuniões médicas, onde quer que sejam elas realizadas.

# DECLARAÇÃO DE ESTOCOLMO

## SOBRE ÉTICA MÉDICA NOS DESASTRES DE MASSA

**(Adotada pela 46ª Assembleia Geral da Associação Médica Mundial em Estocolmo, Suécia, em setembro de 1994)**

### 1. DEFINIÇÃO

A definição de desastre de massa para a finalidade deste documento enfoca particularmente aspectos médicos.

Um desastre de massa é a ocorrência súbita de um evento calamitoso, normalmente instantâneo e violento, resultando em dano material significativo, deslocamento considerável de pessoas, um número grande de vítimas e perturbação significativa da sociedade, ou uma combinação dessas situações. A definição neste contexto exclui situações que surgem de conflitos e guerras, se internacionais ou internos, que dão lugar a outros problemas além dos considerados neste particular. Do ponto de vista médico, as situações de desastre são caracterizadas por um desequilíbrio agudo e imprevisto entre a capacidade e os recursos da profissão médica e as necessidades das vítimas ou das pessoas, cuja saúde é ameaçada, dentro de um determinado período de tempo.

## 2. PROBLEMAS INERENTES

Os desastres, sejam eles naturais (por exemplo, terremotos), tecnológico (por exemplo, acidentes nucleares ou químicos) ou acidental (por exemplo, descarrilamento de trem), são marcados por várias características que dão lugar a problemas específicos:

a) a ocorrência súbita e uma ação pronta e exigente;

b) a insuficiência de recursos médicos que são projetados para circunstâncias normais: o número grande de vítimas e os poucos recursos disponíveis têm de ser usados eficazmente para economizar tantas vidas quanto possível;

c) material ou dano natural que dá acesso às vítimas é difícil e perigoso;

d) efeitos adversos na situação de saúde devido à poluição e aos riscos de epidemia;

e) um contexto de insegurança que exige a polícia ou as medidas militares para manter a ordem;

f) cobertura de mídia.

Os desastres pedem efetivamente uma resposta multissetorial que envolva tipos diferentes de ajuda, desde transporte e comida a serviços médicos, contra uma reserva de segurança reduzida (polícia, bombeiros, exército...). Essas operações requerem a centralização efetiva de uma autoridade para coordenar os esforços públicos e privados. Trabalhadores e médicos se confrontam diante de uma situação excepcional, emocionalmente exacerbada, na qual as éticas individuais têm de se unir de alguma forma às normas éticas exigidas pela comunidade.

Regras éticas anteriores definiram as éticas individuais dos médicos e ensinaram como complementá-las.

Os inadequados recursos médicos e o grande número de pessoas feridas em pouco tempo representam um problema ético específico.

Os serviços médicos, em tais condições, envolvem assuntos técnicos e organizacionais que se somam aos assuntos éticos. A Associação Médica Mundial recomenda as seguintes condutas éticas quanto ao papel de médico em situações de desastre.

## 3. TRIAGEM

3.1 A triagem apresenta o primeiro problema ético devido aos recursos limitados de tratamento imediatamente disponível em relação ao grande número de vítimas em variadas condições de saúde. Triagem é a ação médica no sentido de administrar a prioridade de tratamento baseada em fazer uma diagnose e formular um prognóstico. A sobrevivência dos pacientes dependerá dessa triagem. Devem ser levadas em conta a pressa e as necessidades médicas, a capacidade de intervenção médica e os recursos disponíveis. Os atos vitais de reanimação podem ser levados a cabo ao mesmo tempo em que se processa a triagem.

3.2 A triagem deve ser confiada a uma autoridade médica experiente, ajudada por um pessoal competente.

3.3 O médico deve separar as vítimas, como segue:

a) Vítimas que podem ser salvas, cujas vidas estão em perigo imediato e requerem tratamento imediato ou como um assunto de prioridade dentro das próximas horas;

b) Vítimas cujas vidas não estão em perigo imediato e que necessitam de atendimento, mas não de cuidado médico imediato;

c) Pessoas feridas que necessitam apenas de tratamento secundário e que podem ser tratadas depois ou por profissionais de auxílio;

d) Vítimas psicologicamente traumatizadas que necessitam ser atendidas, que não precisam ser levadas individualmente a cuidados, mas que podem certamente precisar de sedação se estiverem intensamente transtornadas;

e) Vítimas cuja condição excede os recursos terapêuticos disponíveis, que sofrem de danos extremamente severos como irradiação ou queimaduras, de certa extensão e grau, mas que não podem ser salvas nas circunstâncias específicas e podem ser consideradas como casos cirúrgicos complexos que requerem uma operação particularmente delicada, o que levaria muito tempo e obrigaria ao médico fazer uma escolha entre elas e outros pacientes. Por tais razões, todas essas vítimas podem ser classificadas como casos de emergência "além de cuidados". A decisão de abandonar uma pessoa ferida por "causa de prioridades", ditada pela situação de desastre, não pode ser considerada como "fracasso para ajudar uma pessoa em perigo mortal". Isso está justificado quando se pretende reduzir um maior número de vítimas;

f) Desde que os casos possam evoluir, é importante que a situação seja regularmente reavaliada pelos profissionais da triagem.

3.4 a) Do ponto de vista ético, o problema da triagem e a atitude a ser adotada para as vítimas "além de ajustes de cuidado" de emergência, dentro da distribuição de meios imediatamente disponíveis, são circunstâncias excepcionais que estão fora do controle humano. É pouco ético para um médico persistir, a todo custo, mantendo a vida de um paciente sem esperança, desperdiçando sem proveito os recursos escassos necessitados noutro lugar. Todavia, o médico tem de mostrar compaixão aos seus pacientes e respeitar a dignidade da vida privada de cada um; por exemplo, separando-os dos outros e administrando-lhes analgésicos e sedativos apropriados.

b) O médico tem de agir de acordo com a sua consciência, considerando os meios disponíveis. Ele deve fixar uma ordem de prioridades de tratamento que economize o maior número de casos sérios com chance de recuperação e restrinja a morbidez para um mínimo, aceitando os limites impostos pelas circunstâncias.

O médico deve prestar atenção particular ao fato de que as crianças devem ter necessidades especiais.

## 4. RELAÇÕES COM AS VÍTIMAS

4.1 O tipo de cuidado dado às vítimas será o cuidado médico de primeiro socorro na emergência. No caso de um desastre, o médico deve prover ajuda médica indiscriminadamente para toda vítima sem esperar pelo pedido de ajuda.

4.2 Selecionando os pacientes que podem ser salvos, o médico deverá considerar só seus estados de emergência e excluir alguma outra consideração baseada em critérios não médicos.

4.3 As relações com as vítimas são orientadas pelo cuidado médico de primeiro socorro e pelo estado de necessidade, com o propósito de proteger os melhores interesses dos pacientes e, se possível, obtendo o consentimento deles na emergência imediata. No entanto, o médico deverá ajustar-se às diferenças culturais das populações atingidas e agir conforme as exigências da situação. Ele deverá ser guiado pelo conceito de ótimo cuidado que inclui ambos os cuidados tecnológico e emocional, preocupando-se em salvar tantas vidas quanto possível e reduzir os danos ao mínimo absoluto.

4.4 As relações com as vítimas também envolvem aspectos associados, como lamentar perda de vidas, mesmo estando totalmente à parte de atos médicos técnicos, mas reconhecendo e apoiando a angústia psicológica delas. Entre outros, incluem o respeito à dignidade e à moral das vítimas e das famílias, ajudando aos sobreviventes.

4.5 O médico tem de respeitar as crenças, ritos e religiões das vítimas e tem que agir com toda imparcialidade.

4.6 Se possível, as dificuldades encontradas para a identificação das vítimas devem ser informadas pelo pessoal médico.

## 5. RELAÇÕES COM TERCEIROS

O médico tem um dever de manter a discrição e assegurar a confidência quando lidar com terceiros, e ter a precaução e objetividade de agir com dignidade a respeito do clima emocional e das situações políticas de desastres circunvizinhos.

## 6. DEVERES DO PESSOAL PARAMÉDICO

Os princípios éticos que se aplicam aos médicos também se aplicam ao pessoal subalterno.

## 7. TREINAMENTO

A Associação Médica Mundial recomenda que o treinamento dos cuidados em desastres seja incluído nos currículos de universidades e posto em forma de cursos de atendimento.

## 8. RESPONSABILIDADE

A Associação Médica Mundial conclama o Governo de Estados e as companhias de seguro a estabelecerem uma forma de responsabilidade a fim de cobrir obrigação civil a qualquer dano pessoal para os quais os médicos possam ser vítimas ao trabalharem em desastre ou em situações de emergência.

Os pedidos da AMM aos governos:

a) Disponham de ajuda e proteção aos médicos estrangeiros e aceitem a ação e a presença deles, sem discriminação de raça, religião etc.

b) Deem prioridade à retribuição de serviços médicos em favor de dignitários.

# DECLARAÇÃO DE GENEBRA

## SOBRE JURAMENTO NA HORA DE SER ADMITIDO COMO MEMBRO DA PROFISSÃO MÉDICA

**(Adotada pela 2ª Assembleia Geral da Associação Médica Mundial em Genebra, Suíça, em setembro de 1948)**

Eu, solenemente, juro consagrar minha vida a
[serviço da Humanidade.
Darei, como reconhecimento a meus mestres,
[meu respeito e minha gratidão.
Praticarei a minha profissão com consciência e
[dignidade.
A saúde de meus pacientes será a minha primeira
[preocupação.
Respeitarei os segredos a mim confiados.
Manterei, a todo custo, no máximo possível, a
[honra e a tradição da profissão médica.
Meus colegas serão meus irmãos.
Não permitirei que concepções religiosas,
[nacionais, raciais, partidárias ou sociais
[intervenham entre meu dever e os meus
[pacientes.
Manterei o mais alto respeito pela vida humana,
[desde sua concepção. Mesmo sob
[ameaça, não farei meu conhecimento
[médico em princípios contrários às leis da
[natureza.
Faço estas promessas, solene e livremente, pela
[minha própria honra.

# DECLARAÇÃO DE HAMBURGO (I)

## SOBRE O APOIO AOS MÉDICOS QUE RECUSAM PARTICIPAR OU TOLERAR O USO DE TORTURA OU OUTRAS FORMAS DE TRATAMENTO CRUEL, DESUMANO OU DEGRADANTE

**(Adotada pela 49ª Assembleia Geral da Associação Médica Mundial em Hamburgo, Alemanha, em outubro de 1997)**

## PREÂMBULO

1. Com base em várias declarações éticas internacionais e diretrizes subscritas pela profis-

são médica, são proibidos aos médicos, ao longo do mundo, presenciar, tolerar ou participar em práticas de tortura ou de outras formas de procedimentos cruéis, desumanos ou degradantes por qualquer razão.

2. Anteriores a esta Declaração são o Código Internacional de Ética Médica da Associação Médica Mundial, a Declaração de Genebra, a Declaração de Tóquio e a Resolução sobre Médicos que Participam da Pena de Morte; a Resolução Nórdica Relativa a Médicos Envolvidos em Pena de Morte; e a Declaração do Hawaii da Associação Psiquiátrica Mundial.

3. No entanto, nenhuma dessas declarações ou intenções de declarações explicitam o assunto de que a proteção deve ser estendida aos médicos quando pressionados, chamados ou ordenados para participarem de tortura ou de outras formas de tratamento ou castigo cruel, desumano ou degradante. Nem aquelas declarações ou recomendações expressam apoio explícito ou a obrigação de proteger médicos que se encontram ou se dão conta de tais procedimentos.

## RESOLUÇÃO

4. A Associação Médica Mundial (AMM) por este meio reafirma e recomenda a profissão médica organizada a:

I) encorajar os médicos para honrar seu compromisso de servir a humanidade e resistir a qualquer pressão de agir em contrário aos princípios éticos que norteiam sua dedicação para esta tarefa;

II) apoiar os médicos que sofrem dificuldades como resultado da resistência a qualquer pressão ou como resultado das tentativas de falar ou agir contra tais procedimentos desumanos; e

III) estender seu apoio e encorajar outras organizações internacionais, como também as associações nacionais (NMAs) da Associação Médica Mundial (AMM), a apoiar médicos que encontram dificuldades como resultado das tentativas de agir conforme os princípios éticos mais altos da profissão.

5. Além disso, devido ao emprego continuado de tais procedimentos desumanos em muitos países ao longo do mundo, e os incidentes documentados de pressão contra médicos para agir em contravenção aos princípios éticos subscritos para a profissão, a Associação Médica Mundial acha necessário:

I) protestar internacionalmente contra qualquer envolvimento ou qualquer pressão para envolver médicos em atos de tortura ou outras formas de tratamento ou castigo cruel, desumano ou degradante;

II) apoiar e proteger, conclamando as NMAs para apoiar e amparar médicos que estão resistindo a envolvimento em tais procedimentos desumanos ou que estão trabalhando para tratar e reabilitar as vítimas, como também afiançar o direito de apoiar os princípios éticos que incluem a confidência médica;

III) dar publicidade a informação e apoiar médicos que informam evidência de tortura em casos provados e tentativas de envolver médicos em tais procedimentos; e

IV) encorajar as associações médicas nacionais para levar às autoridades acadêmicas e ensinar a investigar em todas as escolas de medicina e hospitais as consequências da tortura e seu tratamento, a reabilitação dos sobreviventes, a documentação da tortura e a proteção profissional descrita nesta Declaração.

# DECLARAÇÃO DE HAMBURGO (II)

## SOBRE MELHORIA DA QUALIDADE CONTINUADA EM CUIDADOS DE SAÚDE

**(Adotada pela 49ª Assembleia Geral da Associação Médica Mundial em Hamburgo, Alemanha, em novembro de 1997)**

*Preâmbulo*. 1. O propósito dos cuidados de saúde é prevenir, diagnosticar ou tratar enfermidades e manter e promover a saúde da população. A meta de revisão de qualidade em cuidados de saúde é a melhoria contínua da qualidade de serviços provida aos pacientes e à população, e aos meios e modos de produzir estes serviços. 2. A obrigação continuada de melhorar a habilidade pessoal do profissional e de avaliar os métodos usados está incluída nos códigos de ética dos médicos. De acordo com esses códigos, um médico tem de manter e aumentar seus conhecimentos e habilidades. Ele deve recomendar apenas exames e tratamentos que são efetivamente conhecidos e destinados ao estágio da arte médica.

*Propósito das diretrizes*. 3. Os médicos e as instituições de cuidados de saúde têm uma obrigação moral de se esforçar na melhoria contínua dos serviços. O propósito dessas diretrizes é fortalecer tal proposta por meio de práticas de revisão de qualidade e criação de ambientes éticos para as práticas de revisão.

*Aplicação das diretrizes*. 4. As diretrizes éticas são voltadas para a preocupação da melhoria da qualidade contínua dos médicos, instituições que promovem serviços de cuidados de saúde para pacientes e produtores de serviços de revisão.

*Obrigação para qualidade da revisão*. 5. Todos os médicos, outros profissionais de cuidados de saúde (inclusive administradores de saúde) e instituições têm de aspirar à melhoria do seu trabalho. A participação ativa de todo pessoal em auditoria clínica e em iniciativas de revisão de qualidade deve ser encorajada. Podem ser usadas avaliações de revisão de qualidade por auditoria externa independente.

*Padrões de boa qualidade do trabalho*. 6. Os envolvidos em trabalho com pacientes precisam especificar os padrões necessários para um bom trabalho de qualidade e para a avaliação da qualidade do trabalho. Os recursos e a mistura de habilidades do pessoal dentro de estabelecimentos de cuidados de saúde devem ser adequados para atingir os padrões exigidos de boa qualidade do trabalho. 7. Os dados do paciente registrados em prontuários ou em computador têm de ser escritos e preservados com cuidado, levando em conta as obrigações de confidência. Procedimentos, decisões e outros assuntos ligados aos pacientes precisam ser registrados de uma forma que permitam informações de padrões específicos e devem estar disponíveis quando necessário. 8. Os profissionais de cuidados de saúde devem ter oportunidades adequadas para manter e desenvolver seus conhecimentos e habilidades. Recomendações e diretrizes clínicas devem estar facilmente disponíveis para esses requerentes. Instituições de cuidados de saúde precisam criar sistemas de qualidade para o seu próprio uso e assegurar que serão seguidas as instruções que concernem a tais sistemas.

*Reconhecimento da qualidade de revisão*. 9. Todos os médicos devem avaliar continuamente a qualidade de seus trabalhos e o nível de suas habilidades através de métodos de autorrevisão. 10. A qualidade dos cuidados de saúde pode ser avaliada através de métodos internos e externos. As agências para ambos os processos têm de ser aprovadas amplamente e os métodos usados geralmente devem ser aceitos e baseados em pesquisa ou conhecimento suficiente. 11. O clínico interno necessita de revisão e observação dos exames e dos métodos de tratamento, em comparação com outros, habilidade em organizar a monitorização dos cuidados a pacientes, devendo ser atividades contínuas empreendidas por todo provedor de serviço. 12. Iniciativas de revisão de qualidade externas devem ser levadas a cabo com uma frequência que correspondam à evolução da atividade e sempre quando houver razão especial para isso.

*Confidência de registros de pacientes*. 13. Podem ser usados registros de pacientes em revisão de qualidade. Devem ser alertados os pacientes sobre o uso dos registros deles em revisão de qualidade. Os registros médicos devem ser confidenciais e anonimamente mantidos e não devem ser acessíveis às pessoas estranhas. Todo informe, fotografias, vídeos e dados comparativos têm de ser apresentados de tal forma que os pacientes envolvidos em uma revisão não possam ser identificados.

*Confidência da revisão*. 14. Uma precondição para uma boa revisão é a liberdade das instituições e médicos de concordarem em ser revisados e o compromisso deles para serem revisados. É recomendado que o consentimento voluntário informado seja obtido desses revisados. 15. Os resultados de uma revisão pertencem a esses subscritores. Os resultados só podem ser usados para comparações e propósitos com a aprovação dos subscritores envolvidos na revisão, a menos que a legislação nacional preveja caso contrário. 16. O provedor de serviços pode informar aos clientes sobre seus resultados de revisão de qualidade e pode usá-los comercialmente, contanto que isso seja permitido em lei. 17. A revisão do trabalho individual de um médico é da responsabilidade dele e do seu médico superior. Não deve ser publicada informação relativa a um médico individual sem o consentimento dele. 18. Uma revisão externa não revelará os resultados da revisão ou outra informação obtida durante a revisão, sem a permissão escrita do subscritor da revisão.

*Comitês de Ética*. 19. Os princípios éticos geralmente aprovados em cuidados de saúde e em códigos nacionais de ética médica têm de ser respeitados na revisão de qualidade. 20. Se são muitas as dúvidas sobre assuntos éticos em um projeto de revisão, elas devem ser encaminhadas a um comitê de ética. Todavia, em geral não é necessária a submissão rotineira de projetos de revisão aos comitês de ética.

*Competência do revisor*. 21. O revisor tem de ser experimentado na área em que a revisão concerne e competente em técnicas de desenvolvimento de qualidade e em métodos de auditoria clínicos. Quando os cuidados médicos são revisados, o revisor deve ser um médico. O revisor tem de ser aceito pelo revisado, sempre que possível.

*Imparcialidade da revisão*. 22. O revisor escolhido deve ser imparcial e tão independente quanto possível. Ele tem de ser bem familiarizado com as atividades a ser revisadas. O revisor tem de ser objetivo em seu relatório. As suas conclusões devem estar baseadas em uma avaliação crítica de observações de fatos. O revisor não deve permitir que assuntos comerciais ou competitivos venham a influenciar o conteúdo de suas declarações.

*Revisão e supervisão por autoridades*. 23. A revisão de qualidade de cuidados de saúde e melhoria de qualidade contínua de serviços é uma parte da atividade de todo médico e instituição. A supervisão de atividades profissionais deve caber às autoridades; é uma atividade distinta e deve ser mantida separada da revisão de cuidados de saúde. Podem ser usados os resultados de uma revisão de médicos com a finalidade de só interessar às autoridades por um acordo mútuo separado, entre as autoridades de cuidados de saúde e os médicos, a menos que legislação nacional proveja caso contrário.

# DECLARAÇÃO DE HAMBURGO (III)

## SOBRE A CONCESSÃO DE LICENÇAS AOS MÉDICOS QUE RESPONDEM POR GRAVES DELITOS PENAIS

**(Adotada pela 49ª Assembleia Geral da Associação Médica Mundial em Hamburgo, Alemanha, em novembro de 1997)**

## INTRODUÇÃO

Os médicos estão regidos pela ética médica para trabalhar pelo bem dos seus pacientes. A participação do médico em tortura, crimes de guerra ou crimes contra a humanidade é contrária à ética médica, aos direitos humanos e à legislação internacional. O médico que comete ditos crimes está inabilitado para exercer a medicina.

## DEFINIÇÃO

Os médicos que pretendem trabalhar em qualquer país estão sujeitos aos seus regulamentos de concessão de licenças. A pessoa que deseja inscrever-se para exercer a profissão tem o dever de demonstrar que está habilitado para fazê-lo. Os organismos que concedem licenças em alguns países são distintos da associação médica nacional.

Os médicos que perdem suas licenças em um país depois de haverem sido declarados culpados de má conduta profissional pelas autoridades que concedem licenças, ou depois de uma condenação penal, em geral não podem obter uma licença para exercer a medicina em outro país. Isto se deve ao fato de que a maioria das autoridades que concedem licenças não só pedem provas dos títulos, mas também exigem provas de que o postulante imigrante estava habilitado profissionalmente em seu país de origem.

Os médicos que são acusados por organismos internacionais de tortura, crimes de guerra ou crimes contra a humanidade às vezes escapam do controle do país onde cometeram ditos crimes e se inscrevem para exercer a medicina perante autoridades que concedem licenças em outro país. Isto vai claramente contra o interesse público e compromete a reputação dos médicos.

## RECOMENDAÇÃO

As associações médicas nacionais devem utilizar seus próprios critérios de concessão de licenças, a fim de assegurar que os médicos suspeitos de participação em tortura, crimes de guerra ou crimes contra a humanidade não possam obter licenças para exercer a medicina, até que se tenham avaliado as ditas suspeitas. As associações médicas nacionais que não concedem licenças devem informar às autoridades responsáveis que outorgam licenças a respeito de médicos suspeitos de participação em tortura, crimes de guerra ou crimes contra a humanidade e devem instar as autoridades que concedem tais licenças a tomarem as medidas adequadas a fim de assegurar que ditos médicos tenham esclarecido aquelas suspeitas, antes de conceder-lhes licenças para exercer a profissão. Quando existir evidência precisa de participação em abusos, as associações médicas nacionais ou as autoridades que outorgam licenças devem informar às autoridades correspondentes.

# DECLARAÇÃO DE HAVANA

## SOBRE NORMAS RELATIVAS À POSIÇÃO ÉTICA DOS MÉDICOS EM PERÍODO DE GUERRA OU CONFLITO ARMADO

**(Adotada pela 10ª Assembleia Geral da Associação Médica Mundial em La Habana, Cuba, repassada pela 11ª Assembleia de Istambul, Turquia, revisada pela 35ª Assembleia em Viena, Áustria, em 1983, e revisada pela 170ª Sessão do Conselho de Divonne-les-Bains, França, em 2006)**

1. A ética médica em tempos de conflito armado é idêntica à de tempos de paz, como está estipulado no Código de Ética Médica da Associação Médica Mundial. Se, ao cumprir com seu dever profissional, o médico tem um conflito de lealdade, sua primeira obrigação é com seus pacientes; em todas as suas atividades profissionais, o médico deve respeitar as convenções internacionais sobre direitos humanos, direito internacional humanitário e as declarações da AMM sobre ética médica.

2. A missão essencial da profissão médica é preservar a saúde e salvar a vida humana. Portanto, não se considera ético:

a) dar conselho ou realizar um ato médico profilático, diagnóstico ou terapêutico que não esteja justificado para a atenção médica do paciente;

b) debilitar a resistência física ou mental de um ser humano sem justificação terapêutica;

c) utilizar métodos científicos para colocar em perigo a saúde ou destruir a vida;

d) utilizar informação pessoal de saúde para facilitar um interrogatório;

e) tolerar, facilitar ou participar de tortura ou qualquer outra forma de trato cruel, inumano ou degradante.

3. Durante os tempos de conflito armado, aplicam-se as normas éticas *standards*, não só ao tratamento, mas também a todas as outras intervenções, como a investigação. Os experimentos em seres humanos estão estritamente proibidos sobre aqueles indivíduos privados de sua liberdade, especialmente os prisioneiros civis e militares e a população de países ocupados.

4. O dever médico de tratar as pessoas com humanidade e respeito se aplica a todos os pacientes. O médico deve fornecer sempre os cuidados imediatos imparcialmente e sem consideração de idade, doença ou incapacidade, credo, origem étnica, sexo, nacionalidade, afiliação política, raça, orientação sexual, posição social ou qualquer outro critério similar.

5. Os governos, as forças armadas e outras pessoas em cargos de poder devem cumprir com os Convênios de Genebra, com o fim de assegurar que os médicos e outros profissionais da saúde possam prestar atenção a tudo de que necessitem em situações de conflito armado. Esta obrigação inclui o requisito de proteger o pessoal de saúde.

6. Como em tempos de paz, o médico deve guardar o segredo médico. No entanto, também em tempos de paz podem dar-se circunstâncias nas quais o paciente representa um sério risco para outras pessoas, e o médico terá que considerar sua obrigação com o paciente contra sua obrigação com outras pessoas ameaçadas.

7. Os privilégios e as atribuições conferidas ao médico e a outros profissionais da saúde em tempos de conflito armado devem servir unicamente para os objetivos da atenção médica.

8. O médico tem o claro dever de atender ao doente e ao ferido. A prestação desta atenção não deve impedir-se ou considerar-se como algum tipo de ofensa. O médico nunca deve ser processado ou castigado por cumprir com alguma de suas obrigações éticas.

9. O médico tem o dever de pressionar os governos e outras autoridades para que proporcionem a infraestrutura que é um requisito prévio para a saúde, incluídos água potável, alimentos adequados e refúgio.

10. Quando o conflito parece ser iminente e inevitável, o médico deve, no possível, assegurar que as autoridades considerem a restituição da infraestrutura de saúde pública imediatamente depois do conflito.

11. Em casos de emergência, o médico deve prestar atenção imediata na melhor forma possível dentro de sua capacidade. Os doentes e feridos, civis ou combatentes, devem receber rapidamente a atenção de que necessitam. Não se fará nenhuma distinção entre pacientes, salvo a que determine a necessidade clínica.

12. O médico deve ter acesso aos pacientes, instalações e equipamentos médicos e à proteção necessária para exercer livremente suas atividades profissionais, dando-se toda assistência necessária, incluídos o livre passo e a independência profissional total.

13. No desempenho de sua missão, pelo geral, os médicos e os profissionais da saúde serão identificados por símbolos reconhecidos internacionalmente, como a Cruz Vermelha e o Crescente Vermelho.

14. Os hospitais e as instalações de atenção médica situados em zonas de guerra devem ser respeitados pelos combatentes e pelos informadores dos meios de comunicação. A prestação de atenção médica a doentes e feridos, civis ou combatentes, não pode ser objeto de propaganda enganosa ou propaganda. Deve respeitar-se sempre a intimidade dos doentes, os feridos e os mortos.

# DECLARAÇÃO DO HAWAII

## SOBRE GUIAS ÉTICOS PARA OS PSIQUIATRAS

**(Adotada pela 31ª Assembleia Geral da Associação Médica Mundial no Hawaii, Estados Unidos, em outubro de 1977, e revisada pelo VII Congresso realizado em Viena, Áustria, em julho de 1983)**

1. O objetivo da psiquiatria é tratar as enfermidades mentais e promover a saúde mental. O psiquiatra estará a serviço dos interesses do paciente, no melhor sentido, e se preocupará pelo bem comum e também pela justa distribuição dos recursos sanitários, de acordo com sua capacidade e com os conhecimentos científicos e princípios éticos aceitos. Para alcançar essas metas se requer uma investigação contínua e uma educação permanente do pessoal sanitário, dos pacientes e do público em geral.

2. Cada psiquiatra oferecerá ao enfermo o melhor tratamento disponível que conheça e, a ser aceito, deve tratá-lo com atenção e respeito devido à dignidade de todos os seres humanos. Quando o psiquiatra for responsável por um tratamento que será administrado por outros, a esses proporcionará ensino e supervisão adequados. Quando seja necessário, ou quando o enfermo expresse um pedido razoável, o psiquiatra deverá pedir ajuda a outro colega.

3. O psiquiatra aspira a estabelecer uma relação terapêutica baseada em acordo mútuo. Em seu nível ótimo, requer confiança, confidência, cooperação e respeito recíproco. Essa relação pode não ser possível com alguns pacientes, em cujo caso deve estabelecer-se contato com familiares ou pessoas indicadas. Se for estabelecida uma relação com a finalidade distinta da terapêutica, como acontece por exemplo em psiquiatria forense, sua natureza deve ser cabalmente clara com as pessoas envolvidas.

4. O psiquiatra deve informar o paciente sobre a natureza de sua doença, o diagnóstico proposto e os procedimentos terapêuticos disponíveis, incluindo possíveis alternativas, e ainda sobre o prognóstico previsível. Essa informação deve ser oferecida com consideração, e ao paciente deve-se dar a oportunidade de escolher entre os métodos adequados que estão disponíveis.

5. Não se deve realizar nenhum procedimento nem administrar-se nenhum tratamento contra ou à margem da vontade do paciente, a menos que, imposto por sua doença mental, o paciente não possa formar um juízo sobre o que é melhor aos seus interesses pessoais, ou quando, sem esse tratamento, possam ocorrer danos importantes ao paciente ou a outras pessoas.

6. No momento em que as condições para levar a cabo um tratamento involuntário deixem de existir, o psiquiatra suspenderá a obrigatoriedade do tratamento e, se for necessário continuar com ele, deverá ter um consentimento informado. O psiquiatra deve informar o paciente e/ou os familiares ou responsáveis sobre a existência dos recursos para apelação dos casos de internação involuntária e para qualquer outra demanda relacionada com seu bem-estar.

7. O psiquiatra nunca deve usar seus recursos profissionais para violar a dignidade ou os direitos humanos de nenhum indivíduo ou grupo, e nunca deve deixar que sentimentos, prejuízos, crenças ou desejos profissionais inadequados interfiram no tratamento. O psiquiatra não deve, em nenhuma hipótese, utilizar os meios de sua profissão quando não tenha deixado de existir a enfermidade psiquiátrica. Se um enfermo ou terceiros solicitarem ao psiquiatra ações contrárias ao conhecimento científico ou princípios éticos, o psiquiatra deverá recusar sua participação.

8. Tudo o que o paciente diga ao psiquiatra ou o que este tenha observado durante o exame ou tratamento deve considerar confidencial, a menos que o paciente libere o psiquiatra do segredo profissional, ou quando for necessário comunicar para prevenir um dano sério ao próprio paciente ou a outros. Sem dúvida, nesses casos, o paciente deve ser informado de que se transgrediu a confidencialidade.

9. O enriquecimento e a difusão dos conhecimentos psiquiátricos e de suas técnicas requerem a participação dos pacientes. Entretanto, é necessário obter-se um consentimento informado antes de apresentar o paciente em uma sala de aula e também, se possível, quando sua história clínica for objeto de uma publicação científica. Nesses casos, devem-se tomar todas as medidas razoáveis para preservar a dignidade e o anonimato do indivíduo e para salvaguardar sua reputação pessoal. A participação de um enfermo em um projeto de pesquisa deve ser voluntária, depois de ele haver recebido uma informação completa sobre os objetivos, procedimentos, riscos e inconvenientes do projeto, e tem de existir sempre uma relação razoável entre os riscos calculados e as doenças e o benefício do estudo. Na investigação clínica, cada caso deve conservar e exercer todos os seus direitos como paciente. Quando se tratar de crianças ou de outros pacientes que não possam proporcionar eles mesmos um consentimento informado, este deve ser obtido do responsável legal. Cada paciente em casos de pesquisa é livre para abandonar o projeto em que está participando por qualquer razão e em qualquer momento. Essa retirada, assim como qualquer negativa para participar de um programa, nunca deve influir nos esforços do psiquiatra para ajudar ou em caso de investigação.

10. O psiquiatra deve suspender qualquer programa de tratamento, de ensino ou de investigação que, ao longo do seu desenvolvimento, estiver em desacordo com os princípios desta Declaração.

# DECLARAÇÃO DE HELSINQUE

## SOBRE PRINCÍPIOS ÉTICOS PARA A INVESTIGAÇÃO MÉDICA EM SERES HUMANOS

**(Adotada pela 18ª Assembleia Geral da AMM, Helsinque, Finlândia, junho de 1964, e corrigida pela 29ª AG da AMM, Tóquio, Japão, em outubro de 1975; pela 35ª AG da AMM, Veneza, Itália, outubro de 1983; pela 41ª AG da AMM, Hong Kong, em setembro de 1989; pela 48ª AG da AMM, Somerset West, República da África do Sul, em outubro de 1996; pela 52ª AG da AMM, Edimburgo, Escócia, outubro de 2000; pela 53ª AG da AMM, Washington, 2002, acrescentado esclarecimento ao parágrafo 29; pela 55ª AG da AMM, Tóquio, 2004, acrescentado esclarecimento ao parágrafo 30; pela 59ª AG da AMM, Seul, Coreia, outubro de 2008; e pela 64ª AG da AMM, Fortaleza, Brasil, em outubro de 2013)**

### PREÂMBULO

1. A Associação Médica Mundial (AMM) elaborou a Declaração de Helsinque como um enunciado de princípios éticos para a investigação clínica envolvendo seres humanos, incluindo investigação sobre dados e material humano identificáveis. A Declaração deve ser lida como um todo e cada um dos seus parágrafos constituintes deverá ser aplicado tendo em conta todos os outros parágrafos relacionados.

2. De acordo com a missão da AMM, a Declaração dirige-se em primeira linha aos médicos. A AMM incentiva outros participantes da investigação médica em seres humanos a adotar estes princípios.

### PRINCÍPIOS GERAIS

3. A Declaração de Genebra da AMM compromete o médico com as seguintes palavras: "A saúde do meu doente será a minha primeira preocupação", e o Código Internacional da Ética Médica declara que "Um médico deve agir no melhor interesse do doente quando presta cuidados de saúde".

4. É dever do médico promover e proteger a saúde, o bem-estar e os direitos dos doentes, incluindo dos que são alvo de investigação médica. O saber e a consciência do médico são consagrados ao cumprimento deste dever.

5. O progresso médico baseia-se em investigações que, naturalmente, incluem estudos em seres humanos.

6. O objetivo primário da investigação médica em seres humanos é compreender as causas, a evolução e os efeitos das doenças e melhorar as intervenções preventivas, diagnósticas e terapêuticas (métodos, procedimentos e tratamentos). Mesmo as melhores e mais comprovadas intervenções atuais têm de ser continuadamente avaliadas através de investigação sobre a sua segurança, eficácia, eficiência, acessibilidade e qualidade.

7. A investigação médica está sujeita a padrões éticos que promovem e garantem o respeito por todos os seres humanos e protegem a sua saúde e direitos.

8. Embora o objetivo primário da investigação médica seja gerar novo conhecimento, essa finalidade nunca prevalece sobre os direitos e interesses individuais dos participantes na investigação.

9. É dever dos médicos que participam em investigação médica proteger a vida, a saúde, a dignidade, a integridade, o direito à autodeterminação, a privacidade e a confidencialidade da informação pessoal dos participantes. A responsabilidade pela proteção dos participantes sujeitos de investigação cabe sempre ao médico ou outro profissional de saúde e nunca deve ser transferida para o sujeito de investigação, mesmo que este tenha dado consentimento.

10. Os médicos têm de ter em consideração as normas éticas, legais e regulamentares e os padrões de investigação em seres humanos em vigor nos seus países, assim como as normas e padrões internacionais aplicáveis. Nenhum requisito ético, legal ou regulamentar, nacional ou internacional deve reduzir ou eliminar qualquer das proteções relativas a participantes sujeitos de investigação indicadas nesta Declaração.

11. A investigação médica deve ser realizada de modo a minimizar eventuais danos ambientais.

12. A investigação médica em seres humanos só deve ser realizada sob a direção de pessoas com formação, treino e qualificações éticas e científicas apropriadas. Investigar em doentes ou em voluntários saudáveis exige a supervisão de médico ou outro profissional de saúde competente e adequadamente qualificado.

13. Às populações insuficientemente representadas na investigação médica deverá ser proporcionado acesso apropriado a essa participação.

14. O médico apenas pode associar investigação médica com cuidados médicos quando a investigação se justifique pelo seu potencial valor preventivo, diagnóstico ou terapêutico e se o médico tiver boas razões para acreditar que a participação no projeto de investigação não afeta desfavoravelmente a saúde dos doentes participantes sujeitos da investigação.

15. Devem ser assegurados indenizações e tratamentos adequados aos sujeitos que sofrerem danos por participarem em investigações.

## RISCOS, INCÔMODOS E BENEFÍCIOS

16. Tanto no exercício profissional como na investigação médica, muitas intervenções implicam riscos e incômodos. A investigação médica em seres humanos só deve ser realizada se a importância do objetivo ultrapassar os inerentes riscos e incômodos para os participantes sujeitos de investigação.

17. Todo o projeto de investigação médica em seres humanos deve ser precedido de uma cuidadosa avaliação dos riscos e incômodos previsíveis para os indivíduos e grupos envolvidos, comparando-os com os benefícios expectáveis, para eles e para outros indivíduos ou grupos afetados pela situação sob investigação. Devem ser implementadas medidas que minimizem os riscos. Os riscos têm de ser sempre monitorizados, avaliados e documentados pelo investigador.

18. Os médicos não devem participar em um projeto de investigação em seres humanos a menos que se assegurem de que os riscos em presença tenham sido adequadamente avaliados e possam ser satisfatoriamente controlados. Os médicos devem avaliar se devem continuar, modificar ou interromper imediatamente um estudo

quando os riscos pareçam ultrapassar os potenciais benefícios ou logo que haja provas conclusivas de resultados positivos e benéficos.

## GRUPOS E INDIVÍDUOS VULNERÁVEIS

19. Alguns grupos e indivíduos sob investigação são particularmente vulneráveis e têm uma probabilidade aumentada de ser lesados ou de ocorrência de danos adicionais. Todos os grupos e indivíduos vulneráveis necessitam de proteção que lhes seja especificamente dirigida.

20. A investigação médica que envolva grupos vulneráveis apenas é justificada se der resposta a prioridades e necessidades de saúde desse grupo e se a investigação não puder ser feita em um grupo não vulnerável. Além disso, este grupo deve se beneficiar do conhecimento, práticas ou intervenções que resultem da investigação.

## REQUISITOS CIENTÍFICOS E PROTOCOLOS DE INVESTIGAÇÃO

21. A investigação médica em seres humanos tem de se conformar com os princípios científicos genericamente aceitos, fundamentar-se nos conhecimentos da literatura científica e de outras fontes relevantes de informação, na experimentação laboratorial e, se apropriado, animal. O bem-estar dos animais usados para investigação deve ser respeitado.

22. O desenho e o desempenho da cada estudo envolvendo seres humanos têm de ser claramente descritos e fundamentados em um protocolo de investigação. O protocolo deve conter um enunciado das questões éticas presentes e deve indicar como foram respeitados os princípios desta Declaração. O protocolo deve incluir informação sobre financiamento, patrocinadores, ligações institucionais, potenciais conflitos de interesse, incentivos para os sujeitos de investigação e informação sobre ajudas e/ou indenizações para quem seja prejudicado em consequência da participação no estudo. No caso de ensaios clínicos, o protocolo tem também de descrever as disposições relativas às ajudas após o ensaio.

## COMISSÕES DE ÉTICA PARA A INVESTIGAÇÃO

23. O protocolo de investigação deve ser submetido, para apreciação, comentários, orientação e aprovação, à respectiva comissão de ética para a investigação antes de o estudo começar. Esta comissão tem de ser transparente no seu funcionamento, tem de ser independente do investigador, do patrocinador e de qualquer outra influência e tem de ser qualificada adequadamente. Deve ter em consideração as leis e regulamentos do país ou países onde a investigação decorra, assim como as normas e padrões internacionais aplicáveis, mas sem que isso conduza a uma redução ou eliminação de qualquer das proteções previstas nesta Declaração. A comissão deve ter o direito de monitorizar os estudos em curso. O investigador deve proporcionar à comissão as informações necessárias à monitorização, especialmente as informações referentes a quaisquer acontecimentos adversos graves. Não poderá ser feita qualquer alteração ao protocolo sem apreciação e aprovação pela comissão. No final do estudo, os investigadores têm de submeter um relatório final contendo um resumo dos achados do estudo e as conclusões.

## PRIVACIDADE E CONFIDENCIALIDADE

24. Devem ser tomadas todas as precauções para proteger a privacidade de cada sujeito de investigação e a confidencialidade dos seus dados pessoais.

## CONSENTIMENTO INFORMADO

25. A participação de pessoas capazes de dar consentimento informado para serem participantes sujeitos de investigação médica tem de ser voluntária. Embora possa ser apropriado consultar membros da família ou líderes comunitários, nenhuma pessoa capaz deve ser selecionada para um projeto de investigação sem que livremente o aceite.

26. Na investigação médica em seres humanos capazes de consentir, cada potencial sujeito

tem de ser informado adequadamente das finalidades, métodos, fontes de financiamento e possíveis conflitos de interesse, ligações institucionais do investigador, benefícios expectáveis, potenciais riscos do estudo e incômodos que lhe possam estar associados, ajudas após o estudo, bem como outros aspectos relevantes do estudo. O potencial participante tem de ser informado do direito a recusar-se a participar no estudo ou de, em qualquer altura, revogar o consentimento de participar sem represálias. Deve ser dada atenção especial às exigências específicas de informação de certos potenciais participantes assim como aos métodos usados para prestar a informação. Após assegurar-se de que o potencial participante compreendeu a informação, o médico ou outro profissional qualificado deve então obter o consentimento livre e informado do potencial participante, preferencialmente por escrito. Se o consentimento não pode ser feito por escrito, o consentimento verbal tem de ser formalmente documentado e testemunhado. Deve ser dada a todos os participantes em investigações médicas a opção de serem informados dos efeitos gerais e resultados do estudo.

27. Quando pede o consentimento informado para a participação em um projeto de investigação, o médico deve ser particularmente cauteloso se o potencial participante tem uma relação de dependência consigo ou possa consentir sob coação. Em tais situações o consentimento informado deve ser pedido por pessoa adequadamente qualificada que seja completamente independente dessa relação.

28. Para o caso de um potencial participante na investigação ser incapaz de decidir, o médico tem de pedir o consentimento informado ao seu representante legal. Estas pessoas não devem ser incluídas em um projeto de investigação que não ofereça a probabilidade de os beneficiar, salvo se houver a intenção de promover a saúde da população representada pelo potencial participante, se a investigação não puder, em alternativa, ser feita com participantes sujeitos capazes de decidir e se a investigação implicar apenas risco mínimo e incômodo mínimo.

29. Quando se trate de um potencial participante na investigação considerado incapaz para decidir, mas que pode dar assentimento a decisões acerca da sua participação na investigação, o médico deve procurar esse assentimento em acréscimo ao consentimento do representante legal. O dissentimento do potencial participante deve ser respeitado.

30. A investigação envolvendo sujeitos que são incapazes física ou mentalmente de dar consentimento, por exemplo, doentes inconscientes, apenas pode ser feita se a condição física ou mental que os impede de dar o consentimento informado for uma característica necessária da população investigada. Em tais circunstâncias, o médico deve procurar o consentimento informado do representante legal. Se tal representante não está disponível e se a investigação não pode ser adiada, o estudo pode prosseguir sem consentimento informado desde que as razões específicas para incluir sujeitos com uma condição que os impede de dar consentimento estejam expressas no protocolo de investigação e o estudo tenha sido aprovado por uma comissão de ética para a investigação. O consentimento para permanecer na investigação deve ser obtido logo que possível do sujeito ou do seu representante legal.

31. O médico tem de informar inteiramente o doente sobre quais os aspectos da assistência que estão relacionados com a investigação. A recusa de um doente em participar no estudo ou a decisão de um doente interromper a sua participação no estudo nunca pode interferir com a relação médico-doente.

32. Para a investigação médica que usa dados e material humano identificáveis, como investigação com material e dados de biobancos ou repositórios similares, os médicos têm de procurar obter o consentimento para a sua recolha, guarda e/ou reutilização. Pode haver situações excepcionais em que o consentimento seja impossível de obter ou inexequível para a investigação em apreço ou ponha em causa a validade da mesma. Em tais situações a investigação apenas pode ser feita após apreciação e aprovação por uma comissão de ética para a investigação.

## USO DE PLACEBO

33. Os benefícios, riscos, incômodos e a eficiência de uma nova intervenção têm de ser comparados com a(s) melhor(es) intervenção(ões) comprovada(s), exceto nas seguintes circunstâncias: O uso de placebo, ou a não intervenção, é aceitável em estudos em que não exista intervenção comprovada; ou Quando, por razões metodológicas convincentes e cientificamente robustas, o uso de qualquer intervenção menos eficaz do que a comprovadamente melhor, o uso de placebo ou a não intervenção sejam necessários para determinar a eficácia ou a segurança de uma intervenção e os doentes que recebam qualquer intervenção menos eficaz do que a comprovadamente melhor, o placebo ou a não intervenção não sejam sujeitos a risco adicional de dano grave ou irreversível resultante de não receberem essa intervenção comprovadamente melhor. Devem ser adotadas cautelas extremas para evitar o abuso desta opção.

## AJUDAS APÓS ESTUDO

34. Os promotores, investigadores e os governos dos países onde se realizam ensaios clínicos devem, antecipadamente, tomar providências sobre o acesso a ajudas após o estudo de todos os participantes que ainda necessitem de uma intervenção identificada como benéfica pelo estudo. Esta informação deve também ser dada a conhecer aos participantes durante o processo de obtenção do consentimento informado.

## REGISTRO DE ESTUDOS E PUBLICAÇÃO DE RESULTADOS

35. Todo o ensaio clínico deve ser registrado em uma base de dados com acesso público antes de se iniciar o recrutamento do primeiro participante.

36. Os investigadores, autores, promotores, revisores e editores têm, todos, obrigações éticas quanto à publicação e disseminação dos resultados da investigação. Os investigadores têm o dever de colocar os resultados das suas investigações em seres humanos publicamente acessíveis e são responsáveis pela exatidão e pela completitude dos seus relatórios. Todos devem acatar normas de orientação em vigor sobre relatórios éticos. Devem ser publicados, ou pelo menos tornados publicamente disponíveis, não só os resultados positivos, mas também os negativos ou inconclusivos. As fontes de financiamento, as ligações institucionais e os conflitos de interesse devem ser declarados quando da publicação. Os relatórios da investigação que não estejam conformes com os princípios desta Declaração não devem ser aceitos para publicação.

## INTERVENÇÕES NÃO COMPROVADAS NA PRÁTICA CLÍNICA

37. No tratamento de um determinado doente, em que não haja intervenções comprovadas ou estas tenham sido ineficazes, o médico, após procura de aconselhamento especializado, tendo o consentimento informado do doente ou do representante legal, pode usar uma intervenção não comprovada se, em sua firme convicção, tal intervenção oferecer a esperança de salvar a vida, restabelecer a saúde ou aliviar o sofrimento. Esta intervenção deve, em seguida, tornar-se o objeto de investigação, destinada a avaliar a sua segurança e eficácia. Em todos os casos, a nova informação deve ser registrada e, quando apropriado, disponibilizada publicamente.

# DECLARAÇÃO DE HONG KONG (I)

## SOBRE MAUS-TRATOS AO ANCIÃO

**(Adotada pela 41ª Assembleia Geral da Associação Médica Mundial em Hong Kong, China, em setembro de 1989, revisada pela 126ª Sessão do Conselho em Jerusalém, Israel, em maio de 1990, e revisada pela 170ª Sessão do Conselho Divonne-les-Bains, em maio de 2005)**

Anciãos podem sofrer problemas patológicos como perturbações motoras e psíquicas ou desordens de orientação. Como resultado de tais problemas, esses pacientes podem requerer ajuda de outras pessoas para suas atividades diárias e, em troca disso, desenvolver um estado de dependência. As famílias deles e a comunidade podem considerar tal situação um fardo pesado e limitar os cuidados e os serviços ao ancião ao mínimo. É sob esse ângulo que o assunto de maus-tratos ao ancião deve ser considerado.

Maus-tratos ao ancião podem ser manifestados de várias maneiras, como abuso físico, psicológico, financeiro, material, médico ou por negligência. As variações de definição de abuso ao ancião criam dificuldades reais ao se comparar a natureza das causas dos achados e do próprio problema. Várias hipóteses preliminares são propostas na etiologia do abuso ao ancião: dependência de outros para prover serviços; falta de afeto familiar; violência familiar; falta de recursos financeiros; desvios psicopatológicos do abusador; falta de apoio da comunidade e fatores institucionais, como baixo salário e parcas condições de assistência, que contribuem com atitudes omissas de vigilância, resultando em negligência para com o ancião.

O fenômeno do abuso ao ancião é crescente e reconhecido por entidades médicas e serviços sociais. Médicos representam um papel proeminente no movimento de abuso contra a criança, definindo e divulgando o problema, e amoldando-o a uma política pública. No entanto, somente mais recentemente o abuso ao ancião chamou a atenção da profissão médica. O primeiro passo para prevenir o abuso e a negligência ao ancião é aumentar os níveis de conhecimento e de consciência entre os médicos e outros profissionais de saúde. Uma vez identificados os indivíduos e as famílias de alto risco, os médicos devem participar da prevenção primária dos maus-tratos, fazendo denúncias à comunidade e aos centros de serviços sociais. Os médicos também podem participar, ao promover diretamente apoio e informação sobre as situações de alto risco para os pacientes e suas famílias.

A Associação Médica Mundial adota os seguintes Princípios Gerais relativos aos maus-tratos ao ancião.

## I. PRINCÍPIOS GERAIS

1. O ancião, como os outros seres humanos, tem os mesmos direitos de se preocupar a respeito do seu bem-estar.

2. A Associação Médica Mundial reconhece que é de responsabilidade dos médicos ajudar na prevenção aos maus-tratos físicos e psicológicos de pacientes anciãos.

3. Os médicos, ao consultarem diretamente um ancião em instituições ou em casas familiares, devem observar se ele recebe o melhor cuidado possível.

4. Se, em termos desta Declaração, os médicos verificarem ou suspeitarem de mau tratamento, eles discutirão a situação com essas pessoas, seja em instituições ou em família. Se o mau tratamento é confirmado ou a morte é considerada suspeita, eles informarão às autoridades pertinentes.

5. Garantir proteção ao ancião em qualquer ambiente e sem nenhuma restrição ao direito de ele escolher livremente seu médico. As Associações Médicas Nacionais se esforçarão para garantir aquela escolha e se ela é preservada dentro do sistema médico-social. A Associação Médica Mundial também faz as seguintes recomendações aos médicos envolvidos em tratamento de anciãos e deseja que todas as Associações Médicas Nacionais divulguem esta Declaração aos seus membros e ao público.

## II. RECOMENDAÇÕES

Os médicos envolvidos em tratamento de anciãos devem: — identificar o ancião que pode ter sido maltratado ou negligenciado; — considerar objetivas as ações judiciais; — tentar estabelecer ou manter uma aliança terapêutica com a família (frequentemente o médico é o único profissional que mantém contato a longo prazo com o paciente e a família); — fazer relatório de tudo que suspeitarem em casos de maus-tratos ou negligência de ancião conforme os estatutos locais; — estimular a criação ou o uso de recursos encorajadores da comunidade, em instituições, casas de repouso, assim como a redução da tensão entre famílias de alto risco.

# DECLARAÇÃO DE HONG KONG (II)

## SOBRE TRANSPLANTE DE TECIDO FETAL

**(Adotada pela 41ª Assembleia Geral da Associação Médica Mundial em Hong Kong, em setembro de 1989)**

## PREÂMBULO

A indicação terapêutica de transplante de tecido fetal para desordens como diabete e doença de Parkinson levantou novas dúvidas na discussão ética de pesquisa fetal. Estas dúvidas são distintas se dirigidas aos anos setenta quando enfocada em procedimentos invasivos executados por alguns investigadores em fetos vivos e viáveis. Elas também estão distantes das dúvidas que foram levantadas pelo desenvolvimento de novas técnicas para diagnose pré-natal como fetoscopia e a prova da vilosidade coriônica. Embora o uso de tecido transplantado de um feto depois de aborto espontâneo ou induzido pareça ser análogo ao uso de tecido de órgãos de cadáver, o assunto moral para muitos é a possibilidade que a decisão de fazer um aborto esteja junto com a decisão de tecido fetal para o procedimento de transplante.

A utilização de tecido fetal humano para transplante, na sua maior parte, é fundada em um grande banco de dados de pesquisa derivado de modelos de animais de experiência. Neste momento, o número de tais transplantes executado foi relativamente pequeno, mas as várias aplicações estão prometendo com certeza a abertura para a investigação clínica daquelas desordens. Pode-se esperar que a demanda para transplante de tecido fetal para estruturas neurais ou pancreáticas aumente mais conclusivamente tal observação e que este procedimento, a longo prazo, promova a reversão desses déficits neurais e endócrinos.

Em primeiro lugar as preocupações éticas atualmente identificadas para os transplantes fetais é influenciar a decisão de uma mulher para ter um aborto. Estas preocupações são baseadas, pelo menos em parte, na possibilidade de que algumas mulheres podem desejar ficar grávidas com o propósito exclusivo de abortar o feto e doar o tecido a um parente ou vender o tecido por interesse financeiro. Outros sugerem que uma mulher que estiver em dúvida sobre uma decisão de abortar pode ser sensibilizada através de argumentos sobre o bem que poderia ser alcançado se ela optasse por terminar a gravidez. Estas preocupações exigem a proibição de: (a) a doação de tecido fetal para receptores reais; (b) a venda de tal tecido; e (c) o pedido para consentir usar o tecido para transplante antes de uma decisão concludente relativa ao aborto que foi feito. O processo de aborto também pode ser influenciado indevidamente pelo médico. Por conseguinte, devem ser consideradas medidas para assegurar que decisões para doar tecido fetal para transplante não influenciem as técnicas que induzem ao aborto ou à do próprio procedimento com respeito à idade gestacional do feto. Também evitar conflitos de interesses dos médicos e de outro pessoal de cuidados de saúde envolvidos na prática de abortos que não se beneficiam direta ou indiretamente da pesquisa ou do uso de transplantes de tecidos derivados do feto abortado. A recuperação e a preservação de tecido utilizável não podem tornar-se o enfoque principal do aborto. Assim, os componentes de equipes de transplante não devem influenciar ou participar do processo de aborto.

Há um lucro comercial potencial para os envolvidos na recuperação, armazenamento, preparação e entrega de tecidos fetais. Tecido fetal provindo de procedimentos sem lucro designado reduziria a possibilidade de influenciar indiretamente uma mulher para adquirir seu consentimento para doação dos restos fetais abortados.

## RECOMENDAÇÕES

A Associação Médica Mundial afirma que o uso de tecido fetal com fins de transplante ainda está em fase experimental e só deve ser eticamente permissível quando: (1) Forem seguidas as recomendações da Declaração de Helsinque da Associação Médica Mundial e da Declaração de Transplante de Órgãos Humanos com referência ao doador e ao receptor de transplante de tecido fetal. (2) O uso do tecido fetal for consistente até certo ponto com a Declaração da Associação Médica Mundial para Uso de Órgãos em Vivo e quando aquele tecido não tenha sido provido em troca de remuneração financeira. (3) O receptor não deve ser designado pelo doador. (4) Uma decisão concludente relativa ao aborto deve ser feita antes de iniciar a discussão sobre o uso do transplante de tecido fetal. Independência absoluta deve ser estabelecida e garantida entre a equipe médica que executa o aborto e a equipe que usa o feto com propósitos terapêuticos. (5) A decisão relativa à época do aborto será baseada no estado de saúde da mãe e do feto. Decisões relativas à técnica de induzir o aborto, como também a determinação da época do aborto em relação à idade gestacional do feto, serão baseadas na preocupação com a segurança da mulher grávida. (6) O pessoal de cuidados de saúde envolvido na interrupção de uma gravidez particular não pode participar ou receber qualquer benefício do transplante de tecido do aborto da mesma gravidez. (7) O consentimento informado em nome do doador e do receptor deve ser obtido conforme a lei aplicável.

# DECLARAÇÃO DE HONG KONG (III)

## SOBRE O USO DE ANIMAIS EM PESQUISA BIOMÉDICA

**(Adotada pela 41ª Assembleia Geral da Associação Médica Mundial, em Hong Kong, em setembro de 1989)**

### PREÂMBULO

A pesquisa biomédica é essencial à saúde e ao bem-estar de todas as pessoas em nossa sociedade. Os avanços em pesquisa biomédica melhoraram a qualidade e prolongaram a duração da vida ao longo do mundo. No entanto, a habilidade da comunidade científica para continuar seus esforços de melhorar a saúde individual e coletiva está sendo ameaçada por um movimento que quer eliminar o uso de animais em pesquisa biomédica. Este movimento é encabeçado por grupos de ativistas radicais cuja visão está distante da realidade das necessidades públicas e que usa táticas de propaganda e desinformação fazendo campanha e ataques violentos a instalações de pesquisa biomédicas e a cientistas individualmente.

A quantidade de atividades em animais de laboratório está caindo. Nos Estados Unidos só em 1980, os grupos organizaram mais de vinte e nove investidas em instalações de pesquisa e roubaram mais de 2.000 animais, causando prejuízo superior a 7 milhões de dólares em danos físicos e anos de prejuízos ao processo de pesquisa científica. Grupos ativistas de defesa dos animais se ocuparam de atividades semelhantes na Grã-Bretanha, Europa Ocidental, Canadá e Austrália. Vários grupos nestes países reivindicaram a autoria de explosões de carros, instituições, lojas e casas particulares dos investigadores.

Essa ação violenta teve um efeito de desestimular internacionalmente a comunidade científica. Foram intimados os cientistas, organizações de pesquisa e universidades para alterar ou suspender os esforços de pesquisas importantes que dependiam do uso de animais. Forçaram laboratórios a desviar milhares de dólares de pesquisa para a compra de equipamento de segurança sofisticado. Pessoas jovens que poderiam procurar uma carreira em pesquisa biomédica estão-se mudando para profissões alternativas.

Apesar dos esforços de muitos grupos que lutam para proteger a pesquisa biomédica do ativismo pró-animal em criar propostas para um movimento de propriedade animal, principalmente de caráter defensivo, muitos grupos dentro da comunidade biomédica estão hesitantes em levar a público uma discussão sobre o ativismo animal com medo de represália. Como resultado, os projetos de pesquisa vão sendo apoiados por uma postura defensiva. Suas motivações são questionadas e a necessidade de usar animais em pesquisa é repetidamente desafiada.

Enquanto a pesquisa que envolve animais é necessária para melhorar os cuidados médicos de todas as pessoas, reconhecemos também que se deve assegurar aos animais de pesquisa um tratamento humanitário. Treinamento apropriado para todo pessoal de pesquisa deve ser prescrito e o cuidado veterinário adequado deve estar disponível. As experiências têm o dever de obedecer às regras ou aos regulamentos promulgados para orientar a manipulação humana, a guarda, cuidados, tratamento e uso de animais.

As organizações médicas e científicas internacionais têm de desenvolver uma campanha mais firme e mais envolvente para se opor à ameaça crescente da saúde pública posta pelos ativistas animais. Devem ser providas lideranças e coordenação.

A Associação Médica Mundial recomenda os seguintes princípios:

1. O uso de animal em pesquisa biomédica é essencial para o progresso médico continuado.

2. A Declaração de Helsinque da AMM requer que a pesquisa biomédica envolvendo assuntos humanos deva ser baseada em experimentação animal, mas também requer que o bem-estar dos animais usados em pesquisa seja respeitado.

3. O tratamento humanitário de animais usados em pesquisa biomédica é essencial.

4. Todas as instalações de pesquisa devem obedecer aos princípios orientados no tratamento humanitário de animais.

5. As Sociedades Médicas devem resistir a qualquer tentativa de negar o uso apropriado de animais em pesquisa biomédica porque tal negação resultaria em prejuízo aos cuidados dos pacientes.

6. Entretanto não devem ser assumidos compromissos contra o elemento ativista anárquico, esquecendo o direito do animal.

7. O uso de ameaças, intimidades, violência e molestamento pessoal a cientistas e as suas famílias deve ser condenado internacionalmente.

8. Um máximo de esforço coordenado das agências de execução de direito internacional deve ser buscado para proteger os investigadores e as instalações de pesquisa das atividades de natureza terrorista.

# DECLARAÇÃO DE LISBOA (I)

## SOBRE CUIDADOS DE SAÚDE EM MEDICINA ESPORTIVA

**(Adotada pela 34ª Assembleia Geral da Associação Médica Mundial em Lisboa, Portugal, em setembro/outubro de 1981 e emendada pela 39ª Assembleia Geral da Associação Médica Mundial em Madrid, Espanha, em outubro de 1987 e pela 45ª Assembleia Geral da Associação Médica Mundial em Budapeste, Hungria, em outubro de 1993)**

A Associação Médica Mundial traçou e recomendou as seguintes diretrizes éticas aos médicos, a fim de satisfazer as necessidades dos desportistas ou atletas e as circunstâncias especiais nas quais o cuidado médico e a orientação de saúde são exigidos.

Por conseguinte, 1. Os médicos que tratam de desportistas ou atletas têm uma responsabilidade ética no reconhecimento das demandas físicas e mentais especiais existentes em seus desempenhos quando estão em atividade. 2. Quando o participante de um esporte é uma criança ou um adolescente, o médico tem de primeiro considerar a sua fase de desenvolvimento: 2.1. o médico tem de assegurar o estado de crescimento e desenvolvimento da criança, como também as condições gerais de saúde capazes de absorver os rigores do treinamento e da competição, sem comprometer o normal desenvolvimento físico ou mental da criança ou adolescente; 2.2. o médico tem de se opor a qualquer modalidade esportiva ou atividade atlética que não seja apropriada à fase de crescimento e desenvolvimento da criança ou à condição geral de sua saúde. O médico tem de agir no melhor interesse da saúde da criança ou do adolescente, sem levar em conta outro interesse ou pressão de qualquer natureza. 3. Quando o participante do esporte é atleta profissional e depende daquela atividade, o médico deve ter a devida consideração aos aspectos médicos e profissionais envolvidos. 4. O médico deve opor-se ao uso de qualquer método que não esteja de acordo com a ética profissional ou que possa ser prejudicial especialmente ao desportista ou atleta, como: 4.1. procedimentos que modificam artificialmente os componentes do sangue ou da bioquímica; 4.2. uso de drogas ou outras substâncias de qualquer categoria ou tipo de administração, inclusive estimulantes ou depressores do sistema nervoso central ou procedimentos que artificialmente modificam reflexos; 4.3. indução de alterações com a perspectiva de modificar o estado mental; 4.4. procedimentos para mascarar a dor ou outros sintomas protetores que permitam ao desportista ou atleta participar de eventos quando lesões ou sintomas estão presentes e fazem a sua participação desaconselhada; 4.5. medidas que artificialmente mudam as características apropriadas do envelhecimento e do sexo; 4.6. treinamento e participação de eventos quando isso não seria compatível com a preservação da aptidão da saúde ou da segurança do indivíduo; 4.7. medidas que apontam para um aumento antinatural ou uma manutenção de desempenho durante competição. Dopar para melhorar o desempenho de um atleta é antiético. 5. O médico deve informar o desportista ou atleta, quando responsável por ele, e a terceiros interessados, sobre as consequências dos procedimentos contra ele em face do uso de *dopping*; listar o apoio de outros médicos e outras organizações com o mesmo sentido, na proteção do desportista ou atleta contra qualquer pressão que poderia induzi-lo a usar esses métodos; e ajudar por meio de fiscalização contra tais procedimentos. 6. O médico de esporte tem o dever de dar sua opinião objetiva e clara sobre a aptidão ou a incapacidade dos esportistas ou atletas e não deixar nenhuma dúvida sobre as suas decisões. 7. Em competições esportivas competitivas ou eventos profissionais é dever do médico decidir se o desportista ou atleta pode permanecer em campo ou deve sair da competição. A decisão não pode ser delegada a outros profissionais ou a outras pessoas. Na ausência do médico, os indivíduos têm que aderir estritamente às instruções dele, prioridade sempre dada em favor dos interesses da saúde e da segurança do desportista ou atleta, independentemente do resultado da competição. 8. O direito de permitir levar adiante as obrigações éticas do médico de esporte tem a ver com a sua autoridade reconhecida integralmente e com o apoio a quaisquer que sejam os legítimos interesses de segurança e saúde do desportista ou atleta, os quais não podem ser prejudicados em favor dos interesses de terceiros. 9. O médico de esporte deve manter o médico pessoal do atleta completamente informado sobre os fatos pertinentes ao tratamento do atleta. Se necessário, o médico de esporte deve colaborar com o médico do atleta para assegurar ao desportista ou atleta que não seja prejudicado na sua saúde e que não use técnicas potencialmente prejudiciais na pretensão de melhorar seu desempenho. 10. Em medicina do esporte, como em todas as outras indicações da assistência médica, deve ser observado o sigilo profissional. O direito da privacidade sobre a atenção médica recebida pelo desportista ou pelo atleta deve ser protegido, especialmente no caso de desportistas ou atletas profissionais. 11. O médico de esporte não deve ter qualquer contrato que lhe obrigue reservar formas particulares ou exclusivas de terapia para qualquer desportista ou atleta ou grupo de desportistas sob sua orientação. 12. É desejável que os médicos de países estrangeiros, quando acompanhando uma equipe em outro país, devam desfrutar o direito para levar a cabo suas funções específicas. 13. A participação de um médico de esporte deve sempre constar dos regulamentos esportivos.

# DECLARAÇÃO DE LISBOA (II)

## SOBRE OS DIREITOS DO PACIENTE

**(Adotada pela 34ª Assembleia Geral da Associação Médica Mundial em Lisboa, Portugal, em setembro/outubro de 1981 e emendada pela 47ª Assembleia Geral da Associação Médica Mundial em Bali, Indonésia, em setembro de 1995)**

## PREÂMBULO

A relação entre médicos, pacientes e sociedade sofreu mudanças significativas nos tempos atuais. Enquanto o médico sempre deve agir de acordo com sua consciência e sempre nos melhores interesses do paciente, igual esforço deve ser feito no sentido de garantir os princípios da justiça e da autonomia ao paciente. A presente Declaração representa alguns dos principais direitos do paciente que a profissão médica endossa e promove. Os médicos e outras pessoas ou entidades envolvidas na provisão de cuidados de saúde têm uma responsabilidade conjunta para reconhecer e apoiar esses direitos. Sempre que a legislação, a ação governamental ou qualquer outra entidade ou instituição negue aos pacientes esses direitos, os médicos devem procurar os meios apropriados para assegurar ou restabelecer tais direitos.

No contexto da pesquisa biomédica que envolve interesses humanos — inclusive na pesquisa biomédica e terapêutica —, o assunto é vinculado aos mesmos direitos e à mesma consideração de qualquer paciente em uma situação normal de tratamento.

## PRINCÍPIOS

1. *Direito a cuidados médicos de boa qualidade*: (a) Toda pessoa tem direito aos cuidados de saúde sem nenhuma discriminação; (b) Todo paciente tem o direito de ser assistido por um médico que ele conhece e este ser livre de fazer juízos clínicos e éticos sem qualquer interferência externa; (c) O paciente sempre será tratado conforme seus melhores interesses. O tratamento aplicado estará conforme os princípios médicos geralmente aprovados; (d) A garantia da qualidade sempre deve ser uma parte dos cuidados de saúde. Os médicos, em particular, devem aceitar a responsabilidade de ser os guardiães da qualidade de serviços de saúde; (e) Em circunstâncias nas quais deve ser feita a escolha entre pacientes para um tratamento especial e limitado, todos os outros pacientes devem estar cientes de que a seleção daquele procedimento foi feita de forma justa para aquele tratamento. Aquela escolha deve estar baseada em critério médico e tem de ser feita sem discriminação; (f) O paciente tem o direito de continuidade dos cuidados de saúde. O médico tem uma obrigação de cooperar na coordenação de cuidados médicos indicados com outros provedores de cuidados de saúde que tratam do paciente. O médico não pode suspender o tratamento de um paciente sem oferecer-lhe um tratamento adicional indicado, sem dar-lhe a ajuda razoável e oportunidade suficiente para fazer arranjos alternativos para a sua assistência.

2. *Direito de escolher seu médico*: (a) O paciente tem o direito de escolher livremente o médico de sua confiança no hospital ou na instituição de serviços de saúde, seja ele do setor privado ou público; (b) O paciente tem o direito de pedir a opinião de outro médico em qualquer fase do tratamento.

3. *Direito a autodeterminação*: (a) O paciente tem o direito a autodeterminação e tomar livremente suas decisões. O médico informará o paciente sobre as consequências de suas decisões; (b) Um paciente adulto e mentalmente capaz tem o direito de dar ou retirar consentimento a qualquer procedimento diagnóstico ou terapêutico. O paciente tem o direito à informação necessária e de tomar suas próprias decisões. O paciente deve entender qual o propósito de qualquer teste ou tratamento, quais as implicações dos resultados e quais seriam as implicações do pedido de suspensão do tratamento; (c) O paciente tem o direito de recusar

participar em pesquisa ou em ensaio de medicamento.

4. *O paciente inconsciente*: (a) Se o paciente está inconsciente ou, em caso contrário, impossibilitado de se expressar, seu consentimento informado deve ser obtido sempre que possível de um representante legalmente indicado ou legalmente pertinente; (b) Se um representante legalmente indicado não está disponível, mas se uma intervenção médica é necessitada urgentemente, o consentimento do paciente pode ser presumido, a menos que seja óbvio e além de qualquer dúvida, com base em expressão de convicção prévia e firmada pelo paciente ou que, em face de sua convicção, ele recusaria o consentimento à intervenção naquela situação; (c) No entanto, os médicos sempre devem tentar salvar a vida de um paciente inconsciente quando devido a uma tentativa de suicídio.

5. *O paciente legalmente incapaz*: (a) Se o paciente é menor ou legalmente incapaz, o consentimento será requerido a um representante legalmente responsável. Todavia, o paciente deve ser envolvido na decisão tanto mais quanto seja permitida sua capacidade de entender; (b) Se um paciente legalmente incapaz pode tomar decisões racionais, devem ser respeitadas suas decisões e ele tem o direito de proibir a revelação de informação que lhe foi outorgada pelo seu representante legal; (c) Se o representante legalmente indicado ou uma pessoa autorizada pelo paciente proibir tratamento que, na opinião do médico, é do melhor interesse do paciente, o médico deve se opor a essa decisão da representação legal ou de outra pertinente. No caso de emergência, o médico agirá no melhor interesse do paciente.

6. *Procedimentos contra a vontade do paciente*. Meio de diagnóstico ou de tratamento contra a vontade do paciente só pode ser efetivado em casos excepcionais, se especificamente permitido pela lei e em conformidade com os princípios da ética médica.

7. *Direito à informação*: (a) O paciente tem o direito de receber informação sobre as anotações em qualquer de seus registros médicos e de ser informado integralmente sobre o estado de sua saúde, inclusive dos fatos médicos sobre sua condição; (b) Excepcionalmente pode ser negada informação ao paciente quando existir uma boa razão para acreditar que esta informação criaria um risco sério para sua vida ou sua saúde; (c) A informação deve ser dada de maneira apropriada a sua cultura e de tal forma que o paciente possa entender; (d) O paciente tem o direito a não ser explicitamente informado a seu respeito, a menos que isso coloque em risco a proteção da vida de outra pessoa; (e) O paciente tem o direito de escolher qual dos seus familiares deve ser informado.

8. *Direito à confidência*: (a) Tudo que for identificado sobre o estado de saúde de um paciente — condição médica, diagnóstico, prognóstico, tratamento e toda informação do pessoal — deve ser mantido em sigilo até mesmo depois da sua morte. Excepcionalmente, descendentes podem ter o direito de acesso à informação que os alertaria sobre os riscos de sua saúde; (b) Uma informação confidencial só pode ser descoberta se o paciente dá consentimento explícito ou se isso está expressamente constando na lei. Só pode ser descoberta a informação a outros provedores de cuidados de saúde estritamente com base no "precisa saber", a menos que o paciente dê esse consentimento de forma explícita; (c) Todos os dados identificáveis do paciente devem ser protegidos; (d) A proteção dos dados deve ser feita de acordo com seu arquivo apropriado; (e) Devem ser protegidas estruturas humanas das quais podem ser derivados dados igualmente identificáveis.

9. *Direito à educação de saúde*: (a) Toda pessoa tem o direito à educação de saúde, o que ajudará em suas informações a respeito de saúde pessoal e sobre os serviços de saúde disponíveis; (b) A educação deverá incluir informação sobre estilos de vida saudáveis e sobre métodos de prevenção e descoberta precoce de enfermidades; (c) Os médicos têm obrigação de participar ativamente em esforços educacionais.

10. *Direito à dignidade*: (a) O paciente tem direito à privacidade e será respeitado a toda hora com ensino e cuidados médicos; (b) O paciente terá ajuda ao que ele sofre de acordo com o estado atual do conhecimento; (c) O paciente tem o direito a cuidado terminal humanitário, ser provido com toda ajuda disponível, e sua morte será tão digna e confortável quanto possível.

11. *Direito a assistência religiosa*. O paciente tem o direito de receber ou recusar conforto espiritual e moral, inclusive com a assistência de ministro da sua religião.

# DECLARAÇÃO DE MADRID (I)

## SOBRE EUTANÁSIA

**(Adotada pela 39ª Assembleia Geral da Associação Médica Mundial em Madrid, Espanha, em outubro de 1987)**

A eutanásia, que é o ato de terminar a vida de um paciente deliberadamente, mesmo a seu pedido ou a pedido de parentes íntimos, é antiética. Tal declaração não exime o médico de ter uma opinião formada sobre permitir ou não que o processo natural de morte siga seu curso até a fase terminal.

# DECLARAÇÃO DE MADRID (II)

## SOBRE TRANSPLANTES DE ÓRGÃOS HUMANOS

**(Adotada pela 39ª Assembleia Geral da Associação Médica Mundial em Madrid, Espanha, em outubro de 1987)**

A Associação Médica Mundial recomenda as diretrizes seguintes para a orientação de médicos que se ocupam de transplantes de órgãos humanos. 1. A primeira preocupação do médico deve ser a dedicação aos seus pacientes. Devem ser preservados os cuidados e os interesses do paciente em todos os procedimentos médicos e devem ser incluídos nesses os que envolvem o transplante de um órgão de uma pessoa para outra. Devem ser cuidados o doador e o receptor que são pacientes e devem ter seus direitos protegidos. Nenhum médico pode assumir uma responsabilidade em procedimentos de transplante de órgãos a menos que estejam protegidas as prioridades do doador e do receptor. 2. Qualquer que seja o órgão transplantado não se justifica o relaxamento do padrão habitual de cuidado médico. O mesmo padrão de cuidado deve ser aplicado se o paciente é um doador potencial ou não. 3. Quando um órgão for transplantado depois da morte do doador, essa morte será determinada por dois ou mais médicos que não estiveram envolvidos no procedimento de transplante. A morte será determinada pelo juízo de cada médico. Fazendo essa determinação, cada médico usará testes científicos atualmente aceitos e os critérios que são consistentes com as exigências éticas e com os padrões profissionais estabelecidos pela Associação Médica Nacional ou por outras organizações médicas apropriadas na comunidade. 4. Sempre que um procedimento experimental de transplante de órgão animal ou órgão artificial está sendo considerado, o médico deve obedecer às recomendações contidas na Declaração de Helsinque da Associação Médica Mundial, que contém orientações aos médicos sobre pesquisa biomédica que envolvem seres humanos. 5. O procedimento proposto para o doador e para o receptor deve ser discutido obrigatoriamente com seus parentes ou representantes legais respectivos. O médico deve ser objetivo quando discutir o procedimento, mostrando os riscos conhecidos e os possíveis perigos, e aconselhando sobre procedimentos alternativos disponíveis. O médico não deve encorajar expectativas além das que as circunstâncias justificam. O interesse do médico em avançar o conhecimento científico sempre será secundário à preocupação principal com o seu paciente. Sempre deve ser obtido o consentimento livre e informado. 6. Só devem ser empreendidos procedimentos de transplante de órgãos humanos: (a) por profissionais que possuam conhecimentos médicos especiais e competência técnica desenvolvidos por estudo e prática em treinamento especial e (b) em instituições médicas com instalações adequadas para transplante de órgão. 7. Transplantes de órgãos do corpo só devem ser empreendidos depois de avaliação cuidadosa da disponibilidade e da avaliação de outra possível terapia. 8. São condenadas a compra e a venda de órgãos humanos para transplante.

## DECLARAÇÃO DE MADRID (III)

### SOBRE AIDS

**(Adotada pela 39ª Assembleia Geral da Associação Médica Mundial em Madrid, Espanha, em outubro de 1987)**

Casos confirmados de síndrome da imunodeficiência adquirida (comumente chamada AIDS) foram constatados em mais de 100 países. É calculado que cinco a dez milhões de pessoas mundialmente estão infectadas pelo vírus da AIDS e potencialmente capazes de transmitir a doença. Todas as Associações Médicas Nacionais e todos os médicos têm que compartilhar do seu conhecimento para desenvolver estratégias no sentido de conter essa doença até que a cura possa ser descoberta.

Sendo uma doença incurável e, predominantemente, sexualmente transmitida (STD), a AIDS apresenta-se como um assunto muito complexo, além das dificuldades médicas e científicas inerentes à doença. Para ajudar os médicos e as Associações Médicas Nacionais, a Associação Médica Mundial adotou as diretrizes apresentadas nesta Declaração. A AMM também está administrando uma sessão científica dedicada ao assunto AIDS para esta 39ª Assembleia Médica Mundial (1987). A AMM escutará a opinião dos *experts* desta sessão científica, como também a melhor informação que puder ser obtida de *experts* do mundo todo, e fará um relatório mais completo sobre esse importante assunto na 40ª Assembleia Médica Mundial, em 1988. Até um relatório mais completo estar disponível, a AMM recomenda o seguinte: 1. As Associações Médicas Nacionais devem participar juntamente com os seus governos, desenvolvendo uma política nacional para conter os problemas relacionados à AIDS. 2. As Associações Médicas Nacionais devem participar conjuntamente, esclarecendo a consciência pública, através de programas para educar o público sobre AIDS, e sobre os problemas associados com AIDS que geralmente afetam a sociedade. 3. Que todos os médicos sejam treinados para serem efetivos conselheiros sobre AIDS. Médicos devem aconselhar seus pacientes, para os educar sobre comportamentos efetivos de como evitar o risco de AIDS não só para eles como para os outros. Com referência a esses pacientes que são diagnosticados como soropositivos, os médicos devem aconselhar, considerando efetivamente: (a) comportamento responsável para prevenir a expansão da doença; (b) estratégias para a própria proteção de saúde deles; e (c) a necessidade de alertar para os contatos sexuais, passados e presentes, relativos à possível infecção deles pelo vírus de AIDS. 4. Os testes para o vírus de AIDS devem estar prontamente disponíveis a todos os que desejam ser testados. Os testes para o vírus de AIDS devem ser requeridos dos doadores de sangue e frações de sangue, órgãos e outros tecidos disponíveis para transplantes, assim como para os doadores de sêmen ou de óvulos selecionados para inseminação artificial ou fertilização *in vitro*. Além de uma política nacional, podem-se promover testes obrigatórios a outros segmentos da população, como pessoal militar, presos de instituições penais e imigrantes. 5. O teste voluntário, com o consentimento informado do paciente, deve estar regularmente disponível às pessoas nas seguintes condições: (a) A todos os pacientes que buscam tratamento para doenças sexualmente transmitidas; (b) A todos os pacientes que buscam tratamento por abuso de droga; (c) Às mulheres grávidas no primeiro trimestre de gravidez; (d) Aos indivíduos que são de áreas com uma alta incidência de AIDS ou que se ocupem de comportamento de risco — em busca de serviços de planejamento familiar; e (e) Aos pacientes que requerem procedimentos cirúrgicos ou invasivos. Entretanto, se uma política voluntária não é efetiva, uma exigência obrigatória pode ser considerada. 6. Cada caso confirmado de AIDS deve ser anonimamente identificado a uma autoridade designada para propósitos epidemiológicos. Devem ser informados os indivíduos identificados como soropositivos para o vírus de AIDS, de forma anônima, com bastantes informações, por ser epidemiologicamente significativo. 7. Aos pacientes com AIDS e aos portadores do vírus da AIDS devem ser proporcionados cuidados médicos apropriados, não devendo ser tratados incorretamente ou sofrer discriminação arbitrária ou irracional nas suas vidas cotidianas. Os médicos têm uma longa e honrada tradição de tratar os pacientes portadores de doenças infecciosas com compaixão e coragem. Aquela tradição deve ser mantida durante a epidemia de AIDS. Os médicos e as Associações Médicas Nacionais têm que participar ativamente do desenvolvimento de uma estratégia sã, capaz de equilibrar o direito do paciente de ser livre de atos irracionais de preconceito, assim como os direitos da sociedade serem protegidos cuidadosamente contra um risco arrasador dessa doença. 8. Deve ser limitado o acesso de informações do paciente ao pessoal de cuidados de saúde que tem necessidade legitimada dessas informações como forma de ajudar o paciente ou proteger a sua saúde pela proximidade com esses pacientes. Deve ser protegida a identidade dos portadores e pacientes de AIDS, excluindo a revelação em que a saúde da comunidade requer caso contrário. 9. Deve ser desenvolvido um método para advertir os parceiros sexuais que não desconfiam de um indivíduo infectado, pois enquanto se protege a confidência da informação do paciente é possível a extensão do mal. O método deve dispor de proteção legal adequada aos médicos que levam a cabo a obrigação profissional de advertir os indivíduos do risco. 10. Os dados sobre a prevalência e taxa de conversão do vírus na população devem ser obtidos por estudos fidedignos. Devem ser repetidos tais estudos a intervalos apropriados para medir a expansão da doença.

# DECLARAÇÃO DE MADRID (IV)

## SOBRE ACONSELHAMENTO GENÉTICO E ENGENHARIA GENÉTICA

**(Adotada pela 39ª Assembleia Geral da Associação Médica Mundial em Madrid, Espanha, em outubro de 1987)**

A Associação Médica Mundial adotou a presente Declaração para ajudar os médicos nos assuntos éticos e profissionais que surgem com os avanços científicos no campo da genética.

### ACONSELHAMENTO GENÉTICO

Há duas áreas principais de diagnose genética: 1. Selecionando ou avaliando os pais antes de concepção sobre doença genética, predizendo a probabilidade de conceber uma criança afetada; 2. Realizando exames intrauterinos depois da concepção como ultrassonografia, amniocentese e fetoscopia para determinar a condição do feto. Os médicos envolvidos com aconselhamento genético estão eticamente obrigados a prevenir os pais sobre problemas da criança que vai nascer. Provendo os pais de informações, os médicos devem aderir às exigências éticas e aos padrões profissionais da prática médica na comunidade, como estabelecem a AMM, as Associações Médicas Nacionais e outras organizações médicas apropriadas.

Os progressos tecnológicos melhoraram a precisão de predizer e descobrir desordens genéticas. Quando um defeito genético é encontrado no feto, os pais podem pedir ou não o aborto. Os médicos, por razões morais e pessoais, podem ou não se opor à prática da contracepção, da esterilização ou do aborto como parte dos serviços de aconselhamento genético. Os médicos devem evitar a imposição de seus valores morais e pessoais diante da aceitação ou da recusa deles a tais condutas, nem devem contrapor-se ao julgamento moral deles diante de tais providências.

Os médicos que consideram a contracepção, a esterilização e o aborto em conflito com seus valores morais e sua consciência podem decidir não prover tais serviços genéticos. Todavia, em circunstâncias apropriadas, o médico é obrigado a alertar os pais mesmo que o problema genético seja provável e que o paciente deva buscar aconselhamento genético de um médico especialista.

## ENGENHARIA GENÉTICA

Como a pesquisa em engenharia genética se desenvolve rapidamente, deve-se orientar de forma adequada a comunidade científica, a indústria de medicamentos, o governo e o público, para regulamentar tais pesquisas.

A partir do momento em que a inclusão de gene com DNA normal se torna uma realidade prática no tratamento de desordens humanas, a Associação Médica Mundial deseja que sejam considerados os seguintes fatores:

1. Os procedimentos devem ser executados de acordo com as referências feitas na Declaração de Helsinque da Associação Médica Mundial sobre pesquisa biomédica que envolve seres humanos.

2. Deve haver uma ampla discussão sobre os procedimentos propostos para o paciente.

3. O consentimento do paciente deve ser requerido.

4. O consentimento informado do paciente ou do seu representante legal deve ser voluntário e por escrito.

5. O DNA inserido tem de funcionar sob controle normal dentro de recipientes e procedimentos normais para prevenir dano metabólico que possa danificar tecido saudável do paciente.

6. A efetiva terapia do gene deve ser avaliada tanto melhor quanto possível. Isso incluirá a confirmação da história real da doença e o exame de seguimento das gerações subsequentes.

7. Tais empreendimentos só devem ser realizados no futuro, depois de uma avaliação cuidadosa e da disponibilidade efetiva de outra possível terapia. Se um tratamento mais simples e mais seguro está disponível, deve ser feito.

8. Estas considerações, sobre procedimentos e informações científicas, devem ser revisadas no futuro.

# DECLARAÇÃO DE MALTA (I)

## SOBRE PESSOAS EM GREVE DE FOME

**(Adotada pela 43ª Assembleia Geral da Associação Médica Mundial em Malta, em novembro de 1991, e revisada pela 44ª Assembleia Médica Mundial, em Marbella, Espanha, em setembro de 1992)**

## PREÂMBULO

1. Ao médico que trata os grevistas de fome são colocadas as seguintes recomendações:

1.1 Há uma obrigação moral em todo ser humano de respeitar a santidade de vida. Isso é especialmente evidente no caso de um médico que exercita suas atividades para salvar a vida e também na condução em favor dos melhores interesses dos pacientes (beneficência).

1.2 É dever do médico respeitar a autonomia que o paciente tem como pessoa. O médico requer consentimento informado dos seus pacientes antes de praticar suas atividades em favor deles mesmos para os ajudar, a menos que surja uma circunstância de emergência, na qual o médico tenha de agir em favor dos maiores interesses do paciente.

2. Esse conflito é aparente quando um grevista de fome, que emitiu instruções claras para

não ser ressuscitado em um coma, estivesse a ponto de morrer. A obrigação moral é de que o médico trate o paciente, embora isso seja contra os seus desejos. Por outro lado, exige-se também que o médico respeite até certo ponto a autonomia do paciente.

2.1 A atuação em favor da intervenção pode comprometer a autonomia que o paciente tem sobre si.

2.2 A atuação em favor da não assistência pode resultar em uma situação que o médico tenha de enfrentar a tragédia de uma morte evitável.

3. Diz-se que uma relação médico-paciente está existindo sempre que o médico estiver assistindo, em virtude da obrigação que ele tem de atender o paciente, exercendo suas atividades para qualquer pessoa, seja na forma de conselho ou tratamento.

A relação pode existir mesmo que o paciente não tenha consentido certas formas de tratamento ou intervenção.

Uma vez que o médico concorde em assistir um grevista de fome, essa pessoa se torna seu paciente. Isso gera todas as implicações e responsabilidades inerentes à relação médico-paciente, inclusive sobre consentimento e confidência.

4. A última decisão de intervenção ou não intervenção deve partir do próprio indivíduo, sem a intervenção de terceiros simpatizantes cujo interesse principal não é o bem-estar do paciente. Porém, o médico deve dizer claramente ao paciente se ele aceita ou não aquela decisão de recusar tratamento ou, no caso de coma, a alimentação artificial, arriscando-se assim a morrer. Se o médico não aceita a decisão do paciente de recusar tal ajuda, o paciente seria autorizado a ser assistido por outro médico.

## DIRETRIZES PARA A ADMINISTRAÇÃO DE GREVISTAS DE FOME

Levando-se em conta que a profissão médica considera que o princípio da santidade de vida é fundamental à sua prática, são recomendadas aos médicos que tratam dos grevistas de fome as diretrizes práticas a seguir:

### 1. Definição

O grevista de fome é uma pessoa mentalmente capaz que decidiu entrar em uma greve de fome e recusar tomar líquidos e/ou alimentos por um intervalo significativo.

### 2. Itinerário Ético

2.1 O médico deve ter a história médica detalhada do paciente quando possível.

2.2 O médico deve levar a cabo um exame completo do paciente em greve de fome.

2.3 Os médicos ou outros profissionais de saúde não devem exercer pressão imprópria de qualquer tipo ao grevista de fome para suspender a greve. O tratamento ou os cuidados em favor do grevista de fome não devem ser condicionados à suspensão da greve de fome que ele vem fazendo.

2.4 O grevista de fome deve ser profissionalmente informado pelo médico sobre consequências clínicas de uma greve de fome e de qualquer perigo específico para o seu caso particular. Uma decisão informada só pode ser tomada na base de comunicação clara. O intérprete pode ser usado se ele indicar.

2.5 Se um grevista de fome desejar ter uma segunda opinião médica, isso deve ser concedido. Se um grevista de fome preferir continuar o tratamento dele pelo segundo médico, isso também deve ser permitido. No caso de o grevista ser prisioneiro, isso deve ser permitido depois de consulta e permissão do médico designado pela prisão.

2.6 No tratamento de infecções, é aconselhável que o paciente aumente a ingestão de líquidos (ou aceite soluções salinas intravenosas), o que é frequentemente aceito pelo grevista de fome. Uma recusa para aceitar tal intervenção não deve prejudicar qualquer outro aspecto do cuidado de saúde do paciente. Qualquer tratamento administrado ao paciente deve ser feito com a aprovação dele.

## 3. Instruções Claras

O médico deverá averiguar diariamente se o paciente deseja continuar a greve de fome. O médico também deve averiguar diariamente quais os desejos do paciente, com respeito ao tratamento, se ele ficar impossibilitado de tomar uma decisão consciente. Tais achados devem ser registrados nos prontuários e mantidos confidencialmente.

## 4. Alimentação Artificial

Quando o grevista de fome estiver confuso ou impossibilitado de tomar uma decisão incólume ou entrar em estado de coma, o médico estará livre para tomar uma decisão em favor do tratamento adicional que ele considere ser do melhor interesse do paciente e sempre levando em conta a decisão que ele tomou durante a greve de fome e o que consta do preâmbulo desta Declaração.

## 5. Coerção

Deve ser evitada qualquer ação coercitiva contra o grevista de fome. Isso pode indicar a remoção do grevista da presença do assédio de outros grevistas da sua categoria.

## 6. Família

O médico tem a responsabilidade de informar à família do paciente que o mesmo entrou em uma greve de fome, a menos que isso especificamente seja proibido pelo paciente.

# DECLARAÇÃO DE MALTA (II)

## SOBRE QUINTA CONFERÊNCIA DA AMM EM EDUCAÇÃO MÉDICA CONTINUADA

### (Adotada pela 43ª Assembleia Geral da Associação Médica Mundial em Malta, em novembro de 1991)

Educação médica é uma quantidade contínua de aprendizagem que começa com admissão na escola médica e termina com a aposentadoria da atividade prática. Como tal, deve ser a preocupação principal de todas as Associações Médicas Nacionais e da Associação Médica Mundial.

As Associações Médicas em todos os países devem-se dedicar à promoção de recursos necessários e à qualidade da orientação da educação médica. Isto deve ser feito no contexto de aulas apropriadas e com acesso à faculdade e às instalações adequadas.

Enfocando o apoio público por educação médica profissional, as associações médicas em todos os países devem estar intensamente atentas às necessidades, opiniões, expectativas e dignidade pessoal dos seus cidadãos.

Como resultado das deliberações da 5ª Conferência Mundial em Educação Médica, a Associação Médica Mundial declara o seguinte:

1. A meta de educação médica deve ser formar médicos competentes e éticos que respeitem seus compromissos na relação médico-paciente.

2. Os elementos da competência têm que incluir conhecimento, habilidades, valores, comportamentos éticos que resultem na qualidade do cuidado preventivo e curativo dos pacientes individuais e da comunidade.

3. O ensino da ética no cuidado de paciente é inseparável e essencial para se alcançar a meta de competência do médico.

4. O currículo deve ser desenvolvido de forma que produza e mantenha o médico competente e cujas habilidades transcendam os limites internacionais.

5. Internacionalmente devem-se unificar os métodos de avaliar a competência profissional e desempenho, devendo ser aplicados em estudante universitário que se está formando e na educação médica continuada.

6. Livre intercâmbio internacional de experiência profissional deve ser feito sobre problemas epidemiológicos e públicos de saúde, orientando o desenvolvimento de políticas públicas, a educação de médico e o público.

7. Devem ser estabelecidos padrões de qualidade internacional para a avaliação de programas educacionais continuados.

8. Deve ser incorporada a educação ao longo da vida do médico como uma responsabilidade moral no código internacional de ética dos médicos.

9. As Associações Médicas em todos os países devem estar prontas para responder às ameaças à continuidade da educação médica.

10. Efetividade, segurança e aplicações de tecnologias novas devem ser apressadamente identificadas e devem-se integrar à educação médica continuada.

# DECLARAÇÃO DE MANILA

## SOBRE PESQUISA EM SERES HUMANOS

**(Projeto Conjunto da Organização Mundial da Saúde e do Conselho das Organizações Internacionais de Ciências Médicas, em Manila, Filipinas, em 1981)**

## PREÂMBULO

Toda inovação na prática médica supõe uma boa compreensão dos processos fisiológicos e patológicos em questão e deve, necessariamente, ser tentada, inicialmente, sobre seres humanos. É nesse sentido que é empregada a expressão "pesquisa que envolve a participação de seres humanos".

O campo dessas pesquisas é vasto, já que cobre:

a) os estudos do processo fisiológico, bioquímico ou patológico, ou a resposta a uma intervenção dada — física, química ou psicológica — frente a seres sãos ou doentes sob tratamento;

b) as experiências controladas com finalidade prospectiva de medidas diagnósticas, profiláticas ou terapêuticas, em grupos mais importantes de doentes, com vistas a colocar em evidência uma resposta dada, sobre um último plano de flutuações biológicas individuais.

No plano das presentes diretivas, a pesquisa que implica a participação de seres humanos pode ser definida da seguinte maneira:

Todo o estudo que abrange a participação de seres humanos e é dirigido ao progresso dos conhecimentos biomédicos que não pode ser considerado como um elemento da conduta terapêutica ou da prática da saúde pública e que consiste em:

a) uma intervenção ou uma avaliação física ou psicológica;

b) ou a geração, a armazenagem e a análise de processos que contêm informações biomédicas sobre indivíduos identificáveis.

Esses estudos englobam não somente as intervenções previstas sobre seres humanos, mas também pesquisas nas quais os fatores do meio ambiente são manipulados de forma a poder constituir um risco aos indivíduos expostos fortuitamente.

As presentes diretivas referem-se aos estudos de campo que tratam dos organismos patógenos e àqueles que dizem respeito às substâncias químicas tóxicas exploradas com fins médicos. Riscos análogos surgem nas pesquisas dirigidas a outros objetivos, mas a pesquisa extradérmica não entra no plano deste documento.

A pesquisa que implica a participação de seres humanos deveria ser conduzida exclusivamente por pesquisadores com criteriosas qualificações e experiências, de acordo com um protocolo experimental que expõe claramente: o objetivo da pesquisa; as razões pelas quais propõem-se efetuar as experiências sobre seres humanos; a natureza e o grau de riscos conhecidos; as fontes das quais se propõem recrutar seres; e os meios visados para garantir que seu consentimento seja livremente manifestado.

O protocolo deverá ser avaliado sobre um duplo plano, científico e ético, por um organismo de apreciação convenientemente constituído e independente dos pesquisadores.

As diretivas aqui propostas não contêm nada que já não tenha sido publicado, sob uma forma ou outra, em certos países. Elas foram especialmente concebidas em função das necessidades dos países em desenvolvimento e levaram em consideração respostas obtidas por meio de um questionário endereçado a 45 administrações sanitárias nacionais e 91 faculdades de medicina de países onde a pesquisa médica que envolve a participação de seres humanos só foi levada a efeito em uma escala limitada e na ausência de critérios nacionais explícitos para proteger os seres. No total, 60 países em desenvolvimento responderam às perguntas formuladas no questionário.

1. A primeira declaração internacional sobre a pesquisa que envolve seres humanos é o Código de Nüremberg, de 1947, resultado do processo dos médicos acusados de terem praticado experiências cruéis sobre prisioneiros e detentos, durante a Segunda Guerra Mundial. O Código acentua a necessidade toda especial sobre o "consentimento voluntário" (consentimento livre, esclarecido, é, atualmente, a expressão empregada) do sujeito, considerado como "absolutamente essencial".

2. Em 1964, a 18ª Assembleia Geral da Associação Médica Mundial adotou a Declaração de Helsinque, constituída por um conjunto de regras destinadas a orientar os médicos que desenvolviam pesquisa clínica, com fins terapêuticos ou não. A 29ª Assembleia Geral da Associação Médica Mundial, ocorrida em 1975, reviu a Declaração "Helsinque" e alargou o campo de análise para ali incluir: "a pesquisa biomédica sobre o ser humano deverá estar submetida a um comitê independente, designado especialmente para esse fim, através de opiniões e conselhos" (artigos 1, 12); e dispôs ainda que relatórios sobre "experiências não conformes aos princípios enunciados nesta declaração não deverão ser publicadas" (artigos 1, 8).

3. O Código de Nüremberg e a Declaração inicial de Helsinque de 1964 foram substituídos por "Helsinque II". É o documento fundamental neste setor e foi largamente aceito como tal.

4. As presentes diretivas levam em consideração a distinção feita na Declaração "Helsinque II", entre a pesquisa médica associada a cuidados profissionais (pesquisa clínica) e a pesquisa biomédica não terapêutica (não clínica).

5. Se os princípios gerais enunciados na "Helsinque II" podem ser considerados como universalmente válidos, o seu modo de aplicação em circunstâncias especiais deve necessariamente variar. O objetivo das presentes diretivas não é o de retomar ou emendar esses princípios, mas sugerir como podem ser aplicados em condições que são encontráveis em numerosos países em desenvolvimento sobre o plano tecnológico. Elas acentuam em particular os limites do procedimento do consentimento esclarecido e tratam dos problemas próprios da pesquisa relativa às comunidades, mais que aqueles que versam sobre os indivíduos.

## CONSENTIMENTO DOS INDIVÍDUOS

6. "Helsinque II" estipula (artigos 1, 9) que os seres humanos só deverão ser utilizados na pesquisa médica após a obtenção de seu "consentimento livre e esclarecido", após os haver informado, de forma adequada, sobre "os objetivos, métodos, benefícios antecipados, assim como os riscos potenciais" da experiência e que eles são livres de se abster ou rever sua posição a qualquer momento. Considerado em si mesmo, entretanto, o consentimento esclarecido constitui uma salvaguarda imperfeita para o indivíduo e deverá sempre ser completada por um exame ético independente dos projetos de pesquisa. Além do mais, há numerosos indivíduos, especialmente as crianças, os adultos mentalmente doentes ou deficientes e as pessoas totalmente ignorantes dos conceitos médicos modernos, que são incapazes de manifestar um consentimento adequado e cujo consentimento implica uma participação passiva e sem compreensão. Para esses grupos, em particular, o exame ético independente é imperativo.

## CRIANÇAS

7. As crianças não devem nunca participar como indivíduos em pesquisas que se podem realizar

igualmente em adultos. Entretanto, sua participação é indispensável nas pesquisas sobre doenças infantis e nas patologias nas quais as crianças são particularmente vulneráveis. O consentimento de um parente ou de um tutor legal, após explicação profunda dos objetivos da experiência e dos riscos ou inconvenientes possíveis, é sempre necessário.

8. Na medida do possível e em função da idade, procurar-se-á obter a cooperação voluntária da criança após a ter francamente informado sobre as dificuldades ou inconvenientes possíveis. Pode-se presumir que as crianças mais velhas sejam capazes de dar um consentimento esclarecido, de preferência completado pelo consentimento do pai ou do tutor legal.

9. As crianças não deverão, em nenhum caso, participar como indivíduos em pesquisas que não redundem em nenhuma vantagem potencial para elas, a menos que o objetivo seja elucidar as condições fisiológicas ou patológicas próprias à pré-infância e à infância.

## MULHERES GRÁVIDAS E MÃES EM ALEITAMENTO

10. Embora a obtenção do consentimento inequívoco não crie nenhum problema especial no caso de mulheres grávidas e de mães em aleitamento, elas não deverão, em nenhum caso, ser indivíduos de pesquisas desprovidas de finalidade terapêutica e comportando uma possibilidade de risco para o feto ou o recém-nascido, a menos se se tratar de interesse profundo em elucidar problemas vinculados à gravidez ou à lactação. A pesquisa terapêutica é admissível unicamente para melhorar a saúde da mãe sem prejuízo da saúde do feto ou do bebê, para aumentar a viabilidade do feto, ou para favorecer o bom desenvolvimento do bebê, ou a aptidão da mãe em alimentá-lo.

No que diz respeito às pesquisas dirigidas à interrupção da gravidez, a questão depende da legislação nacional, assim como dos princípios religiosos e culturais, e não pode, pois, ser objeto de uma recomendação internacional.

## DOENTES MENTAIS E DEFICIENTES MENTAIS

11. As considerações éticas aplicáveis aos doentes mentais e aos deficientes mentais são, na sua essência, semelhantes àqueles que valem para as crianças. Eles não deverão nunca ser indivíduos de pesquisas que podem muito bem ser efetuadas em adultos com plena posse de suas faculdades intelectuais, mas eles são evidentemente únicos indivíduos dos quais se dispõe para pesquisar as origens e tratamento da doença ou da deficiência mental.

12. A concordância da família próxima — esposo, pais, crianças, adultos, irmãos e irmãs — deverá ser procurada, mas seu valor pode ser colocado em dúvida pelo fato de que as pessoas mentalmente desequilibradas ou deficientes são frequentemente consideradas pela sua família como um fardo incômodo. No caso de um indivíduo que foi colocado *ex-officio* em uma instituição por julgamento do Tribunal, pode ser necessário obter a concordância da autoridade judiciária antes de o submeter a sua experiência.

## OUTROS GRUPOS SOCIAIS VULNERÁVEIS

13. O valor do consentimento de candidatos que principiam ou ocupam um lugar subalterno em um grupo fortemente hierarquizado merece um exame cuidadoso, tendo-se em vista que ele pode ser indevidamente influenciado pela expectativa, justificada ou não, de vantagens fortuitas. É o caso, por exemplo, dos estudantes de medicina e dos alunos enfermeiros, dos laboratoristas e do pessoal hospitalar subalterno, dos assalariados da indústria farmacêutica e dos membros das forças armadas.

## INDIVÍDUOS NAS COMUNIDADES EM DESENVOLVIMENTO

14. As comunidades rurais dos países em desenvolvimento podem não estar familiarizadas

com os conceitos e as técnicas da medicina experimental. É nessas comunidades que as doenças que não são endêmicas nos países desenvolvidos provocam um pesado tributo de manifestações de incapacidade e de morte. A pesquisa sobre a profilaxia e o tratamento dessas doenças é necessária e urgente e só pode ser realizada em comunidades de riscos.

15. No caso em que os membros de uma comunidade não podem compreender as implicações da participação em uma experiência, como seria necessário, para poder manifestar o seu consentimento inequívoco diretamente aos pesquisadores, é desejável que a decisão de participação ou de abstenção seja obtida de um chefe respeitado pela comunidade. O intermediário deverá bem especificar que a participação é inteiramente voluntária e que qualquer participante está, a qualquer momento, livre de se abster ou de se retirar da experiência.

## PESQUISA EM COMUNIDADES

16. Nos casos em que a pesquisa é realizada em comunidades, por exemplo, realizando-se tratamento experimental de aprovisionamento em água, pesquisa sobre serviço de saúde, testes de novos inseticidas em grande escala, novos agentes profiláticos ou novas vacinas, suprimentos nutricionais ou produtos de substituição — pode-se tornar impossível obter individualmente o consentimento de cada pessoa, e a decisão final incumbirá à Instância de Saúde Pública responsável.

17. Contudo, todo esforço deverá ser desencadeado para informar à comunidade objeto da pesquisa sobre os objetivos da pesquisa, as vantagens esperadas e os eventuais riscos e inconvenientes. Se possível for, os indivíduos que não concordarem deverão ter a possibilidade de não participar. Quaisquer que forem as condições, as considerações éticas e as garantias que envolvam a pesquisa sobre os indivíduos deverão ser aplicadas à comunidade.

## PROCEDIMENTOS DE APRECIAÇÃO

18. As disposições aplicáveis à apreciação da pesquisa relativa aos seres humanos são influenciadas pelas instituições políticas, a organização da prática e da pesquisa médica, bem como o grau de autonomia reconhecido aos pesquisadores.

De qualquer maneira, independente dessas condições, a sociedade tem a dupla responsabilidade de agir de forma que:

a) todos os medicamentos e dispositivos estudados sobre os seres humanos respondam a normas de segurança adequadas;

b) as disposições de "Helsinque II" sejam aplicáveis em toda pesquisa biomédica relativa aos seres humanos.

## AVALIAÇÃO DA INOCUIDADE

19. O melhor é atribuir a um Conselho Consultivo interdisciplinar, estabelecido em nível nacional, poderes necessários para avaliar a inocuidade e a qualidade dos novos medicamentos e dispositivos destinados a serem utilizados pelo homem. Clínicos, farmacêuticos clínicos, farmacêuticos, toxicólogos, anatomopatologistas e especialistas em estatística podem trazer uma contribuição importante a essas avaliações. Atualmente numerosos países não dispõem de recursos necessários para avaliar independentemente os dados técnicos, conforme os procedimentos e normas considerados indispensáveis em numerosos países desenvolvidos. A curto termo, eles não poderão munir-se de meios necessários para assegurar essa função senão promovendo trocas mais eficazes de dados pertinentes em nível internacional.

## COMITÊS DE APRECIAÇÃO ÉTICA

20. Não é possível estabelecer uma linha de demarcação nítida entre apreciação científica e ética, pois uma experiência sobre o homem que é sem valor científico é *ipso facto* contrária à ética,

na medida em que ela pode expor sem razão os seres a riscos ou inconvenientes. Normalmente, pois, os Comitês de apreciação ética consideram ao mesmo tempo os aspectos científicos e os aspectos éticos. Se tal Comitê julga uma proposta de pesquisa cientificamente válida, ele examinará se a possibilidade de risco (conhecido ou possível) para o homem é justificável frente à vantagem prevista e, em caso afirmativo, se o procedimento proposto para obter o consentimento inequívoco é satisfatório.

21. Em uma administração fortemente centralizada pode-se constituir um comitê nacional encarregado de estudar os protocolos de pesquisa do duplo ponto de vista — científico e ético. Nos países onde a pesquisa médica não é centralizada, é preferível que os protocolos sejam examinados do ponto de vista ético, em nível local ou regional. As responsabilidades fundamentais dos comitês locais de apreciação ética são de duas ordens:

a) verificar se todas as intervenções propostas, em particular a administração de medicamentos ainda em fase de observação, foram avaliadas por um organismo de especialistas competentes que os considerou suficientemente seguros para poderem ser aplicados a seres humanos;

b) certificar-se de que todos os outros problemas éticos decorrentes de um protocolo revelaram uma solução satisfatória tanto quanto aos princípios quanto à prática.

22. Os comitês de apreciação podem ser criados sob a égide de administrações de saúde nacionais ou locais, de conselhos nacionais de pesquisa médica ou de outros organismos médicos de representação nacional. A competência dos comitês locais pode ficar limitada a um estabelecimento de pesquisa determinado ou se estender a toda pesquisa biomédica que envolva seres humanos em uma zona geográfica específica.

23. Os comitês locais de apreciação são constituídos por pesquisadores aos quais se juntam não especialistas qualificados para representar os valores culturais e morais da comunidade. Para preservar a independência dos pesquisadores é proibido, a qualquer membro diretamente interessado em uma proposta, participar na avaliação.

24. As condições impostas pelos comitês de apreciação deverão ser particularmente severas nos casos em que a pesquisa proposta se refira a crianças, mulheres grávidas, mães em aleitamento, doentes ou deficientes mentais, membros de comunidades em desenvolvimento pouco familiarizados com os conceitos clínicos modernos, ou quando a pesquisa não tenha finalidade terapêutica.

## INFORMAÇÃO EXIGIDA DOS PESQUISADORES

25. Quaisquer que sejam as grandes linhas de procedimento adotadas para a apreciação ética, é necessário estabelecer um protocolo detalhado que comporte:

a) uma exposição clara dos objetivos, levando em consideração o estado atual de conhecimentos e uma justificação da conduta do estudo sobre seres humanos;

b) uma descrição precisa de todas as intervenções propostas, inclusive as posologias visadas e a duração prevista do tratamento;

c) um plano estatístico que especifique o número de indivíduos a recrutar e os critérios utilizados para demarcar o estudo;

d) os critérios que determinam a admissão e a aposentadoria do pessoal envolvido, inclusive todas as especificações úteis sobre o procedimento do consentimento inequívoco.

26. A esse protocolo se juntarão os seguintes dados:

a) a inocuidade de cada intervenção proposta e de todo medicamento ou dispositivo a testar, inclusive os resultados dos pesquisadores no laboratório e sobre o animal;

b) as vantagens presumidas e os riscos potenciais de participação;

c) os meios propostos para se obter o consentimento inequívoco ou, quando isso não for possível, a certeza de que o tutor ou a família serão devidamente consultados e que os direitos e a pessoa de cada indivíduo serão preservados;

d) os certificados de que o pesquisador possui as qualificações e a experiência desejadas e que dispõe de equipamentos adequados para conduzir a pesquisa de maneira segura e eficaz;

e) as disposições tomadas para preservar o caráter confidencial dos dados;

f) a natureza de todas as outras considerações éticas em jogo com a indicação de que os princípios expostos no documento "Helsinque II" serão bem aplicados.

## PESQUISA TUTELADA NO EXTERIOR

27. Entende-se por essa expressão as pesquisas levadas a efeito em um país hóspede, mas desencadeadas, financiadas e executadas, em parte ou integralmente, por um organismo internacional ou nacional exterior com a colaboração ou concordância das autoridades competentes do país hospedeiro.

28. Dois imperativos éticos se impõem:

a) o organismo iniciador deverá submeter o protocolo de pesquisa a um exame ético. As normas éticas aplicadas não deverão ser menos rigorosas que aquelas aplicadas aos pesquisadores no país iniciador;

b) após aprovação ética do organismo iniciador, as autoridades competentes do país hóspede deverão assegurar, recorrendo a um comitê de apreciação ética por exemplo, que a pesquisa proposta está conforme as suas normas éticas.

No caso em que a proposta de pesquisa for iniciada e financiada do exterior por uma firma farmacêutica, é de interesse do país hóspede exigir que a proposta seja acompanhada de comentários de uma autoridade responsável do país iniciador — administração da saúde, conselho de pesquisa, academia de medicina ou de ciências etc.

29. Um objetivo secundário importante da pesquisa tutelada do exterior será o de preparar pessoal da saúde do país hóspede a executar independentemente projetos de pesquisa análogos.

## INDENIZAÇÃO DO PESSOAL DE PESQUISA EM CASO DE ACIDENTE

30. Os casos de acidente geradores de uma incapacidade temporária ou permanente, a saber, morte de pessoas que se propuseram a participar da pesquisa, com ou sem fim terapêutico, são excessivamente raros. Com efeito, os seres humanos submetidos à pesquisa médica se encontram, habitualmente, em condições excepcionalmente favoráveis, na medida em que são observados de maneira atenta e contínua por pesquisadores altamente qualificados, prontos a descobrir os primeiros sinais de reações indesejáveis. Essas condições são raramente aquelas da prática médica corrente.

31. Contudo, toda pessoa submetida, por sua livre vontade, à pesquisa médica, que, posteriormente, apresentar uma lesão, tem direito a uma ajuda financeira ou outra que a indenize de qualquer incapacidade temporária ou permanente; em caso de morte, as pessoas dependentes deveriam ter direito a uma indenização material apropriada.

32. Não será necessário exigir dos indivíduos da experiência, no momento do consentimento, que eles renunciem a seus direitos de indenização em caso de acidente; a eles não competirá provar que houve negligência ou incompetência por parte do pesquisador. Preconiza-se um sistema de seguro contra os riscos, financiado por fundos públicos ou privados, ou por ambos, cabendo somente à parte demonstrar que houve uma relação de causa e efeito entre a lesão e a investigação. Para as pesquisas tuteladas por firmas farmacêuticas, essas deverão pagar uma indenização em caso de acidente. Isso é particularmente necessário no caso de pesquisas tuteladas do exterior quando as pessoas não são cobertas por um sistema de seguro social.

## CARTA CONFIDENCIAL DOS DADOS

33. A pesquisa só pode implicar a coleta e a conservação de dados relativos ao indivíduo se esses dados revelados a terceiros não forem

geradores de prejuízos ou aflição. Os pesquisadores deverão fazer o possível para preservar o caráter confidencial dos dados, deixando, por exemplo, de lado, as informações que podem conduzir à identificação das pessoas, limitando o acesso aos dados por todos os meios apropriados.

# DECLARAÇÃO DE MARBELLA (I)

## SOBRE O PROJETO GENOMA HUMANO

**(Adotada pela 44ª Assembleia Geral da Associação Médica Mundial em Marbella, Espanha, em setembro de 1992)**

## PREÂMBULO

O Projeto Genoma Humano está baseado na suposição de que a informação contida no gene nos permitirá diagnosticar um número muito grande de doenças genéticas ainda no útero ou até mesmo antes, permitindo-nos tomar decisões antes da procriação.

A chave para a compreensão de doenças genéticas está na identificação e caracterização dos genes mutantes. Daqui em diante, a pessoa pode dizer que o entendimento de toda a biologia humana está incluído na identificação de 50.000 a 100.000 genes nos cromossomos do corpo humano.

O Projeto Genoma Humano pode-nos permitir identificar e caracterizar os genes envolvidos nas principais doenças genéticas; mais tarde, será possível identificar e caracterizar os genes envolvidos em doenças com um componente genético associado a outros fatores como diabetes, esquizofrenia e Alzheimer. Nessas doenças, o gene cria uma predisposição para a doença em lugar de ser a própria causa. Essas doenças causam problemas sociais sérios e, se for diagnosticada a predisposição antes do aparecimento da doença, poderá ser possível preveni-la através de mudanças no estilo de vida, modificação de dieta e exames periódicos.

Na segunda metade do século XX, uma revolução de conceitos aconteceu quando se começou a pensar em doenças em termos de bioquímica. Uma nova revolução está acontecendo agora quando se localizam no gene as informações de todos os processos bioquímicos nas células do corpo.

## PROBLEMA POLÍTICO

Há muitas razões éticas importantes para se adquirir informação genética tão depressa quanto possível, para que possamos entender melhor muitas doenças. No entanto, essa informação pode ser frustrante, a menos que ao mesmo tempo desenvolvamos meios terapêuticos e informemos o público sobre as várias opções genéticas, de forma que o indivíduo possa escolher a melhor.

Outra questão é se os esforços investidos estão justificados quando são comparados com outros meios de se alcançarem esses mesmos objetivos com menos custo. O projeto deve aspirar a um inventário ou é preferível começar passo a passo um projeto menos pretensioso e apressado?

## CRIAÇÃO DO PROJETO

O Projeto de Genoma Humano é considerado um projeto formidável, semelhante ao programa espacial, não havendo entre eles o mesmo sentido de investimento e retorno. O custo calculado do projeto é 3 bilhões de dólares durante 15 anos, i.e., 200 milhões por ano. Esse custo pode não parecer extraordinário quando sabemos que a Fundação de Fibrose Cística nos Estados Unidos gastou 120 milhões nos últimos quatro anos só para essa doença. Assim, o aspecto financeiro não deve sustar o desenvolvimento do projeto.

Outro fator perturbador é que em alguns países alocam-se recursos para pesquisa clínica em embriões humanos. Tendo-se gastado tanto para identificar os genes, poder-se-iam obter resultados melhores, sem a necessidade de serem alocados recursos para pesquisa clínica, baseando-se naqueles primeiros resultados.

Está em conflito a proteção do sigilo e a necessidade da colaboração científica.

A cartografia dos genes humanos tem de ser anônima, mas a informação adquirida tem de ser aplicada a todo ser humano sem qualquer distinção individual de cor ou raça. A informação deve ser de propriedade de todos e não ser usada no interesse de negócios. Assim, nenhuma patente deve ser dada para o genoma humano ou parte dele.

## DISCRIMINAÇÃO GENÉTICA NO EMPREGO E NO SEGURO PRIVADO

Há um conflito entre o potencial crescente de novas tecnologias na revelação da heterogeneidade genética e o critério a ser usado no emprego e no seguro privado. Pode ser desejável, quanto a fatores genéticos, adotar-se o mesmo consenso tácito que a discriminação de raça em emprego ou seguro privado.

A cartografia genética pode-se tornar uma fonte de estigmatização e discriminação social, e a "população de risco" pode-se transformar em uma "população defeituosa".

## EUGENIA E PERIGO DO USO DE GENES PARA INTERESSES NÃO MÉDICOS

A eugenia está baseada na suposição de que os genes têm uma importância decisiva e no modo como eles se distribuem na população quanto ao aspecto reprodutivo. De acordo com esse conceito, o bem comum justifica as limitações na liberdade do indivíduo. O poder de informação aumentará da maneira como for usado. Há ainda temor de programas de eugenia governamentais para "melhorar a raça" e o uso de tecnologia médica para fins não médicos.

## RECOMENDAÇÕES

Não são unânimes as posições éticas surgidas ao se instaurar o Projeto Genoma Humano; não tanto pela própria tecnologia, mas pelo seu uso formal. Devido ao poder desse instrumento novo, devem ser examinados seus aspectos éticos, legais e sociais quando o programa ainda está em seu começo.

Alguns opositores têm medo de que o investigador queira "brincar de Deus" ou interferir nas leis da natureza. Se nos livrarmos de uma oposição inflexível ao Projeto Genoma Humano, podemos avaliar os aspectos éticos, usando os mesmos parâmetros que nos guiam sempre que examinamos um novo método diagnóstico e terapêutico. O critério principal permanece na avaliação do risco-benefício, o respeito à dignidade da pessoa como ser humano e o respeito à sua privacidade e autonomia.

Há necessidade de se declararem as diretrizes éticas e legais gerais para prevenir a discriminação e o estigma genético da população de risco.

## DIRETRIZES BÁSICAS

1. O serviço genético deve ser facilmente acessível a todos, a fim de prevenir sua exploração apenas por quem tem recursos, aumentando assim a desigualdade social.

2. A informação internacional e transferência de tecnologia e conhecimentos entre todos os países são necessárias.

3. Deve-se respeitar o resultado das pesquisas nas pessoas examinadas e o direito delas sobre sua privacidade e sobre o uso da informação obtida.

4. Deve-se dar informação total ao paciente ou ao seu representante legal. O segredo médico deve ser mantido e a informação não deve ser passada a um estranho sem o seu consentimento. Até mesmo se os membros da família do paciente estiverem em risco, o segredo médico deve ser mantido, a menos que possa haver um dano sério e esse dano possa ser evitado por

revelar-se a informação; a confidência só pode ser quebrada como último recurso, quando todas as tentativas de convencimento de passar a informação ao paciente tenham falhado; até mesmo nesse caso, a informação genética pertinente deve ser revelada.

5. A informação para uma terceira pessoa ou o acesso a dados genéticos pessoais só devem ser permitidos a partir do consentimento esclarecido do paciente.

# DECLARAÇÃO DE MARBELLA (II)

## SOBRE RESPONSABILIDADE MÉDICA

### (Adotada pela 44ª Assembleia Geral da Associação Médica Mundial em Marbella, Espanha, em setembro de 1992)

Em alguns países, estão aumentando as reivindicações por erros médicos e as Associações Médicas Nacionais estão buscando meios para resolver o problema. Em outros, raramente há tais reivindicações, mas as Associações Médicas Nacionais nesses países devem estar alerta ao assunto e às circunstâncias que podem resultar em aumento do número de reivindicações voltadas contra médicos.

Nesta Declaração, a Associação Médica Mundial procura informar às Associações Médicas Nacionais alguns dos fatos e assuntos relacionados a reivindicações de maus resultados médicos. As leis e os sistemas legais em cada país, como também suas tradições sociais e condições econômicas afetarão a relevância de algumas partes desta Declaração para cada Associação Médica Nacional. Não obstante, a Associação Médica Mundial acredita que esta Declaração deva ser do interesse de todas as Associações Médicas Nacionais.

1. O aumento em reivindicações por má prática médica pode resultar, em parte, em uma ou mais das seguintes situações:

a) O conhecimento médico e a tecnologia médica recentes permitiram alguns médicos realizar feitos que não eram possíveis no passado, mas essas realizações envolvem riscos mais sérios em certas circunstâncias.

b) A obrigação impôs aos médicos limitar os custos da assistência.

c) Confunde-se o direito dos cuidados de saúde, que é atingível, com o direito de alcançar e manter cuidados que não podem ser garantidos.

d) O papel pernicioso frequentemente usado pela mídia gera desconfiança, e a habilidade e o conhecimento do médico vão sendo questionados, incitando os pacientes a fazer reclamações contra eles.

e) As consequências indiretas dessa incitação serão uma assistência defensiva gerada pelo aumento do número de reivindicações.

2. Deve ser feita uma distinção entre erro médico e o surgimento de um resultado desfavorável no curso da assistência médica e do tratamento que não é devido a uma falta do médico.

a) O erro médico envolve o fracasso do médico de ajustar o padrão de cuidado de tratamento à necessidade do paciente, ou a uma falta de habilidade ou negligência de cuidados para o paciente, sendo a causa direta de um dano.

b) A ocorrência de dano no curso do tratamento médico que não pode ser previsto não se constitui em um resultado por falta de habilidade ou conhecimento por parte do assistente; é um resultado desfavorável para o qual o médico não deve ser responsabilizado.

3. A compensação para pacientes que sofrem um dano na assistência médica pode ser determinada, e nenhuma lei nacional proíbe isso, diferentemente das reivindicações de erro médico cujos resultados desfavoráveis acontecem durante cuidado médico e o tratamento.

a) Quando um resultado desfavorável acontece sem culpa por parte do médico, a sociedade tem de determinar se o paciente deve ser compensado dos danos sofridos e, nesse caso, de onde a importância será paga. As condições econômicas do país determinarão se tais fundos de solidariedade estão disponíveis para compensar o paciente sem ser à custa do médico.

b) As leis de cada jurisdição proverão os procedimentos para decidir obrigação da reivindicação pela má prática médica e determinar a quantia da compensação devida ao paciente, nesses casos em que o erro médico é demonstrado.

4. As Associações Médicas Nacionais devem considerar os seguintes esforços para prover o tratamento equitativo para médicos e pacientes:

a) Programas de educação pública sobre os riscos inerentes a algumas das modalidades de avanços em tratamento e cirurgia, e programas de educação profissional com a necessidade de obter o consentimento informado do paciente para tal tratamento e cirurgia.

b) Programas de advocacia pública para demonstrar os problemas em assistência e prestação de cuidados em face dos resultados das limitações de retenção de custos.

c) Promover programas gerais de educação sobre isso nas escolas e instituições sociais.

d) Melhorar o nível e a qualidade da educação médica para todos os médicos, incluindo experiências em treinamento clínico mais avançado.

e) Desenvolver programas para médicos com a finalidade de melhorar a qualidade da assistência médica e do tratamento.

f) Desenvolver atitudes políticas apropriadas em treinamento para médicos que se achem deficientes em conhecimentos ou habilidades, inclusive posições políticas para limitar a prática médica do profissional até que suas deficiências sejam corrigidas. Informar o público e o governo do perigo que podem ocorrer manifestações de medicina defensiva (a multiplicação de atos médicos ou, pelo contrário, a abstenção dos médicos, ou até mesmo o desinteresse de médicos jovens pelas especialidades de risco mais alto).

g) Educar o público para as possíveis ocorrências de danos durante tratamento médico que não podem ser previstos e que não podem ter sido resultantes de erro médico.

h) Defensor legal para proteção dos médicos quando os pacientes são vítimas de resultados desfavoráveis não causados por qualquer má prática.

i) Participar da elaboração de leis e procedimentos aplicáveis às reivindicações por maus resultados médicos.

j) Desenvolver oposição ativa a reivindicações frívolas e que favorecem interesses de advogados.

l) Encorajar uma postura médica contra reivindicações de maus resultados cobradas dos médicos ou dos empregadores se ele é empregado.

m) Participar das decisões relativas à prudência de prover compensação para pacientes vítimas durante o tratamento médico sem qualquer responsabilidade do médico.

## DECLARAÇÃO DE MARBELLA (III)

### SOBRE EPIDEMIA DE HIV

**(Adotada pela 44ª Assembleia Geral da Associação Médica Mundial em Marbella, Espanha, em setembro de 1992)**

A Associação Médica Mundial adota estratégias prévias para: a contenção da epidemia de HIV, inclusive condenando a discriminação de médicos contra pacientes infectados pelo HIV; a provisão de cuidados para esses infectados; a responsabilidade de um médico HIV-infectado de evitar infecção para um paciente, não emitindo atestados falsos ou complacentes com procedimentos de controle de infecção; a cooperação com autoridades públicas em programas de prevenção, desenvolvimento de políticas nacionais e programas; o aconselhamento de pacientes para evitar infecção de HIV ou, se infectado, evitar infectar outros; a ampla disponibilidade de teste de HIV para os prováveis infectados; a prova obrigatória em certas circunstâncias como doações de sangue; a notificação de casos de AIDS e infecção de HIV; o equilíbrio dos direitos do paciente infectado com os não infectados;

a confidência da informação médica do paciente; e a pesquisa para estabelecer a prevalência e a incidência de HIV.

O número de pessoas com infecção de HIV e portadoras de AIDS cresce continuamente. Pelo ano 2000, calcula-se que 40 milhões de pessoas no mundo estarão infectadas com HIV. A Associação Médica Mundial manifesta uma preocupação no sentido de que as Associações Médicas Nacionais tenham um papel ativo na política e em programas de prevenção, tratamento e pesquisa. A Associação Médica Mundial acrescenta as seguintes recomendações: 1. que as Associações Médicas Nacionais, em cooperação com todos os segmentos de sociedade e governo, desenvolvam e implementem um programa de prevenção, tratamento e pesquisa de HIV. 2. que as Associações Médicas Nacionais trabalhem em conjunto com todas as formas de mídia e de comunicação, para assegurar um programa coordenado de prevenção, consciência de tratamento e respeito público pelo infectado. 3. que as Associações Nacionais de Médicos aconselhem seus associados sobre as suas responsabilidades com os pacientes e sobre as possíveis consequências do teste positivo. Informar a seus associados que devem usar tato e delicadeza com seus pacientes e ter a devida consideração com a condição psicológica deles. 4. que as Associações Médicas Nacionais ajudem no treinamento e educação de médicos quanto ao tratamento atualmente disponível para todas as fases de infecção de HIV, uso de procedimentos de controle de infecção formais e precauções universais esboçadas pelos centros de controle da doença. 5. que as Associações Médicas Nacionais insistam na necessidade de educação médica biológica, clínica e psicológica relativas a pacientes HIV-infectados, ajudando os médicos a dar cuidado efetivo aos seus pacientes. 6. que as Associações Médicas Nacionais encorajem os médicos a ajudar seus pacientes a avaliar os riscos de infecção de HIV e a tomar medidas de prevenção apropriadas. 7. que as Associações Médicas Nacionais revisem e encorajem procedimentos de controle de infecção, melhorando hospitais e outras instalações médicas. 8. que as Associações Médicas Nacionais revisem e encorajem melhoria em diagnose de HIV e tratamento para as mulheres e crianças. 9. que as Associações Médicas Nacionais encorajem o uso dessas técnicas de saúde públicas que tiveram êxito no passado, especialmente lidando com epidemias de infecção de doenças sexualmente transmissíveis. 10. que o vínculo com o abuso de droga para transmissão de HIV é um campo adicional para as Associações Médicas Nacionais avançarem no tratamento do abuso de droga. 11. que as Associações Médicas Nacionais busquem a cooperação com médicos, profissionais e organizações de saúde para desenvolver estratégias mundiais em prevenção, tratamento e sobretudo pesquisa de HIV, que possam ser levadas a cabo pelas sociedades profissionais.

# DECLARAÇÃO DE MUNIQUE

## SOBRE O USO DO COMPUTADOR EM MEDICINA

**(Baseada em Resolução adotada pela 27ª Assembleia Geral da Associação Médica Mundial em Munique, República Federal da Alemanha, em outubro de 1973, e emendada pela 35ª Assembleia Geral da Associação Médica Mundial em Veneza, Itália, em outubro de 1983)**

A Associação Médica Mundial, tendo tomado nota dos resultados dos avanços e vantagens do uso de computadores e dados eletrônicos que se processam no campo de saúde, especialmente em cuidados de paciente e epidemiologia, faz as seguintes recomendações:

1. As Associações Médicas Nacionais devem dar todos os passos possíveis para assegurar a privacidade, a segurança e a confidência de informação dos seus pacientes.

2. Não se deve permitir quebra da confidência ao lançar ou transferir informação confidencial de cuidados de saúde requerida com a finalidade de realizar pesquisa científica, auditorias

financeiras, avaliações de programa ou estudos semelhantes, contanto que a informação lançada não identifique, direta ou indiretamente, qualquer paciente individualmente no relatório de tal pesquisa, auditoria ou avaliação, nem se descubram de qualquer maneira as identidades dos pacientes.

3. As Associações Médicas Nacionais devem-se opor a qualquer esforço no sentido de se criar legislação sobre processamento de dados eletrônicos que possam minar o direito do paciente da privacidade, segurança e confidência. Devem ser asseguradas proteções efetivas contra o uso sem autorização ou transmissão de números do seguro social ou outra informação pessoal que entre no computador.

4. Nunca devem ser conectados bancos de dados médicos a outros bancos de dados centrais.

# DECLARAÇÃO DE NOVA DELHI

## SOBRE APOIO AOS DIREITOS DOS PACIENTES E MÉDICOS NA REPÚBLICA ISLÂMICA DO IRÃ

**(Adotada pela 60ª Assembleia Geral da AMM, em Nova Delhi, Índia, em outubro de 2009)**

### CONSIDERANDO QUE:

Os médicos na República Islâmica do Irã denunciaram práticas inquietantes em que os feridos foram levados a cárceres sem o tratamento médico adequado e o consenso dos médicos tratantes.

Os médicos foram obstaculizados na atenção de pacientes.

Existe preocupação sobre a veracidade de documentos relacionados com as mortes de pacientes, e os médicos foram forçados a reconhecer documentação clinicamente inexata.

Corpos de prisioneiros políticos e religiosos feridos que foram admitidos em hospitais com marcas de torturas brutais, incluído abuso sexual.

### PORTANTO,

A Associação Médica Mundial

1. Reafirma a Declaração de Lisboa: Declaração dos Direitos do Paciente, que estipula que, quando a legislação, medidas do Governo ou qualquer outra administração ou instituição nega aos pacientes o direito à atenção médica, os médicos devem buscar os meios apropriados para a assegurar ou a restaurar.

2. Reafirma a Declaração de Hamburgo sobre o apoio aos médicos que se negam a participar, condenar a tortura ou outras formas de tratos cruéis, desumanos ou degradantes; que insta ao médico a respeitar seu compromisso como médico para servir à humanidade e resistir a toda pressão para atuar em forma contrária aos princípios éticos que regem sua dedicação a esta tarefa.

3. Reafirma a Declaração de Tóquio: Diretoras para os médicos em protocolos contra a tortura e outros tratamentos ou castigos cruéis, desumanos ou degradantes em relacionamento com a detenção e o encarceramento;

a) Que proíbe ao médico participar ou inclusive estar presente durante a prática de tortura ou outros procedimentos cruéis, desumanos ou degradantes;

b) Que requer que o médico mantenha sumo respeito pela vida humana, inclusive sob ameaças, e não utilize seus conhecimentos médicos contra as leis da humanidade.

4. Reafirma a Resolução sobre a responsabilidade do médico na documentação e denúncia da tortura ou tratos cruéis, desumanos ou degradantes; que estipula que os médicos devem tratar de:

a) Assegurar que os detentos ou vítimas de torturas ou crueldade ou maltrato tenham acesso a atenção médica imediata e independente;

b) Assegurar que os médicos incluam a avaliação e documentação dos sinais de tortura ou maltrato no histórico médico e utilizem as precauções de procedimento para evitar prejudicar aos detentos.

5. Refere-se ao Código Internacional de Ética Médica da AMM; que estipula que os médicos

devem se dedicar a prestar serviços médicos competentes com total independência profissional e moral, com compaixão e respeito pela dignidade humana.

6. Insta ao Governo da República Islâmica do Irã a respeitar o Código Internacional de Ética Médica e os *standards* incluídos nas declarações antes mencionadas com as que os médicos se comprometeram.

7. Insta às associações médicas nacionais a apoiar esta Resolução.

## DECLARAÇÃO DE NÜREMBERG (OU CÓDIGO DE NÜREMBERG)

### SOBRE CONSENTIMENTO VOLUNTÁRIO DO PACIENTE

**(Adotada pela 2ª Assembleia Geral da Associação Médica Mundial, Nüremberg, Alemanha, em outubro de 1946)**

1. O consentimento voluntário do paciente humano é absolutamente necessário.

2. O experimento deve visar a resultados saudáveis à sociedade que não tenha outros métodos ou meios de estudo e deve ser feito por meio de toda técnica e por absoluta necessidade.

3. O experimento deve ser baseado em resultados de experiência em animais e com conhecimento de história natural da doença, ou outro problema em estudo, que justifique o experimento por seus resultados antecipados.

4. O experimento deve ser conduzido de forma tal que evite todo sofrimento ou injúria física ou mental.

5. Não se deve fazer experimento algum quando se tenha "a priori" razão para acreditar que possa resultar em morte ou desabilidade, exceto quando se trata de médicos.

6. O grau do risco a ser corrido pelo paciente não deve exceder a importância do problema a ser resolvido pelo experimento.

7. Todos os cuidados e as precauções devem ser tomados para evitar a mais remota condição de injúria, morte ou incapacidade.

8. O experimento deve ser feito somente por pessoas cientificamente qualificadas.

9. Durante o experimento, o ser humano deve ser mantido em condições de poder suspendê-lo.

10. O cientista deve suspender o experimento a qualquer tempo que o julgar capaz de incapacitar o paciente, lesá-lo ou matá-lo.

## DECLARAÇÃO DE OSLO

### SOBRE ABORTO TERAPÊUTICO

**(Adotada pela 24ª Assembleia Geral da Associação Médica Mundial em Oslo, Noruega, em 1970, e emenda)**

1. O primeiro princípio moral imposto ao médico é respeitar a vida humana, como está expresso na cláusula da Declaração de Genebra: "Manterei o mais alto respeito pela vida humana, desde a sua concepção."

2. Circunstâncias que importam conflitos entre os interesses vitais da mãe e os do feto criam dilema e levantam questões se a gravidez deve, ou não, ser interrompida.

3. A diversidade de respostas nessas situações acarreta diversidade de atitudes ante a vida do feto, o que é assunto de convicções pessoais e de consciência, que devem ser respeitadas.

4. Não é papel do médico determinar atitudes e regras para qualquer comunidade ou caso particular sobre esta matéria, mas é nosso dever ter em mente a proteção dos nossos pacientes e salvaguardar os direitos do médico na sociedade.

5. Entretanto, onde a lei permite a realização do aborto terapêutico; onde a legislação é contemplativa, e isso não se constitui em política contrária à Associação Médica Nacional; e onde, finalmente, a legislação aceita a indicação médica, estão aprovados os seguintes princípios:

a) o aborto deve ser praticado só como medida terapêutica;

b) a decisão de interromper a gravidez deverá ser aprovada por escrito, no mínimo por dois médicos, escolhidos por sua competência profissional;

c) o procedimento deverá ser feito por médico devidamente habilitado e com permissão das autoridades competentes.

6. Se o médico julgar que suas convicções não lhe permitem aconselhar ou fazer o aborto, poderá ele recursar-se, desde que tenha certeza da continuidade de seu trabalho por um colega qualificado.

7. Essas afirmações, enquanto não forem adotadas pela Assembleia Geral da Associação Médica Mundial, não podem ser consideradas como obrigatórias por nenhum membro de qualquer associação, nem que tenham sido adotadas pela entidade da qual fazem parte.

# DECLARAÇÃO DE OTTAWA (I)

## SOBRE OS DIREITOS DE CUIDADOS DA SAÚDE DA CRIANÇA

**(Adotada pela 50ª Assembleia Geral da Associação Médica Mundial em Ottawa, Canadá, em outubro de 1998)**

### PREÂMBULO

1. O cuidado à saúde de uma criança, se em casa ou em hospital, inclui aspectos médicos, emocionais, sociais e financeiros que interagem no processo curativo e exigem atenção especial aos direitos da criança como paciente.

2. O artigo 24 dos Direitos da Criança na Convenção das Nações Unidas em 1989 reconhece o direito de a criança atingir o mais alto padrão de saúde nas instituições de tratamento de enfermidade e reabilitação de saúde, e os Estados e Nações deverão esforçar-se para assegurar que nenhuma criança seja privada dessa assistência ou do direito do acesso a tais serviços de cuidados de saúde.

3. No contexto desta Declaração, uma criança significa um ser humano entre o seu nascimento e o fim do seu décimo sétimo ano, a menos que essa definição esteja subordinada à lei aplicável às crianças de atividades rurais, reconhecendo-as legalmente como adultos em uma outra idade.

### PRINCÍPIOS GERAIS

4. Toda criança tem o direito inerente à vida, como também o direito de acesso às instalações apropriadas para se realizarem a promoção de saúde, a prevenção e o tratamento de enfermidade e a reabilitação de saúde. Os médicos e outros provedores de cuidados de saúde têm a responsabilidade de reconhecer e promover esses direitos e exigir que material e recursos humanos sejam providos em seu favor. Em particular, todo esforço deverá ser feito para:

I) proteger ao máximo possível a sobrevivência e o desenvolvimento da criança e reconhecer que pais (ou representantes legalmente indicados) tenham a principal responsabilidade no desenvolvimento da criança e que ambos os pais tenham responsabilidades comuns nesse particular;

II) assegurar que os melhores interesses da criança sejam a consideração principal em cuidados de saúde;

III) resistir a qualquer discriminação na provisão de ajuda médica e nos cuidados de saúde quanto a idade, sexo, doença ou inaptidão, credo, origem étnica, nacionalidade, filiação política, orientação sexual ou posição social da criança ou dos seus pais e de seus representantes legais;

IV) propiciar cuidados de saúde pré-natal e pós-natal satisfatórios à mãe e à criança;

V) afiançar para toda criança a provisão de ajuda médica adequada e cuidados de saúde, com ênfase em assistência médica primária, assistência psiquiátrica pertinente às crianças que necessitem, administração de cuidados pertinentes às necessidades especiais das crianças inválidas;

VI) proteger toda criança de procedimentos de diagnóstico, tratamento e pesquisa desnecessários;

VII) combater a doença e a desnutrição;

VIII) desenvolver cuidados de saúde preventivos;

IX) erradicar as diversas formas de maus-tratos à criança; e

X) erradicar práticas prejudiciais à saúde da criança.

## PRINCÍPIOS ESPECÍFICOS

### *Qualidade de Cuidados*

5. Devem ser asseguradas a continuidade e a qualidade de assistência pela equipe que provê cuidados de saúde a uma criança.

6. Os médicos e outros provedores de cuidados de saúde de crianças devem ter o treinamento especial e habilidades necessárias para permitir respostas adequadas às necessidades médicas, físicas, emocionais das crianças e de suas famílias.

7. Em circunstâncias em que for feita seleção entre pacientes crianças para um tratamento particular, devem ser garantidos procedimentos de seleção justos para aquele tratamento, feitos sob critério médico e sem discriminação.

### *Liberdade de Escolha*

8. Os pais ou seus responsáveis legalmente constituídos para representar os interesses da criança devem ser capazes de escolher livremente o médico da criança e poder trocá-lo; aceitar que o médico de sua escolha é livre para fazer juízos clínicos e éticos sem qualquer interferência externa; e pedir uma segunda opinião de outro médico em qualquer fase do tratamento.

### *Consentimento e Autodeterminação*

9. Um paciente criança por meio de seus pais ou de seus representantes legalmente instituídos tem o direito de ser informado sobre todas as decisões que envolvam os seus cuidados de saúde. Em tal decisão devem ser levados em conta os desejos da criança e deve ser dado valor à capacidade crescente de sua compreensão. A criança madura, a juízo do médico, é capacitada para tomar suas próprias decisões sobre seus cuidados de saúde.

10. Excluída a emergência (veja item 12), o consentimento informado é necessário antes de começar qualquer processo diagnóstico ou terapêutico em uma criança, especialmente quando esse procedimento é invasivo. Na maioria dos casos, o consentimento será obtido dos pais ou dos representantes legalmente indicados, embora qualquer desejo expresso pela criança deva ser levado em conta pelos seus representantes. Entretanto, se a criança tem maturidade e entendimento suficientes, o consentimento informado será obtido da própria criança.

11. Em geral, os pais do paciente criança ou seus representantes legalmente constituídos estão autorizados a suspender o consentimento para qualquer procedimento ou terapia. Presume-se que os pais ou seus representantes instituídos legalmente agirão em favor dos melhores interesses da criança, mas ocasionalmente isso pode não acontecer. Quando o pai ou o representante legalmente constituído nega o consentimento para um tratamento ou procedimento, sem o qual a saúde da criança seria prejudicada ou posta em perigo irreversível e para o qual não há nenhuma alternativa dentro do espectro de cuidado médico geralmente aceito, o médico deve obter a autorização judicial ou outro procedimento para executar tal conduta ou tratamento.

12. Se a criança está inconsciente ou, caso contrário, incapaz de dar consentimento, e o pai ou o representante legalmente constituído não está disponível, mas se necessita urgentemente de uma intervenção médica, então o consentimento específico para essa intervenção pode ser presumido, a menos que seja óbvio e fora de qualquer dúvida com base em firme e prévia expressão ou convicção de que o consentimento para aquela intervenção seria recusado na situação em particular (sujeito à condição detalhada no item 7).

13. Estão capacitados os pais e seus representantes legais para recusar participação em pesquisa ou ensaio de medicamentos. Tal recusa nunca deverá interferir na relação entre médico e paciente, nem alterar o direito aos cuidados e aos outros benefícios dos quais a criança é detentora.

### *Direito de Acesso à Informação*

14. Os pais e os representantes legalmente constituídos de pacientes crianças (excluam-se as circunstâncias esboçadas no item 18) devem ser informados completamente sobre seu estado de saúde, contanto que isso não seja contrário aos interesses da criança. No entanto, não deve ser dada informação confidencial do registro médico da criança a pessoas estranhas a ela.

15. Qualquer informação deve ser dada de forma apropriada, levando-se em conta a cultura e o nível de compreensão do representante. Isso é particularmente importante no caso de a informação ser dada à criança, que tem o direito de acesso a informações gerais de saúde.

16. Excepcionalmente, pode ser negada informação à criança ou a seus pais e representantes legalmente intitulados, quando há boa razão para se acreditar que essa informação criaria um perigo sério para a vida ou saúde da criança ou para a saúde física ou mental das pessoas que representam a criança.

### *Confidência*

17. Em geral, a obrigação de médicos e de outros trabalhadores de cuidados de saúde é de manter a confidência sobre informação pessoal e médica identificável de pacientes (inclusive informação sobre estado de saúde, condição médica, diagnóstico, prognóstico e tratamento), aplicando-se muito mais no caso de paciente criança do que em adulto.

18. O paciente criança pode estar amadurecido o bastante para ir desacompanhado dos seus pais ou dos seus representantes legalmente intitulados a uma consulta, e pode pedir serviços confidenciais. Tal pedido deve ser respeitado e a informação obtida durante a consulta ou sessão de aconselhamento não deve ser revelada aos pais ou representantes legais. Por outro lado, quando o médico assistente tiver motivos fortes para concluir que, apesar de desacompanhada, a criança não é competente para tomar uma decisão consciente sobre o tratamento, ou que sem a orientação ou o envolvimento dos pais a saúde da criança seria posta em perigo irreversível, então nessas circunstâncias excepcionais o médico pode revelar aos pais ou aos responsáveis legais o que se passou durante a consulta desacompanhada. Porém, o médico deve discutir primeiro com a criança, argumentando por que deve ser feito assim e tentar persuadi-la a concordar com essa ação.

### *Admissão no Hospital*

19. Uma criança só deve ser admitida no hospital se a assistência prevista não pode ser provida em casa ou em ambulatório.

20. Uma criança admitida no hospital deve ser acomodada em um ambiente próprio, não devendo ser admitida em acomodação de adulto, excluindo circunstâncias especiais ditadas por sua condição médica, como, por exemplo, quando a criança é admitida para o término da gravidez.

21. Todo esforço deve ser feito para permitir que uma criança seja admitida no hospital acompanhada pelos pais ou por quem os substitui, com acomodação apropriada no hospital ou próximo a ele, sem nenhum custo ou mínimo, e com a oportunidade para os pais se ausentarem do trabalho.

22. Toda criança em hospital deve ter permissão para receber as visitas externas, sem restrição sobre a idade das visitas, excluindo as circunstâncias em que o médico assistente encontre razões fortes para acreditar que o visitante não estaria atendendo aos melhores interesses da criança.

23. Quando uma criança de idade pertinente for admitida no hospital não deve ser negada

a sua mãe a oportunidade para amamentá-la, a menos que haja uma contraindicação médica positiva para tal.

24. Uma criança no hospital deve ter à sua disposição toda oportunidade e facilidade apropriadas para diversão, recreação e continuação da educação. Facilitar a presença de professores especializados para encorajar a criança a continuar seu aprendizado.

### *Maus-tratos a Crianças*

25. Todas as medidas apropriadas devem ser consideradas no sentido de proteger as crianças de todas as formas de negligência ou tratamento negligente, violência física e mental, coerção, maus-tratos, dano ou abuso, inclusive abuso sexual. Nesse contexto de intenções, devem ser lembradas as providências da Declaração da Associação Médica Mundial sobre Maus-tratos e Negligência à Criança.

### *Educação em Saúde*

26. Pais e crianças devem ter acesso aos programas destinados ao desenvolvimento de crianças e o pleno apoio para a aplicação, conhecimento básico de saúde de criança e nutrição, inclusive as vantagens do aleitamento materno e da higiene, serviço de saúde pública ambiental, prevenção de acidentes e educação sexual.

### *Dignidade do Paciente*

27. Um paciente criança deve ser tratado a toda hora com cuidado, privacidade e respeito à sua dignidade.

28. Todo esforço deve ser feito para prevenir ou, se isso não for possível, minimizar a dor e o sofrimento e mitigar a tensão física ou emocional do paciente criança.

29. A toda criança paciente terminal deve ser proporcionado o cuidado paliativo apropriado e toda a ajuda necessária para que o morrer seja tão confortável e digno quanto possível.

### *Assistência Religiosa*

30. Todo esforço deve ser feito para assegurar que um paciente criança tenha acesso ao conforto espiritual e moral, inclusive acesso para um ministro da religião de sua própria escolha.

# DECLARAÇÃO DE OTTAWA (II)

## SOBRE ASSISTÊNCIA PARA REFUGIADOS, EMIGRANTES E PESSOAS DESLOCADAS DE SEUS PAÍSES

**(Aprovada pela Assembleia Geral da Associação Médica Mundial, Ottawa, Canadá, em outubro de 1998, reafirmada pela Assembleia Geral da AMM, Seul, Coreia, em outubro de 2008, e revista na Assembleia Geral da AMM em Vancouver, Canadá, em outubro de 2010)**

## INTRODUÇÃO

Os conflitos internacionais e civis, assim como a pobreza e a fome, também têm aumentado o número de refugiados, incluindo os requerentes de asilo, aqueles com direito de asilo como imigrantes ilegais e pessoas deslocadas de seus respectivos países em todas as regiões do mundo. Estas são as pessoas mais vulneráveis da sociedade. Os códigos internacionais de direitos humanos e de ética médica, incluindo a Declaração de Lisboa da AMM sobre os Direitos do Paciente, preveem que toda pessoa tem direito, sem discriminação, a assistência médica adequada. No entanto, as alterações da legislação de cada país não são compatíveis com esse importante princípio.

## DECLARAÇÃO

Os médicos têm o dever de prestar atendimento médico adequado, independentemente do estado civil ou da posição política do paciente, e os governos não devem negar ao paciente o direito de receber tais atenções, nem devem interferir no direito do médico para cumprir a sua obrigação de implementar um tratamento apenas com base na necessidade clínica. Os médicos não podem ser obrigados a participar de qualquer ação judicial ou punição contra os refugiados, incluindo os requerentes de asilo e os imigrantes sem documentos, ou aplicar um tratamento ou uma ação que não se justifique, como o uso de sedativos para facilitar a remoção do país ou o seu deslocamento. Deve-se permitir que os médicos tenham tempo e recursos suficientes para avaliar a condição física e psicológica do refugiado que procura asilo. As Associações Médicas Nacionais devem apoiar e promover o direito de todos receberem cuidados médicos apenas em função das necessidades clínicas e denunciar práticas contrárias a este direito fundamental.

# DECLARAÇÃO DE PILANESBERG (I)

## SOBRE TECNOLOGIAS DE REPRODUÇÃO ASSISTIDA

**(Adotada pela Assembleia Geral da Associação Médica Mundial, Pilanesberg, África do Sul, em outubro de 2006)**

## INTRODUÇÃO

1. A tecnologia de reprodução assistida abrange uma ampla variedade de técnicas desenhadas principalmente para ajudar aos casais que não podem conceber sem assistência médica. Desde o nascimento do primeiro bebê-proveta em 1978, mais de um milhão e meio de crianças nasceram no mundo com o tratamento de fecundação *in vitro*.

2. O termo tecnologia de reprodução assistida inclui técnicas como a fecundação *in vitro* (FIV) e a injeção intracitoplásmica de esperma (ICSI). O termo inclui todos os tratamentos com manipulação médica ou cientista de gametas e embriões humanos para produzir uma gravidez. (Mesmo que algumas legislações considerem a inseminação artificial, a utilização de sêmen de doador ou sêmen do parceiro da paciente, diferente, muitos dos problemas sobre o regulamento relacionados com a obtenção, armazenamento, uso e eliminação de gametas e embriões estão inter-relacionados estreitamente.) [Nesta Declaração se excluem os tratamentos como a inseminação artificial.]

3. As tecnologias de reprodução assistida colocam profundos problemas morais. As opiniões e crenças sobre o *status* moral do embrião, que é essencial para a grande parte do debate neste âmbito, variam dentro dos países e entre eles. A concepção assistida também está regulada de maneira diferente em vários países. Mesmo que se possa alcançar um consenso sobre alguns temas, existem diferenças fundamentais de opinião que não podem solucionar-se. Esta declaração identifica áreas de acordo e também destaca as matérias nas quais não é possível alcançar um acordo. Os médicos que enfrentam estas situações devem cumprir com as leis e regulamentos aplicáveis e também com as exigências éticas e normas profissionais estabelecidas pela associação médica nacional e outras organizações apropriadas na comunidade.

4. Os médicos que participam das tecnologias de reprodução assistida sempre devem considerar suas responsabilidades éticas para toda criança que possa nascer como resultado do tratamento. Se existe evidência de que a criança será exposta a graves perigos, não se deve realizar o tratamento.

5. Da mesma forma que com todos os outros procedimentos médicos, os médicos têm a obrigação ética de limitar sua prática às áreas nas quais tenham os conhecimentos e experiência pertinentes e de respeitar os direitos do paciente. Estes direitos incluem a integridade física pessoal e a ausência de coerção. Na prática, isso significa que é necessário um consentimento válido ou real da mesma forma que em todos os procedimentos médicos. A validade deste consentimento depende da suficiência da informação oferecida ao paciente e de sua liberdade para tomar uma

decisão, incluída a ausência de coerção ou de outras pressões para decidir em uma maneira particular.

6. A concepção assistida é diferente do tratamento de uma doença, já que a impossibilidade de serem pais sem intervenção médica nem sempre é considerada uma doença. Mesmo que possam ter profundas consequências psicossociais e médicas, não é em si limitante da vida. No entanto, é uma importante causa de uma doença psicológica principal, e seu tratamento é evidentemente médico.

7. A obtenção de consentimento informado dos que pensam seguir um tratamento deve incluir a consideração de alternativas, inclusive a aceitação de não ter filhos, os riscos associados às diversas técnicas e a possibilidade de fracasso. Em muitas legislações, o processo de obtenção do consentimento deve fazer-se depois de um processo de entrega de informação e do oferecimento de orientação, e também pode incluir uma avaliação prévia do paciente quanto ao bem-estar da futura criança.

8. Os pacientes que buscam tecnologias de reprodução assistida têm direito ao mesmo nível de confidencialidade e privacidade que com qualquer outro tratamento médico.

9. A concepção assistida sempre envolve a manipulação de gametas e embriões humanos. As pessoas consideram isso com diferentes níveis de preocupação, mas, pelo geral, concorda-se que essas preocupações especiais devem ser enfrentadas com medidas de segurança específicas para proteger-se do abuso. Em algumas legislações, isso levou a que todos os centros que manejem esses materiais devam pedir uma forma e demonstrar o cumprimento de normas muito estritas.

## ÊXITO DAS TÉCNICAS

10. O sucesso das diversas técnicas pode variar muito de um centro a outro. Os médicos têm a obrigação de apresentar estimativas de sucesso realistas aos pacientes potenciais. Se estas são muito diferentes da norma atual, devem revelar este fato aos pacientes. Os médicos também têm a obrigação de considerar as razões disso, já que podem estar relacionadas com uma má prática e, se é assim, devem corrigir as deficiências.

## GRAVIDEZES MÚLTIPLAS

11. A transferência de mais de um embrião pode aumentar a probabilidade de implantação de pelo menos um embrião. Isso é compensado pelo maior risco, em especial de parto prematuro, nas gravidezes múltiplas. O risco de uma gravidez de gêmeos, mesmo sendo mais alto que nas gravidezes simples, é considerado aceitável pela maioria. Os médicos devem seguir o conselho profissional sobre o máximo de embriões a transferir por tratamento. Produz-se uma gravidez múltipla, e pode-se considerar uma redução embrionária seletiva com base médica com o fim de aumentar as possibilidades de que a gravidez siga seu curso normal, quando seja compatível com a legislação nacional e o código de ética.

## DOAÇÃO

12. Alguns pacientes não podem produzir gametas utilizáveis. Necessitam de óvulos ou esperma de doadores. A doação deve ser orientada e controlada cuidadosamente para evitar abusos como a coerção dos doadores potenciais. Não se deve pagar aos doadores com dinheiro ou em espécie (por exemplo, tratamentos grátis ou a menor custo) para instar à doação, mas aos doadores se lhes podem reembolsar as despesas razoáveis.

13. Quando uma criança nasce produto de uma doação, deve instar-se às famílias falar com ela sobre isso, sem considerar se a legislação nacional permite ou não que a criança tenha informação sobre o doador. É difícil guardar segredos nas famílias, e pode ser daninho para as crianças se a informação sobre a concepção do doador é revelada acidentalmente e sem uma ajuda apropriada.

## DIAGNÓSTICO GENÉTICO DE PRÉ-IMPLANTAÇÃO (PGD)

14. O diagnóstico genético de pré-implantação (PGD) pode realizar-se nos embriões de poucos dias para buscar a presença de anomalias genéticas ou cromossômicas, especialmente as relacionadas com doenças graves e mortes prematuras e por outras razões, incluída a identificação dos embriões que têm altas possibilidades de implantação exitosa nas mulheres com múltiplos abortos espontâneos. Os embriões com anomalias são descartados, só os embriões com complementos genéticos e cromossômicos aparentemente normais são implantados.

15. Nem esta técnica eficaz nem os meios mais simples devem utilizar-se por razões triviais, como a seleção do sexo. A AMM considera que os médicos só devem participar da seleção do sexo para evitar uma condição grave relacionada com o cromossomo do sexo, como a distrofia muscular de Duchenne.

16. O PGD também pode ser combinado com a compatibilidade dos antígenos leucocitários humanos (HLA) para selecionar embriões com base em que as células-tronco do cordão umbilical da criança fecundada poderiam ser utilizadas para tratar um irmão com uma doença grave. Há diferentes opiniões sobre a aceitabilidade desta prática; por isso, os médicos devem seguir a legislação nacional e as normas éticas e profissionais locais.

## USO DE GAMETAS E EMBRIÕES EXTRAS E ELIMINAÇÃO DE GAMETAS E EMBRIÕES NÃO UTILIZADOS

17. Na maioria dos casos, a concepção assistida dá como resultado a produção de gametas e embriões que não serão utilizados para tratar os que os proporcionaram. Os chamados gametas e embriões extras podem ser armazenados e congelados para um uso posterior ou doados a outros pacientes ou eliminados. Uma alternativa à eliminação, nos países que permitem a investigação em embriões, é a doação a centros de pesquisa. A opção escolhida deve ser explicada de maneira clara e precisa às pessoas antes de realizar a doação ou a extração.

## MATERNIDADE SUBSTITUTA

18. No caso de uma mulher adulta que não possa levar uma criança a termo, o recurso ao método de maternidade substituta é possível enquanto este método não esteja proibido pelas leis vigentes ou as normas éticas da Associação Médica Nacional, ou de outros organismos pertinentes. Deve-se ter cuidado de proteger os interesses das partes que participam deste método de maternidade substituta.

## INVESTIGAÇÃO

19. Os médicos devem promover a importância da investigação com a utilização dos tecidos obtidos durante os procedimentos de fertilização assistida. Por causa do *status* especial do material que se utiliza, a investigação sobre gametas humanos e especialmente sobre embriões humanos está muito regulamentada em muitas legislações. Os médicos têm o dever ético de cumprir com dita regulamentação e contribuir ao debate público e à compreensão deste tema.

20. Devido à natureza especial dos embriões humanos, a investigação deve ser controlada cuidadosamente e limitar-se aos âmbitos nos quais o uso de materiais alternativos não seja uma opção adequada.

21. As opiniões e a legislação diferem em se os embriões podem ser criados especificamente para a investigação ou durante esta. Os médicos devem respeitar a legislação nacional e a orientação ética local.

## SUBSTITUIÇÃO DO NÚCLEO CELULAR

22. A AMM se opõe ao uso da substituição do núcleo celular com o objetivo de clonar seres humanos.

23. A substituição do núcleo celular também pode ser utilizada para criar células-tronco embrionárias para investigação e finalmente, se espera, para terapia em muitas doenças graves. Existem diversas opiniões sobre a aceitação da referida investigação; os médicos que desejem participar desta investigação devem assegurar-se de que respeitarão a legislação nacional e a orientação ética local.

## RECOMENDAÇÕES

24. A tecnologia de reprodução assistida é um setor médico dinâmico que se desenvolve com rapidez. Os avanços devem ser submetidos a um cuidadoso estudo ético, da mesma forma que o seguimento científico.

25. Os gametas e embriões humanos recebem um *status* especial. Sua utilização, incluída na investigação, doação a outros e eliminação devem ser explicadas cuidadosamente aos doadores potenciais e submetidas à regulamentação nacional.

26. A investigação sobre embriões só deve ser realizada se o permitem a legislação nacional e as normas éticas.

27. Os médicos devem seguir a orientação profissional sobre o máximo de embriões a transferir em cada tratamento.

28. Não se deve pagar aos doadores com dinheiro ou em espécie (por exemplo, tratamentos grátis ou a menor custo) para instar à doação, mas aos doadores se lhes podem reembolsar as despesas razoáveis.

29. As famílias que utilizam embriões ou gametas devem ser instadas e ajudadas a falar abertamente com a criança sobre o tema.

30. A seleção do sexo só deve realizar-se para evitar graves patologias médicas, incluídas as mortais.

31. Os médicos desempenham um papel importante na informação no debate público sobre as possibilidades da concepção assistida e os limites que se aplicam a esta prática.

32. Os médicos devem cumprir com a legislação nacional de acordo com as suas respectivas associações.

# DECLARAÇÃO DE PILANESBERG (II)

## SOBRE ASSISTÊNCIA MÉDICA EM VIAGENS AÉREAS

**(Adotada pela Assembleia Geral da Associação Médica Mundial, Pilanesberg, África do Sul, em outubro de 2006)**

1. A viagem em avião é o modo de transporte preferido por todos no mundo inteiro para as distâncias compridas. A crescente conveniência e as tarifas acessíveis aumentaram a quantidade de passageiros, incluídos passageiros mais velhos e outras pessoas com maior risco de emergências de saúde. Além disso, os voos longos aumentam o risco de emergências médicas durante a viagem.

2. O ambiente nos aviões de passageiros normais não facilita a prestação de atenção médica de qualidade, especialmente em casos de emergências médicas. O ruído e movimento do avião, o espaço reduzido, a presença de outros passageiros que podem estar estressados ou ter medo pela situação, a insuficiência ou falta total de diagnóstico e materiais terapêuticos, e outros fatores acham condições muito difíceis para o diagnóstico e tratamento. É possível que estas circunstâncias constituam um desafio inclusive para o medicinal médico mais experimentado.

3. A maioria das companhias aéreas exige que o pessoal de voo tenha uma formação em primeiros auxílios. Além disso, muitas proporcionam certo grau de capacitação por sobre este nível mínimo e também podem levar certos medicamentos e equipe de emergência a bordo. Alguns aviões inclusive têm equipes para ler a distância um eletrocardiograma e serviços médicos de assistência.

4. Inclusive o pessoal de voo bem treinado tem conhecimentos e experiência limitados e não pode emprestar a mesma assistência que um médico ou outro profissional da saúde qualificado. Na atualidade, existem cursos de educação médica

contínua para capacitar os médicos especificamente para as emergências durante os voos.

5. Os médicos a miúdo têm certos temores para emprestar assistência devido a uma incerteza na responsabilidade legal, especialmente em voos internacionais ou voos dentro dos Estados Unidos. Mesmo que muitas companhias aéreas proporcionem certo tipo de seguro para os médicos e civis que emprestem assistência voluntária durante os voos, nem sempre é o caso e inclusive, quando existem, as cláusulas do seguro nem sempre podem ser explicadas e compreendidas de maneira adequada em uma crise médica repentina. As consequências financeiras e profissionais das querelas contra os médicos que emprestam assistência podem ser de muito alto custo.

6. Devem-se tomar medidas importantes para proteger a vida e a saúde dos passageiros em um avião; no entanto, a situação dista muito de ser ideal e é necessário melhorá-la. Muitos dos principais problemas podem simplificar-se através de medidas simples de parte das companhias aéreas e legisladores nacionais, em cooperação entre eles e com a Associação de Transporte Aéreo Internacional (IATA) para alcançar políticas e programas internacionais coordenados e baseados em um consenso.

7. As associações médicas nacionais têm um papel de liderança importante na promoção de medidas destinadas a melhorar a disponibilidade e eficácia da atenção médica nos voos.

8. Portanto, na Associação Médica Mundial há um chamado a seus membros para que instem às companhias aéreas nacionais com voos de passageiros de média e longa duração que tomem as seguintes medidas:

a. Equipar seus aviões com um conjunto de materiais médicos de emergência e medicamentos suficientes e padronizados que estejam empacotados de maneira padronizada e fácil de identificar, que tenham instruções e informação em inglês e nos principais idiomas do país de partida e chegada e que incluam desfibriladores automáticos externos, considerados como equipamento essencial fora de um ambiente profissional.

b. Proporcionar assistência médica que possa ser contatada por rádio ou telefone para ajudar ao pessoal a bordo ou a um profissional da saúde voluntário, se houver um no avião e estiver disposto a ajudar.

c. Elaborar planos de emergência médica para guiar o pessoal que deva responder às necessidades médicas dos passageiros.

d. Proporcionar instrução médica e logística suficiente ao pessoal a bordo, além dos primeiros auxílios, a fim de que possam responder melhor às necessidades dos passageiros e ajudar aos profissionais médicos que se ofereçam como voluntários durante as emergências.

e. Proporcionar seguros para os profissionais médicos e ajudar ao pessoal não médico a proteger-se dos danos e das responsabilidades (materiais ou imateriais) como resultado do diagnóstico e tratamento a bordo.

9. A Associação Médica Mundial chama seus membros a que instem a suas autoridades de aviação nacional proporcionar relatórios anuais resumidos sobre os incidentes médicos a bordo, baseados em relatórios padronizados obrigatórios de incidentes para cada caso médico que necessite de aplicação de primeiros auxílios ou de outro tipo de assistência médica ou que obrigue a uma mudança de voo.

10. A Associação Médica Mundial conclama seus membros a que estimulem seus legisladores a aprovar leis que proporcionem imunidade ante ações legais aos médicos que prestam assistência de emergência em voos aéreos.

11. Se não existe imunidade legal, a aerolínea deve aceitar todas as consequências legais e financeiras da prestação de assistência por parte de um médico.

12. A Associação Médica Mundial faz um chamado a seus membros para que:

a. informem os médicos sobre os problemas de emergências médicas durante os voos.

b. informem os médicos sobre as oportunidades de formação ou proporcionem ou promovam a criação de programas de formação onde não existam.

c. conclamem os médicos a debater os problemas eventuais com os pacientes de alto risco que possam pedir uma assistência médica a bordo, antes do voo.

13. A Associação Médica Mundial faz um alerta à IATA para que estabeleça normas precisas nas seguintes áreas e se é necessário trabalhar com os governos para implementarem estas normas como obrigações legais:

a. Equipamento médico e medicamentos a bordo de voos de média e longa duração.

b. Normas de informação de material, incluídas com as descrições e instruções nos idiomas correspondentes.

14. Procedimentos de organização em emergências médicas e programas de formação para o pessoal médico.

# DECLARAÇÃO DE PILANESBERG (III)

## SOBRE A FUNÇÃO DO MÉDICO NA OBESIDADE

**(Adotada pela Assembleia Geral da Associação Médica Mundial, Pilanesberg, África do Sul, em outubro de 2006)**

### INTRODUÇÃO

1. A obesidade é um dos problemas mais importantes em saúde que o mundo tem no século XXI, que afeta todos os países e grupos socioeconômicos e representa um uso importante dos recursos de saúde.

2. A obesidade tem causas complexas que estão relacionadas com as mudanças econômicas e sociais produzidas na sociedade, incluído o ambiente favorável à obesidade no qual vive a maioria da população.

3. Portanto, a AMM insta a que os médicos utilizem seu papel de líderes para defender que as autoridades nacionais de saúde reconheçam que a diminuição da obesidade deve ser uma prioridade com políticas apropriadas à cultura com a participação de médicos e outros setores de saúde.

### A Associação Médica Mundial recomenda que os médicos:

4. Liderem uma mudança na sociedade que ponha a devida ênfase em contextos que promovam a alimentação sã e a atividade física regular para todos.

5. Expressem preocupação, em forma individual e através de suas associações médicas, já que o excesso de televisão e de jogos de vídeo são impedimentos para a atividade física de crianças e adolescentes em muitos países.

6. Instem às pessoas optar pelo sadio.

7. Reconheçam a função de tomada de decisões pessoais e a influência adversa exercida pelo ambiente atual.

8. Reconheçam que a colheita e avaliação de informação podem contribuir ao uso baseado em evidência e devem ser parte de exames e avaliação médica de rotina durante toda a vida.

9. Promovam o desenvolvimento de aptidões que instem a estilos de vida sãos em todas as pessoas e contribuam para um melhor conhecimento de dietas saudáveis, exercício e os perigos do consumo de tabaco e álcool excessivo.

10. Contribuam ao desenvolvimento de melhores instrumentos de avaliação e bases de dados que permitam intervenções mais bem dirigidas e avaliadas.

11. Assegurem-se de que a obesidade, suas causas e uso são parte de programas de desenvolvimento profissional contínuo para o pessoal de saúde, incluindo os médicos.

12. Utilizem terapias com medicamentos e cirurgia bariátrica consistentes com as normas baseadas em evidência e uma avaliação dos riscos e benefícios associados a ditas terapias.

# DECLARAÇÃO DE PILANESBERG (IV)

## SOBRE O HIV/AIDS E A PROFISSÃO MÉDICA

**(Adotada pela Assembleia Geral da Associação Médica Mundial, Pilanesberg, África do Sul, em outubro de 2006)**

### INTRODUÇÃO

1. O HIV/AIDS é uma pandemia mundial que criou desafios sem precedentes para os mé-

dicos e as infraestruturas de saúde. Além de representar uma assombrosa crise de saúde pública, o HIV/AIDS também é fundamentalmente um problema de direitos humanos. Muitos fatores contribuem à propagação da doença, como a pobreza, a falta de moradia, o analfabetismo, a prostituição, o tráfico de seres humanos, o estigma e a discriminação e a desigualdade baseada no sexo. Os esforços para vencer esta doença se veem limitados pela falta de recursos humanos e financeiros disponíveis nos sistemas de saúde. Estes fatores sociais, econômicos, legais e de direitos humanos não só afetam a dimensão de saúde pública do HIV/AIDS, mas também os médicos/pessoal de saúde e pacientes individualmente, suas decisões e relações.

## DISCRIMINAÇÃO

2. A discriminação contra os pacientes de HIV/AIDS de parte dos médicos deve ser eliminada completamente da prática da medicina.

a. Todas as pessoas com HIV/AIDS têm direito a uma prevenção, apoio, tratamento e atenção médica adequados com compaixão e respeito pela sua dignidade humana.

b. O médico não pode eticamente rejeitar o tratamento de um paciente cuja condição esteja dentro do marco de sua concorrência, pelo só feito de que o paciente é soropositivo.

c. As associações médicas nacionais devem colaborar com os governos, grupos de pacientes e organizações nacionais e internacionais pertinentes para assegurar-se de que as políticas nacionais de saúde proíbam de maneira clara e explícita a discriminação contra as pessoas com HIV/AIDS.

## ATENÇÃO MÉDICA APROPRIADA/ COMPETENTE

3. Os pacientes com HIV/AIDS devem receber atenção médica competente e apropriada em todos os períodos da doença.

4. Se um médico não pode proporcionar a atenção e os serviços de que necessitam os pacientes com HIV/AIDS, estes devem ser encaminhados aos médicos ou estabelecimentos que tenham as equipes para emprestar ditos serviços. Até que se realize a transferência, o médico deve atender aos pacientes na melhor maneira possível.

5. Os médicos e outros organismos apropriados devem assegurar aos pacientes uma informação precisa sobre os meios de transmissão do HIV/AIDS e as estratégias para proteger-se da infecção. Devem-se tomar medidas inovadoras para assegurar que todos os membros da população e os grupos a risco em particular sejam informados para este efeito.

6. Com relação aos pacientes que resultaram soropositivos, os médicos devem poder aconselhá-los eficazmente sobre:

a. a atitude responsável que devem adotar para evitar a propagação da doença;

b. as medidas que devem adotar para proteger sua própria saúde; e

c. a necessidade de avisar a seus parceiros sexuais e sobre o compartilhamento de seringas, passadas e presentes, e também outros contatos pertinentes (como o pessoal médico e dental) sobre sua possível infecção.

7. Os médicos devem reconhecer que muita gente ainda pensa que o HIV/AIDS é uma condenação a morte automática, por isso não deseja fazer-se um exame. Os médicos devem assegurar aos pacientes informações precisas sobre as opções de tratamento disponíveis. Os pacientes devem entender o potencial do tratamento antirretroviral (TARV) para melhorar não só sua condição médica, mas também a qualidade de suas vidas. Um TARV eficaz pode estender muito o período no qual os pacientes podem levar uma vida produtiva sã, funcionando socialmente e no seu lugar de trabalho e mantendo sua independência. O HIV/AIDS se considera cada vez mais como uma condição crônica manejável.

8. Mesmo que os médicos defendam com ênfase o TARV como a melhor solução para os pacientes com HIV/AIDS, eles também devem

assegurar-se de que seus pacientes estejam total e precisamente informados sobre todos os aspectos do TARV, incluídos a toxicidade potencial e os efeitos secundários. Os médicos também devem aconselhar seus pacientes com honestidade sobre a possibilidade de fracasso do TARV como primeira instância e das outras opções em dito caso. Deve-se enfatizar a importância de seguir o tratamento e assim diminuir o risco de fracasso.

9. Os médicos devem ser conscientes de que a má informação sobre os aspectos negativos do TARV criou resistência ao tratamento de parte dos pacientes em algumas áreas. Quando se divulgue uma má informação sobre o TARV, os médicos e as associações médicas devem ter como prioridade imediata o requerer publicamente a fonte da má informação e trabalhar com a comunidade afetada de HIV/AIDS para resistir aos efeitos negativos desta má informação.

10. Os médicos devem incitar a participação de redes de apoio para ajudar a que os pacientes sigam o TARV. Com o consentimento do paciente, devem-se proporcionar conselho e informação aos familiares com o fim de ajudá-los a emprestar uma atenção de família. Os médicos devem reconhecer que as famílias e outras redes de apoio são elementos cruciais para seguir os tratamentos e em muitos lugares são o único meio de ampliar o sistema de atenção, de modo que os pacientes recebam a atenção de que necessitam.

11. Os médicos devem ser conscientes das atitudes discriminatórias para o HIV/AIDS que estão generalizadas na sociedade e na cultura. Já que os médicos são os primeiros e às vezes os únicos em conhecer a condição HIV dos pacientes, eles devem poder aconselhar os pacientes sobre seus direitos sociais e legais básicos e responsabilidades ou enviá-los a conselheiros especialistas nos direitos das pessoas com HIV/AIDS.

## EXAMES

12. Deve-se exigir o exame obrigatório do HIV para a doação de sangue e os componentes sanguíneos destinados à doação ou à elaboração de produtos sanguíneos, os órgãos e outros tecidos para transplantes e o sêmen ou óvulos colhidos para procedimentos de reprodução assistida.

13. O exame obrigatório do HIV realizado em uma pessoa contra sua vontade é uma violação da ética médica e dos direitos humanos. Podem-se fazer exceções a esta regra nos casos mais extremos e elas devem ser revisadas por um grupo de expertos em ética ou ser submetidas à revisão judicial.

14. Os médicos devem explicar com claridade o propósito de um exame de HIV, as razões que o recomendam e as consequências de um resultado positivo. Antes de realizar um exame, os médicos devem ter um plano de ação em caso de obter um resultado positivo. Deve-se obter o consentimento informado do paciente antes de levar a cabo o exame.

15. Mesmo que alguns grupos sejam catalogados "de alto risco", toda pessoa que teve uma relação sexual sem proteção deve considerar-se em risco. Os médicos devem ter a iniciativa de recomendar o exame aos pacientes, baseados no entendimento mútuo do nível de risco e no potencial de beneficiar-se com o exame. Deve-se oferecer habitualmente o exame a mulheres grávidas.

16. O exame voluntário anônimo do HIV deve estar disponível para toda pessoa que o solicite, junto com mecanismos de apoio para depois do exame.

## PROTEÇÃO CONTRA O HIV NO CONTEXTO DA ATENÇÃO MÉDICA

17. Os médicos e o pessoal de saúde têm direito a um ambiente de trabalho seguro. Especialmente nos países em desenvolvimento, o problema da exposição trabalhista ao HIV contribuiu aos altos índices de desgaste da força trabalhista de saúde. Em alguns casos, os empregados se infectam com o HIV e, em outros casos, o temor à infecção leva o pessoal de saúde a deixar seus trabalhos voluntariamente. Esta causa também produz que o pessoal de saúde se negue a tratar

pacientes com HIV/AIDS. Do mesmo modo, os pacientes têm direito a estar protegidos ao máximo do contágio de HIV do pessoal de saúde e em instituições de saúde.

a. Devem-se implementar procedimentos adequados de controle de infecções e precauções universais compatíveis com a maioria das normas nacionais e internacionais atuais, segundo corresponda, em todos os estabelecimentos de saúde. Isso inclui procedimentos para o uso de TARV preventivo para os profissionais de saúde que estiveram expostos ao HIV.

b. Se não há dispositivos de segurança apropriados para proteger os médicos ou os pacientes da infecção, os médicos e as Associações Médicas Nacionais devem tomar medidas para corrigir esta situação.

c. Os médicos que estejam infectados com o HIV não devem tomar parte em nenhuma atividade que ache um risco de transmissão da doença a outros. No contexto de uma possível exposição ao HIV, a atividade na qual o médico deseje participar será o fator de controle. Um grupo ou comitê de pessoal de saúde com conhecimentos específicos sobre doenças contagiosas deve determinar se uma atividade é aceitável ou não.

d. Ao prestar atenção médica, se existe risco de transmissão de uma doença infecciosa do médico ao paciente, a informação desse risco ao paciente não é suficiente; os pacientes têm direito a esperar que seus médicos não aumentem sua exposição ao risco de contrair uma doença infecciosa.

e. Se não existe risco, a revelação da condição médica do facultativo a seus pacientes não terá nenhum propósito prático.

## PROTEÇÃO DA PRIVACIDADE DO PACIENTE E OS PROBLEMAS RELACIONADOS COM A NOTIFICAÇÃO

18. O medo ao estigma e à discriminação é a força que movimenta a propagação do HIV/AIDS. As repercussões sociais e econômicas de ser identificado como infectado são devastadoras e incluem violência, rejeição da família e dos membros da comunidade, perda de moradia e de emprego, entre outras. A normalização da presença do HIV/AIDS na sociedade através da educação pública é a única maneira de diminuir as atitudes e práticas discriminatórias. Até que isso se alcance em nível mundial ou se encontre um remédio, as pessoas que podem estar infectadas se negarão a submeter-se a um exame para evitar as consequências. Os efeitos de que as pessoas não saibam sua situação com relação ao HIV não só são desastrosos em nível pessoal já que elas não recebem tratamento, mas também têm altos índices de transmissão da doença que são evitáveis. O medo à entrega não autorizada de informação também representa uma falta de incentivo para tomar parte na investigação do HIV/AIDS e, pelo geral, afeta a eficácia dos programas de prevenção. A falta de confiança na proteção da informação médica pessoal sobre a situação do HIV é uma ameaça para a saúde pública no planeta e constitui um fator principal na propagação contínua do HIV/AIDS. Ao mesmo tempo, em certas circunstâncias, o direito à privacidade deve equilibrar-se com o direito dos parceiros (sexuais e de injeção de drogas) das pessoas com HIV/AIDS a ser informadas de sua possível infecção. A falta ao não informar os parceiros não só viola seus direitos, mas também produz os mesmos problemas de saúde de uma transmissão evitável e demora no tratamento.

19. Todos os princípios e deveres éticos relacionados com a confidencialidade e a proteção da informação de saúde dos pacientes, estipulados na Declaração de Lisboa da AMM sobre os Direitos do Paciente, aplicam-se da mesma maneira para o HIV/AIDS. Além disso, as Associações Médicas Nacionais e os médicos devem considerar as circunstâncias especiais e obrigações relativas ao tratamento dos pacientes com HIV/AIDS.

a. As Associações Médicas Nacionais e os médicos devem, como prioridade, assegurar-se de que os programas de educação pública, prevenção e orientação do HIV/AIDS contenham informação explícita sobre a proteção da informação do paciente, não só pelo aspecto da ética médica, mas pelo direito humano à privacidade.

b. Necessita-se de dispositivos de segurança especiais quando a atenção de casos de HIV/AIDS inclui uma equipe isolada fisicamente, com serviços a domicílios, familiares, conselheiros, pessoal do caso ou outros que necessitam de informação médica para emprestar uma atenção completa e ajudar a aplicar os tratamentos. Além da implementação de mecanismos de proteção na transmissão de informação, deve-se entregar uma formação ética sobre a privacidade do paciente a todos os membros da equipe.

c. Os médicos devem fazer todo o possível para convencer os pacientes com HIV/AIDS de avisar todos seus parceiros (sexuais ou de injeção de drogas) sobre a exposição e possível infecção. Os médicos devem ser competentes ao aconselhar os pacientes sobre as opções para dar aviso a seus parceiros. Estas opções devem incluir:

— aviso ao(s) parceiro(s) por parte do paciente. Neste caso, o paciente deve receber conselhos sobre a informação que se deve entregar ao(s) parceiro(s) e as estratégias para transmiti-la com sensibilidade e de maneira que seja entendida facilmente. Deve-se preparar um programa para comunicar o aviso, e o médico deve realizar um seguimento do paciente com o fim de assegurar-se de que se deu o aviso;

— aviso ao(s) casal(is) por parte de terceiros. Neste caso, os terceiros devem fazer todo o possível para proteger a identidade do paciente.

d. Quando todas as estratégias para convencer o paciente de que tome estas medidas tenham sido esgotadas e se o médico conhece a identidade do(s) casal(is) do paciente, o médico pode estar obrigado, já seja pela lei ou pela sua consciência, a tomar medidas e avisar ao(s) casal(is) de seu potencial de infecção. Segundo o sistema existente, o médico dará aviso diretamente à pessoa em risco ou entregará a informação a uma autoridade designada responsável por dar o aviso. Nos casos em que o médico tenha decidido revelar a informação sobre a exposição, o médico deve:

— informar ao paciente suas intenções;

— até onde seja possível, assegurar que a identidade do paciente seja protegida;

— tomar as medidas apropriadas para proteger a segurança do paciente, especialmente no caso de uma mulher que seja vulnerável à violência intrafamiliar.

e. Sem considerar se é o paciente, o médico ou um terceiro que dá o aviso, à pessoa que conheça seu potencial de infecção se lhe deve oferecer apoio e ajuda para que ela tenha acesso aos exames e ao tratamento.

f. As Associações Médicas Nacionais devem formular normas para ajudar os médicos a tomar decisões sobre a notificação. Estas normas devem ajudar os médicos a compreender os requisitos legais e as consequências das decisões, da mesma forma que os aspectos médicos, psicológicos, sociais e éticos.

g. As Associações Médicas Nacionais devem trabalhar com os governos para assegurar-se de que os médicos que cumprem com sua obrigação de notificar as pessoas em risco, e que tomam precauções para proteger a identidade de seus pacientes, contem com a proteção legal adequada.

## EDUCAÇÃO MÉDICA

20. As Associações Médicas Nacionais devem ajudar na formação e educação de médicos nas estratégias de prevenção e nos tratamentos mais atuais disponíveis para todos os períodos do HIV/AIDS, incluídas a prevenção e a ajuda.

21. As Associações Médicas Nacionais devem insistir e ajudar, quando seja possível, na educação dos médicos nos aspectos psicológico, legal, cultural e social do HIV/AIDS.

22. As AMN devem apoiar totalmente os esforços dos médicos que desejam concentrar sua experiência na atenção do HIV/AIDS, inclusive quando esta doença não esteja reconhecida como uma especialidade ou subespecialidade oficial no sistema de educação médica.

23. A AMM insta a suas AMN promover a inclusão de cursos designados e completos sobre o HIV/AIDS nos programas de educação médica de pré- e pós-graduação, da mesma forma que na educação médica contínua.

# DECLARAÇÃO DE RANCHO MIRAGE (I)

## SOBRE CONTROLE DE DANO

### (Adotada pela 42ª Assembleia Geral da Associação Médica Mundial em Rancho Mirage, Estados Unidos, em outubro de 1990)

A Associação Médica Mundial, tendo estudado os assuntos relativos a danos e controle de dano em sua Sessão Científica realizada em Hong Kong, em setembro de 1989, recomenda a suas Associações Médicas Nacionais trabalhar com o público apropriado e setores privados em cada país, a fim de desenvolver e implementar um programa de controle e prevenção de danos. Incluídos nesse programa devem constar os esforços para melhorar o tratamento médico e a reabilitação de pacientes feridos. Devem ser aumentadas as pesquisas e a educação em controle de dano, e a cooperação internacional é um componente vital e necessário para o êxito do projeto.

A Associação Médica Mundial encoraja suas Associações Médicas Nacionais para incorporar os seguintes elementos básicos nos seus programas:

1. *INTRODUÇÃO.* Danos são a causa principal de morte e inaptidão de crianças e adultos jovens. Danos destroem a saúde, vidas e sustento de muitos milhões de pessoas a cada ano. Danos são evitáveis. Oportunidades e condições estão disponíveis para se entender e prevenir danos. Podem ser economizadas e melhoradas as vidas, tirando proveito de tais oportunidades. Deveria ser reconhecido o controle de dano como prioridade no projeto de saúde pública que requer coordenação entre as agências de saúde e de serviços sociais em cada país. A participação e a liderança do médico são necessárias para assegurar o sucesso de tal projeto.

2. *EPIDEMIOLOGIA.* O esforço inicial de tal projeto deve ser através da aquisição de dados mais adequados para fundamentar prioridades, intervenções e pesquisa. Um sistema de vigilância de dano efetivo deveria ser implementado em cada país para juntar e integrar as informações. Um sistema consistente e preciso para codificar danos deve ser implementado por hospitais e agências de saúde. Também deveria haver codificação uniforme da gravidade de dano.

3. *PREVENÇÃO.* A prevenção de dano requer educação, treinamento e persuasão das pessoas para alterar o comportamento delas e assim controlar o risco de dano. Deveriam ser criados leis e regulamentos que requeiram mudanças de comportamento baseadas em métodos cientificamente capazes de prevenir danos. As leis deveriam ser estritamente obrigatórias para influenciar efetivamente as mudanças de comportamento. Devem ser encorajadas melhorias das condições ambientais para promover a proteção automática contra danos, pois esse é o meio mais efetivo de prevenir danos.

4. *BIOMECÂNICA.* A pesquisa Biomédica deveria dar prioridade ao estudo da produção e da prevenção do dano. Entendendo-se melhor a biomecânica de dano e da inaptidão, poder-se-ia habilitar o desenvolvimento de proteção melhorada para seres humanos. Regulamentos que pertencem à produção de produto têm que incorporar padrões de segurança de produto desenvolvidos e entender melhor a biomecânica do dano.

5. *TRATAMENTO.* Administrar o Dano deve ser ampliado por um sistema efetivo de comunicação entre médicos. Devem ser providas a remoção e a condução seguras para o hospital. Uma equipe experiente de médicos de trauma deve estar disponível no hospital. Também deve haver equipamento adequado e material disponível para os cuidados do paciente ferido, incluindo acesso imediato a um banco de sangue. Educação

e treinamento de médicos em cuidados de trauma devem ser encorajados, assegurando boa técnica a toda hora por um número adequado de profissionais.

6. *REABILITAÇÃO*. As vítimas de trauma precisam de uma continuidade de cuidados que não só enfatizem a sobrevivência, mas também a identificação e a preservação de funções residuais. Reabilitação deve ser empreendida para restabelecer as funções biológicas, psicológicas e sociais em um esforço capaz de permitir à pessoa ferida alcançar o máximo de autonomia pessoal e um estilo de vida independente. Todo esforço deve ser feito para ajudar o paciente e a família. Reabilitação também pode requerer mudanças no ambiente físico e social do paciente.

## DECLARAÇÃO DE RANCHO MIRAGE (II)

### SOBRE SUBSTÂNCIAS QUÍMICAS E ARMAS BIOLÓGICAS

**(Adotada pela 42ª Assembleia Geral da Associação Médica Mundial em Rancho Mirage, Estados Unidos, em outubro de 1990)**

A Associação Médica Mundial chama a atenção da profissão médica mundial quanto aos perigos apresentados por substâncias químicas e armas biológicas. Entre outros perigos mais óbvios, deve-se notar que: a) o uso de tais armas teria um efeito devastador nas populações civil e militar, e não só na área designada, mas também em lugares distantes, talvez além dos limites nacionais dos combatentes; b) os efeitos de exposição às substâncias químicas e armas biológicas representam uma ameaça à continuação da saúde de seres humanos a longo prazo, causando possivelmente enfermidade, dano, doença e defeitos na população, por um extenso período de tempo; c) os efeitos de exposição às substâncias químicas e armas biológicas também podem resultar em mudanças permanentes, complexas e impossíveis de predizer no ambiente natural, inclusive em animais, na vida das plantas e na provisão de água, destruindo a fonte de comida de seres humanos e resultando em diversas doenças; d) os serviços de cuidados de saúde existentes, a tecnologia e a força de trabalho podem ser incapazes de diminuir o sofrimento causado pela exposição às substâncias químicas e armas biológicas. A Declaração da Associação Médica Mundial de Genebra pede aos médicos que consagrem suas vidas aos serviços da humanidade, entendendo que a saúde do paciente é a primeira consideração do médico, e que o médico não vai usar nenhum conhecimento médico contra as leis de humanidade.

A Declaração de Helsinque da Associação Médica Mundial enfatiza que a missão do médico é salvaguardar a saúde das pessoas. São dedicados o conhecimento e a consciência do médico à realização dessa missão.

A Declaração da Associação Médica Mundial de Tóquio inicia seu texto com a seguinte declaração:

"É privilégio do médico praticar a medicina a serviço da humanidade, preservar e restabelecer saúde física e, sem distinção de pessoas, confortar e minorar o sofrimento de seus pacientes. O absoluto respeito pela vida humana deve ser mantido até mesmo sob ameaça, e não deve ser feito uso de qualquer conhecimento médico ao contrário das leis humanas."

Então, a Associação Médica Mundial considera que seria antiético o médico, cuja missão é prover cuidado de saúde, participar da pesquisa e desenvolvimento de substâncias químicas e armas biológicas, e usar seu conhecimento pessoal e científico na criação e fabricação de tais armas.

Além disso, a Associação Médica Mundial: 1) Condena o desenvolvimento e uso de substância química e armas biológicas. 2) Pede a todos os governos que se contenham no desenvolvimento e uso de substância química e armas biológicas. 3) Pede a todas as Associações Médicas Nacionais unirem-se ativamente à Associação Médica, apoiando esta Declaração.

# DECLARAÇÃO DE RANCHO MIRAGE (III)

## SOBRE INDEPENDÊNCIA E LIBERDADE DO MÉDICO

**(Adotada pela 38ª Assembleia Geral da Associação Médica Mundial em Rancho Mirage, Estados Unidos, em outubro de 1986)**

A Associação Médica Mundial, reconhecendo a importância da independência e da liberdade profissional do médico, adota a seguinte declaração de princípios:

Os médicos têm de reconhecer e têm de apoiar os direitos dos pacientes particularmente como estão designados na Declaração de Lisboa da Associação Médica Mundial.

Os médicos têm de ter a liberdade profissional para tratar seus pacientes sem interferência. O exercício do juízo e a discrição do profissional médico ao tomar decisões clínicas e éticas no cuidado e tratamento de pacientes devem ser preservados e protegidos.

Os médicos têm de ter independência profissional para representar e defender as necessidades de saúde dos pacientes contra tudo que negue ou restrinja o cuidado necessário para esses que estão doentes ou feridos.

Dentro do contexto da prática médica e dos cuidados dos pacientes, deve-se esperar que os médicos solicitem da administração governativa ou social prioridades na distribuição de recursos de saúde. Deve criar um conflito de interesse como obrigação do médico para com seus pacientes como forma efetiva de independência profissional do médico em quem o paciente confia.

Enquanto os médicos devem estar conscientes do custo do tratamento médico e ativamente participem em esforços de retenção de custo dentro dos cuidados, é obrigação primária do médico representar os interesses do doente e do ferido contra demandas da sociedade para retenção de custo que iria arriscar a saúde de pacientes e talvez a vida deles.

Provendo independência e liberdade profissional do médico, uma comunidade assegura o melhor cuidado de saúde possível para seus cidadãos que, em troca, contribuem para uma sociedade forte e segura.

# DECLARAÇÃO DE SANTIAGO

## SOBRE GENÉTICA E MEDICINA

**(Adotada pela Assembleia Geral da Associação Médica Mundial em Santiago, Chile, em 2005)**

### INTRODUÇÃO

Durante os últimos anos, o campo da genética experimentou rápidas mudanças e avanços. As áreas de terapia genética e engenharia genética e o desenvolvimento de novas tecnologias apresentam possibilidades que não se podiam imaginar há algumas décadas atrás.

O Projeto Genoma Humano abriu novas possibilidades de pesquisa. Suas aplicações também resultaram úteis para a atenção clínica, ao permitir que a medicina utilize os conhecimentos sobre o genoma humano para diagnosticar futuras doenças e também individualizar terapias medicinais (farmacogenomia). Devido a isso, a genética passou a ser parte integral da medicina de atenção primária. Considerando que antes a genética médica estava dedicada ao estudo dos transtornos genéticos mais raros, o Projeto Genoma Humano estabeleceu uma contribuição genética para uma variedade de doenças comuns. Por isso, é obrigatório que todos os médicos tenham conhecimentos práticos neste campo.

A genética é uma área da medicina com enormes consequências médicas, sociais, éticas e legais. A AMM elaborou esta Declaração para abordar algumas dessas inquietações e orientar os médicos. Estas normas devem ser atualizadas conforme os avanços no campo da genética.

## TEMAS PRINCIPAIS

### Exames Genéticos

A identificação dos genes relacionados com doenças produziu um aumento na quantidade de exames genéticos disponíveis que detectam uma doença ou o risco de uma pessoa contrair essa doença. Já que a quantidade e o tipo desses exames assim como as doenças que eles detectam aumentam, existe a preocupação sobre a qualidade e as limitações desses exames, da mesma forma que com suas consequências e seus relatórios. A capacidade da medicina para interpretar os resultados do exame e aconselhar seus pacientes também foi posta à prova pela proliferação de conhecimentos.

O exame genético se pode realizar antes de casar-se ou de ter filhos, para detectar a presença de genes portadores que podem afetar a saúde do futuro bebê. Os médicos devem fomentar os exames antes do casamento ou da gravidez nas povoações que tenham uma alta frequência de certas doenças genéticas. Deve-se proporcionar orientação genética às pessoas ou aos casais que optam por submeter-se a esses exames.

Os exames genéticos durante a gravidez devem ser oferecidos como opção. Nos casos nos quais não é possível uma intervenção médica depois do diagnóstico, isso deve ser explicado ao casal antes que ele tome a decisão de submeter-se ao exame. Durante os últimos anos, com a chegada da FIV, os exames genéticos se estenderam ao diagnóstico genético de pré-implantação de embriões (PGD). Isso pode ser uma ferramenta útil nos casos em que um casal tem muitas possibilidades de conceber um filho com uma doença genética.

Como o objetivo da medicina é tratar, em casos em que não existe doença ou incapacidade a seleção genética não deve ser empregada como um meio para produzir crianças com características predeterminadas. Por exemplo, a seleção genética não deve ser utilizada para escolher o sexo, a menos que exista uma doença relacionada com o sexo. Além disso, os médicos não devem tolerar o uso destes exames para promover atributos pessoais que não tenham relação com a saúde. O exame genético só deve realizar-se com o consentimento informado da pessoa ou de seu representante legal. O exame genético por predisposição a uma doença só deve realizar-se em adultos que outorguem seu consentimento, a menos que exista tratamento disponível para sua condição e que os resultados do exame facilitem a instigação adiantada deste tratamento.

*O consentimento livre e consciente para o exame genético deve incluir os seguintes fatores:*

As limitações do exame genético, incluindo o fato de que a presença de um gene específico pode indicar predisposição a uma doença, em vez da própria doença, mas que a doença seja prevista com a possibilidade de se desenvolver, podendo gerar transtornos por diversos fatores.

O fato de que uma doença pode manifestar-se de uma ou várias formas e em diversos graus.

Informação sobre a natureza e o prognóstico da informação recebida dos exames.

Os benefícios do exame, incluído o alívio da incerteza e a capacidade de tomar decisões informadas, incluída a possibilidade de aumentar ou diminuir as seleções e revisões capazes de regular a implementação de medidas destinadas a reduzir o risco. As consequências de um diagnóstico positivo e as possibilidades de tratamento. As possíveis consequências para os familiares do paciente em questão. No caso de um diagnóstico positivo que possa ter consequências para terceiros, como parentes próximos, deve-se incitar a pessoa que foi examinada a que analise os resultados do exame com esses indivíduos. Nos casos em que não informar os resultados implique uma ameaça direta e iminente para a vida ou a saúde de uma pessoa, o médico pode revelar os resultados a terceiros, mas consultar o paciente primeiro. Se o médico tem acesso a um comitê de ética, é preferível consultá-lo antes de revelar os resultados a terceiros.

## Orientação Genética

Em geral, a orientação genética se oferece antes de casar-se ou da concepção, com o fim de evitar a possibilidade de conceber uma criança com problemas, durante a gravidez com a finalidade de determinar a condição do feto ou de um adulto ou estabelecer que ele está exposto a certas doenças.

Às pessoas que têm um maior risco de conceber um filho com uma doença específica se lhes deve oferecer orientação genética antes da concepção ou durante a gravidez. Por outra parte, aos adultos com mais risco a diversas doenças como ao câncer, às doenças mentais ou neurodegenerativas, nas quais se pode provar o risco, deve-se informar a possibilidade da orientação genética.

Devido à complexidade científica dos exames genéticos e às consequências práticas e emocionais dos resultados, a AMM considera que é muito importante dar educação e formação aos estudantes de medicina e aos médicos sobre a orientação genética, especialmente a orientação relacionada com o diagnóstico pré-sintomático da doença. Os orientadores genéticos independentes também cumprem uma função importante. A AMM reconhece que podem produzir-se situações muito complexas que necessitem da participação de especialistas médicos em genética. Em todos os casos em que se ofereça, a orientação genética deve ser de forma sigilosa e deve proteger o direito do paciente a negar-se a ser examinado.

No caso de uma orientação que se dá antes da gravidez ou durante o seu curso, deve-se dar informação aos futuros pais que sirva de base para tomar uma decisão sobre a maternidade, mas não deve ser influenciada pela opinião pessoal do médico sobre o tema; além disso, o médico deve ter cuidado de não impor seu próprio julgamento moral ao julgamento dos futuros pais. Quando um médico for moralmente contrário à anticoncepção ou ao aborto, ele pode optar por não prestar estes serviços, mas deve advertir os futuros pais de que existe um problema genético potencial e deve fazer notar a opção da anticoncepção ou do aborto e também as possibilidades de tratamentos, os exames genéticos pertinentes e a disponibilidade da orientação genética.

## Confidencialidade dos Resultados

Da mesma forma que todos os históricos médicos, os resultados dos exames genéticos devem manter-se em estrito segredo e não devem ser revelados a terceiros sem o consentimento da pessoa examinada.

Os médicos devem apoiar a aprovação de leis que garantam que nenhuma pessoa deve ser discriminada com base na sua estrutura genética em matéria de direitos humanos, emprego e seguros.

## Terapia Genética e Investigação Genética

A terapia genética representa uma combinação de técnicas utilizadas para corrigir os genes defeituosos que produzem doenças, em particular no campo da oncologia, hematologia e transtornos imunológicos. A terapia genética ainda não é uma terapia consagrada, ainda está em uma etapa de pesquisa clínica. No entanto, devido ao contínuo avanço nesta atividade, deve-se proceder conforme os seguintes princípios:

A terapia genética que se realiza no contexto da investigação deve cumprir com os requisitos estabelecidos na Declaração de Helsinque, enquanto a terapia realizada no marco de um tratamento deve cumprir com as normas da prática médica e da responsabilidade profissional.

Sempre deve obter-se o consentimento livre e esclarecido do paciente submetido à terapia. Este consentimento deve incluir os riscos da terapia genética, inclusive o fato de que o paciente pode ter de realizar múltiplas terapias genéticas, o risco de uma resposta imune e os problemas potenciais que surjam da utilização de vetores virais.

A terapia genética só deve ser realizada depois de efetuar uma cuidadosa análise dos riscos e benefícios que implica e uma avaliação da efetividade observada da terapia, comparada com riscos, efeitos secundários, disponibilidade e efetividade de outros tratamentos.

Agora é possível efetuar uma seleção de embriões para produzir células-tronco ou outras terapias destinadas a um irmão que sofra de um transtorno genético. Isso pode considerar-se uma prática médica aceitável quando não existe evidência de que se cria um embrião exclusivamente com este objetivo.

Os descobrimentos genéticos devem compartir-se o máximo que seja possível entre países para beneficiar a humanidade e evitar a duplicação da investigação e o risco inerente à investigação neste campo.

No caso da investigação genética realizada com grandes grupos de população, deve-se tratar de evitar a possível estigmatização.

## Clonagem

Os últimos avanços na ciência permitiram a clonagem de mamíferos e a possibilidade de utilizar ditas técnicas de clonagem em seres humanos. A clonagem inclui a clonagem terapêutica, especificamente a clonagem de células-tronco individuais para produzir uma cópia sã de um tecido ou órgão doente para utilizá-la em transplante, e a clonagem reprodutiva, isto é, a clonagem de um mamífero existente para produzir um duplicado de dito mamífero. A AMM se opõe à clonagem reprodutiva e em muitos países se considera que ela coloca mais problemas éticos que a clonagem terapêutica.

Os médicos devem atuar conforme os códigos de ética médica de seus países a respeito da clonagem e ter presente a legislação que regula esta atividade.

# DECLARAÇÃO DE SÃO PAULO

## SOBRE POLUIÇÃO

**(Adotada pela 30ª Assembleia Geral da Associação Médica Mundial em São Paulo, Brasil, em outubro de 1976, e revisada pela 36ª Assembleia Geral da AMM em Cingapura, em outubro de 1984)**

## PREÂMBULO

A Associação Médica Mundial, considerando o problema de poluição na sua Conferência Científica realizada em São Paulo em 1976, enfatiza a importância do equilíbrio ecológico entre as pessoas e o seu meio ambiente e as tensões que sofrem os países em desenvolvimento social e econômico, além das medidas que eles devem tomar para a melhoria da qualidade de seu ambiente.

O problema de poluição não afeta apenas a viabilidade e beleza do ambiente, mas constitui uma ameaça para a saúde dos humanos que ocupam esse ambiente. Assim, os médicos representam um papel importante na prevenção de doenças advindas da poluição.

## DEFINIÇÃO

A poluição ambiental pode ser definida como o resultado de ações provocadas conscientemente por pessoas, ou devido a negligência e ignorância que degradam ou contaminam o ambiente natural. Por exemplo, dispor indiscriminadamente desperdícios e material químico pode conduzir à contaminação irreparável da água que é essencial à vida humana.

Certos fatores físicos adversos, como radiações ionizadas e substâncias químicas, como cromo, amianto e tabaco, estão associados ao câncer e a outras enfermidades fatais e incapacitantes, inclusive o nascimento de seres humanos com defeitos, os descendentes de pessoas expostas. O controle da exposição de tais fatores teria um efeito saudável na saúde das pessoas e na sua sobrevivência. Então, deveria ser dada prioridade à eliminação de fatores físicos adversos em residência, escola, local de trabalho e em outros lugares.

Os agentes químicos e microbiológicos podem afetar adversamente a saúde de trabalhadores e da população geral. Agentes microbiológicos podem causar doenças contagiosas como se registra em décadas de experiência. Substâncias químicas podem causar perigos não comunicáveis. Pessoas envolvidas na distribuição de alimentos têm a responsabilidade de minimizar as exposições aos consumidores, não só de agentes microbiológicos prejudiciais, mas também de substâncias químicas agrícolas que aumentam a produção da colheita e de elementos aditivos impróprios que podem ser usados na preservação de alimentos.

## COMPONENTES PROBLEMÁTICOS

Entre os agravantes específicos do problema de poluição, podem ser mencionados os seguintes:

a) Poluição de ar que envolve óxido de nitrogênio, oxidantes fotoquímicos, hidrocarbonetos e dióxido de enxofre que comprometem o ar ambiente. Tais substâncias podem causar efeitos fisiopatológicos adversos em crianças e adultos e danificar as plantas e propriedades.

b) Poluição de água devida à descarga do esgoto humano não tratado e de desperdícios agrícolas e industriais lançados em reservatórios de água. Tais descargas contaminam a água de beber por meio de vírus, bactérias e outros microorganismos infecciosos, substâncias químicas inorgânicas e orgânicas e substâncias radioativas. Também a poluição da água resulta na redução de oportunidades recreativas e de recursos da pesca comercial.

c) Desperdícios sólidos, que atraem roedores e insetos, dispostos em locais degradam o ar e a água; desperdícios podem lançar materiais tóxicos ao ambiente.

d) A saúde pode ser agravada por fontes industriais não tratadas, sistemas inadequados de transporte, além de causar perturbações emocionais.

## RESPONSABILIDADE DOS MÉDICOS

Os médicos têm a responsabilidade de educar o público e encorajar a criação e a manutenção de programas de proteção ambiental para suas comunidades.

## RECOMENDAÇÃO

Os médicos individualmente e as Associações Médicas Nacionais devem agir de forma apropriada para evitar sua responsabilidade precedente.

# DECLARAÇÃO DE SOMERSET WEST (I)

### SOBRE VIOLÊNCIA FAMILIAR

**(Adotada pela 48ª Assembleia Geral da Associação Médica Mundial em Somerset West, República da África do Sul, em outubro de 1996)**

## PREÂMBULO

Recordando a Declaração de Hong Kong da Associação Médica Mundial sobre Maus-tratos ao Ancião e a Declaração da Associação Médica Mundial sobre Maus-tratos e Negligência à Criança e profundamente preocupada com a violência como um assunto de saúde pública, a Associação Médica Mundial conclama as Associações Médicas Nacionais para intensificar e aumentar seus esforços na atenção ao problema universal da violência familiar.

Violência familiar é um termo aplicado aos maus-tratos físicos ou emocionais de uma pessoa por alguém em uma relação íntima com a vítima. O termo inclui violência doméstica, maus-tratos, negligência e abuso sexual a criança, maus-tratos a pessoas mais velhas e muitas vezes agressão sexual. Podem ser encontradas violências familiares em todos os países do mundo e podem ser praticadas em ambos os sexos e em tipos raciais, étnicos, religiosos e socioeconômicos. Embora varie de cultura para cultura, a violência familiar representa um problema primário de saúde pública em virtude das muitas mortes, danos e consequências psicológicas adversas causadas. O dano físico e emocional pode-se apresentar de forma crônica ou até mesmo invalidez permanente das muitas vítimas. A violência familiar é associada a crises de depressão, ansiedade, abuso de substância, agressão a autoestima e inclusive suicídio. As vítimas se tornam frequentemente agredidas ou são envolvidas mais tarde em relações violentas. Embora o enfoque deste documento seja o bem-estar da vítima, não deveriam ser negligenciadas as necessidades do agressor.

## POSIÇÃO

Há uma consciência crescente da necessidade de se pensar urgentemente em uma forma unificada de ação contra a violência familiar, em lugar de se enfocar um tipo particular de vítima ou um sistema de comunidade afetado (legal, médico etc.). Em muitas famílias pode haver agressão ou abuso de criança, como também de pessoas mais velhas frequentemente cometido por um único agressor. Além disso, há evidência significativa de que crianças são vitimadas ou que testemunham violência contra outros membros da família, chegando mais próximo o risco de mais tarde, como adolescentes ou adultos serem vítimas ou agressores pelo fato de terem presenciado a violência entre eles. Finalmente, dados mais recentes sugerem que as vítimas de violência familiar são mais prováveis de se tornarem autores de violência contra pessoas estranhas. Tudo isso indica que cada instância etária de violência familiar não só pode ter implicações internas na família, como também pode expandir mais acentuadamente essa violência à sociedade como um todo.

Embora as causas da violência familiar sejam complexas, vários fatores contribuintes são conhecidos, inclusive pobreza, desemprego, atitudes de aceitação de violência para resolução de disputa, abuso de substância (particularmente álcool), relações familiares ambíguas, expectativas irreais de outros membros familiares que trazem conflitos interpessoais para dentro da família, vulnerabilidade física ou psicológica de vítimas diante dos agressores, preocupação do agressor com poder e controle, isolamento familiar e social, entre outros.

Os médicos têm um papel importante para atuar na prevenção e no tratamento da violência familiar. Claro que eles administrarão danos, enfermidades e problemas psiquiátricos que derivam do abuso. Os médicos que têm relações terapêuticas com pacientes devem permitir que as vítimas confiem neles sobre seu estado de vitimização atual ou passado. Os médicos devem inquirir habilmente sobre violência, como também quando eles notarem manifestações clínicas particulares que possam estar associadas aos maus-tratos. Eles podem ajudar os pacientes a encontrar meios de alcançar segurança e ter acesso a recursos da comunidade que permitirão a intervenção e a proteção na relação abusiva. Eles podem educar os pacientes quanto a progressão e consequências adversas da violência familiar, administrando a tensão, fornecendo tratamento de saúde mental pertinente e habilidades no convívio com as formas de prevenção da violência antes que ela aconteça. Finalmente, os médicos como cidadãos, como líderes da comunidade e como peritos podem ser envolvidos em atividades locais e nacionais para diminuir a violência familiar.

## RECOMENDAÇÕES

1. A Associação Médica Mundial recomenda que as Associações Médicas Nacionais adotem as seguintes diretrizes para os seus associados:

a) Todos os médicos devem receber treinamento adequado quanto aos aspectos clínicos, sociológicos, psicológicos e preventivos para todos os tipos de violência familiar. Isso incluiria treinamento na faculdade sobre os princípios gerais, informação sobre a especialidade-específica durante treinamento na residência e educação médica sobre violência familiar. Estudantes têm que receber treinamento adequado a esses e a outros assuntos da dinâmica familiar que contribuam para a violência familiar.

b) Os médicos devem saber o que é próprio da cultura e da história do estado de vitimização atual ou antigo.

c) Os médicos devem considerar habilmente tudo que indique a necessidade de avaliações adicionais sobre o estado de vitimização atual ou antigo, e ser sensíveis a seus sinais, como parte da situação geral de saúde das vítimas e como resposta aos achados clínicos sugestivos.

d) Os médicos devem ser encorajados a promover cartazes, vídeos ou outros materiais educacionais em salas de recepção e instituições de emergência para oferecer aos pacientes informação geral sobre violência familiar e serviços de ajuda local.

e) Os médicos devem estar atentos às comunidades, sociedades e outros serviços que atendem vítimas de violência e onde há referências habituais a elas.

f) Os médicos devem ficar muito atentos à necessidade de manter a confidência em casos de violência familiar, como também de informar, documentando casos confirmados a entidade local ou nacional.

g) Os médicos devem ser encorajados a participar de atividades coordenadas pela comunidade, que procurem reduzir a quantidade e o impacto da violência familiar.

h) Os médicos devem ser encorajados a desenvolver atitudes que não os envolvam com a violência familiar, pois isso pode expor as vítimas, aumentando as agressões.

2. As Associações Médicas Nacionais devem encorajar e facilitar a criação de uma coordenação de ação contra a violência familiar com os componentes da equipe de saúde engajados, sistemas de justiça, sistemas criminais, autoridades de execução da lei, família e grupos de jovens e as organizações de vítimas. Eles também devem contribuir para a consciência pública e a educação da comunidade.

3. As Associações Médicas Nacionais devem encorajar e facilitar a pesquisa para entender a prevalência, os fatores de risco, os resultados e os melhores cuidados para vítimas de violência familiar.

# DECLARAÇÃO DE SOMERSET WEST (II)

## SOBRE PLANEJAMENTO FAMILIAR E O DIREITO DA MULHER À CONTRACEPÇÃO

**(Adotada pela 48ª Assembleia Geral da Associação Médica Mundial em Somerset West, República da África do Sul, em outubro de 1996)**

Este texto é uma junção de duas Declarações prévias da AMM, isto é, de "O Direito da Mulher à Contracepção" e "Planejamento Familiar". Ambas estão agora substituídas.

1. A Associação Médica Mundial reconhece que as gravidezes não desejadas podem ter um significativo efeito continuado sobre a saúde das mulheres e de seus filhos. Desse modo, a Associação Médica Mundial aprova o planejamento de família, desde que o objetivo seja a melhoria da vida humana.

2. A Associação Médica Mundial afirma que a todas as mulheres deve ser permitido optar pelo controle da fertilidade por meio de escolha de um método. A habilidade para regular e controlar a fertilidade deve ser considerada como um componente primário da saúde física e mental e do bem-estar social das mulheres. A contracepção pode prevenir mortes prematuras de mulheres em consequência de gravidezes não desejadas. O planejamento também contribuirá para que a criança sobreviva e possa assegurar maiores oportunidades. Assim, as mulheres têm o direito de saber sobre os seus corpos e devem ter acesso ao aconselhamento médico e social necessário para se beneficiar de um planejamento familiar. Os homens também devem receber instrução sobre contracepção.

3. Muitos dos países em desenvolvimento exigem o controle da fertilidade. Nesses países, muitas mulheres que não estão usando contracepção atualmente desejam evitar gravidez. A Associação Médica Mundial afirma que é direito de uma mulher, levando em conta sua nacionalidade, grau social ou credo, e levando em conta a situação familiar, exercitar a escolha individual com respeito à contracepção. Se uma mulher requer um serviço que um médico se sente impossibilitado de prover, a mulher deve ser informada. A liberdade das mulheres de ter acesso à contracepção deve ser protegida e deve ser salvaguardada contra qualquer grupo de pressão.

4. A Associação Médica Mundial decide: a) recomendar que cada Associação Médica Nacional promova os benefícios da educação de planejamento familiar e trabalhe ativamente com o governo e com outros grupos que se destinam a assegurar a entrega de material, informação e ajuda; b) afirmar seu desejo de apoiar e promover o planejamento familiar, encorajando organizações apropriadas para administrar conferências, simpósios ou estudos em aspectos pertinentes ao planejamento familiar.

# DECLARAÇÃO DE SYDNEY

## SOBRE A DETERMINAÇÃO DA HORA DA MORTE

**(Adotada pela 22ª Assembleia Geral da Associação Médica Mundial em Sydney, Austrália, em agosto de 1968, e emendada pela 35ª Assembleia Geral da Associação Médica Mundial em Veneza, Itália, em outubro de 1983)**

1. A determinação da hora da morte é, em muitos países, responsabilidade legal do médico, e assim deverá continuar. Usualmente, ele estará apto para decidir se uma pessoa está morta, sem métodos especiais, apenas empregando os critérios clássicos, conhecidos por todos os médicos.

2. Duas práticas modernas em Medicina exigiram estudos mais aprofundados sobre essa questão: 2.1 — a capacidade de manter, por meios artificiais, a circulação com sangue oxigenado através dos tecidos do corpo, que podem estar irremediavelmente lesados; 2.2 — o uso de órgãos de cadáveres, tais como coração e rim, para fins de transplantes.

3. A dificuldade é saber se a morte é um processo gradual em nível celular, com variações na sua capacidade de substituir a privação de $O_2$. O interesse clínico não fica no estado de preservação celular isolada, mas no destino do ser humano. Aqui, o conceito de morte de diferentes células e órgãos não é tão importante como a certeza de que o processo tornou-se irreversível depois de utilizadas todas as técnicas de ressuscitação.

4. Esta determinação deverá ser baseada no julgamento clínico, suplementado, se necessário, por um número de diagnósticos auxiliares, entre os quais o EEG, que é o de maior valor nesse diagnóstico. No entanto, nenhum critério tecnológico isolado é inteiramente satisfatório no presente estado da Medicina, nem nenhuma técnica ou procedimentos podem ser substituídos pelo julgamento do médico. Se o caso é de um

transplante de órgão, a determinação da morte deverá ser feita por dois ou mais médicos, e esses, ao precisarem o momento daquela, não deverão, em hipótese alguma, preocupar-se com a realização do transplante.

5. Antes da determinação da morte de uma pessoa impõe-se eticamente processarem-se todas as tentativas de ressuscitação e, em países onde a lei permite a remoção de órgãos de cadáveres, o consentimento deverá estar previamente legalizado.

# DECLARAÇÃO DE TEL AVIV (I)

## SOBRE RESPONSABILIDADES E NORMAS ÉTICAS NA UTILIZAÇÃO DA TELEMEDICINA

**(Adotada pela 51ª Assembleia Geral da Associação Médica Mundial em Tel Aviv, Israel, em outubro de 1999)**

## INTRODUÇÃO

1. Durante muitos anos, os médicos têm utilizado a tecnologia das comunicações, como o telefone e o fax, em benefício de seus pacientes. Constantemente se desenvolvem novas técnicas de informação e comunicação que facilitam o intercâmbio de informação entre médicos e também entre médicos e pacientes. A telemedicina é o exercício da medicina a distância, cujas intervenções, diagnósticos, decisões de tratamentos e recomendações estão baseados em dados, documentos e outra informação transmitida através de sistemas de telecomunicação.

2. A utilização da telemedicina tem muitas vantagens potenciais e sua demanda aumenta cada vez mais. Os pacientes que não têm acesso a especialistas, ou inclusive à atenção básica, podem beneficiar-se muito com esta utilização. Por exemplo, a telemedicina permite a transmissão de imagens médicas para realizar uma avaliação a distância em especialidades, tais como radiologia, patologia, oftalmologia, cardiologia, dermatologia e ortopedia. Isto pode facilitar muito os serviços do especialista, ao mesmo tempo em que diminuem os possíveis riscos e custos relativos ao transporte do paciente e/ou a imagem de diagnóstico. Os sistemas de comunicações como a videoconferência e o correio eletrônico permitem aos médicos de diversas especialidades consultar colegas e pacientes com maior frequência e manter excelentes resultados dessas consultas. A telecirurgia ou a colaboração eletrônica entre locais sobre telecirurgia faz com que cirurgiões com menos experiência realizem operações de urgência com o assessoramento e a ajuda de cirurgiões experientes. Os contínuos avanços da tecnologia criam novos sistemas de assistência a pacientes que ampliarão a margem dos benefícios que oferece a telemedicina, muito mais do que existe agora. Ademais, a telemedicina oferece um maior acesso à educação e à pesquisa médica, em especial para os estudantes e os médicos que se encontram em regiões distantes.

3. A Associação Médica Mundial reconhece que, a despeito das consequências positivas da telemedicina, existem muitos problemas éticos e legais que se apresentam com sua utilização. Em especial, ao eliminar uma consulta em um lugar comum e o intercâmbio pessoal, a telemedicina altera alguns princípios tradicionais que regulam a relação médico-paciente. Portanto, há certas normas e princípios éticos que devem aplicar os médicos que utilizam a telemedicina.

4. Posto que este campo da medicina está crescendo tão rapidamente, esta Declaração deve ser revisada periodicamente a fim de assegurar que se trate dos problemas mais recentes e mais importantes.

## TIPOS DE TELEMEDICINA

5. A possibilidade de que os médicos utilizem a telemedicina depende do acesso à tecnologia e este não é o mesmo em todas as partes do mundo. Sem ser exaustiva, a seguinte lista

descreve os usos mais comuns da telemedicina no mundo de hoje.

5.1 Uma interação entre o médico e o paciente geograficamente isolado ou que se encontre em um meio e que não tem acesso a um médico local. Chamada às vezes teleassistência, este tipo está em geral restringido a circunstâncias muito específicas (por exemplo, emergências).

5.2 Uma interação entre o médico e o paciente, em que se transmite informação médica eletronicamente (pressão arterial, eletrocardiogramas etc.) ao médico, o que permite vigiar regularmente o estado do paciente. Chamada às vezes televigilância, esta se utiliza com mais frequência para pacientes com enfermidades crônicas, como a diabetes, hipertensão, deficiências físicas ou gravidezes difíceis. Em alguns casos, pode-se proporcionar uma formação ao paciente ou a um familiar para que receba e transmita a informação necessária. Em outros casos, uma enfermeira, tecnólogo médico ou outra pessoa especialmente qualificada pode fazê-lo para obter resultados seguros.

5.3 Uma interação em que o paciente consulta diretamente o médico, utilizando qualquer forma de telecomunicação, incluindo a *internet*. A teleconsulta ou consulta em conexão direta, em que não há uma presente relação médico-paciente nem exames clínicos e não há um segundo médico no mesmo lugar, cria certos riscos. Por exemplo, incerteza relativa à confiança, confidencialidade e segurança da informação intercambiada, assim como a identidade e credenciais do médico.

5.4 Uma interação entre dois médicos: um fisicamente presente com o paciente e outro reconhecido por ser muito competente naquele problema médico. A informação médica se transmite eletronicamente ao médico que consulta, quem deve decidir se pode oferecer de forma segura sua opinião, baseada na qualidade e quantidade de informação recebida.

6. Independente do sistema de telemedicina que utiliza o médico, os princípios da ética médica, a que está sujeita mundialmente a profissão médica, nunca devem ser comprometidos.

## PRINCÍPIOS

### Relação Médico-Paciente

7. A telemedicina não deve afetar adversamente a relação individual médico-paciente. Quando é utilizada de maneira correta, a telemedicina tem o potencial de melhorar esta relação através de mais oportunidades para comunicar-se e um acesso mais fácil de ambas as partes. Como em todos os campos da medicina, a relação médico-paciente deve basear-se no respeito mútuo, na independência de opinião do médico, na autonomia do paciente e na confidencialidade profissional. É essencial que o médico e o paciente possam se identificar com confiança quando se utiliza a telemedicina.

8. A principal aplicação da telemedicina é na situação em que o médico assistente necessita da opinião ou do conselho de outro colega, desde que tenha a permissão do paciente. Sem dúvida, em alguns casos, o único contato do paciente com o médico é através da telemedicina. Idealmente, todos os pacientes que necessitam de ajuda médica devem ver seu médico na consulta pessoal e a telemedicina deve limitar-se a situações em que o médico não pode estar fisicamente presente em um tempo aceitável e seguro.

9. Quando o paciente pede uma consulta direta de orientação, o médico só deve dar se já tiver uma relação com o paciente ou um conhecimento adequado do problema que se apresenta, de modo que possa ter uma ideia clara e justificável sobre ele. Sem dúvida, deve-se reconhecer que muitos serviços de saúde que não contam com relações preexistentes (como centros de orientação por telefone e certos tipos de serviços) em regiões afastadas são considerados como serviços valiosos e, em geral, funcionam bem dentro de suas estruturas próprias.

10. Em uma emergência em que se utilize a telemedicina, a opinião do médico pode-se basear em informação incompleta, porém nesses casos, a urgência clínica da situação será o fator determinante para se empregar uma opinião ou um

tratamento. Nesta situação excepcional, o médico é responsável legalmente por suas decisões.

### Responsabilidades do Médico

11. O médico tem liberdade e completa independência de decidir se utiliza ou recomenda a telemedicina para seu paciente. A decisão de utilizar ou recusar a telemedicina deve basear-se somente no benefício do paciente.

12. Quando se utiliza a telemedicina diretamente com o paciente, o médico assume a responsabilidade do caso em questão. Isto inclui diagnóstico, opinião, tratamento e intervenções médicas diretas.

13. O médico que pede a opinião de outro colega é responsável pelo tratamento e por outras decisões e recomendações dadas ao paciente. Sem dúvida, o teleconsultado é responsável perante o médico que trata pela qualidade da opinião que der e deve especificar as condições em que a opinião é válida. Não está obrigado a participar se não tem conhecimento, competência ou suficiente informação do paciente para dar uma opinião bem fundamentada.

14. É essencial que o médico que não tem contato direto com o paciente (como o tele-especialista ou um médico que participa na televigilância) possa participar em procedimentos de seguimento, se for necessário.

15. Quando pessoas que não são médicas participam da telemedicina, por exemplo, na recepção ou transmissão de dados, vigilância ou qualquer outro propósito, o médico deve assegurar-se de que a formação e a competência destes outros profissionais de saúde sejam adequadas, a fim de garantir uma utilização apropriada e ética da telemedicina.

### Responsabilidade do Paciente

16. Em algumas situações, o paciente assume a responsabilidade da coleta e transmissão de dados ao médico, como nos casos de televigilância. É obrigação do médico assegurar que o paciente tenha uma formação apropriada dos procedimentos necessários, que é fisicamente capaz e que entende bem a importância de sua responsabilidade no processo. O mesmo princípio se deve aplicar a um membro da família ou a outra pessoa que ajude o paciente a utilizar a telemedicina.

### O Consentimento e a Confidencialidade do Paciente

17. As regras correntes do consentimento e da confidencialidade do paciente também se aplicam às situações da telemedicina. A informação sobre o paciente só pode ser transmitida ao médico ou a outro profissional de saúde se isso for permitido pelo paciente com seu consentimento livre e esclarecido. A informação transmitida deve ser pertinente ao problema em questão. Devido aos riscos de filtração de informações inerentes a certos tipos de comunicação eletrônica, o médico tem a obrigação de assegurar que sejam aplicadas todas as normas de medidas de segurança estabelecidas para proteger a confidencialidade do paciente.

### Qualidade da Atenção e da Segurança na Telemedicina

18. O médico que utiliza a telemedicina é responsável pela qualidade da atenção que recebe o paciente e não deve optar pela consulta de telemedicina, a menos que considere que é a melhor opção disponível. Para esta decisão o médico deve levar em conta a qualidade, o acesso e o custo.

19. Deve-se usar regularmente medidas de avaliação da qualidade, a fim de assegurar o melhor diagnóstico e tratamento possíveis na telemedicina. O médico não deve utilizar a telemedicina sem assegurar-se de que a equipe encarregada do procedimento seja de um nível de qualidade suficientemente alto, que funcione de forma adequada e que cumpra com as normas recomendadas. Deve-se dispor de

sistemas de suporte em casos de emergência. Deve-se utilizar controles de qualidade e procedimentos de avaliação para vigiar a precisão e a qualidade da informação coletada e transmitida. Para todas as comunicações da telemedicina, deve-se contar com um protocolo estabelecido que inclua os assuntos relacionados com as medidas apropriadas que se devem tomar em casos de falta da equipe ou se um paciente tem problemas durante a utilização da telemedicina.

### Qualidade da Informação

20. O médico que exerce a medicina a distância sem ver o paciente deve avaliar cuidadosamente a informação que recebe. O médico só pode dar opiniões e recomendações ou tomar decisões médicas, se a qualidade da informação recebida for suficiente e pertinente para o cerne da questão.

### Autorização e Competência para Utilizar a Telemedicina

21. A telemedicina oferece a oportunidade de aumentar o uso eficaz dos recursos humanos médicos no mundo inteiro e deve estar aberta a todos os médicos, inclusive através das fronteiras nacionais.

22. O médico que utiliza a telemedicina deve estar autorizado a exercer a medicina no país ou estado onde reside e deve ser competente na sua especialidade. Quando utilizar a telemedicina diretamente a um paciente localizado em outro país ou estado, o médico deve estar autorizado a exercer no referido estado ou país, ou deve ser um serviço aprovado internacionalmente.

### História Clínica do Paciente

23. Todos os médicos que utilizam a telemedicina devem manter prontuários clínicos adequados dos pacientes e todos os aspectos de cada caso devem estar documentados devidamente. Deve-se registrar o método de identificação do paciente e também a quantidade e a qualidade da informação recebidas. Deve-se registrar adequadamente os achados, as recomendações e os serviços de telemedicina utilizados e se deve fazer todo o possível para assegurar a durabilidade e a exatidão da informação arquivada.

24. O especialista que é consultado através da telemedicina também deve manter um prontuário clínico detalhado das opiniões que oferece e também da informação em que se baseou.

25. Os métodos eletrônicos de arquivamento e transmissão da informação do paciente só podem ser utilizados quando se tenham tomado medidas suficientes para proteger a confidencialidade e a segurança da informação registrada ou intercambiada.

### Formação em Telemedicina

26. A telemedicina é um campo promissor para o exercício da medicina, e a formação neste campo deve ser parte da educação médica básica e continuada. Deve-se oferecer oportunidades a todos os médicos e outros profissionais de saúde interessados na telemedicina.

## RECOMENDAÇÕES

27. A Associação Médica Mundial recomenda que as associações médicas nacionais:

27.1 Adotem a Declaração da Associação Médica Mundial sobre as Responsabilidades e Normas Éticas na Utilização da Telemedicina;

27.2 Promovam programas de formação e de avaliação das técnicas de telemedicina, no que concerne à qualidade da atenção relação médico-paciente e à eficácia quanto a custos;

27.3 Elaborem e implementem, junto com as organizações especializadas, normas de exercício que devem ser usadas como um instrumento na formação de médicos e por outros profissionais de saúde que possam utilizar a telemedicina;

27.4 Fomentem a criação de protocolos padronizados para aplicação nacional e internacional que incluam os problemas médicos e legais, como a inscrição e a responsabilidade do médico, e o estado legal dos prontuários médicos eletrônicos, e

27.5 Estabeleçam normas para o funcionamento adequado das teleconsultas e que incluam também os problemas da comercialização e da exploração generalizadas.

28. A Associação Médica Mundial segue observando a utilização da telemedicina em suas distintas formas.

# DECLARAÇÃO DE TEL AVIV (II)

## SOBRE AS RELAÇÕES PROFISSIONAIS ENTRE MÉDICOS E FARMACÊUTICOS NA TERAPIA MEDICAMENTOSA

**(Adotada pela 51ª Assembleia Geral da Associação Médica Mundial, em Tel Aviv, Israel, em outubro de 1999)**

## INTRODUÇÃO

1. O propósito da terapia medicinal é melhorar a saúde e a qualidade de vida do paciente. Uma boa terapia medicamentosa deve ser segura, eficaz, selecionada judiciosamente e rentável. Devem existir igualdade de acesso à atenção medicinal e uma base de informação precisa e atualizada que satisfaça às necessidades dos pacientes e a dos provedores.

2. Os médicos e os farmacêuticos têm responsabilidades complementares e cooperativas para lograr o objetivo de proporcionar uma terapia medicinal ótima. Isto necessita de comunicação, respeito, confiança e reconhecimento mútuo da competência profissional de cada um. Quando atende aos pacientes o médico pode centrar no objetivo da terapia, dos riscos e benefícios e dos efeitos secundários. Por outro lado, o farmacêutico pode-se deter no uso correto, aderência ao tratamento, dosificação, informação sobre precauções e armazenamento.

**Responsabilidades do médico** (só com relação à terapia medicamentosa, sem referência à gama completa de responsabilidades de médico).

3. Avaliação da necessidade de uma terapia medicinal e a prescrição das terapêuticas pertinentes (na consulta com os pacientes, farmacêuticos e outros profissionais da saúde, quando seja apropriado).

4. Repasse de informações aos pacientes sobre diagnóstico, indicações e objetivos do tratamento, como também ação, benefícios, riscos e efeitos secundários potenciais da terapia medicamentosa.

5. Controle e avaliação da resposta da terapia medicinal, progresso dos objetivos terapêuticos e, quando seja necessária, revisão do plano terapêutico (quando seja apropriado, em colaboração com os farmacêuticos e outros profissionais de saúde).

6. Fornecimento e divisão da informação em relação à terapia medicinal com outros provedores de atenção médica.

7. Manutenção dos registros adequados para cada paciente, segundo a necessidade de uma terapia e de acordo com a legislação (legislação médica).

8. Manutenção de um alto nível de conhecimentos sobre a terapia medicinal, através da educação médica continuada.

9. Assegurar obtenção, armazenamento e distribuição segura de medicamentos, que deve ministrar o médico.

10. Seguimento da prescrição para identificar as interações, reações alérgicas, contraindicações e duplicações terapêuticas.

11. Informação das reações adversas aos medicamentos às autoridades de saúde, quando necessário.

**Responsabilidades do farmacêutico** (só em relação à terapia medicamentosa, sem referência à gama completa de responsabilidades do farmacêutico).

12. Assegurar obtenção, armazenamento e distribuição segura de medicamentos (dentro das regulamentações pertinentes).

13. Repasse de informações aos pacientes, que pode incluir o nome do medicamento, sua ação, interações potenciais e efeitos secundários, como também o uso e o armazenamento corretos.

14. Seguimento da prescrição para identificar interações, reações alérgicas, contraindicações e duplicações terapêuticas. As preocupações devem ser discutidas com o médico.

15. À solicitação do paciente, discussão dos problemas relacionados com medicamentos ou preocupações com respeito aos medicamentos prescritos.

16. Assessoramento aos pacientes, quando corresponda, sobre a seleção e a utilização dos medicamentos não prescritos e o manejo dos sintomas ou mal-estares menores (aceitando a responsabilidade do dito assessoramento). Quando a automedicação não for apropriada, pedir aos pacientes que consultem seus médicos para tratamento e diagnóstico.

17. Informar as reações adversas aos medicamentos às autoridades de saúde, quando necessário.

18. Repasse e repartição de informação geral e específica relacionadas com os medicamentos, e assessorar o público e os provedores de atenção médica.

19. Manter um alto nível de conhecimentos sobre a terapia de medicamentos, através de um desenvolvimento profissional continuado.

## CONCLUSÃO

20. O paciente estará mais bem servido se os farmacêuticos e médicos trabalharem juntos, reconhecendo as obrigações de cada um, a fim de assegurar que os medicamentos sejam utilizados de maneira segura e apropriada, para lograr o melhor resultado de saúde.

# DECLARAÇÃO DE TÓQUIO

## SOBRE TORTURA E OUTROS TRATAMENTOS CRUÉIS, DESUMANOS E DEGRADANTES IMPOSTOS A DETENTOS E PRISIONEIROS

**(Adotada pela 29ª Assembleia Médica Mundial, Tóquio, Japão, em outubro de 1975 e revisada na sua redação pela 170ª Sessão do Conselho Divonne-les-Bains, na França, em maio de 2006)**

## INTRODUÇÃO

O médico tem o privilégio e o dever de exercer sua profissão a serviço da humanidade, preservar e restituir a saúde mental e corporal sem preconceitos pessoais e aliviar o sofrimento de seus pacientes. E deve manter o máximo respeito pela vida humana, ainda que sob ameaça, e jamais utilizar seus conhecimentos médicos contra as leis da humanidade.

Para fins desta Declaração, a tortura se define como o sofrimento físico ou mental infrigido de forma deliberada, sistemática ou caprichosamente por uma ou mais pessoas que atuam sós ou sob as ordens de qualquer autoridade, para forçar a outra pessoa a dar informações, fazê-la confessar ou por qualquer outra razão.

## DECLARAÇÃO

O médico não deverá favorecer, aceitar ou participar da prática da tortura ou de outros procedimentos cruéis, desumanos e degradantes, qualquer que seja o delito atribuído à vítima, seja ela suspeita, acusada ou culpada, e quaisquer que sejam suas crenças ou motivos, inclusive durante conflito armado ou guerra civil. O médico não proporcionará nenhum lugar, instrumento, substância ou conhecimento para facilitar a prática da tortura ou outros tratos cruéis, desumanos e degradantes, ou para diminuir a capacidade de resistência da vítima a suportar dito tratamento.

Quando o médico prestar assistência médica a detidos ou prisioneiros que são ou poderiam ser interrogados mais adiante, deve ser muito cuidadoso para assegurar a confidencialidade de toda informação médica pessoal. O médico deve informar às autoridades correspondentes as violações da Convenção de Genebra.

O médico não utilizará ou permitirá que se usem conhecimentos ou experiência médicas ou informação de saúde específica das pessoas com o fim de facilitar ou ajudar de outra maneira o interrogatório, seja legal ou ilegal, das referidas pessoas. O médico não deverá estar presente durante nenhum procedimento que implique o uso ou ameaça de tortura, ou de qualquer outra forma de tratamento cruel, desumano e degradante.

O médico deve gozar de uma completa independência clínica para decidir o tipo de atenção médica para a pessoa sob sua responsabilidade. O papel fundamental do médico é aliviar o sofrimento do ser humano, sem que nenhum motivo, pessoal, coletivo ou político, o afaste deste nobre objetivo.

No caso de um prisioneiro rejeitar alimentos e se o médico o considera capaz de compreender racional e conscientemente as consequências desta rejeição voluntária de alimentação, ele não deverá ser alimentado artificialmente. A decisão sobre a capacidade racional do prisioneiro deve ser confirmada pelo menos por outro médico alheio ao caso. O médico deverá explicar ao prisioneiro as consequências de sua rejeição de alimentar-se.

A Associação Médica Mundial respaldará e recomendará à comunidade internacional, às Associações Médicas Nacionais e aos colegas médicos apoiar o médico e a sua família frente a ameaças ou represálias recebidas por haver-se negado a aceitar a prática de tortura ou outras formas de tratamento cruel, desumano e degradante.

# DECLARAÇÃO DE VANCOUVER (I)

## SOBRE A DEGRADAÇÃO AMBIENTAL E O MANEJO DE PRODUTOS QUÍMICOS

**(Adotada pela Assembleia Geral da AMM, Vancouver, Canadá, em outubro de 2010)**

## INTRODUÇÃO

Esta declaração aborda um aspecto importante da degradação ambiental, que é a contaminação ambiental com substâncias domésticas e industriais perigosas. Enfatiza a perigosa contribuição química à degradação ambiental e a função dos médicos na promoção do bom manejo dos produtos químicos como parte do desenvolvimento sustentável, em especial no enquadramento da saúde. A maioria dos produtos químicos que estão expostos aos seres humanos é de origem industrial e inclui aditivos alimentares, produtos cosméticos e de consumo doméstico, agroquímicos e outras substâncias (medicamentos, suplementos dietéticos) utilizados para fins terapêuticos. Recentemente, a atenção concentrou-se nos efeitos dos produtos químicos realizados pelo homem (ou sintéticos) no meio ambiente, inclusive os industriais ou agroquímicos específicos, e em novos padrões de distribuição de substâncias naturais devido à atividade humana. Já que a quantidade desses componentes multiplicou-se, os governos e as organizações internacionais começaram a preparar um enfoque mais completo para uma regulação segura. Embora os governos tenham a responsabilidade principal de estabelecer um enquadramento para proteger a saúde do público dos perigos dos produtos químicos, a Associação Médica Mundial, em representação dos seus membros, enfatiza a necessidade de assinalar os riscos para a saúde humana e apresentar recomendações destinadas à adoção de medidas.

## ANTECEDENTES

### Produtos Químicos Preocupantes

Durante os últimos cinquenta anos, o uso de pesticidas e fertilizantes químicos dominou a prática na agricultura, e as indústrias manufatureiras expandiram rapidamente o uso de produtos químicos sintéticos à produção de bens de consumo e industriais. A preocupação maior é pelos produtos químicos que se mantêm no meio ambiente, têm baixo índice de degradação, se acumulam no tecido humano e animal (se concentram enquanto ascendem na cadeia alimentar) e têm importante impacto danoso na saúde humana e no meio ambiente (em especial em baixas concentrações). Alguns metais que se produzem naturalmente, como chumbo, mercúrio e cádmio, têm uso industrial e também são preocupantes. Avanços em investigações sobre saúde ambiental, incluindo mostras ambientais e humanas e técnicas de medição, junto a uma melhor informação sobre o potencial dos efeitos de baixas doses na saúde humana, ajudaram a acentuar as preocupações emergentes. Os efeitos das emissões químicas para a saúde podem ser diretos (como um efeito imediato da emissão) ou indiretos. Os efeitos indiretos na saúde são causados pelos resultados das emissões na qualidade da água, do ar e dos alimentos, como também pelas alterações no sistema global, como a camada de ozônio e o clima, que podem contribuir com tais emissões.

### Medidas Nacionais e Internacionais

O modelo de regulação dos produtos químicos varia dentro dos países e entre estes, de controles voluntários a legislação estatutária. É importante que todos os países procurem uma focagem de legislação coerente, estandardizada e nacional para um controle regulatório. Ademais, as regulações internacionais devem ser coerentes, de modo que os países em desenvolvimento não sejam forçados por circunstâncias econômicas a evitar regulações nacionais potencialmente débeis. Um exemplo do enquadramento legislativo pode-se consultar em: http://ec.europa.eu/environment/chemicals/index.htm. Os produtos químicos sintéticos incluem todas as substâncias que são produzidas ou resultaram de atividades humanas, inclusive os produtos químicos industriais e domésticos, fertilizantes, pesticidas, químicos em produtos e desperdícios, prescrições e medicamentos sem receitas e suplementos dietéticos, assim como subprodutos de processos industriais ou incinerações, como as dioxinas. Ademais, em algumas circunstâncias os materiais podem estar regulados por normas de produtos químicos sintéticos, mas em outros casos pode ser necessária uma regulação explícita.

### Acordos Internacionais Notáveis sobre Produtos Químicos

Existem vários acordos notáveis sobre produtos químicos. Estes foram inspirados pela primeira Declaração da Conferência da ONU sobre o Meio Ambiente Humano em 1972 (Estocolmo) sobre o despejo de substâncias tóxicas no meio ambiente. Estes acordos incluem a Convenção de Basileia sobre o controle dos movimentos fronteiriços dos meios perigosos de 1989, a Declaração do Rio sobre o meio ambiente e o desenvolvimento de 1992, a Convenção de Roterdã sobre consentimento informado e emissão de substâncias perigosas de 1998, e a Convenção de Estocolmo sobre poluentes orgânicos persistentes de 2001. Deve-se notar que se dispõe de pouca informação sobre a eficácia dos controles.

### Enfoque Estratégico para a Gestão de Produtos Químicos a Nível Internacional

A contaminação ambiental perigosa a nível mundial persiste apesar desses acordos, o que torna essencial um enfoque mais completo dos produtos químicos. As razões da atual contaminação incluem a persistência das companhias, absoluta falta de controle em alguns países, falta de consciência dos perigos potenciais, incapacidade de aplicar o princípio de precaução, falta de ratificação das diversas convenções e tratados e falta de vontade política. O Enfoque Estratégico para a Gestão de Produtos Químicos a Nível Internacional (SAICM) foi adotado em Dubai em 6 de fevereiro de 2006 por delegados de mais de 100 governos e representantes da sociedade civil. Trata-se de um plano internacional voluntário elaborado para assegurar o bom manejo dos produtos químicos ao longo do seu ciclo de vida, de maneira que em 2020 os produtos químicos sejam utilizados e produzidos de modo que se diminuam ao mínimo os efeitos adversos para a saúde humana e o meio ambiente. O SAICM inclui os produtos químicos da agricultura e industriais, cobre todos os passos do ciclo de vida dos produtos químicos, desde a fabricação até seu uso e eliminação, e inclui os agentes químicos e seus resultados.

## Recomendações da Associação Médica Mundial (AMM)

Apesar dessas iniciativas nacionais e internacionais, a contaminação química do meio ambiente, devido a um controle inadequado da produção e do uso de produtos químicos, segue tendo efeitos danosos para a saúde pública em geral. Existe uma clara evidência que relaciona alguns produtos químicos com certos problemas de saúde, mas não há evidência para todos os produtos químicos, em especial os materiais novos, especialmente com doses baixas durante longos períodos. Com frequência solicita-se aos médicos e ao setor de saúde que tomem decisões sobre pacientes e o público em geral, baseadas em informação existente. Portanto, os médicos advertem que eles também cumprem uma função importante para diminuir a brecha entre a elaboração de políticas e o manejo dos produtos químicos e em diminuir os riscos para a saúde humana.

*A Associação Médica Mundial recomenda que:*

As Associações Médicas Nacionais (AMNs) apoiem a legislação que diminua a contaminação química, a exposição humana aos produtos químicos e monitore os produtos químicos perigosos tanto para o ser humano como para o meio ambiente, e atenue os efeitos da exposição tóxica para a saúde com especial atenção à vulnerabilidade durante a gravidez e nos primeiros anos da infância.

As AMNs instem os seus governos a apoiar os esforços internacionais para restringir a contaminação química mediante uma gestão segura, ou interrupção ou substituição mais segura quando não se possa manejar (por exemplo, asbesto), com uma atenção particular aos países desenvolvidos que ajudam os emergentes a conseguir um meio ambiente seguro e boa saúde para todos.

As AMNs facilitem uma melhor comunicação entre os ministérios/departamentos de governo responsáveis pelo meio ambiente e a saúde pública.

Os médicos e as suas associações médicas apoiem a proteção ambiental, deem a conhecer os elementos dos produtos, o desenvolvimento sustentável e a química verde em suas comunidades, seus países e regiões.

Os médicos e as suas associações médicas devem apoiar a eliminação progressiva do mercúrio e de produtos químicos bioacumulativos e tóxicos persistentes nos aparelhos e produtos de saúde.

Os médicos e as suas associações médicas devem apoiar a legislação que requeira uma avaliação ambiental e de impacto para a saúde antes de introduzir um novo produto químico ou uma nova instalação industrial.

Os médicos devem incentivar a publicação de evidências dos efeitos dos diferentes produtos químicos na saúde humana e no meio ambiente. Essas publicações devem estar disponíveis internacionalmente e para os meios de comunicações, Organizações Não Governamentais (ONGs) e cidadãos interessados a nível local.

Os médicos e as suas associações médicas apoiem a criação de sistemas eficazes e seguros para coletar e eliminar os medicamentos que não são consumidos.

Os médicos e as suas associações médicas apoiem os esforços para reabilitar ou limpar zonas de degradação ambiental baseados no princípio de precaução, onde "o contaminador paga" e assegurar que esses princípios sejam incluídos na legislação.

A AMM, AMNs e médicos devem instar aos governos a colaborar nos departamentos e entre eles para assegurar uma regulação coerente.

## Liderança

*A AMM:*

Apoia os objetivos o Enfoque Estratégico para a Gestão de Produtos Químicos a Nível Internacional (SAICM), que promove melhores práticas na manipulação dos produtos químicos através da utilização de substituição mais segura, diminuição de resíduos, criação sustentável não tóxica, reciclagem e também manipulação segura e sustentável dos resíduos no setor saúde.

Adverte que essas práticas químicas devem ser coordenadas com esforços para diminuir os gases de efeito estufa na saúde para mitigar a sua contribuição ao aquecimento mundial.

Insta aos médicos, associações médicas e países a trabalhar em conjunto para criar sistemas de alarme de eventos, a fim de assegurar que os sistemas de saúde e os médicos estejam informados dos acidentes industriais de alto risco quando ocorram e recebam informações precisas e oportunas sobre o manejo dessas emergências.

Insta às organizações locais, nacionais e internacionais que se centrem em produção sustentável, substituição segura, trabalhos verdes seguros e consulta à comunidade da saúde para assegurar que os impactos danosos do desenvolvimento na saúde sejam previsíveis e reduzidos ao mínimo.

Enfatiza a importância da eliminação segura dos medicamentos como um aspecto da responsabilidade em saúde e a necessidade de um trabalho conjunto para criar modelos de melhor prática, a fim de diminuir esta parte do problema de resíduos químicos.

Insta a classificação ambiental dos medicamentos para estimular a prescrição de fármacos menos danosos ao meio ambiente.

Insta a investigação atual sobre o impacto das regulações e o monitoramento dos produtos químicos na saúde humana e no meio ambiente.

*A AMM recomenda que os médicos:*

Trabalhem para diminuir os resíduos médicos tóxicos e exposições no enquadramento profissional como parte da campanha da Aliança Mundial de Profissionais da Saúde para a prática positiva.

Trabalhem para fornecer informação sobre os impactos na saúde associados com a exposição a produtos químicos tóxicos, como reduzir a exposição do paciente a agentes específicos e incentivar as condutas que melhorem a saúde em geral.

Informem aos pacientes sobre a importância da eliminação segura dos medicamentos que não são consumidos.

Trabalhem com outros para abordar as brechas em investigação sobre o meio ambiente e a saúde (por exemplo, padrões e ônus das doenças atribuídas à degradação ambiental; impactos na comunidade e no lar dos produtos químicos industriais; as populações mais vulneráveis e respectivas formas de proteção).

## Educação profissional e criação de capacidade

*A AMM recomenda que:*

Os médicos e as suas associações profissionais ajudem a criar consciência profissional e pública sobre a importância do ambiente e os poluentes químicos globais na saúde profissional.

As AMNs e as associações profissionais de médicos criem instrumentos para que os médicos ajudem a avaliar os riscos dos seus pacientes à exposição química.

Os médicos e as suas associações profissionais estabeleçam a nível local a educação médica contínua apropriada sobre sinais clínicos, diagnóstico e tratamento das doenças que são introduzidas nas comunidades como consequência da contaminação química e exacerbadas pela mudança climática.

A saúde ambiental e a medicina do trabalho sejam um tema central na educação médica. As escolas de medicina devem fomentar a formação de especialistas em saúde ambiental e medicina do trabalho.

# DECLARAÇÃO DE VANCOUVER (II)

## SOBRE VIOLÊNCIA FAMILIAR

**(Adotada pela 48ª Assembleia Geral de Somerset West, África do Sul, em outubro de 1996, revisada sua redação na 174ª Sessão do Conselho, Pilanesberg, África do Sul, em outubro de 2006, e na 61ª Assembleia Geral da AMM, Vancouver, Canadá, em outubro de 2010)**

## INTRODUÇÃO

Fazendo alusão às Declarações da AMM sobre Maus-Tratos de Idosos e Abandono de Crianças e muito preocupada com a violência como problema de saúde pública, a Associação Médica Mundial insta às associações médicas nacionais intensificar e alargar sua ação com a análise do problema de violência familiar.

A violência familiar é um termo aplicado aos maus-tratos físicos e emocionais de uma pessoa por alguém que está em estreito relacionamento com a vítima. O termo inclui a violência doméstica (às vezes chamada casal de homens ou mulheres vítimas), maus-tratos físicos e abandono infantil, abuso sexual da criança, maus-tratos ao idoso e muitos casos de agressão sexual. A violência familiar pode ser constatada em qualquer país do mundo, independentemente de sexo e grupos raciais, étnicos, religiosos e socioeconômicos. Embora as definições variem segundo a cultura, a violência familiar representa um importante problema de saúde pública, devido às mortes, feridas e suas consequências psicológicas adversas. O dano físico e emocional pode representar impedimentos permanentes pela existência de muitas vítimas. A violência familiar associa-se a um grande risco de depressão, angústia, uso abusivo de substâncias e comportamento autodestrutivo, incluindo o suicídio. As vítimas com frequência convertem-se em agressores ou mantêm relacionamentos violentos no futuro. Embora o enfoque deste documento seja o bem-estar da vítima, não devem ser esquecidas as necessidades do agressor.

Apesar de as causas da violência familiar serem complexas, conhecem-se certos fatores que contribuem para ela, como pobreza, desemprego, outras formas externas de estresse, aceitação da violência para resolver conflitos, uso abusivo de substâncias (em especial o álcool), papéis de gênero rígidos, pouca experiência como pais, papéis familiares ambíguos, expectativas irreais de outros membros da família, conflitos interpessoais na família, vulnerabilidade física ou psicológica, real ou aparente, das vítimas por parte do agressor, busca do agressor por poder e controle, isolamento social familiar, entre outros.

## POSIÇÃO

Existe uma crescente convicção sobre a necessidade de considerar e adotar medidas contra a violência familiar de maneira unificada, em locais que concentrem um tipo específico de vítima ou comunidade afetada. Em muitas famílias onde os casais brigam, por exemplo, podem também sofrer maus-tratos uma criança ou um idoso, com frequência perpetrados por um só agressor. Ademais, existe suficiente evidência de que crianças vítimas ou testemunhas de violência contra outros membros da família têm maior risco como adolescentes ou adultos de voltar a ser vítimas ou de se converter em agressores. Por último, informação mais recente sugere que as vítimas de violência familiar têm também mais probabilidade de se converter em agressores violentos contra pessoas não conhecidas. Tudo isso indica que cada caso de violência familiar pode não apenas gerar mais violência familiar, mas também aumentar o espectro de violência na sociedade.

Os médicos e as AMNs devem ser contrários às práticas violentas como assassinatos por dote ou por honra.

Os médicos e as AMNs devem ser contrários a casais muito jovens.

O médico desempenha um papel importante na prevenção e no tratamento da violência familiar, uma vez que trata as feridas, as doenças e os problemas psiquiátricos derivados dos maus-tratos. A relação terapêutica do médico com o paciente pode permitir que as vítimas lhe confiem agressões atuais ou passadas. O médico deve ser informado sobre a violência regularmente e também quando assiste a apresentações clínicas especiais que podem ter relação com os maus-tratos. Isso pode ajudar os pacientes a obter mais segurança e acesso aos recursos comunitários, que permitirão a proteção ou a intervenção no relacionamento abusivo. O médico pode informar ao paciente sobre a progressão e as consequências adversas da violência familiar, sobre o manejo do estresse e sobre a disponibilidade de tratamento de saúde mental pertinente e conhecimentos pertinentes à condição de pais, de maneira de evitar a violência antes que se manifeste. Por último, o médico como cidadão, líder da comunidade e experiente em medicina pode participar em atividades locais e nacionais destinadas a combater a violência familiar.

Os médicos reconhecem que inicialmente as vítimas de violência podem ter dificuldades de confiar neles. Devem, portanto, estar preparados para criar um relacionamento de confiança com seus pacientes até que possam dar conselhos, oferecer ajuda e fazer intervenções.

## RECOMENDAÇÕES

A Associação Médica Mundial recomenda que as associações médicas nacionais adotem as seguintes normas para os médicos:

a) Todo médico deve receber uma formação adequada em âmbito médico, sociológico, psicológico e preventivo de todo tipo de violência familiar. Isso deve incluir uma formação nos princípios gerais de avaliação e manejo na faculdade de medicina e informação específica e especializada na pós-graduação, como também a educação médica continuada sobre a violência familiar. Os estudantes devem receber uma formação adequada sobre papel de gênero, poder e outros problemas que contribuem com a violência familiar. A formação também deve incluir a coleta adequada de evidência, documentação e relatórios, em caso de abuso.

b) O médico deve saber como obter a história das agressões atuais e passadas de maneira apropriada e culturalmente sensível.

c) O médico deve considerar regularmente e ser sensível aos sinais que indiquem a necessidade de outras avaliações de agressões passadas ou atuais, como parte do exame de saúde geral ou em resposta a descobertas clínicas sugestivas.

d) Deve-se sugerir ao médico que forneça panfletos, vídeos ou outro material educacional nas salas de espera e departamentos de emergência, a fim de oferecer aos pacientes conhecimentos gerais sobre a violência familiar e informações sobre os serviços locais de ajuda.

e) O médico deve conhecer os serviços sociais, comunitários ou outros que possam ser úteis às vítimas da violência, e referir-se a eles e utilizá-los habitualmente.

f) O médico tem a obrigação de considerar informar aos serviços de proteção apropriados a suspeita de violência contra criança e outros familiares sem capacidade legal.

g) O médico deve ter sempre em mente a necessidade de manter sigilo nos casos de violência familiar.

h) Deve-se encorajar o médico a participar de atividades coordenadas pela comunidade, destinadas a diminuir as ocorrências e atenuar as consequências da violência familiar.

i) Deve-se encorajar o médico a não julgar os envolvidos na violência familiar, de maneira que se realce sua capacidade de influenciar as vítimas, sobreviventes e agressores. Por exemplo, deve-se julgar a conduta, e não a pessoa.

j) As associações médicas nacionais devem favorecer e facilitar a coordenação de medidas contra a violência familiar entre os componentes do sistema de atenção médica, sistema de justiça criminal, autoridades policiais, varas de família e juventude, e organizações de serviços às vítimas. Também devem respaldar os programas de conscientização pública e de educação da comunidade.

k) As associações médicas nacionais devem favorecer e facilitar a investigação para compreender a frequência, os fatores de risco, os resultados e a atenção às vítimas de violência familiar.

# DECLARAÇÃO DE VANCOUVER (III)

## SOBRE A VIOLÊNCIA CONTRA AS MULHERES E MENINAS

### (Adotada pela 61ª Assembleia Geral da AMM, Vancouver, Canadá, em outubro de 2010)

A violência é um fenômeno mundial institucionalizado e um problema complexo com as mais variadas manifestações. A natureza da violência experimentada pelas vítimas depende em parte dos contextos social, cultural, político e econômico em que vivem as vítimas e seus agressores. Algumas violências são deliberadas, sistemáticas e generalizadas, enquanto outros a experimentam em circunstâncias encobertas; isso é especialmente verdadeiro com a violência doméstica, uma vez que as mulheres desfrutam de direitos iguais e protegidos como os homens, mas culturalmente ainda têm uma alta probabilidade de sofrer violência doméstica com ameaça à vida.

Na maioria dos países, existe clara evidência de que os homens com frequência podem ser, e o são, vítimas da violência, inclusive a perpetrada por seu par. Também estatisticamente é bem mais provável que sejam vítimas de violência aleatória nas ruas. Investigações mostram que, embora os homens experimentem esses eventos com frequência, não estão associados com um abuso sistemático quanto à negação de direitos, o que faz com que a experiência das mulheres seja muito pior em muitas culturas. Nada neste documento sugere que a violência contra os homens, incluídos os meninos, deva ser tolerada. É provável que as ações para proteger as mulheres e as meninas diminuam a experiência de violência da cada um.

## DEFINIÇÃO DE VIOLÊNCIA

As definições de violência variam, mas é essencial que as diversas formas de maus-tratos sejam reconhecidas pelos que elaboram tais políticas. A violência contra as mulheres e as meninas inclui a violência na família, na comunidade e a violência perpetrada (ou tolerada) pelo Estado. Dão-se muitas desculpas para a violência em geral e de maneira específica; em termos sociais e culturais, essas desculpas incluem tradição, crenças, costumes, valores e religião. Embora se cite muito raramente, a tradicional diferença de poder entre homens e mulheres também é uma causa importante.

Na família e em um contexto doméstico, a violência inclui a negação dos direitos e liberdades de que desfrutam meninos e homens. Entre eles o aborto e o infanticídio feminino, o abandono sistemático e deliberado das meninas, incluída a má alimentação e negação de oportunidades de educação,[1] assim como a violência física, psicológica e sexual direta. As práticas culturais específicas que maltratam as mulheres, incluindo a mutilação genital feminina, casamentos forçados, ataques por dote e os chamados assassinatos por "honra" são todas práticas que podem ocorrer no contexto familiar.

As atitudes de violação, abuso e assédios sexuais, intimidação no trabalho ou na educa-

[1] À primeira vista, o abandono não tem a ver com a violência, mas a aceitação do abandono e os direitos menores que se dão às mulheres e às meninas são fatores principais para reforçar a aceitação de violência casual e sistemática.

ção, escravatura, tráfico e prostituição forçada são todas formas de violência que não podem ser toleradas por nenhuma sociedade. Uma forma extrema de violência é a sexual utilizada como arma de guerra. Em vários conflitos recentes (os Bálcãs, Ruanda), o estupro esteve associado à limpeza étnica e especificamente, em alguns casos, foi usado para introduzir o AIDS na comunidade. O International Committee of the Red Cross (ICRC) examinou este tema e reconhece que a violência sexual desse tipo pode ser perpetrada contra as mulheres e as meninas.[2]

A violência sexual ou sua ameaça também pode ser utilizada contra os homens, mas culturalmente é mais provável que as mulheres sejam as vítimas. Os conflitos atuais não se baseiam em batalhas que se dão em locais afastados, e sim se concentram cada vez mais em centros populosos, o que aumenta a exposição das mulheres aos soldados e grupos armados. Nas situações de guerra e de pós-conflito imediato, o tecido da sociedade pode colapsar e fazer com que as mulheres fiquem muito vulneráveis aos ataques de grupos.

A falta de independência econômica e educação básica também significa que as mulheres que sobrevivem ao abuso dependerão mais do Estado ou da sociedade. Do ponto de vista biológico e comportamental, é provável que as mulheres vivam mais que os homens; negar-lhes a oportunidade de ser independentes economicamente deixa a sociedade com um grupo de mulheres mais velhas e dependentes financeiramente.

Todas essas formas de violência podem ser toleradas pelo Estado, que pode permanecer silencioso e se negar a condenar ou tomar ações contra elas. Em alguns casos, o Estado pode legislar para permitir práticas violentas (por exemplo, o estupro no casamento) e converter-se em agressor.

Todas as pessoas desfrutam de certos direitos humanos fundamentais; os exemplos mencionados anteriormente de violência contra as mulheres e as meninas incluem a negação de muitos desses direitos, e cada abuso pode ser examinado em relação com a Convenção da ONU sobre Direitos Humanos (e para as crianças a Convenção sobre os Direitos da Criança).[3]

Em termos de saúde, a negação dos direitos e a violência em si têm consequências para as meninas e as mulheres e para a sociedade da qual fazem parte. Além das consequências físicas e de saúde específicas e diretas, a forma em geral em que são tratadas as meninas e as mulheres pode produzir um aumento de problemas de saúde mental; o suicídio é a segunda causa principal de morte prematura nas mulheres.

## CONSEQUÊNCIAS DA VIOLÊNCIA

A consequência direta da violência para a saúde depende da natureza do ato. A mutilação genital feminina, por exemplo, pode matar a mulher no momento de sua realização, dificultar a eliminação de fluidos corporais, como os da menstruação, e causar complicações em casos de gravidez. Também reforça o conceito ideológico de que a mulher é propriedade do homem (em si mesmo uma forma de abuso), que controla sua sexualidade. O estupro coletivo ou outras formas de violência sexual podem criar em longo prazo problemas ginecológicos, urológicos e intestinais, incluindo de fístulas a incontinência, o que diminui ainda mais o apoio da sociedade à mulher abusada.

As consequências da violência para a saúde mental a curto e longo prazos pode ter uma grande influência no bem-estar, na felicidade, na função social e na capacidade de proporcionar atenção apropriada para as pessoas dependentes.

[2]O estupro é considerado um método de guerra quando as forças armadas ou grupos o utilizam para torturar, ferir, obter informação, degradar, deslocar, intimidar, castigar ou simplesmente destruir o tecido da comunidade. A mera ameaça da violência sexual pode fazer com que comunidades inteiras deixem seus lares (de Women and War, ICRC 2008).

[3]Saúde e Direitos Humanos da Mulher: promoção e proteção da saúde da mulher através do Direito Internacional sobre Direitos Humanos (Rebecca Cook. Apresentado no curso Adapting to Change, 1999).

A coleta de evidência é uma função importante para os médicos. Atualmente, muitos países não têm inscrição obrigatória de todos os nascimentos, o que dificulta a documentação da evidência sobre infanticídio ou os efeitos do abandono. Da mesma maneira, alguns países permitem o casamento a qualquer idade, o que expõe as meninas aos altos riscos de uma gravidez antes que seus corpos se desenvolvam totalmente, sem mencionar os riscos à saúde mental. As consequências dessas políticas para a saúde e sua relação com outros custos de saúde devem ser mais bem documentadas.

A falta de acesso a boa alimentação produz gerações de mulheres com saúde, crescimento e desenvolvimento deficientes e que, portanto, estarão menos preparadas fisicamente para sobreviver à gravidez e ao parto ou para criar suas famílias. Negar oportunidades de educação tem como resultado pior saúde para todos os membros da família; a boa educação é um fator importante para que a mãe preste cuidados a toda sua família. Além de ser maléfica em si mesma, a violência contra as mulheres também é danosa social e economicamente para a família e a sociedade. Há consequências econômicas diretas e indiretas da violência contra as mulheres que são maiores que os custos diretos do setor saúde.

Os custos e as consequências da violência, incluindo o abandono, contra as mulheres foram informados em muitos foros incluídos na OMS.[4] As consequências em saúde para mulheres, crianças e sociedade são claras, e é necessário explicá-las aos que elaboram as políticas.

## QUE PODE FAZER A AMM?

A AMM desenvolveu algumas políticas sobre a violência, como a Declaração da AMM sobre a Violência e a Saúde e a Declaração da AMM sobre a Violência Familiar. Esta declaração reúne algumas dessas políticas com um conjunto coordenado de medidas para a AMM, AMNs e médicos.

[4]Women and Health: Today's Evidence, Tomorrow's Agenda. (WHO, 2009).

Como a maioria dos seres humanos primeiro considera as vantagens para si mesmos, suas famílias e sociedades para permitir a mudança, fazer com que os benefícios da mudança sejam óbvios desde o princípio proporciona uma solução vantajosa para todos. Portanto, concentrar-se primeiro nos aspectos de saúde para as mulheres, as crianças e toda a família é uma maneira útil de entrar no debate.

Os médicos têm uma visão única sobre os efeitos combinados no bem-estar dos meios sociais, culturais, econômicos e políticos. Se todas as pessoas devem atingir a saúde e o bem-estar, todos estes fatores precisam funcionar de maneira positiva. A visão holística dos médicos pode ser utilizada para influenciar a sociedade e os políticos. É essencial o apoio da sociedade para melhorar os direitos, a liberdade e o *status* das mulheres.

## MEDIDAS

*A AMM:*

Afirma que a violência não é só a violência física, psicológica e sexual; inclui também abusos como as práticas tradicionais e culturais danosas e ações como cumplicidade no tráfico de mulheres, sendo uma crise de saúde pública importante.

Reconhece a relação entre educação de qualidade e outros direitos para as mulheres, como saúde e bem-estar para a família e a sociedade, e enfatiza que essa igualdade de liberdades civis e direitos humanos é um tema de saúde.

Preparará material de informação e defesa para que as AMNs o utilizem com seus governos e grupos intergovernamentais para abordar as consequências da discriminação contra as mulheres e meninas, incluídas as adolescentes, para a saúde e o bem-estar. Esse material incluirá referências sobre o impacto da violência no bem-estar da família e na sustentabilidade financeira da sociedade.

Trabalhará em conjunto para preparar e distribuir aos médicos e aos profissionais de saúde material de informação e defesa sobre as práticas tradicionais e culturais danosas, como mutilação genital feminina, assassinatos por dote e por honra, além de enfatizar o impacto na saúde e as violações aos direitos humanos.

Prepara exemplos práticos do impacto da violência e estratégias para diminuí-la, como normas de consenso que estejam baseadas na melhor evidência disponível.

Fará apresentações na OMS, em demais organismos da ONU e em outros locais para exterminar a discriminação e a violência contra as mulheres.

Trabalhará em conjunto para preparar modelos de material educacional que seja utilizado por cada médico a fim de documentar e informar os casos de abuso.

Insta outros a elaborar material educacional gratuito na internet para oferecer aos profissionais de saúde em contato com pacientes vítimas de abuso informações sobre violência, seus efeitos e estratégias de prevenção.

Incentiva uma legislação que classifique o estupro coletivo como crime contra a humanidade, elegível para litígio na jurisdição do sistema da Corte Penal Internacional.

*As AMNs devem:*

Utilizar e promover os materiais disponíveis para prevenir e tratar as consequências da violência contra mulheres e meninas e atuar como advogados em seus próprios países.

Assegurar que os responsáveis pela formação de médicos e profissionais de saúde estejam conscientes da probabilidade de exposição à violência, suas consequências e estratégias preventivas eficazes, para que enfatizem esse tópico na educação em saúde.

Reconhecer a importância de um relatório mais completo das sequelas da violência e incentivar uma formação que enfatize a consciência sobre a violência e a prevenção, além de utilizar um relatório mais completo para a investigação de incidência, frequência e impacto na saúde de todas as formas de violência.

Instar as revistas médicas a publicar mais pesquisas sobre a complexa interação nesse setor, mantendo-a na consciência da profissão e contribuindo para a elaboração de uma sólida base de investigação e documentação dos tipos e incidências de violência.

Instar as revistas médicas que considerem a publicação de temas sobre violência, incluindo o abandono de mulheres e meninas.

Lutar pela inscrição universal dos nascimentos e uma idade mínima mais alta para o casamento.

Lutar por uma implementação eficaz dos direitos humanos universais.

Lutar por educação parental e apoio na atenção, criação, desenvolvimento, educação e proteção das crianças, em especial das meninas.

Lutar pelo monitoramento das estatísticas sobre crianças, como os indicadores positivos e negativos de saúde e bem-estar e os determinantes sociais da saúde.

Lutar por uma legislação contra práticas prejudiciais específicas, como feticídio feminino, mutilação genital feminina, casamento forçado e castigo corporal.

Lutar pela criminalização do estupro em qualquer circunstância, inclusive no casamento.

Condenar o uso do estupro coletivo como arma de guerra e trabalhar em conjunto para documentar e informar esses casos.

Advogar pela compilação de informações sobre o impacto da violência e do abandono nas vítimas primárias e secundárias e na sociedade e por um maior financiamento dessa investigação.

Advogar pela proteção dos que denunciam o abuso, incluídos os médicos e outros profissionais de saúde.

*Os médicos devem:*

Utilizar o material preparado para sua formação a fim de informar-se melhor sobre os efeitos do abuso e as estratégias exitosas para sua prevenção.

Prestar atenção médica e proteção às crianças (em especial em tempos de crises) e documentar e informar todos os casos de violência infantil e ter cuidado de proteger a privacidade do paciente na medida do possível.

Tratar e reverter, se é possível, as complicações e os efeitos adversos da mutilação genital feminina e enviar os pacientes aos serviços de apoio social.

Opor-se à publicação ou transmissão dos nomes, endereços ou informação similar das vítimas sem sua autorização explícita.

Avaliar o risco de violência familiar durante a obtenção de história social de rotina.

Estar alerta para a associação entre dependência atual de álcool ou drogas entre as mulheres e um histórico de abuso.

Apoiar colegas que participem pessoalmente do combate ao abuso.

Trabalhar para estabelecer um relacionamento de confiança com as mulheres e crianças vítimas de abuso.

Apoiar as medidas globais e locais para entender melhor as consequências do abuso e da negação dos direitos para a saúde, e pleitear melhores serviços para as vítimas.

## DECLARAÇÃO DE VENEZA (I)

### SOBRE O PACIENTE TERMINAL

**(Adotada pela 35ª Assembleia Geral da Associação Médica Mundial em Veneza, Itália, em outubro de 1983)**

1. O dever do médico é curar, quando for possível, aliviar o sofrimento e agir no sentido de proteção dos melhores interesses do seu paciente.

2. Não haverá nenhuma exceção a este princípio, até mesmo em casos de malformação ou doença incurável.

3. Este princípio não impede aplicação das seguintes regras: 3.1 — o médico pode aliviar o sofrimento de um paciente com enfermidade terminal, suspendendo o tratamento curativo com o consentimento do paciente ou da família imediata, em caso de o paciente estar impossibilitado de se expressar. A suspensão do tratamento não desobriga o médico da sua função de assistir a pessoa agonizante e de dar-lhe os medicamentos necessários para mitigar a fase terminal de sua doença. 3.2 — o médico deve-se abster de empregar qualquer meio extraordinário que não traga benefícios para o paciente. 3.3 — o médico pode, quando não se possa reverter no paciente o processo final de cessação das funções vitais, aplicar os meios artificiais necessários que permitam manter ativos os órgãos para transplante, desde que proceda de acordo com as leis do país, ou em virtude de um consentimento formal outorgado pela pessoa responsável e sob a condição de que a verificação do óbito ou da irreversibilidade da atividade vital tenha sido constatada por médicos estranhos ao transplante e ao tratamento do paciente receptor. Esses meios artificiais não serão pagos pelo doador ou sua família. Os médicos do doador devem ser totalmente independentes dos médicos que tratam propriamente do receptor.

## DECLARAÇÃO DE VENEZA (II)

### SOBRE FORÇA DE TRABALHO MÉDICO

**(Adotada pela 35ª Assembleia Geral da Associação Médica Mundial em Veneza, Itália, em outubro de 1983, e emendada pela 38ª Assembleia Geral da Associação Médica Mundial em Rancho Mirage, Estados Unidos, em outubro de 1986)**

A Assembleia Geral da Associação Médica Mundial que se encontrava em Veneza, neste 28º dia de outubro de 1983, conclama todas as Associações Médicas Nacionais a trabalharem por uma solução dos problemas emergentes, relacionados à força do trabalho médico.

Reconhece a necessidade de: 1) prover a todas as pessoas acesso aos cuidados médicos da melhor qualidade; 2) manter esses padrões de cuidados médicos que resultam na provisão da qualidade desses cuidados; 3) prover, visando a esses cuidados, os novos conhecimentos, habilidades e técnicas que contribuam para o progresso da ciência médica. A Assembleia recomenda a todas as Associações Médicas Nacionais trabalharem com os seus governos para que tomem providências no sentido de criarem leis respectivas para realizar esses fins.

A qualidade de cuidados médicos e a manutenção e o desenvolvimento das habilidades e técnicas de um médico, como também a descoberta de novos conhecimentos e informações, estão inseparavelmente unidos à experiência clínica do médico que cuida de seus pacientes. Esse princípio deve ser reconhecido como solução aos problemas do exercício médico e devem ser subordinadas a esse princípio as preocupações econômicas e políticas.

O princípio precedente deve ser reconhecido e deve ser aplicado às leis e políticas que orientam as escolas médicas, de forma que os bons padrões de qualidade do cuidado médico possam ser assegurados às gerações futuras.

# DECLARAÇÃO DE VIENA (I)

## SOBRE RESPONSABILIDADE PROFISSIONAL DE MÉDICOS QUE TRATAM DE PACIENTES COM AIDS

**(Adotada pela 40ª Assembleia Geral da Associação Médica Mundial em Viena, Áustria, em setembro de 1988)**

A Associação Médica Mundial já adotou previamente diretrizes com o objetivo de ajudar as Associações Médicas Nacionais em desenvolver estratégias para conter a epidemia crescente de AIDS. Esta declaração proporciona uma orientação médica individual sobre suas responsabilidades profissionais com referência ao tratamento de pacientes de AIDS e também sobre a responsabilidade do médico para com seus pacientes ou na eventualidade de o médico ser soropositivo.

A Associação Médica Mundial na Declaração Interina sobre AIDS, adotada em outubro de 1987, declara em parte: "Pacientes com AIDS e os que têm testes positivos para o anticorpo do vírus da AIDS devem receber os cuidados médicos apropriados, não devem ser tratados incorretamente nem devem sofrer discriminação arbitrária ou irracional em suas vidas cotidianas. Os médicos têm de honrar uma longa tradição de atender os pacientes afligidos com doenças infecciosas com compaixão e coragem. Aquela tradição deve ser continuada ao longo da epidemia de AIDS."

1. Os pacientes de AIDS têm o direito de receber cuidados médicos apropriados, prodigalizados com compaixão e respeito da sua dignidade humana. Um médico não tem o direito moral de recusar tratar um paciente cuja doença se situa no domínio de sua competência atual pela simples razão de que o paciente é soropositivo. A Ética Médica não permite discriminação de certas categorias de pacientes fundada apenas na sua soropositividade. Uma pessoa que é acometida de AIDS precisa ser tratada de maneira apropriada e com compaixão. Um médico que não se encontre em situação de prestar os cuidados e os serviços requeridos pelos doentes de AIDS deverá apresentá-los aos médicos e aos serviços que se encontram equipados para assegurarem esse gênero de cuidados. O médico é obrigado a ocupar-se do paciente tão bem quanto lhe é possível até que o paciente seja transferido para outro lugar.

2. Os direitos e os interesses das pessoas infectadas pelo vírus HIV, e das que não estão, devem ser protegidos. Um médico que sabe que tem uma doença infecciosa deverá se abster de toda a atividade susceptível de criar um risco de transmissão da doença a outras pessoas. No caso de uma possível contaminação pelo vírus HIV, o fator determinante será a escolha da atividade que o médico deseja exercer.

3. Se, no exercício dos cuidados médicos que administra, um médico apresenta o risco de transmitir uma doença infecciosa a um paciente, não basta que esse risco seja simplesmente revelado aos pacientes; estes estão no direito de esperar de seus médicos que não os exponham mais ao risco de contrair uma doença infecciosa.

4. Se o paciente não se expõe a qualquer risco, a revelação do estado de saúde do médico aos seus pacientes não tem nenhum propósito racional; no caso de risco real, o médico não deve ocupar-se daquela atividade.

5. Se um paciente está plenamente informado do estado de saúde do médico e dos riscos que esse estado representa, mas que, mesmo assim, pede que continue sendo cuidado e tratado por esse médico soropositivo, ele deverá obter consentimento informado com um pleno conhecimento de causa.

6. Todo médico deve abster-se de fornecer atestado falso, mesmo se o objetivo é facilitar a manutenção do paciente no seu meio habitual.

7. Todo médico tem a obrigação de respeitar e fazer respeitar as medidas de higiene e de proteção estabelecidas para o pessoal de saúde, divulgando-as de forma simples e eficaz.

8. Todo médico tem a obrigação, igualmente, de prestar o seu concurso às campanhas de profilaxia de sua escolha, conduzidas pelos poderes públicos para sustar expansão da epidemia de AIDS.

# DECLARAÇÃO DE VIENA (II)

## SOBRE SANÇÕES E BOICOTES ACADÊMICOS

### (Adotada pela 40ª Assembleia Geral da Associação Médica Mundial em Viena, Áustria, em setembro de 1988)

CONSIDERANDO QUE sanções ou boicotes acadêmicos são restrições às liberdades profissionais, acadêmicas e científicas, negando ou excluindo médicos de reuniões educacionais, culturais e científicas e de outras atividades na troca de informação e conhecimento, quando o motivo é o fato contra as políticas sociais de governos;

CONSIDERANDO QUE tais restrições estão em conflito direto com os objetivos principais da AMM — alcançar os melhores padrões internacionais de educação, ciência, arte e ética médicas, e

CONSIDERANDO QUE tais restrições afetarão particularmente os cuidados de saúde de forma adversa e desvantajosa, contrariando o objetivo da AMM de obter o melhor cuidado de saúde possível para todas as pessoas do mundo; e

CONSIDERANDO QUE tais restrições discriminarão médicos e pacientes por decisões políticas levadas por governos e que isto está em conflito com a Declaração de Genebra, Declaração dos Direitos Humanos e Liberdade Individual dos Médicos e também com a Declaração da AMM sobre Liberdade para Assistir a Reuniões Médicas; e

CONSIDERANDO QUE a regra básica da prática médica, como foi ensinada por Hipócrates, é "*primum non nocere*" (primeiro não fazer nenhum dano),

DECIDIU a AMM que considera arbitrária a decisão política que nega a troca erudita internacional e coloca médicos ou entidades médicas em lista negra por causa da nacionalidade ou por causa de políticas dos seus governos. Como o propósito da AMM é servir a humanidade através de esforços para alcançar os padrões internacionais mais altos em educação, ciência, arte e ética médicas, e cuidar da saúde de todas as pessoas do mundo, e como estes objetos seriam contrariados através de tais restrições, a AMM é contrária a tais restrições e conclama a todas as associações médicas nacionais a resistir à imposição destas restrições por todos os meios à sua disposição e atender às Declarações da Associação Médica Mundial sobre Direitos dos Seres Humanos e Liberdade Individual de Médicos e sobre a da Liberdade de Assistir a Reuniões Médicas da Associação Médica Mundial.

# DECLARAÇÃO DE VIENA (III)

## SOBRE O PAPEL DO MÉDICO EM ASSUNTOS AMBIENTAIS E DEMOGRÁFICOS

**(Adotada pela 40ª Assembleia Geral da Associação Médica Mundial em Viena, Áustria, em setembro de 1988)**

## INTRODUÇÃO

A prática efetiva de assistência requer que os médicos e as suas associações profissionais abordem assuntos ambientais e demográficos que possam influenciar no estado de saúde dos indivíduos e das grandes populações. Falando em termos gerais, esses assuntos devem estar vinculados com a qualidade e a disponibilidade dos recursos necessários para a manutenção da saúde e, em última instância, da vida.

Especificamente, os assuntos ambientais têm quatro dimensões na influência da saúde a longo e a curto prazos: A. A necessidade para deter a degradação do ambiente de forma que os recursos necessários à vida e à saúde, como ar puro, estejam disponíveis a todos. A persistência de substância química na contaminação de nossas reservas de água e a de gás carbono em nossa atmosfera podem ter consequências médicas severas. B. A necessidade para controlar o uso de recursos não renováveis, como a terra cultivável e o petróleo, de forma que esses benefícios possam prover as gerações futuras. C. A necessidade para utilizar métodos razoáveis e universais de planejamento familiar, de forma que uma sociedade sustentável seja mantida e os recursos médicos permaneçam disponíveis. D. A necessidade para mobilizar recursos de limites nacionais para desenvolver grandes soluções, internacionalmente baseadas nesses problemas. O objetivo primário desta declaração é aumentar a consciência para manter o equilíbrio necessário, de um lado entre os recursos ambientais e as exigências biológicas e sociais, de outro a saúde. Da perspectiva do médico, nenhum crescimento de população exponencial, nem a destruição irresponsável do ambiente são aceitáveis. Por todo o mundo, propostas organizadas devem representar uma solução defensável para tais assuntos.

## PRINCÍPIOS

1. Os médicos e as associações médicas devem considerar os assuntos ambientais. Essa consideração pode incluir a identificação de problemas que têm uma urgência local e particular; esforços para melhorar a execução de leis existentes em assuntos ambientais; e a identificação de assuntos de saúde que têm suas raízes em problemas ambientais.

2. As sociedades médicas devem promover medidas de planejamento familiar que sejam éticas e saudáveis. A meta de tais medidas não será inibir a autonomia pessoal das pessoas, mas para melhorar a qualidade de vida de todos os membros da família e para a continuação de todas as formas de vida no planeta.

3. A Associação Médica Mundial deve servir de foro internacional na participação médica em assuntos ambientais e demográficos e deve prover um foro para coordenar os esforços internacionais dos médicos e sociedades médicas nos muitos assuntos que devem ser avaliados internacionalmente.

# DECLARAÇÃO DE WASHINGTON

## SOBRE ARMAS BIOLÓGICAS

**(Adotada pela Assembleia Geral da AMM, Washington, 2002, e retificada pelo Conselho em maio de 2003)**

## INTRODUÇÃO

1. A Associação Médica Mundial reconhece a crescente ameaça de utilização de armas biológicas para causar epidemias devastadoras a serem

propagadas pelo mundo. Todos os países estão potencialmente expostos a riscos. A difusão de organismos que causam varíola, peste, antraz e outras doenças poderia ser catastrófica, causando doenças e mortes, além de pânico. Ao mesmo tempo, crescem as oportunidades para a produção de novos agentes microbianos, induzida pelo aumento dos conhecimentos de biotecnologia e de métodos de manipulação genética de organismos. Esses avanços preocupam especialmente os médicos e profissionais de saúde pública, porque são eles os que melhor conhecem o sofrimento humano que as doenças epidêmicas podem causar, e também serão eles os principais responsáveis pelo tratamento das vítimas de armas biológicas. Por isso, a Associação Médica Mundial considera que as associações médicas e todas as organizações relacionadas à atenção médica têm a responsabilidade especial de informar ao público e aos que elaboram políticas sobre as consequências das armas biológicas e de mobilizar o apoio universal que condene a pesquisa, o desenvolvimento e a utilização dessas armas, por serem moral e eticamente inaceitáveis.

2. Diferentemente do uso de armas nucleares, químicas e convencionais, as consequências de um ataque biológico podem ser camufladas, já que podem continuar com transmissões secundária e terciária do agente, semanas ou meses após a epidemia inicial. As consequências de um ataque biológico bem-sucedido, em especial quando a infecção se dissemina facilmente, podem ser bem mais graves que as de um ataque químico ou até nuclear. Devido à facilidade de viajar e à crescente globalização, um surto em qualquer parte do mundo poderia significar uma ameaça para todos os países.

3. Muitas doenças agudas e crônicas desenvolvem-se em pouco tempo, e é muito provável que ultrapassem as capacidades da maioria dos sistemas de saúde, tanto nos países em desenvolvimento como no mundo industrializado. Os serviços de saúde no mundo todo se esforçam para atender à demanda criada pelo HIV/AIDS e por organismos resistentes aos antimicrobianos, problemas decorrentes de conflitos civis, refugiados e centros urbanos superpovoados e insalubres, além dos cuidados especiais em saúde para a população que envelhece. O atendimento a muitos doentes desesperados poderia, em pouco tempo, saturar todo um sistema de saúde.

4. Podem ser adotadas medidas para diminuir o risco do uso de armas biológicas e das perigosas consequências de graves epidemias, qualquer que seja sua origem. É necessária uma colaboração internacional para se chegar a um consenso universal que condene o desenvolvimento, a produção ou a utilização de armas biológicas. São necessários programas de controle em todos os países para detecção precoce, identificação e resposta a graves doenças epidêmicas; ensino em saúde e formação de profissionais, líderes civis e público em geral; além de programas de colaboração em pesquisa para melhorar o diagnóstico, a prevenção e o tratamento de doenças.

5. A proliferação da tecnologia e o progresso científico em bioquímica, biotecnologia e ciências biológicas oferecem a oportunidade de criar novos agentes patogênicos e doenças, além de métodos simplificados para a produção de armas biológicas. A tecnologia é relativamente barata e de fácil obtenção, já que a produção é similar à utilizada em centros biológicos, como a fabricação de vacinas. Os meios para produzir e difundir de maneira eficaz armas biológicas existem no mundo inteiro, o que permite que inimigos políticos ou ideológicos e extremistas (que atuam em grupo ou individualmente) ameacem os governos e ponham países em perigo. As medidas contra a proliferação e a favor do controle de armas podem diminuir, mas não eliminar do todo a ameaça das armas biológicas. Por isso, é preciso criar e seguir uma ética aceita mundialmente, que refute a criação e a utilização de armas biológicas.

## REFORÇO DOS SISTEMAS DE SAÚDE PÚBLICA E DE CONTROLE DE DOENÇAS

6. Um fator importante no tratamento de uma doença epidêmica é uma sólida infraestrutura de

saúde pública. O investimento nos sistemas de saúde pública aumenta a capacidade de detectar e conter prontamente surtos de doenças raras ou incomuns, que se desenvolvem natural ou deliberadamente. São necessárias políticas públicas de saúde (controle de doenças e serviços laboratoriais), como um fundo para detecção, investigação e resposta a todas as ameaças epidêmicas. Um programa global de vigilância mais eficaz melhorará a resposta às doenças contagiosas que se apresentem naturalmente e permitirá a detecção precoce e a identificação de novas doenças.

7. É muito importante que os médicos estejam alerta aos casos de doenças infecciosas incomuns, que solicitem ajuda aos especialistas em diagnóstico de doenças infecciosas e informem com prontidão os casos às autoridades de saúde pública. Já que um médico só pode detectar um ou alguns casos, e talvez não reconheça que se trata de um surto, é muito importante a cooperação entre os médicos de atenção primária e as autoridades de saúde pública.

8. As autoridades de saúde pública que tratam uma epidemia precisarão da cooperação de órgãos especializados em emergências, encarregados de aplicar a lei, estabelecimentos de atenção médica e uma variedade de organizações a serviço da comunidade. É importante contar com um planejamento antecipado para que os diferentes grupos trabalhem juntos de maneira eficaz. Além de realizar atividades de controle para detecção precoce e notificação, os esforços de saúde pública devem se dirigir também a educar o pessoal de atenção primária e de saúde pública sobre os agentes que poderiam ser utilizados, criar meios em laboratório que permitam a rápida identificação dos agentes biológicos, proporcionar serviços médicos e hospitalares, além de vacinas e medicamentos que controlem a epidemia.

## AUMENTO DO PREPARO MÉDICO E DA CAPACIDADE DE RESPOSTA

9. É provável que o primeiro indício de que armas biológicas tenham se disseminado seja a consulta médica de pacientes, em especial os que apresentem quadros graves. Portanto, os médicos terão uma função importante na detecção precoce de um surto e devem estar preparados para reconhecer e tratar as doenças decorrentes de armas biológicas, assim como outros agentes infecciosos, e notificar com urgência as autoridades de saúde pública.

10. Durante uma epidemia, os médicos participarão diretamente da atenção massificada de pacientes, incluindo imunização e profilaxia de antibióticos, informação ao público e diversas atividades em hospitais e na comunidade para controlar a epidemia. Por isso, os médicos devem colaborar com as autoridades locais e nacionais na preparação e na implementação de planos de resposta a surtos infecciosos naturais e intencionais.

## PESQUISA DE ARMAS BIOLÓGICAS E ÉTICA MÉDICA

11. Os rápidos avanços em microbiologia, biologia molecular e engenharia genética criaram oportunidades extraordinárias para a pesquisa biomédica e prometem muita melhoria da saúde humana e da qualidade de vida. Podem-se esperar métodos diagnósticos melhores e mais rápidos, novas vacinas e medicamentos. Ao mesmo tempo, causa preocupação o possível mau uso da pesquisa para a criação de armas biológicas mais potentes e a disseminação de novas doenças infecciosas. Pode ser difícil distinguir entre a pesquisa biomédica legítima e a realizada por cientistas inescrupulosos com a intenção perniciosa de produzir armas biológicas mais eficazes.

12. Todos os que participam da pesquisa médica têm a obrigação moral e ética de considerar as consequências do uso maligno de suas descobertas. Deliberadamente ou não, a modificação genética dos microrganismos poderia criar organismos mais virulentos, resistentes aos antibióticos ou com maior estabilidade no meio ambiente. A modificação genética dos microrganismos poderia alterar sua imunogenicidade,

o que lhes permitiria vencer a imunidade natural e a produzida por vacinas. Os avanços na engenharia genética e a terapia genética podem tornar possível a modificação do sistema imunológico da população, que aumenta ou diminui a suscetibilidade a um agente patogênico ou afeta o funcionamento dos genes hospedeiros normais.

13. Deve ser condenada a pesquisa cujo propósito específico seja criar armas biológicas. Como cientistas e humanitários, os médicos têm a responsabilidade, ante a sociedade, de condenar a pesquisa científica destinada à criação e à utilização de armas biológicas, e de expressar sua rejeição ao uso da biotecnologia e de tecnologias de informação com fins potencialmente danosos.

14. Os médicos e as organizações médicas têm a importante responsabilidade social de exigir a proibição de armas biológicas e desvalorizar seu uso, manter a vigilância da pesquisa antiética e ilícita, e diminuir o perigo do uso de armas biológicas para a população civil.

## RECOMENDAÇÕES

15. Que a Associação Médica Mundial e as associações médicas nacionais no mundo tenham um papel ativo na promoção de uma ética internacional que condene a criação, a produção ou o uso de toxinas e agentes biológicos que não estejam justificados por fins profiláticos, protetores ou outros pacíficos.

16. Que a Associação Médica Mundial, as associações médicas nacionais e os profissionais de saúde em todo o mundo promovam, junto à OMS, à ONU e a outras organizações, a criação de um consórcio internacional de líderes médicos e de saúde pública para estudar a ameaça de armas biológicas, identificar as medidas que provavelmente evitem a proliferação de armas biológicas e elaborar um plano coordenado para controlar o surto de doenças infecciosas a nível mundial. Esse plano deve abordar: (a) sistemas internacionais de observação e notificação para aumentar a vigilância e o controle de surtos de doenças infecciosas no mundo, (b) criação de um protocolo de verificação eficaz baseado na Convenção da ONU sobre Armas Biológicas e Toxinas, (c) educação dos médicos e profissionais de saúde sobre as doenças infecciosas emergentes e as armas biológicas potenciais, (d) métodos laboratoriais para identificar agentes biológicos, (e) disponibilidade de vacinas e medicamentos adequados e (f) necessidades financeiras, técnicas e de pesquisa para diminuir o risco do uso de armas biológicas e outras ameaças de doenças infecciosas importantes.

17. Que a Associação Médica Mundial alerte aos médicos sobre as doenças e mortes inexplicadas na comunidade e sobre os métodos de vigilância e controle de doenças para responder aos casos de doenças ou sintomas.

18. Que a Associação Médica Mundial inste aos médicos, às associações médicas nacionais e a outras sociedades médicas colaborar com as autoridades de saúde a nível local, nacional e internacional na criação e implementação de protocolos de resposta a catástrofes produzidas por bioterrorismo e surtos naturais de doenças infecciosas. Esses protocolos devem ser utilizados como base para informar os médicos e o público.

19. Que a Associação Médica Mundial inste todos os que participam da pesquisa biomédica a considerar as consequências e possíveis aplicações de seu trabalho e a ponderar cuidadosamente a busca do conhecimento científico e suas responsabilidades éticas ante a sociedade.

# DECLARAÇÃO DE DIREITOS DO DEFICIENTE MENTAL

**(Proclamada pela Assembleia Geral das Nações Unidas em 20 de dezembro de 1971)**

## ARTIGO 1

O deficiente mental deve gozar, no máximo grau possível, os mesmos direitos dos demais seres humanos.

## ARTIGO 2

O deficiente mental tem o direito à atenção médica e ao tratamento físico exigidos pelo seu caso, como também à educação, à capacitação profissional, à reabilitação e à orientação que lhe permitam desenvolver ao máximo suas aptidões e possibilidades.

## ARTIGO 3

O deficiente mental tem direito à segurança econômica e a um nível de vida condigno. Tem direito, na medida de suas possibilidades, a exercer uma atividade produtiva ou alguma outra ocupação útil.

## ARTIGO 4

Sempre que possível o deficiente mental deve residir com sua família, ou em um lar que substitua o seu, e participar das diferentes formas de vida da sociedade. O lar em que vive deve receber assistência. Se for necessário interná-lo em estabelecimento especializado, o ambiente e as condições de vida nesse estabelecimento devem-se assemelhar ao máximo aos da vida normal.

## ARTIGO 5

O deficiente mental deve poder contar com a atenção de um tutor qualificado quando isso se torne indispensável à proteção de sua pessoa e de seus bens.

## ARTIGO 6 (Primeira parte)

O deficiente mental deve ser protegido de toda exploração e de todo abuso ou tratamento degradante.

## ARTIGO 6 (Segunda parte)

No caso de ser um deficiente objeto de ação judicial, ele deve ser submetido a um processo justo, em que seja levado em plena conta seu grau de responsabilidade, de acordo com suas faculdades mentais.

## ARTIGO 7

Se alguns deficientes mentais não são capazes, devido à gravidade de suas limitações, de exercer efetivamente todos os seus direitos, ou se se tornar necessário limitar ou até suspender tais direitos, o processo empregado para esses fins deverá incluir salvaguardas jurídicas que protejam o deficiente contra qualquer abuso. Esse procedimento deverá basear-se em uma avaliação da capacidade social do deficiente por peritos qualificados. Mesmo assim, tal limitação ou suspensão ficará sujeita a revisões periódicas e reconhecerá o direito de apelação para autoridades superiores.

# DECLARAÇÃO SOBRE A PENA DE MORTE

### (Adotada pela Anistia Internacional sobre a participação de médicos na pena de morte)

## RECORDANDO

Que o espírito do Juramento de Hipócrates impõe aos médicos dedicar-se ao bem de seus pacientes sem jamais causar danos;

## CONSIDERANDO

Que a Declaração de Tóquio da Associação Médica Mundial estabelece que todo médico "deve manter o mais alto respeito pela vida humana — ainda que em casos de perigo ou ameaça — sem fazer uso algum de qualquer conhecimento médico de forma contrária às leis humanitárias";

## CONSIDERANDO TAMBÉM

Que a mesma Declaração proíbe a participação de médicos em torturas ou outros procedimentos cruéis, desumanos ou degradantes;

## ADVERTINDO

Que o Secretário das Nações Unidas declarou que a pena de morte viola o direito à vida e constitui um castigo desumano, cruel e degradante;

## ATENTO

A que os médicos possam ser chamados a participar em execuções para, entre outros: a) determinar a aptidão física e mental para a execução; b) dar assessoria técnica; c) prescrever, preparar, administrar e supervisionar doses de veneno em jurisdições onde se empregue esse método; e d) efetuar exames médicos durante as execuções para que o procedimento possa continuar se o preso não tiver morrido;

## DECLARA

Que a participação de médicos em execuções constitui uma violação da ética médica;

## EXORTA

Aos médicos que se abstenham de participar em execuções;

## E EXORTA TAMBÉM

Que as organizações médicas protejam os médicos que recusem participar em execuções, adotando resoluções para tal fim.

Esta Declaração foi elaborada pela Junta Médica Assessora da Anistia Internacional e adotada pelo Comitê Executivo Internacional, em 12 de março de 1981.

# DECLARAÇÃO DE PRINCÍPIOS ÉTICOS DOS MÉDICOS DO MERCOSUL

### (Aprovada pela Organização Pan-Americana da Saúde e Organização Mundial da Saúde, em Assunção, Paraguai, no dia 18 de março de 1996)

## CONSIDERAÇÕES INICIAIS

1. Considerando como essencial a integração entre as nações, especialmente na área da saúde,

2. Considerando a saúde como princípio fundamental e indissociável dos demais componentes da cidadania,

3. Considerando que é direito de cada indivíduo lutar pela democracia e pelas conquistas sociais,

4. Considerando que o homem não deve, sob nenhuma circunstância, renunciar aos direitos básicos da cidadania, que são o direito pela vida, pela liberdade, pela saúde e pela segurança pessoal,

5. Considerando inaceitável, sob qualquer pretexto, a violação da integridade física e/ou psíquica da pessoa humana,

6. Considerando a medicina como uma disciplina a serviço da saúde do ser humano e da coletividade, devendo ser exercida sem discriminação de qualquer natureza,

7. Considerando os enunciados dos Códigos de Ética vigentes nos países integrados do Mercosul e os princípios emanados das convenções, organizações e assembleias mundiais dedicadas a promoção do bem-estar humano,

8. Considerando o objetivo humanitário e beneficente da medicina,

9. Considerando o acervo do conhecimento médico, patrimônio universal e inalienável da humanidade, resolve-se anunciar os seguintes.

## PRINCÍPIOS ÉTICOS

1. O objetivo de toda a atenção do médico é a saúde do ser humano, em benefício da qual deverá atuar com o máximo zelo e o melhor da sua capacidade profissional.

2. O médico deve ter absoluto respeito pela vida humana, atuando sempre em benefício do paciente. Não obstante, deve tomar em consideração a existência de outros princípios morais, autonomia e justiça, fundamentais à integração de seu trabalho com o paciente, os familiares e a sociedade.

3. A medicina não pode ser praticada com a intenção primária de comércio, nem o trabalho médico deve ser objeto da exploração por terceiros com fins de lucro, finalidade política ou religiosa.

4. Cabe ao médico exercer a medicina sem sofrer nenhum tipo de discriminação e recusar-se a exercê-la em locais impróprios ou indignos, desprovidos das mínimas condições técnicas, de infraestrutura e de remuneração adequada.

5. Ao médico está vedado participar da prática de tortura ou outras formas degradantes, inumanas ou cruéis de sofrimento, estando também proibido de ser conivente com tais práticas ou auxiliá-las, obtendo meios, instrumentos, substâncias ou conhecimento que acarretem danos físicos ou psíquicos a seus semelhantes.

6. É direito do paciente decidir livremente sobre a execução de práticas diagnósticas ou terapêuticas, sendo-lhe assegurado todos os recursos da ciência médica onde for atendido, sem discriminação de qualquer natureza.

7. Está vedado ao médico usar experimentalmente qualquer tipo de terapêutica não liberada para uso no país, sem autorização dos órgãos competentes e sem o consentimento expresso do paciente ou de seu representante legal.

8. Os conhecimentos cientificamente comprovados devem estar sempre a serviço do homem. O médico tem a obrigação de divulgá-los, estando a ele vedado o privilégio de guardá-los para seu uso pessoal, ou restringir sua utilização em detrimento do bem-estar da humanidade.

9. Os médicos devem respeitar as normas éticas vigentes e a legislação do país em que exercem a profissão, devendo colaborar com as autoridades sanitárias e assumir a quota de responsabilidade em relação à saúde pública, à educação sanitária e à legislação referente à saúde.

10. As relações dos médicos entre si e com os demais profissionais da saúde devem basear-se no respeito mútuo, na liberdade e independência, buscando sempre o interesse e o bem-estar do paciente.

# DECLARAÇÃO UNIVERSAL DOS DIREITOS DO HOMEM

**(Resolução da 3ª Sessão Ordinária da Assembleia Geral das Nações Unidas, aprovada em Paris, França, no dia 10 de dezembro de 1978)**

Considerando que o reconhecimento da dignidade inerente a todos os membros da família humana e de seus direitos iguais e inalienáveis é o fundamento da liberdade, da justiça e da paz no mundo,

Considerando que o desprezo e o desrespeito pelos direitos do homem resultaram em atos bárbaros que ultrajaram a consciência da Humanidade e que o advento de um mundo em que os homens gozem de liberdade de palavra, de crença e da liberdade de viverem a salvo do temor e da necessidade foi proclamado como a mais alta aspiração do homem comum,

Considerando ser essencial que os direitos do homem sejam protegidos pelo império da lei, para que o homem não seja compelido, como último recurso, à rebelião contra a tirania e a opressão,

Considerando ser essencial promover o desenvolvimento de relações amistosas entre as nações,

Considerando que os povos das Nações Unidas reafirmaram, na Carta, sua fé nos direitos fundamentais do homem, na dignidade e no valor da pessoa humana e na igualdade de direitos do homem e da mulher, e que decidiram promover o processo social e melhores condições de vida em uma liberdade mais ampla,

Considerando que os Estados-Membros se comprometem a promover, em cooperação com as Nações Unidas, o respeito universal aos direitos e liberdades fundamentais do homem e a observância desses direitos e liberdades,

Considerando que uma compreensão comum desses direitos e liberdades é da mais alta importância para o pleno cumprimento desse compromisso,

Agora, portanto, a Assembleia Geral proclama:

A presente Declaração Universal dos Direitos do Homem como ideal comum a ser atingido por todos os povos e todas as nações, com o objetivo de que cada indivíduo e cada órgão da sociedade, tendo sempre em mente esta Declaração, se esforce, através do ensino e da educação, por promover o respeito a esses direitos e liberdades e, pela adoção de medidas progressivas de caráter nacional e internacional, por assegurar o seu reconhecimento e a sua observância universais e efetivos, tanto entre os povos dos próprios Estados-Membros, quanto entre os povos dos territórios sob sua jurisdição.

Art. I — Todos os homens nascem livres e iguais em dignidade e direitos. São dotados de razão e consciência e devem agir em relação uns aos outros com espírito de fraternidade.

Art. II — Todo homem tem capacidade para gozar os direitos e as liberdades estabelecidos nesta Declaração sem distinção de qualquer espécie, seja de raça, cor, sexo, língua, religião, opinião política ou de outra natureza, origem nacional ou social, riqueza, nascimento ou qualquer outra condição.

— Não será também feita nenhuma distinção fundada na condição política, jurídica ou internacional do país ou território a que pertença uma pessoa, quer se trate de um território independente, sob tutela, sem governo próprio, quer sujeito a qualquer outra limitação de soberania.

Art. III — Todo homem tem direito à vida, à liberdade e à segurança pessoal.

Art. IV — Ninguém será mantido em escravidão ou servidão; a escravidão e o tráfico de escravos serão proibidos em todas as suas formas.

Art. V — Ninguém será submetido a tortura, nem a tratamento ou castigo cruel, desumano ou degradante.

Art. VI — Todo homem tem o direito de ser, em todos os lugares, reconhecido como pessoa perante a lei.

Art. VII — Todos são iguais perante a lei e têm direito, sem qualquer distinção, a igual proteção da lei. Todos têm direito a igual proteção contra qualquer discriminação que viole a presente Declaração e contra qualquer incitamento a tal discriminação.

Art. VIII — Todo homem tem direito a receber dos tribunais nacionais competentes remédio efetivo para os atos que violem os direitos fundamentais que lhe sejam reconhecidos pela constituição ou pela lei.

Art. IX — Ninguém será arbitrariamente preso, detido ou exilado.

Art. X — Todo homem tem direito, em plena igualdade, a uma justa e pública audiência por parte de um tribunal independente e imparcial, para decidir de seus direitos e deveres ou do fundamento de qualquer acusação criminal contra ele.

Art. XI. 1 — Todo homem acusado de um ato delituoso tem o direito de ser presumido inocente até que a sua culpabilidade tenha sido provada de acordo com a lei, em julgamento público no qual lhe tenham sido asseguradas todas as garantias necessárias à sua defesa.

2. Ninguém poderá ser culpado por qualquer ação ou omissão que, no momento, não constituíam delito perante o direito nacional ou internacional. Também não será imposta pena mais forte do que aquela que, no momento da prática, era aplicável ao ato delituoso.

Art. XII — Ninguém será sujeito a interferência na sua vida privada, na sua família, no seu lar ou na sua correspondência, nem a ataques à sua honra e reputação. Todo homem tem direito à proteção da lei contra tais interferências ou ataques.

Art. XIII. 1 — Todo homem tem direito à liberdade de locomoção e residência dentro das fronteiras de cada Estado.

2. Todo homem tem o direito de deixar qualquer país, inclusive o próprio, e a este regressar.

Art. XIV.1 — Todo homem, vítima de perseguição, tem o direito de procurar e de gozar asilo em outros países.

2. Este direito não pode ser invocado em caso de perseguição legitimamente motivada por crimes de direito comum ou por atos contrários aos objetivos e princípios das Nações Unidas.

Art. XV.1 — Todo homem tem direito a uma nacionalidade.

2. Ninguém será arbitrariamente privado de sua nacionalidade nem do direito de mudar de nacionalidade.

Art. XVI.1 — Os homens e as mulheres de maior idade, sem qualquer restrição de raça, nacionalidade ou religião, têm o direito de contrair matrimônio e fundar uma família. Gozam de iguais direitos em relação ao casamento, sua duração e sua dissolução.

2. O casamento não será válido senão com o livre e pleno consentimento dos nubentes.

3. A família é o núcleo natural e fundamental da sociedade e tem direito à proteção da sociedade e do Estado.

Art. XVII.1 — Todo homem tem direito à propriedade, só ou em sociedade com outros.

2. Ninguém será arbitrariamente privado de sua propriedade.

Art. XVIII — Todo homem tem direito à liberdade de pensamento, consciência e religião; este direito inclui a liberdade de mudar de religião ou crença e a liberdade de manifestar essa religião ou crença, pelo ensino, pela prática, pelo culto e pela observância, isolada ou coletivamente, em público ou em particular.

Art. XIX — Todo homem tem direito à liberdade de opinião e expressão; este direito inclui a liberdade de, sem interferências, ter opiniões e de procurar, receber e transmitir informações e ideias por quaisquer meios e independentemente de fronteiras.

Art. XX.1 — Todo homem tem direito à liberdade de reunião e associação pacíficas.

2. Ninguém pode ser obrigado a fazer parte de uma associação.

Art. XXI.1 — Todo homem tem o direito de tomar parte no governo de seu país diretamente ou por intermédio de representantes livremente escolhidos.

2. Todo homem tem igual direito de acesso ao serviço público do seu país.

3. A vontade do povo será a base de autoridade do governo; esta vontade será expressa em eleições periódicas e legítimas, por sufrágio universal, por voto secreto ou processo equivalente que assegure a liberdade de voto.

Art. XXII — Todo homem, como membro da sociedade, tem direito à segurança social, e à realização, pelo esforço nacional, pela cooperação internacional e de acordo com a organização e recursos de cada Estado, dos direitos econômicos, sociais e culturais indispensáveis à sua dignidade e ao livre desenvolvimento da sua personalidade.

Art. XXIII.1 — Todo homem tem direito ao trabalho, à livre escolha de emprego, a condições justas e favoráveis de trabalho e à proteção contra o desemprego.

2. Todo homem, sem qualquer distinção, tem direito a igual remuneração por igual trabalho.

3. Todo homem que trabalha tem direito a uma remuneração justa e satisfatória, que lhe assegure, assim como à sua família, uma existência compatível com a dignidade humana, e a que se acrescentarão, se necessário, outros meios de proteção social.

4. Todo homem tem direito a organizar sindicatos e a neles ingressar para proteção de seus interesses.

Art. XXIV — Todo homem tem direito a repouso e lazer, inclusive a limitação razoável das horas de trabalho e a férias remuneradas periódicas.

Art. XXV.1 — Todo homem tem direito a um padrão de vida capaz de assegurar a si e a sua família saúde e bem-estar, inclusive alimentação, vestuário, habitação, cuidados médicos e os serviços sociais indispensáveis, e direito à segurança em caso de desemprego, doença, invalidez, viuvez, velhice ou outros casos de perda dos meios de subsistência em circunstâncias fora de seu controle.

2. A maternidade e a infância têm direito a cuidados e assistência especiais. Todas as crianças, nascidas dentro ou fora do matrimônio, gozarão da mesma proteção social.

Art. XXVI.1 — Todo homem tem direito à instrução. A instrução será gratuita, pelo menos nos graus elementares e fundamentais. A instrução elementar será obrigatória. A instrução técnico-profissional será acessível a todos, bem como a instrução superior, esta baseada no mérito.

2. A instrução será orientada no sentido de pleno desenvolvimento da personalidade humana e do fortalecimento do respeito pelos direitos do homem e pelas liberdades fundamentais. A instrução promoverá a compreensão, a tolerância e a amizade entre todas as nações e grupos raciais ou religiosos, e coadjuvará as atividades das Nações Unidas em prol da manutenção da paz.

3. Os pais têm prioridade de direito na escolha do gênero de instrução que será ministrada a seus filhos.

Art. XXVII.1 — Todo homem tem o direito de participar livremente da vida cultural da comunidade, de fruir as artes e de participar do processo científico e de seus benefícios.

2. Todo homem tem direito à proteção dos interesses morais e materiais decorrentes de qualquer produção científica, literária ou artística da qual seja autor.

Art. XXVIII — Todo homem tem direito a uma ordem social e internacional em que os direitos e liberdades estabelecidos na presente Declaração possam ser plenamente realizados.

Art. XXIX.1 — Todo homem tem deveres para com a comunidade, na qual o livre e pleno desenvolvimento de sua personalidade é possível.

2. No exercício de seus direitos e liberdades, todo homem estará sujeito apenas às limitações determinadas pela lei, exclusivamente com o fim de assegurar o devido reconhecimento e respeito dos direitos e liberdades de outrem e de satisfazer às justas exigências da moral, da ordem pública e do bem-estar de uma sociedade democrática.

3. Esses direitos e liberdades não podem, em hipótese alguma, ser exercidos contrariamente aos objetivos e princípios das Nações Unidas.

Art. XXX — Nenhuma disposição da presente Declaração pode ser interpretada como o reconhecimento por qualquer Estado, grupo ou pessoa, do direito de exercer qualquer atividade ou praticar qualquer ato destinado à destruição de quaisquer dos direitos e liberdades aqui estabelecidos.

# RECOMENDAÇÃO DE BRUXELAS

## SOBRE COMÉRCIO DE ÓRGÃOS EM VIVO

**(Adotada pela 37ª Assembleia Geral da Associação Médica Mundial em Bruxelas, Bélgica, em outubro de 1985)**

Considerando o fato de que se desenvolveu um comércio de lucro financeiro considerável com rins de pessoas vivas em países subdesenvolvidos para transplantes na Europa e nos Estados Unidos da América mais recentemente:

A Associação Médica Mundial condena a compra e a venda de órgãos humanos para transplante.

A Associação Médica Mundial conclama os governos de todos os países a dar passos efetivos no sentido de prevenir o uso comercial de órgãos humanos.

# RECOMENDAÇÃO DE CINGAPURA

## SOBRE MAUS-TRATOS E NEGLIGÊNCIA À CRIANÇA

**(Adotada pela 36ª Assembleia Geral da Associação Médica Mundial em Cingapura, em outubro de 1984, e**

**emendada pelas 41ª Assembleia Geral da AMM em Hong Kong, China, em setembro de 1989; 42ª Assembleia Geral da AMM, Rancho Mirage, EUA, em outubro de 1990; 44ª Assembleia Geral da AMM em Marbella, Espanha, em setembro de 1992, e 47ª Assembleia Geral da AMM em Bali, Indonésia, em setembro de 1995)**

Uma das manifestações mais destrutivas da violência familiar é a da criança maltratada e negligenciada. A prevenção, a identificação precoce e o tratamento da criança vítima de abusos permanecem um desafio para a comunidade médica mundial.

A definição de criança que sofre maus-tratos varia de cultura para cultura. Infelizmente, podem ser aceitas racionalizações culturais de um comportamento prejudicial para crianças, se isso está implícito como prova de que o tratamento dado às crianças não é abusivo nem prejudicial. Por exemplo, a contribuição do trabalho da criança na vida diária de famílias e em sociedade deve ser reconhecida e encorajada, contanto que esse trabalho também favoreça o próprio desenvolvimento da criança. Por outro lado, a exploração de criança no mercado de trabalho pode privá-la da infância, de oportunidades educacionais e até mesmo ser um risco à sua saúde atual e futura. A AMM considera tal exploração de criança uma forma séria de maus-tratos e de negligência infantil.

Para os propósitos desta Declaração, há várias formas de abuso da criança — inclusive os abusos físico, sexual e emocional. A negligência à criança representa um fracasso do pai ou de outra pessoa legalmente responsável pelo seu bem-estar e pelo provimento de suas necessidades básicas e de um nível adequado de cuidado.

A Associação Médica Mundial reconhece que os maus-tratos à criança constituem um problema de saúde mundial e recomenda que as Associações Médicas Nacionais adotem as seguintes diretrizes para os médicos:

1. Os médicos têm o papel especial de identificar e ajudar as crianças que sofrem maus-tratos e as famílias que cuidam delas.

2. Os médicos devem obter treinamento especializado para identificar a criança que sofre maus-tratos. Tal treinamento está disponível em muitos programas de educação continuada nesse campo.

3. É recomendado entrosamento de uma equipe multidisciplinar experiente com o médico. É provável que uma equipe inclua profissionais, como médicos, assistentes sociais, psiquiatras de criança e de adulto, especialistas do desenvolvimento, psicólogos e advogados. Quando não for possível ou disponível a formação de uma equipe, o médico assistente tem que consultar outro médico, assistente social, advogado ou pessoal de saúde mental.

4. Os médicos de cuidados primários (médicos de família, internistas, pediatras), os especialistas em medicina de emergência, cirurgiões, psiquiatras e outros especialistas que tratam das crianças têm que adquirir conhecimento e habilidades: na avaliação física de criança abusada e negligenciada; na avaliação do desenvolvimento de criança e das suas habilidades de aprendizagem; na utilização de recursos da comunidade; e na sua responsabilidade legal.

5. A avaliação médica de crianças que foram abusadas fisicamente deve consistir em: (1) obtenção de uma história de dano; (2) exame físico do paciente; (3) pesquisa de radiografia de trauma; (4) registro de hemorragias; (5) fotografias coloridas; (6) exame físico dos irmãos; (7) boletim médico por escrito; (8) exame psíquico da criança; (9) registro do acompanhamento do desenvolvimento da criança de idade pré-escolar.

6. Os elementos médicos de crianças sexualmente abusadas consistem em: (1) o tratamento de trauma físico e psicológico; (2) a coleta e o processamento de evidências; e (3) a prevenção ou o tratamento de gravidez e de doença venérea.

7. É necessário que o médico determine a natureza e o nível da relação da família que cuida da proteção de criança. É essencial que o médico procure ser sensível à variedade e à qualidade das relações matrimoniais, estilos disciplinares, tensões econômicas, problemas emocionais e abuso de álcool, drogas e outras substâncias, e outras formas de tensão relacionadas à criança abusada.

8. É difícil para o médico ser orientado para o abuso e a negligência. Frequentemente, a evidência física não é óbvia, e só por entrevista cuidadosa com a criança e pais podem algumas inconsistências ser reveladas entre os dados históricos e o exame objetivo.

9. Diante de uma criança com suspeita de abuso, os médicos devem ser orientados pelas seguintes ações imediatas: (1) informar aos serviços protetores; (2) hospitalizar qualquer criança suspeita de maus-tratos que precisa de proteção durante o período de avaliação inicial; e (3) informar os pais sobre o diagnóstico e o relatório dos danos da criança enviados aos serviços protetores.

10. A criança é a paciente do médico e, portanto, é a sua preocupação primária. Assim, é responsabilidade do médico fazer tudo para proteger a criança de dano adicional. A informação apropriada a agência ou instituição que dirige e protege a criança é normalmente formulada e estabelecida em leis. Em alguns casos, é também necessário admitir a criança em um hospital.

11. Se a hospitalização é requerida, é necessário que se faça prontamente uma avaliação dos problemas físicos, emocionais e do desenvolvimento da criança. Se o médico reconhece que o problema da criança maltratada não pode ser adequadamente avaliado, deve buscar orientação junto à equipe multidisciplinar do hospital ou a outros médicos que se especializaram em tratamento de crianças que sofreram maus-tratos.

12. Se a criança é suspeita de maus-tratos, o médico deve discutir com os pais o fato de os maus-tratos serem o diagnóstico atual do problema da criança. Durante tal sessão, é essencial que o médico seja objetivo e evite acusações ou declarações de julgamento nas conversas com os pais.

13. É essencial que os achados do quadro clínico durante o processo de avaliação sejam registrados no prontuário médico. O registro médico provê frequentemente no tribunal evidência dos procedimentos.

14. Médicos devem participar de todos os níveis de prevenção, provendo pré-natal e pós-natal e aconselhamento familiar; identificando problemas na criança já nascida e também aconselhando os pais sobre planejamento familiar e controle da natalidade.

15. Saúde pessoal e saúde pública devem ser avaliadas através de visitas em casa por enfermeiras e por associações de pais, e programas de bem-estar da criança devem ser encorajados por médicos. Os programas que visam à melhora da saúde geral da criança tendem a prevenir maus-tratos à criança e, por isso, devem ser apoiados por médicos.

16. Médicos devem reconhecer que uma criança maltratada e negligenciada é um problema complexo e que mais de um tipo de tratamento ou serviço pode ser necessário para ajudar a essas crianças e aos seus familiares. O tratamento apropriado requer a contribuição de muitas profissões, como psicologia, serviço social, direito e educação, inclusive setores responsáveis por medicamentos e alimentação.

17. Médicos devem promover o desenvolvimento de programas inovadores que avancem o conhecimento médico e a competência profissional no campo da criança maltratada e negligenciada.

18. O segredo médico deve ser ab-rogado em casos de crianças que sofrem maus-tratos. O primeiro dever de um médico é proteger seu paciente se ele é suspeito de ser vítima de maus-

tratos. Não importa que tipo de abuso lhe foi imposto (físico, mental, sexual): um relatório oficial deve ser feito e enviado às autoridades competentes.

19. Médicos devem apoiar a legislação de seus respectivos países que identificam efetivamente e protegem as crianças que recebem maus-tratos. Tal legislação também deve proteger os médicos e outros profissionais de saúde que identificam o problema, preocupam-se com as crianças maltratadas e tratam delas.

20. Médicos devem apoiar os procedimentos legais que permitem a proteção legal contra o abusador de criança maltratada por um período razoável de tempo até que a criança alcance a idade adulta. Médicos também devem apoiar os procedimentos legais objetivos que buscam prevenir alegações de abuso por falta de condições de assistência à criança e aqueles que exigem iniciar qualquer tipo de ação legal contra um abusador de criança ante evidência objetiva.

## RECOMENDAÇÃO DE HONG KONG

### SOBRE ESTADO VEGETATIVO PERSISTENTE

**(Adotada pela 41ª Assembleia Geral da Associação Médica Mundial em Hong Kong, China, em setembro de 1989)**

### PREÂMBULO

As presentes informações de saúde não provêm de uma estimativa precisa da incidência e prevalência no mundo de indivíduos em um estado vegetativo persistente (PVS). Dez anos atrás, uma incidência de 2 a 3 por 100.000 foi calculada para o Japão. Parece provável que o número absoluto de tais casos subiu apreciavelmente como consequência de práticas atuais em medicina intensiva, apoio cardiorrespiratório, alimentação parenteral e controle de infecções em cérebros severamente danificados de pacientes. Como lidar com esse resultado emocionalmente doloroso, financeiramente caro e geralmente não desejado é um problema crescente.

A perda da consciência em patologias com estado vegetativo persistente pode surgir de uma variedade de insultos ao cérebro, incluindo, entre outros, anoxia cerebral, infecções por dano ou doença degenerativa. A perda abrupta da consciência normalmente consiste em um estado de sonolência agudo chamado coma, que pode ser seguido de graus variados de recuperação ou deterioração neurológica crônica. Pessoas com dano opressivo sobre os hemisférios cerebrais passam comumente por um estado crônico de inconsciência, chamado estado vegetativo, no qual ciclicamente o corpo desperta e dorme, mas não expressa nenhuma conduta ou evidência metabólica cerebral de existir função cognitiva ou de ser capaz de responder de forma racional a eventos e estímulos externos. A essa condição de perda cognitiva total podem seguir danos agudos que causam coma ou ela pode-se desenvolver mais lentamente, resultado de desordens estruturais progressivas, como a doença de Alzheimer, que na fase final também pode destruir a função psicológica do cérebro. Quando tal perda cognitiva dura para mais de algumas semanas, essa condição se transforma em um estado vegetativo persistente (PVS) porque o corpo mantém as funções necessárias para sustentar a sobrevivência vegetativa. A recuperação do estado vegetativo é possível, especialmente durante os primeiros dias ou semanas, mas a tragédia é que muitas pessoas em PVS vivem durante muitos meses ou anos se contarem com medidas de auxílio nutricional e outras condutas.

Algumas vezes, clinicamente, determina-se que uma pessoa está acordada, mas desvairada, dependendo a permanência do estado vegetativo da natureza do dano de cérebro e da duração do período de coma. Algumas pessoas com menos de 35 anos de idade, em coma, depois de trauma de cabeça, como também um paciente ocasional com coma, depois de hemorragia intracraniana, podem recuperar-se muito lentamente; assim, um evento que produz um PVS de um a três meses em estado de coma pode em casos mais raros evoluir em um menor grau de deterioração por seis meses. Por outro lado, as chances de recuperar a consciência depois de ser vegetativo durante três meses são muito pequenas. São reivindicadas exceções raras, mas alguns desses casos podem estar representados por pacientes que não entraram logo em coma após o dano causado. Em última instância, todos estão severamente inválidos.

## DIRETRIZES

Tais exemplos raros, todavia, indicam que no prazo de seis meses pode-se predizer o nível de inaptidão, embora não se possa afirmar com certeza o grau de insulto do cérebro. Então, um critério conservador para a diagnose de PVS seria observar o paciente durante pelo menos 12 meses, embora a recuperação cognitiva depois de seis meses seja sumamente rara em pacientes com mais de 50 anos.

O risco de erro de prognóstico pelos critérios já divulgados é tão pequeno que a decisão que o incorporou como uma conclusão de prognóstico parece completamente justificável. A determinação de um médico de que uma pessoa tem recuperação improvável da consciência é o prelúdio habitual das deliberações sobre retirar ou não os meios de sustentação da vida vegetativa. Embora possa a família ser a primeira a levantar o assunto, antes que um médico dê sua opinião sobre o prognóstico, o de tratamento de retenção geralmente não é considerado. Uma vez que a questão da manutenção ou da retirada de apoio da vida foi levantada, suas dimensões legais e éticas devem ser consideradas.

# RECOMENDAÇÃO DE RANCHO MIRAGE

### SOBRE CUIDADOS A PACIENTES COM DOR CRÔNICA SEVERA EM ENFERMIDADE TERMINAL

**(Adotada pela 42ª Assembleia Geral da Associação Médica Mundial em Rancho Mirage, Estados Unidos, em outubro de 1990)**

## PREFÁCIO

Os cuidados a pacientes terminais portadores de dor crônica severa devem prover tratamento que permita a esses doentes terem suas vidas findadas com dignidade. Analgésicos, opiáceos e não opiáceos devem estar disponíveis e, quando corretamente usados, podem trazer alívio efetivo da dor para a maioria dos pacientes terminais. Deve o médico apoiar esses cuidados e tratamento, juntamente com os outros profissionais que querem estender ao paciente agonizante com dor crônica severa a experiência da farmacologia clínica de analgésicos, aliviando as necessidades do paciente, da família e dos amigos. Também é imperativo que os governos assegurem que quantidades necessárias de medicamentos analgésicos opiáceos devam estar disponíveis para aplicação apropriada na administração da dor crônica severa.

## PRINCÍPIOS DA ADMINISTRAÇÃO CLÍNICA DE DOR CRÔNICA SEVERA

Quando um paciente é doente terminal, o médico tem que usar esforços no alívio de seu sofrimento. Dor é apenas um componente que o paciente está sofrendo. Porém, o impacto que a dor pode estar causando à vida de um paciente pode variar de desconforto tolerável até uma sensação de amargar uma derrota.

A experiência clínica demonstrou que, em geral, não é tanto o opiáceo que é usado para alcançar o alívio de dor crônica severa no paciente terminal ou paciente doente, mas o uso continuado da droga é que se considera mais grave.

No entanto, é imperativo que o médico distinga entre dor aguda e dor que possa constituir-se em dor crônica, pois a distinção pode levar a implicações importantes sobre o uso de analgésicos opiáceos. Estes são os princípios gerais que devem guiar o tratamento de dor crônica severa, particularmente o tratamento que utiliza medicamentos analgésicos.

1. O tratamento deve ser individualizado para satisfazer as necessidades do paciente e o manter tão confortável quanto possível.

2. Deve ser entendido que as necessidades do paciente com dor crônica diferem frequentemente das de pacientes com dor aguda.

3. O médico tem a saber a potência, a duração de ação e os efeitos colaterais dos analgésicos disponíveis para selecionar a droga apropriada, como também a dose que assegurará o alívio de dor do paciente.

4. Combinações de opiáceos e analgésicos não opiáceos podem prover maior alívio de dor para os pacientes em quem analgésicos não opiáceos não têm mais nenhum efeito suficientemente mais longo. Isso pode ser alcançado sem produzir o uso de drogas de maior potencial com efeitos colaterais indesejáveis.

5. A diminuição do efeito do analgésico produz ansiedade pelo opiáceo, podendo ser resolvida trocando-se por um opiáceo alternativo. Isso está baseado na interação completa entre analgésicos de opiáceos diferentes.

6. A dependência iatrogênica não deve ser considerada um problema primário no tratamento da dor severa de doença neoplásica e nunca deve ser uma razão para privar esses pacientes de analgésicos fortes capazes de beneficiá-los.

7. Os governos devem examinar até que ponto seus sistemas de saúde, leis e regulamentos permitem o uso de opiáceos para propósitos médicos, identificando possíveis impedimentos para tal uso e desenvolvendo planos de ação para facilitar o provimento e a disponibilidade de opiáceos por indicações médicas devidamente apropriadas.

# RESOLUÇÃO DE BALI

## SOBRE TESTES DE ARMAS NUCLEARES

**(Adotada pela 47ª Assembleia Geral da Associação Médica Mundial em Bali, Indonésia, em setembro de 1995)**

**A ASSOCIAÇÃO MÉDICA MUNDIAL decide:**

1. Lamentar os testes de armas nucleares;

2. Pedir a suspensão imediata das provas que utilizam armas nucleares; e

3. Pedir a todos os associados das associações para aconselhar seus governos sobre as consequências adversas à saúde do uso de armas nucleares.

# RESOLUÇÃO DE ESTOCOLMO

## SOBRE A CONDUTA DE MÉDICOS RELATIVA A TRANSPLANTE DE ÓRGÃOS HUMANOS

**(Adotada pela 46ª Assembleia Geral da Associação Médica Mundial em Estocolmo, Suécia, em setembro de 1994)**

*CONSIDERANDO* que há significativa preocupação sobre o número crescente de relatórios de médicos em participação de transplantes de órgãos humanos ou tecidos retirados de corpos de prisioneiros executados na aplicação de pena de morte, sem seus consentimentos prévios ou sem lhes dar a oportunidade de recusar, ou de corpos de pessoas desvalidas cuja regularização das mortes é facilitada pela colheita de seus órgãos, ou de corpos de pessoas pobres que concordaram em se desfazer de seus órgãos por propósitos comerciais; ou de corpos de crianças jovens sequestradas para esse propósito; e

*CONSIDERANDO* que, em tais casos, a participação de médicos está em desacordo direto com as diretrizes enunciadas pela Associação Médica Mundial em sua Declaração sobre Transplantes de Órgãos Humanos, adotada em outubro de 1987,

*FOI DECIDIDO* que a Associação Médica Mundial reafirma solenemente as diretrizes e as recomendações a todas as Associações Médicas Nacionais no sentido de apoiarem e, no caso de infração dessas diretrizes, punirem severamente os médicos envolvidos.

# RESOLUÇÃO DE HAMBURGO

## SOBRE A PROIBIÇÃO DE MULHERES AO ACESSO À ASSISTÊNCIA MÉDICA E SOBRE A PROIBIÇÃO DO EXERCÍCIO DA PROFISSÃO DAS MÉDICAS NO AFEGANISTÃO

**(Adotada pela 49ª Assembleia Geral da Associação Médica Mundial, em Hamburgo, Alemanha, em novembro de 1997)**

### INTRODUÇÃO

Durante anos, as mulheres e as meninas no Afeganistão vêm sofrendo um aumento nas violações de seus direitos humanos. Em 1996, foi decretada uma proibição geral das mulheres de trabalhar, que afetou mais de 40 mil pessoas. As organizações de direitos humanos chamaram a isto de "catástrofe dos direitos humanos" das mulheres no Afeganistão. As mulheres estão completamente excluídas da vida social, os colégios de meninas estão fechados, as estudantes têm sido expulsas das universidades, e mulheres e meninas são apedrejadas nas ruas. Segundo informação das Nações Unidas sobre a situação de direitos humanos no Afeganistão (fevereiro de 1996), a proibição de trabalhar afeta em primeiro lugar as mulheres do setor educacional e do da saúde. Em especial, proibiram-se médicas e enfermeiras de exercer a profissão. Ainda que o setor da saúde esteja a ponto de entrar em colapso devido a estas restrições, tem havido algumas concessões. Se não há acesso às médicas, as pacientes e seus filhos não têm acesso à assistência médica. Tem-se autorizado algumas médicas de exercerem sua profissão, porém, em geral, só sob estrita e inaceitável supervisão (*Ministério de Relações Exteriores dos EUA, Informe sobre Direitos Humanos no Afeganistão em 1996, janeiro/1997*).

### RECOMENDAÇÕES

A Associação Médica Mundial, portanto, exorta suas associações médicas nacionais para que insistam e peçam a seus governos:

1. Condenar energicamente as graves violações dos direitos humanos básicos das mulheres no Afeganistão.
2. Tomar medidas em nível mundial, a fim de se restituírem os direitos humanos fundamentais e de se anular a proibição do exercício da profissão para as mulheres.
3. Insistir nos direitos de mulheres terem uma atenção médica adequada em todo o espectro dos serviços médicos e cirúrgicos, incluídos os tratamentos de urgência e de emergência.

# RESOLUÇÃO DE HELSINQUE

## SOBRE O DIA DA ÉTICA MÉDICA

**(Adotada pela Assembleia Geral da Associação Médica Mundial, Helsinque, em 2003)**

Considerando que a Associação Médica Mundial está centrada e funciona especificamente em torno da ética médica e que sua primeira

Assembleia Geral foi realizada em 18 de setembro de 1947, resolve instar às AMN celebrar cada ano o dia 18 de setembro como o "dia da ética médica".

# RESOLUÇÃO DE LISBOA

## SOBRE A PARTICIPAÇÃO DE MÉDICOS NA PENA DE MORTE

**(Adotada pela 34ª Assembleia Geral da Associação Médica Mundial em Lisboa, Portugal, em setembro/outubro de 1981)**

*FICOU RESOLVIDO* que a Assembleia Geral da Associação Médica Mundial endossa a ação da Secretaria Geral que emitiu documento à imprensa em nome da Associação Médica Mundial condenando a participação de médicos em pena de morte.

*FICOU RESOLVIDO* também que é antiético médicos participarem em pena de morte, embora isso não impeça que médicos certifiquem a morte.

*FICOU RESOLVIDO* também que o Comitê de Ética Médica manterá esse assunto sob permanente consideração.

## COMUNICADO DA SECRETARIA GERAL À IMPRENSA, em Ferney-Voltaire, França, em 11 de setembro de 1981

A primeira execução de pena de morte por injeção intravenosa de uma dose mortal de medicamento deve efetuar-se na próxima semana por decisão do Tribunal do Estado de Oklahoma, Estados Unidos.

Qualquer que seja o tipo de pena capital imposta por um Estado, não se pode exigir que o médico participe dela. Ao médico está resguardada a preservação da vida.

Agir como um verdugo não faz parte da prática médica e não se pode pedir os serviços de médico para executar uma pena capital, ainda que o método escolhido faça uso de produtos farmacológicos ou equipamentos que, em outras circunstâncias, seriam utilizados no exercício médico.

O médico só pode certificar a morte, uma vez que o Estado tenha decidido executar a pena capital.

# RESOLUÇÃO DE OTTAWA

## SOBRE A ASSISTÊNCIA MÉDICA AOS REFUGIADOS

**(Adotada pela 50ª Assembleia Geral da Associação Médica Mundial em Ottawa, Canadá, em outubro de 1998)**

CONSIDERANDO QUE os recentes conflitos internacionais e civis têm produzido um aumento constante da quantidade de refugiados em todas as regiões;

CONSIDERANDO QUE os códigos internacionais de direitos humanos e de ética médica, incluindo a Declaração de Lisboa da Associação Médica Mundial, estipulam que toda pessoa tem direito, sem discriminação, à atenção médica apropriada

RESOLVE QUE:

1. Os médicos têm o dever de prestar assistência médica apropriada sem considerar a condição política do paciente e os governos não devem negar ao paciente o direito de receber, nem devem intervir com o dever do médico de cumprir com sua obrigação de aplicar um tratamento adequado, e

2. Os médicos não podem ser obrigados a participar de nenhuma medida de castigo ou judicial aos refugiados, ou aplicar um tratamento ou medida que não esteja medicamente justificada, como o uso de calmantes para permitir uma fácil expulsão do país, e

3. Deve-se permitir que os médicos tenham suficiente tempo e recursos para avaliar a condição física e psicológica dos refugiados que solicitam asilo.

# RESOLUÇÃO DE PARIS

## SOBRE CLONAGEM

**(Adotada pela 147ª Sessão do Conselho da Associação Médica Mundial em Paris, França, em maio de 1997, e endossada pela 49ª Assembleia Geral da Associação Médica Mundial em Hamburgo, Alemanha, em novembro de 1997)**

Reconhecendo que houve recentes progressos científicos que conduziram à clonagem de um mamífero, isto é, de uma ovelha, e porque esse fato eleva a possibilidade de tais técnicas de clonagem serem usadas em seres humanos, cresce a preocupação de proteção à dignidade do ser humano e de segurança do material genético humano.

A Associação Médica Mundial conclama por este meio os médicos envolvidos em pesquisa e os outros investigadores voluntários a não participarem na clonagem de seres humanos até os assuntos científicos, éticos e legais estarem completamente sob controle dos médicos e cientistas.

# RESOLUÇÃO DE RANCHO MIRAGE

## SOBRE SUBSTITUIÇÃO TERAPÊUTICA

**(Adotada pela 42ª Assembleia Geral da Associação Médica Mundial em Rancho Mirage, Estados Unidos, em outubro de 1990)**

*CONSIDERANDO* que substituição terapêutica é uma forma de substituição de medicamentos. Substituição terapêutica acontece quando um farmacêutico substitui uma medicação quimicamente diferente da droga que o médico prescreveu de fato. A medicação substituída pelo farmacêutico pertence à mesma classe de fármacos ou à mesma classe terapêutica. No entanto, desde que as duas drogas tenham estruturas de substâncias químicas diferentes, potencialmente podem acontecer resultados adversos para o paciente.

*CONSIDERANDO* que substituição genérica é completamente diferente de substituição terapêutica. Em substituição genérica, uma droga genérica é substituída por uma droga de mesmo nome de marca. Entretanto, ambas as drogas têm o mesmo ingrediente da substância química ativa, mesma dosagem e mesma forma de posologia.

*CONSIDERANDO* que a prescrição de uma droga representa a culminação de um processo deliberativo cuidadoso entre médico e paciente, dirigido à prevenção, melhora ou cura de uma doença ou perturbação. Esse processo deliberativo requer que o médico avalie uma variedade de dados científicos e psicológicos, inclusive custos, e faça a escolha individualizada de terapia para cada paciente.

*CONSIDERANDO* que médicos têm a responsabilidade de diagnosticar a condição do paciente e o desenvolvimento de um plano de tratamento, inclusive prescrevendo drogas e medicamentos apropriados.

*DECIDIU* recomendar a Associação Médica Mundial que: 1. a individualização de uma terapia para o paciente seja baseada em um banco de dados clínicos completo, compilado de uma história clínica, inclusive achados físicos atuais, dados de laboratório pertinentes e fatores psicossociais. 2. a autoridade de prescrição do médico seja mantida, de forma que o paciente receba cuidado orientado e efetivo. 3. o farmacêutico seja exigido para que forneça a substância química exata, a dosagem e a forma prescritas pelo médico.

*DECIDIU* recomendar mais adiante que a Associação Médica Mundial se oponha a: 1. O conceito de substituição terapêutica porque resulta em prescrição baseada em informação incompleta e, assim, pode ser prejudicial ao bem-estar do paciente. 2. A qualquer lei governamental que regulamente e permita a substituição terapêutica.

# RESOLUÇÃO DE TEL AVIV

## SOBRE A INCLUSÃO DE ÉTICA MÉDICA E DE DIREITOS HUMANOS NO CURRÍCULO DAS ESCOLAS MÉDICAS NO MUNDO

**(Adotada pela 51ª Assembleia Geral da Associação Médica Mundial em Tel Aviv, Israel, em outubro de 1999)**

1. CONSIDERANDO QUE a ética médica e os direitos humanos formam parte integral do trabalho e da cultura da profissão médica, e

2. CONSIDERANDO QUE a ética médica e os direitos humanos formam parte integral da história, da estrutura e dos objetivos da Associação Médica Mundial,

RESOLVE que a Associação Médica Mundial recomenda firmemente às escolas de medicina no mundo inteiro que o ensino da ética médica e dos direitos humanos seja incluído como matéria obrigatória em seus currículos.

# RESOLUÇÃO A/RES/37/194 DA ASSEMBLEIA GERAL DAS NAÇÕES UNIDAS

**(Aprovada em 09/03/83, adotando princípios de ética médica relativos a tortura e crueldade em prisioneiros e detentos)**

*A Assembleia Geral,*

*Revendo* sua Resolução 31/85 de 13 de dezembro de 1976, em que solicitou que a Organização Mundial da Saúde preparasse um projeto de código de ética médica relativo à proteção de pessoas sujeitas a qualquer forma de detenção ou prisão contra tortura ou outra forma cruel, desumana ou degradante de tratamento ou punição,

*Expressando mais uma vez seu reconhecimento* ao Comitê Executivo da Organização Mundial da Saúde que, na sua 63ª sessão, em janeiro de 1979, decidiu adotar os princípios estabelecidos em um relatório intitulado "Desenvolvimento de Código e de Ética Médica", contendo, em um anexo, um projeto de princípios preparado pelo Conselho de Organizações Internacionais de Ciências Médicas, intitulado "Princípios de Ética Médica relativos ao papel do pessoal de saúde na proteção de pessoas contra tortura ou outra forma cruel, desumana ou degradante de tratamento ou punição",

*Considerando* a Resolução 1981/27, de 6 de maio de 1981, do Conselho Econômico e Social, na qual o Conselho recomendou que a Assembleia Geral adotasse medidas para terminar o projeto dos Princípios de Ética Médica, em sua 36ª sessão,

*Revendo* sua Resolução 36/61 de 25 de novembro de 1981, em que decidiu considerar o projeto dos Princípios de Ética Médica em sua 37ª sessão, visando adotá-los,

*Alarmada* com o fato de que, não raramente, membros da profissão médica ou outro pessoal de saúde estão envolvidos em atividades que são dificilmente compatíveis com a ética médica,

*Reconhecendo* que, em todo o mundo, importantes atividades médicas, em número crescente, estão sendo executadas por pessoal de saúde não licenciado ou treinado como médicos, como assistentes-médicos, paramédicos, fisioterapeutas e práticos de enfermagem,

*Considerando com apreço* a Declaração de Tóquio, da Associação Médica Mundial, contendo as Orientações para os Médicos quanto à tortura e outra forma cruel, desumana ou degradante de tratamento em punição concernente à detenção ou prisão, adotada pela 29ª Assembleia Geral da Associação Médica Mundial, realizada em Tóquio, em outubro de 1975,

*Observando* que, de acordo com a Declaração de Tóquio, os Países, associações profissionais ou outras organizações, deveriam adotar as medidas apropriadas contra qualquer tentativa de submeter pessoal de saúde ou membros de sua família a ameaças ou represálias resultantes de uma recusa por parte do citado pessoal a tolerar a utilização de tortura ou outra forma de tratamento cruel, desumano ou degradante,

*Reafirmando* a Declaração sobre a proteção de todas as pessoas contra sua sujeição à tortura ou a outra forma cruel, desumana ou degradante de tratamento ou punição, adotada por unanimidade pela Assembleia Geral, em sua Resolução 3.452 (XXX) de 9 de dezembro de 1975, em que se declarou que qualquer ato de tortura ou outra forma cruel, desumana ou degradante de tratamento ou punição é uma ofensa à dignidade humana, uma negação dos objetivos da Carta das Nações Unidas e uma violação da Declaração Universal dos Direitos Humanos,

*Reconhecendo* que, de acordo com o artigo 7º da Declaração adotada na Resolução 3.452 (XXX), cada País deve garantir que a prática de todos os atos de tortura definidos no artigo 1º daquela Declaração, ou a participação, cumplicidade, incitação ou tentativa de praticar tortura, constituem ofensas previstas em sua lei penal,

*Convencida* de que, em nenhuma circunstância, uma pessoa pode ser punida por executar atividades médicas compatíveis com a ética médica, não importando quem seja o beneficiário, nem ser compelida a praticar ou levar a efeito atos que constituam uma infração à ética médica; mas que, ao mesmo tempo, a violação da ética médica pela qual o pessoal da saúde, particularmente os médicos, possa ser responsabilizado, deve acarretar justificação,

*Pretendendo* estabelecer outros padrões nessa área, que devem ser implementados por pessoal de saúde, especialmente os médicos, e por autoridades governamentais,

1. *Adota* os Princípios de Ética Médica concernentes ao papel do pessoal da saúde, principalmente os médicos, na proteção de prisioneiros e detentos, contra tortura e outra forma cruel, desumana ou degradante de tratamento ou punição, estabelecidos no anexo da presente resolução;

2. *Apela* a todos os Governos para dar aos Princípios de Ética Médica, assim como à presente resolução, a mais ampla divulgação possível, particularmente entre as associações médicas e paramédicas e instituições de detenção ou prisão, na língua oficial do País;

3. *Convida* todas as organizações governamentais envolvidas, em particular a Organização Mundial da Saúde, e organizações não governamentais envolvidas, a chamar a atenção para os Princípios de Ética Médica do maior número possível de pessoas, especialmente as que atuam no campo médico e paramédico.

*111ª Reunião Plenária*
*18 de dezembro de 1982*

# ANEXO

**Princípios de ética médica relativos ao papel do pessoal de saúde, especialmente os médicos, na proteção de prisioneiros e detentos contra tortura e outra forma cruel, desumana ou degradante de tratamento ou punição.**

## Princípio 1

O pessoal de saúde, principalmente os médicos, encarregados da assistência médica de prisioneiros e detentos, tem o dever de oferecer-lhes proteção à sua saúde física e mental e tratamento de doença da mesma qualidade e padrão dispensados àqueles que não são prisioneiros ou detentos.

## Princípio 2

Constitui uma grave infração à ética médica, bem como uma ofensa prevista em instrumentos internacionais aplicáveis, a participação ativa ou passiva, de pessoal de saúde, principalmente os médicos, sua cumplicidade, incitação ou tentativas de praticar tortura ou outra forma cruel, desumana ou degradante de tratamento ou punição. (1)

## Princípio 3

Constitui uma infração à ética médica o envolvimento do pessoal de saúde, principalmente os médicos, em qualquer relacionamento profissional com prisioneiros ou detentos com objetivo outro que não seja exclusivamente avaliar, proteger ou melhorar sua saúde física e mental.

## Princípio 4

Constitui uma infração à ética médica para o pessoal de saúde, principalmente os médicos:

a) Utilizar seu conhecimento e técnica para participar no interrogatório de prisioneiros ou detentos de forma a prejudicar a saúde ou condição física ou mental de tais prisioneiros ou detentos, e que não esteja de acordo com os respectivos instrumentos internacionais; (2)

b) Atestar a condição dos prisioneiros ou detentos para qualquer forma de tratamento ou punição que possa prejudicar sua saúde, física ou mental, e que não esteja de acordo com os respectivos instrumentos internacionais, ou participar da comprovação dessa condição; ou ainda, participar, de alguma maneira, da aplicação desse tipo de tratamento ou punição, que não esteja de acordo com os instrumentos internacionais apropriados.

## Princípio 5

Constitui uma infração à ética médica a participação do pessoal de saúde, principalmente os médicos, em qualquer processo de repressão de um prisioneiro ou detento, a não ser quando tal processo for determinado por critérios puramente médicos, como sendo necessários à proteção da saúde física ou mental ou à segurança do próprio prisioneiro ou detento, ou de seus colegas prisioneiros ou detentos, ou de seus guardas, e não apresente risco à sua saúde física ou mental.

## Princípio 6

Em nenhuma circunstância, inclusive emergência pública, poderão estes princípios ser derrogados.

---

1. Vide a Declaração sobre a proteção de todas as pessoas submetidas à tortura e a outra forma cruel, desumana ou degradante de tratamento ou punição (anexo da Resolução 3.452 (XXX), da Assembleia Geral), cujo artigo 1º estabelece que:

"I. Para os fins desta Declaração, tortura significa qualquer ato através do qual forte dor ou sofrimento, seja físico ou mental, é provocado intencionalmente por uma autoridade pública, pessoalmente ou por ela instigada, em uma pessoa, com o fim de obter dela, ou de um terceiro, informação ou confissão, puni-lo por ato que cometeu ou suspeito de haver cometido, ou intimidá-lo ou a outras pessoas. Isso não inclui dor ou sofrimento proveniente unicamente de sanções legais, inerente ou incidente a elas, que estejam de acordo com os Padrões Mínimos Estabelecidos para o tratamento de prisioneiros.

II. A tortura constitui uma forma exacerbada e deliberada de tratamento ou punição cruel, desumana ou degradante."

O artigo 7º da Declaração estabelece que:

"Cada País deve assegurar que todos os atos de tortura, como definidos no artigo 1º, constituem ofensas previstas em sua lei penal. O mesmo deve-se aplicar a atos que constituam participação, cumplicidade, incitamento ou tentativa de praticar tortura."

2. Particularmente a Declaração Universal de Direitos Humanos (Resolução 217 A (III) da Assembleia Geral), as Convenções Internacionais de Direitos Humanos (anexo da Resolução 2.200 A (XXI) da Assembleia Geral), a Declaração sobre a proteção de todas as pessoas contra a submissão à tortura e a outra forma cruel, desumana ou degradante de tratamento ou punição (anexo da Resolução 3.452 (XXX) da Assembleia Geral), e os Padrões Mínimos Estabelecidos para o tratamento de prisioneiros (*Primeiro Congresso das Nações Unidas sobre a prevenção de crime e o tratamento dos infratores: Relatório do Secretariado* (publicação das Nações Unidas, nº de venda: 1956. V. 4, anexo I.A.).

*Nota*: Esta Resolução da ONU foi adotada pelo CFM através da Resolução CFM nº 1.097 de 30.6.83 em vez da *Declaração de Tóquio* adotada pela 29ª Assembleia Médica Mundial, em outubro de 1975.

# Índice Remissivo

**Por artigo**

**D**

1 2 3 4 5 6 7 8 9 10
2024